# 怀孕每周一读

孟斐 主编

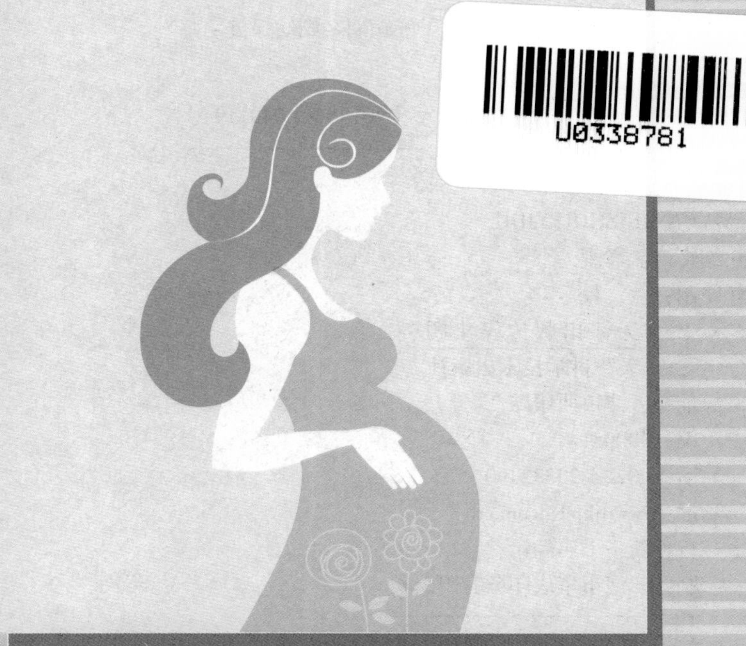



天津出版传媒集团
天津科学技术出版社

**图书在版编目（CIP）数据**

怀孕每周一读 / 孟斐编著 . -- 天津 : 天津科学技术出版社 , 2018.4（2022.5 重印）

ISBN 978-7-5576-4830-5

Ⅰ . ①怀… Ⅱ . ①孟… Ⅲ . ①妊娠期—妇幼保健—基本知识 Ⅳ . ① R715.3

中国版本图书馆 CIP 数据核字（2018）第 040119 号

---

怀孕每周一读
HUAIYUN MEIZHOU YIDU

责任编辑：孟祥刚
责任印制：兰　毅

出　　版：天津出版传媒集团 / 天津科学技术出版社
地　　址：天津市西康路 35 号
邮　　编：300051
电　　话：（022）23332490
网　　址：www.tjkjcbs.com.cn
发　　行：新华书店经销
印　　刷：三河市华成印务有限公司

---

开本 720 × 1 020　1/16　印张 35　字数 600 000
2022 年 5 月第 1 版第 2 次印刷
定价：88.00 元

PREFACE

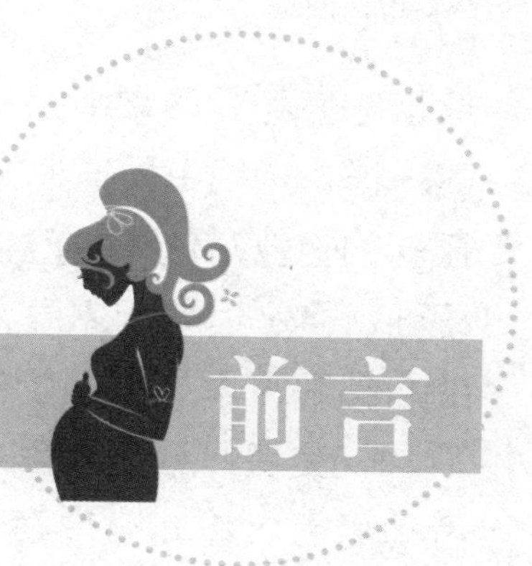

# 前言

世界上最美好的事情，莫过于创造一个新生命，并期待他的降生。当得知生命的种子在体内生根发芽时，准爸妈们会有什么样的感受？激动、欣喜、无助、担心、惶惑？欣喜中交织着无助，激动里混杂着惶惑。我们恨不得有位妇产科医生天天伴随左右，随时指点自己的衣食住用行，以便给腹中胎宝宝创造最佳的发育环境。从准备怀孕，到十月怀胎一朝分娩，这一过程中，每一个家庭，每一对父母都倾注了无尽的心血：孕前要做各种优生检查，孕期要做各种检查，听各种孕期讲座，进行胎教，到后来分娩前的紧张焦虑，这些是每个小家庭都要经历的。

第一次怀孕的准妈妈一定有很多疑问，哪些能吃哪些不能吃？孕期还能运动吗？孕期准妈妈会出现哪些不适，如何来应对，什么情况下孕妈妈需要去医院？胎教什么时候开始，不同阶段要做怎样的调整？孕期要做哪些检查？到底是剖宫产好，还是自然分娩好……同时对上一辈人的老经验，年轻父母们总担心过时了或者不科学，从网上看来的经验有时又感觉不够可信，也不可能遇到大事小事全都跑去找医生咨询……

为帮助年轻父母轻松顺利地度过孕产过程，我们编写了本书，详细地介绍了孕前准备和孕期新手妈妈应该知道和必须掌握的知识、方法和技巧。此书如同一位贴心的妇产科专家一样，逐月指导准妈妈处理孕期不同月份的各类不适或问题，按月选择正确的胎教方法和内容，适当地进行产检，教会准妈妈在日常生活中如何正确饮食、运动和休息，陪伴准妈妈轻松愉快地度过一个完美的孕期。帮助准妈妈了解更多科学的分娩方法，包括如何呼吸、如何用力等分娩要领，以便使产程更顺利、更轻松，最大限度地降低分娩对产妇造成的痛苦和伤害。将此书放在枕头案边，随时翻阅，随时可以获得科学的孕产指导，获得实用有效的建议，全程为年轻父母解答疑惑，贴心指导新手爸妈解决孕产过程中的各类问题，协助每个准妈妈孕育聪明健康的宝宝。

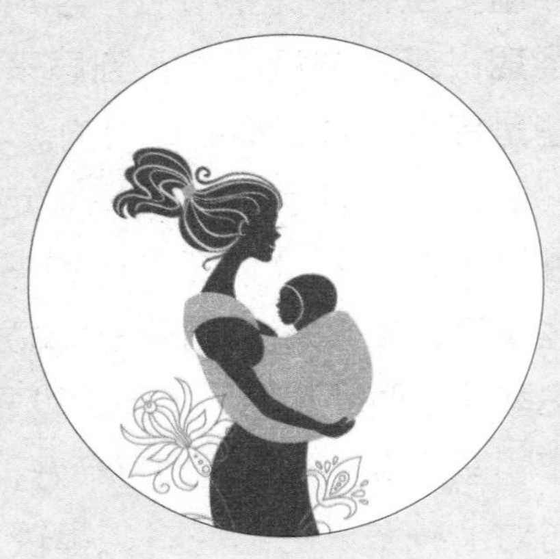

# CONTENTS 目录

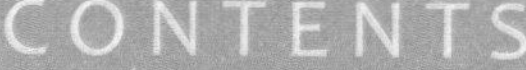

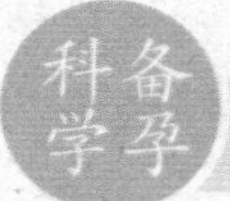


## 写给准备怀孕的你

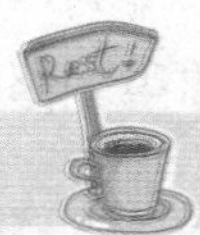



**孕前常识与优生 ........ 2**

做好孕前心理准备 ........ 2

女性的最佳生育年龄 ........ 3

男性的最佳生育年龄 ........ 5

把受孕选在瓜果飘香的季节 ........ 5

影响宝宝性别的因素 ........ 6

隔日同房更“幸孕” ........ 11

孕前必检项目及遗传检测 ........ 12

孕前需经医生指导的 9 种疾病 ........ 13

孕妈妈要了解的遗传与优生常识 ........ 15

大龄女性备孕应注意的问题 ........ 18

服避孕药或带环怀孕的宝宝能要吗 ........ 19

流产和剖宫产者的再孕身体准备 ........ 19

**备孕妈妈提前做好这些事 ........ 20**

提前 11 个月注射乙肝疫苗 ........ 20

提前 10 个月要做的孕前健康检查 ........ 20

孕前 9 个月必须治愈的 3 种疾病 ........ 21

提前 8 个月注射风疹疫苗 ............ 22
提前 7 个月排出体内毒素 ............ 22
提前 6 个月治好牙病 ................ 23
孕前 6 个月停止服用避孕药 .......... 23
提前 5 个月做抗体检测 .............. 23
孕前 3 个月可供选择的疫苗 .......... 24
孕前 3 个月的营养方案 .............. 24
提前 1 个月洗牙 .................... 25
提前养成运动的好习惯 ............... 26
把体重调整到最佳状态 ............... 26

**备孕妈妈生活细节......................27**

准妈妈饮食营养要均衡 ............... 27
远离可能致畸的 8 类常用药物 ....... 28
放松心情、减轻压力，迎接宝宝 .... 28
“胖妈妈”注意控制体重 ............ 29
“骨感妈妈”做不得 ................. 30
停止避孕后不宜马上受孕 ............ 30
创造舒适卫生的居室环境 ............ 31
不要再跟你的宠物腻在一起 .......... 32
做个不喝酒的健康准妈妈 ............ 33
负责的准妈妈不要吸烟 .............. 33
和有害的工作说拜拜 ................ 34
远离化学添加剂 .................... 35
暂时告别咖啡因食品 ................ 35
抵制油炸食品及香辣调料 ............ 35
忌用铝制品烹调食物 ................ 36

**助孕爸爸生活细节......................37**

男人也要做“孕前检查” ............ 37
准爸爸调整饮食保证营养 ............ 38
向“精子杀手”香烟说再见 .......... 39
准爸爸的情绪不能忽视 .............. 39
增强性功能的食物可适当多吃 ....... 39
一定要穿纯棉内裤 .................. 40
不要再穿紧身裤 .................... 40
孩子和酒，请选择一个 .............. 41
准爸爸远离高温“污染” ............ 41
暂时停止长途骑车运动 .............. 42

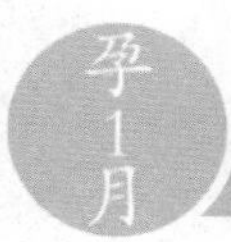


## 期待幸福的那一刻

### 第1周 一切才刚刚开始


胎宝宝的生长发育 ........................ 44
孕妈妈的身体变化 ........................ 44
生活细节和孕期护理 ........................ 44
远离化学物质和有毒气体 ........................ 44
准妈妈最关注的几项数字 ........................ 44
平躺有利于受孕 ........................ 45
怀孕初期应特别小心辐射 ........................ 46
孕妈妈睡前1小时洗澡有助于睡眠 ........................ 46
孕妈妈不宜大笑不止 ........................ 47
孕妈妈不宜涂抹指甲油 ........................ 47
饮食与营养 ........................ 48
孕妈妈要开始调整饮食结构了 ........................ 48
职场孕妈妈的饮食细节 ........................ 48
孕妈妈要及时补充叶酸 ........................ 49
补叶酸的同时别忘了补碘 ........................ 50
准妈妈孕期饮水有讲究 ........................ 50
孕妈妈食谱推荐 ........................ 51
阳光"孕"动 ........................ 51
孕期运动好处多多 ........................ 51
适宜孕期的运动方式 ........................ 52
胎教方案 ........................ 53
胎教是什么 ........................ 53
胎教能起到什么效果 ........................ 53
勿入胎教误区 ........................ 54
孕1月常见不适与应对 ........................ 54
疲倦和嗜睡 ........................ 54
尿频 ........................ 55
警惕宫外孕 ........................ 55
孕早期白带异常 ........................ 55
孕1月产前检查与优生 ........................ 56
选择一家好医院以及你信赖的产科医生 ........................ 56
教你选择产检医院 ........................ 56
第一次孕期检查医生会问什么，查什么 ........................ 57
多久做一次检查 ........................ 58
推算预产期的方法 ........................ 58
出现什么征兆要去医院检查 ........................ 59


### 第2周 抓住好时机


胎宝宝的生长发育 ........................ 60
孕妈妈的身体变化 ........................ 61
生活细节和孕期护理 ........................ 61
孕早期孕妈妈应少用手机 ........................ 61
孕妈妈使用精油要谨慎 ........................ 62
孕早期应少用电脑 ........................ 62
孕妈妈护肤要讲究 ........................ 63

常见疾病孕期用药遵医嘱 ........ 63
家有孕妈妈别用蚊香 ........ 63
高龄初孕产妇要加强孕期护理 ........ 64
孕妈妈洗浴有讲究 ........ 65
积极预防感冒 ........ 66
尽早确认自己是否怀孕 ........ 66
饮食与营养 ........ 67
孕妈妈宜多喝牛奶 ........ 67
孕妈妈吃什么水果好 ........ 67
孕妈妈吃鱼也要有选择 ........ 68
酸味食品的宜忌 ........ 69
适合孕妈妈吃的健康零食 ........ 69
孕妈妈食谱推荐 ........ 70
阳光“孕”动 ........ 71
孕妈妈运动注意事项 ........ 71
选择适合自己的运动方式 ........ 71
胎教方案 ........ 72
做好孕期胎教计划 ........ 72
了解胎宝宝的脑部发育过程 ........ 72

## 第3周 悄然发生的变化

胎宝宝的生长发育 ........ 73
孕妈妈的身体变化 ........ 74
生活细节和孕期护理 ........ 74
把紧身衣收起来 ........ 74
孕早期要停止性生活 ........ 74
高龄孕妈妈要注意的问题 ........ 75
孕妈妈腹部不宜太热 ........ 75
孕妈妈为自己选双合适的鞋子 ........ 76
排卵期出血是怎么回事 ........ 76
饮食与营养 ........ 76
坚持服用叶酸 ........ 76
孕期孕妈妈能吃巧克力吗 ........ 77
怀孕后能喝茶吗 ........ 77
素食孕妈妈如何补血 ........ 77
孕妈妈食谱推荐 ........ 78
阳光“孕”动 ........ 79
散步是孕妈妈首选的运动方式 ........ 79
孕妈妈体操 ........ 79
胎教方案 ........ 80
了解胎宝宝的器官发育过程 ........ 80
准爸爸也要参与胎教 ........ 80
冥想胎教：保持孕妈妈的愉悦心情 ........ 81

## 第4周 宝宝，你来了吗

胎宝宝的生长发育 ........ 82
孕妈妈的身体变化 ........ 82
生活细节和孕期护理 ........ 83
怕热的孕妈妈如何安然度夏 ........ 83
孕妈妈不能再用风油精 ........ 84

预防孕妈妈手脚冰凉的方法 ............85
孕妈妈要做好防晒工作 ............85
孕期要谨慎服用中药 ............86
怀孕初期阴道出血怎么办 ............86
饮食与营养 ............87
孕妈妈要少食多餐 ............87
不要强迫孕妈妈吃东西 ............87
为孕妈妈推荐的一天食物搭配 ............87
怎样吃鸡蛋最有营养 ............88
五种饮食方案缓解早孕反应 ............89
孕妈妈不宜营养过剩 ............89
孕妈妈食谱推荐 ............90
阳光“孕”动 ............90
孕早期孕妈妈的运动原则 ............90
孕早期运动的注意事项 ............91
胎教方案 ............92
充足的营养是开展胎教的物质基础 ............92
语言胎教：宝宝，你终于来了 ............92
音乐胎教：给宝宝唱几首快乐的歌 ............92

## 孕2月 宝宝初现“人形”

### 第5周 “好朋友”还没光顾

胎宝宝的生长发育 ............94
孕妈妈的身体变化 ............94
生活细节和孕期护理 ............95
精挑细选床上用品 ............95
不用室内芳香剂 ............95
选择鞋跟为2厘米高的鞋 ............95
这些化妆用品也不能用 ............96
建立有利于孕期睡眠的生物钟 ............97
饮食与营养 ............97
饮食以清淡开胃为主 ............97
少吃猪肝 ............97
孕早期不用喝孕妇奶粉 ............98
孕妈妈宜多食用有机农产品 ............98
孕妈妈每天吃一把枣可增强抵抗力 ............98
缓解孕吐的几款果汁 ............99
孕妈妈食谱推荐 ............100
阳光“孕”动 ............101
孕早期做一般工作和做家务的必要性 ............101
孕妇水中有氧运动，孕妈妈也有好身材 ............101
胎教方案 ............103
美术胎教：欣赏名画中的母与子 ............103
胎教策略：胎教不是负担 ............103
孕2月常见不适与应对 ............103
应对孕期乳房不适 ............103
应对孕初期胃灼热 ............104
应对怀孕初期低血压 ............105
应对孕早期阴道出血、突发腹痛 ............105

小便频繁 ........................................ 105
妊娠尿失禁 ........................................ 106
第一胎不宜做人流 ........................................ 107
正确认识自然流产 ........................................ 108
流产以后的保健 ........................................ 109
孕2月产前检查与优生 ........................................ 110
进行妇科检查确认怀孕 ........................................ 110
进行病毒抗体测定 ........................................ 110
阻断病毒感染，预防胎儿异常发育 ... 110
了解孕期超声波检查 ........................................ 112
孕早期能接触X射线吗 ........................................ 112
孕期不宜接种疫苗 ........................................ 113
了解用药安全期 ........................................ 114
有关“胎停育”的知识 ........................................ 114
预防早期流产的措施 ........................................ 115


## 第6周 开始有点儿恶心


胎宝宝的生长发育 ........................................ 116
孕妈妈的身体变化 ........................................ 117
生活细节和孕期护理 ........................................ 117
孕期准妈妈出行宜慢半拍 ........................................ 117
不宜摆放在卧室的几种植物 ........................................ 117
穴位按摩法的神奇止吐功效 ........................................ 118
孕妈妈要关注白带变化 ........................................ 118
孕妈妈患病要注意用药安全 ........................................ 118
职场孕妈妈要掌握好主动权 ........................................ 118
孕妈妈做家务须知 ........................................ 119
3种方法帮你缓解早孕反应 ........................................ 119
准爸爸得了传染病要与准妈妈隔离 ... 120
别把早孕反应错当“感冒” ........................................ 121
饮食与营养 ........................................ 121
让食疗方帮你止吐 ........................................ 121
一定要保证孕期早餐 ........................................ 121
要让孕妈妈多吃瘦肉少吃肥肉 ........................................ 122
孕妈妈宜小口喝水补充水分 ........................................ 122
孕妈妈食谱推荐 ........................................ 123
阳光“孕”动 ........................................ 124
孕妇瑜伽 ........................................ 124
小运动，大收益 ........................................ 126
胎教方案 ........................................ 127
情绪胎教：带着宝宝听广播 ........................................ 127
意念胎教：让宝宝和你有一样的爱好 ........................................ 128
胎教策略：制订每天的胎教时间表 ... 128


## 第7周 小心呵护着


胎宝宝的生长发育 ........................................ 129
孕妈妈的身体变化 ........................................ 130

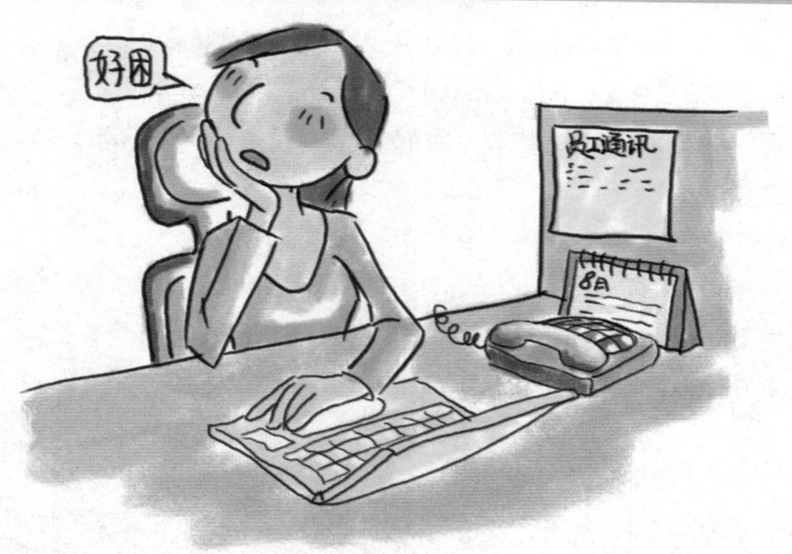



生活细节和孕期护理 131

孕妈妈外出的6条谨慎原则 131

积极调适孕期心态 131

不洗冷水澡 132

多静养，避免频繁的长途旅行与出差 132

孕后宜选用性质温和的洗发水 133

从妊娠初期开始积极预防妊娠纹 133

春季首要预防呼吸道疾病 134

夏季要把空调温度调高点 134

饮食与营养 135

健康吃鱼，促进宝宝大脑发育 135

孕早期警惕易导致流产的食物 136

少吃含有较多草酸的食物 136

警惕致畸食物 136

颜色助你选对食物 137

四种必需的营养素该怎么补 137

孕妈妈宜进食孕妇奶粉 138

孕妈妈食谱推荐 139

阳光“孕”动 139

放松颈肩的运动 139

适当运动对孕产的好处 140

胎教方案 141

影音胎教：孕早期该怎么听和看 141

胎教策略：胎教不是培养天才 141


## 第8周 情绪有点儿波动


胎宝宝的生长发育 142

孕妈妈的身体变化 143

生活细节和孕期护理 143

勤漱口，预防牙龈肿痛 143

少用手机，避免胎儿畸形 143

缓解孕吐的好方法 144

早行动，预防妊娠尿失禁 144

运动不能少，方式随心挑......144
孕妈妈如何调控情绪......145
饮食与营养......145
开始重点补充锌元素......145
对孕妈妈和胎宝宝都好的6种干果......145
孕妈妈要少吃火锅......146
避免空腹服用孕期维生素......146
孕期所需的维生素及食物来源......147
孕妈妈食谱推荐......148
阳光“孕”动......149
孕早期运动方式......149
孕妇瑜伽......149
胎教方案......151
语言胎教：和宝宝说“咱俩”......151
冥想胎教：脑呼吸胎教法......151
阅读优秀作品将美的体验传给胎宝宝......152

## 孕3月 开启健康第一步

### 第9周 现在是胎儿了

胎宝宝的生长发育......154
孕妈妈的身体变化......155
生活细节和孕期护理......155
晒被消毒要经常......155
“痘痘妈”怎么护理肌肤......155
孕妈妈应尽量和电脑保持距离......156
防辐射服只为穿个安心......156
孕期护肤品怎么放心选......157
孕妈妈如何控制体重......157
职业孕妈妈要学会减压......158
饮食与营养......159
贫血的孕妈妈快补铁吧......159
带个便当，让工作餐营养更丰富......159
在外就餐尽量自备餐具......159
孕妇每天8杯水......159
怎样进食蜂蜜更健康......160
孕期吃辣椒要适量......160
孕妈妈不宜大量补钙......161
孕妈妈食谱推荐......162
阳光“孕”动......162
孕早期宜多做有氧运动......162
孕早期不宜骑自行车......163
胎教方案......163
语言胎教：每天跟上下班的准爸爸打招呼......163
情绪胎教：把平静自信的好心态传递给宝宝......164
孕3月常见不适与应对......164
阴道分泌物增多......164
头晕乏力、嗜睡......164
先兆性流产......164

胎儿窘迫怎么办 ........................165
胎盘功能不全怎么办 ....................165
孕期鼻炎 ..................................167
孕3月产前检查与优生 ..............167
孕期产检须知 ...........................167
孕期出现这10种症状应去看医生 ...168
高龄孕妈妈应该做的几项检查 .......169
怀孕后需做“母血筛查”吗 ..........169
葡萄胎的诊断与治疗 ..................170

## 第10周 保护好你自己

胎宝宝的生长发育 ...................171
孕妈妈的身体变化 ...................172
生活细节和孕期护理 ................172
孕妈妈戴上塑胶手套做家务 ..........172
孕妈妈严防感冒 ........................172
孕妈妈要多晒太阳 .....................172
临睡前应注意的问题 ..................173
孕妈妈注意清洁外阴 ..................173
孕妈妈远离生活中的电磁波伤害....173
5种隐身在家的电波隐患..............174
饮食与营养 ............................174
吃适量水果，补充天然维生素 ......174
你的胎宝宝缺碘吗 .....................175
加强孕期饮水量 ........................176
孕妈妈别吃桂圆 ........................176
孕妈妈食用土豆要谨慎 ...............176
孕妈妈不宜只喝高钙奶粉.............176
孕妈妈食谱推荐 ........................177
阳光“孕”动 ..........................178
强健腹背肌运动 ........................178
增加骨盆和腰肌运动 ..................178
胎教方案 ...............................178
冥想胎教：妈妈想给你取个好名字...178
音乐胎教：《献给爱丽丝》 .........179
情绪胎教：宝宝你看妈妈美不美 ..179

## 第11周 草莓那么大了

胎宝宝的生长发育 ...................180
孕妈妈的身体变化 ...................181
生活细节和孕期护理 ................181
孕妈妈提防“冰箱病” ..............181
该准备更换胸罩了 .....................181
6种方法预防妊娠纹 ...................182
孕妈妈感冒别慌张 .....................183
孕妈妈不宜进行蒸汽浴 ...............183

饮食与营养 ........................... 184
胎宝宝开始长骨骼，
妈妈多吃高钙食物 ..................184
适量补充能量，别让体重数字太大 ...184
防治妊娠斑应该这样吃 ..................185
孕妈妈食谱推荐 ..................185
阳光“孕”动 ........................... 186
孕妈妈瑜伽 ..................186
孕早期不宜剧烈运动 ..................188
胎教方案 ........................... 189
音乐胎教：给宝宝听德彪西的
浪漫曲 ..................189
胎教策略：受过胎教的宝宝有优势 ...189

## 第12周 安全度过危险期

胎宝宝的生长发育 ........................... 190
孕妈妈的身体变化 ........................... 190
生活细节和孕期护理 ........................... 191
让办公室的生活轻松起来 ..................191
准妈妈巧手护理皮肤 ..................191
腿抽筋发作时的应急措施 ..................192
孕期服装怎么穿 ..................192
饮食与营养 ........................... 193
多吃熟透的香蕉能改善便秘 ..................193
选对健康小零食 ..................194
小腿抽筋就是缺钙吗 ..................194
咖啡因是胎宝宝的大敌 ..................195
孕妈妈食谱推荐 ..................195
阳光“孕”动 ........................... 196
妊娠韵律操 ..................196
孕妈妈不宜再参加舞会 ..................196
胎教方案 ........................... 197
影音胎教：带宝宝看动画片 ..................197
开始对宝宝进行语言胎教 ..................197
回应踢打，开展抚摸胎教 ..................198

# 孕4月 快乐孕中期

## 第13周 终于可以轻松些了

胎宝宝的生长发育 ........................... 200
孕妈妈的身体变化 ........................... 201
生活细节和孕期护理 ........................... 201
避免过于频繁的身体振动 ..................201
远离人群聚集地 ..................201
孕妈妈不能再留恋席梦思床 ..................201
孕妈妈选择内裤时的注意事项 ..................202
科学使用托腹带 ..................202
孕妈妈要拒用消炎牙膏 ..................203
饮食与营养 ........................... 203
孕中期的5个营养重点 ..................203

重点补充蛋白质 ........................ 204
如何选择孕妇奶粉 ........................205
孕期补钙纯牛奶、
酸奶交替饮用效果佳 ........................205
孕期应保证膳食纤维的摄取 ........................205
孕期食用油选择须知 ........................206
孕期食用油使用小妙招 ........................206
孕妈妈食谱推荐 ........................207
阳光"孕"动 ........................ 208
做做孕妇体操........................ 208
孕中期孕妈妈最需运动 ........................209
胎教方案 ........................ 210
冥想胎教：妈妈好想摸摸你 ........................210
美术胎教：欣赏儿童画 ........................210
开始进行音乐胎教........................211
孕4月常见不适与应对 ........................ 211
腰酸背痛 ........................211
头晕眼花 ........................212
失眠 ........................212
孕期牙龈炎和蛀牙怎么办........................213
阴道分泌物增多 ........................214
尿频、夜尿频多 ........................214
妊娠便秘，重在预防 ........................214
警惕宫外孕破裂 ........................216
应对孕期抑郁症有方法 ........................216
肚皮瘙痒 ........................218
妊娠贫血 ........................218
静脉曲张 ........................218
孕4月产前检查与优生 ........................ 219
孕妈妈产检注意事项 ........................219
筛查唐氏综合征患儿 ........................219
羊膜腔穿刺术........................220
白带检查 ........................220
子宫颈闭锁不全的防治 ........................220
及时治疗胎儿宫内发育迟缓 ........................221

## 第14周 胃口大开

胎宝宝的生长发育 ........................ 222
孕妈妈的身体变化 ........................ 223
生活细节和孕期护理 ........................ 223
孕中期要持续运动 ........................ 223
孕期腹泻要小心 ........................ 223
孕期打鼾不可忽视 ........................ 223
适度进行性生活 ........................ 224
怀孕了也可以留长发 ........................ 224
饮食与营养 ........................ 225
孕中期需要哪些营养 ........................225
红枣是养胎佳品 ........................225

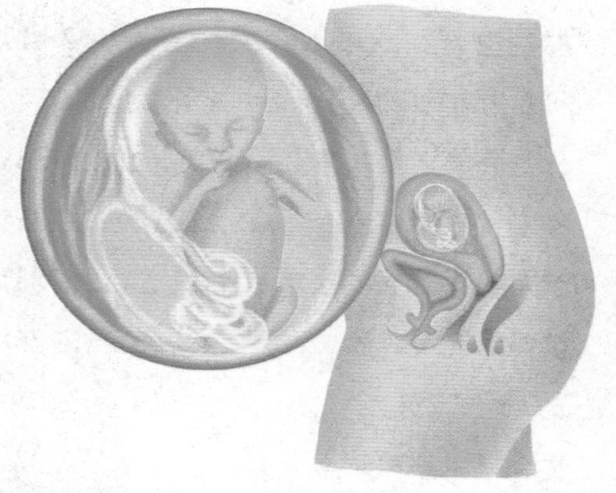

方便食品要少吃 ......225
孕期失眠吃什么 ......226
孕妈妈食谱推荐 ...... 227
阳光“孕”动 ...... 227
孕中期可适当增加运动频率 ...... 227
孕妈妈外出锻炼注意事项 ...... 228
胎教方案 ...... 229
抚摸胎教：条件反射的游戏 ......229
运动胎教：全家一起去郊游 ......229

## 第15周 开始留心体重

胎宝宝的生长发育 ...... 230
孕妈妈的身体变化 ...... 231
生活细节和孕期护理 ...... 231
孕妈妈请摘掉隐形眼镜 ......231
孕妈妈不宜开着灯睡觉 ......231
远离二手烟 ......231
使用空调和电扇应注意的问题 ...... 232
孕妈妈看电影须知 ...... 232
孕期如何祛除色斑 ...... 233
饮食与营养 ...... 234
不爱吃肉的孕妈妈怎么补充蛋白质 ... 234
你是否缺乏维生素 $B_{12}$ ...... 234
不宜常吃精制主食 ......235
孕妈妈吃甘蔗要注意 ......235
孕妈妈食谱推荐 ......236
阳光“孕”动 ...... 237
适合孕中期的运动方式 ...... 237
孕中期运动的注意事项 ...... 237
胎教方案 ...... 238
语言胎教：妈妈听过的故事 ...... 238
抚摸胎教：来自准爸爸的轻柔抚摸 ...239
美术胎教：做一幅独具创意的剪贴画 ...239

## 第16周 准备孕妇装

胎宝宝的生长发育 ...... 240
孕妈妈的身体变化 ...... 240
生活细节和孕期护理 ...... 241
注重乳房清洁 ......241
孕妈妈睡觉姿势不当会危害健康....241
孕妈妈左卧位睡眠的 3 个好处 ...... 242
胎动知多少 ...... 242

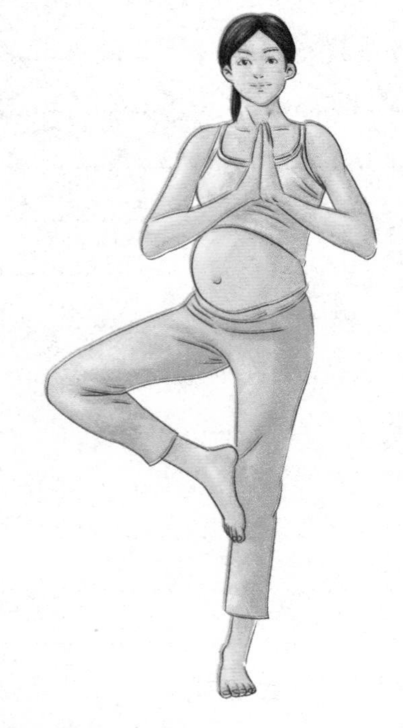

学会区别胎心音和其他的杂音 ....... 243
准爸爸与孕妈妈亲密有讲究 .......... 244
孕妈妈乳头内陷的护理好矫正 ....... 245
饮食与营养 .................................. 246
对胎宝宝大脑有益的特殊物质 ....... 246
孕中期孕妈妈每日膳食构成 ......... 246
胎宝宝视力发育的关键营养素 ..... 247
孕妈妈补血饮食推荐 .................... 248
孕期几种有益食物 ........................ 249
维生素制剂和蔬菜不能互相代替 .....250
孕妈妈食谱推荐 ............................251
阳光“孕”动 ................................ 252
孕中期适度游泳好处多 .................252
孕妈妈瑜伽 ...................................252
胎教方案 ...................................... 254
美术胎教：拿笔画画胎宝宝 .......... 254
情绪胎教：把高兴事儿拿出来跟宝宝分享 ........................... 254

## 孕5月 宝宝胎动妈妈心动

### 第17周 肚子越来越明显

胎宝宝的生长发育 ...................... 256
孕妈妈的身体变化 ...................... 257
生活细节和孕期护理 .................. 257
每天都睡个午觉 ............................257
情绪和胎动的关系 ........................257
准爸爸可以开始听胎心音了 ...........257
孕期如何挑选护肤品 .................... 258
孕妈妈可以坐飞机吗 .................... 258
饮食与营养 .................................. 259
孕妈妈不要进食两个人的饭 ...........259
全面补钙 .......................................259
补充卵磷脂 ...................................260
营养制剂无法取代天然食材 ...........260
孕妈妈食谱推荐 ............................261
阳光“孕”动 ................................ 261
孕中期宜进行慢跑运动 .................261
孕妈妈舞动起来 ............................262
胎教方案 ...................................... 262
胎教策略：全面开始语言胎教 ........262
语言胎教：对话小小“窃听者” .....263
美术胎教：年画中的胖娃娃 ...........263
孕5月常见不适与应对 ................ 263
小腿抽筋 .......................................263
屈光不正 ...................................... 264
骨盆疼痛 ...................................... 264
乳头出水 ...................................... 264
孕中期见红后怎么办 .................... 264
水肿 ..............................................265
孕5月产前检查与优生 ................ 266

帮你看懂孕期B超......266
羊水诊断，检测异常胎儿......267
产前筛查，筛检三种先天缺陷......267
如何测量宫高和腹围......268

## 第18周 感觉到了胎宝宝

胎宝宝的生长发育......269
孕妈妈的身体变化......270
生活细节和孕期护理......270
孕妈妈旅行要考虑周全......270
练习孕妇瑜伽......271
容易被忽视的卫生细节......272
孕妈妈外出购物要小心......272
孕中期乳房的变化及护理......273
孕妈妈如何预防中暑......274
做好孕妈妈的脚部护理......274
饮食与营养......275
不可贪吃鸡蛋......275
这样吃避免胃胀气......276
孕妈妈不宜吃田鸡......276
吃冷饮要节制......277
孕妈妈及产妇不宜多吃月饼......277
孕妈妈食谱推荐......278
阳光“孕”动......279
孕中期适宜的办公室运动......279
运动要合理适量......279
胎教方案......279
音乐胎教：听听莫扎特......279
运动胎教：全家一起做胎宝宝体操......280

## 第19周 换上了孕妇装

胎宝宝的生长发育......281
孕妈妈的身体变化......282
生活细节和孕期护理......282
孕妈妈暂时告别吹风机......282
不得不自驾出行时怎么办......282
脸上为什么总有红血丝......283
孕产妇乘飞机的注意事项......283
孕妈妈旅行前要知道的8个细节......284
饮食与营养......285
“重口味”的孕妈妈要忌口......285
多吃黄豆好处多......285
补充维生素E......285
健康吃猪腰......286
高脂肪高蛋白不利于母婴健康......286
孕妈妈食谱推荐......287

阳光"孕"动 .......................... 287
加强肩颈和踝关节运动 .................. 287
孕妈妈瑜伽2式 .......................... 288
胎教方案 .................................. 290
影音胎教：最温馨的胎教电影 ........290
语言胎教：爸爸每天的见闻汇报.....290


## 第20周 绰约孕生活


胎宝宝的生长发育 .................. 291
孕妈妈的身体变化 .................. 292
生活细节和孕期护理 ................ 292
每天都要晒太阳 ............................292
职场孕妈妈要注意的事 ................293
做好生活安排积极预防肥胖妈妈.... 294
怀有双胞胎的孕妈妈该如何护理.... 294
按摩穴位缓解眼睛疲劳 ................ 294
饮食与营养 .............................. 295
不宜过量吃的几种水果 .................295
甜食少吃为妙................................295
孕妈妈食谱推荐 ............................296
阳光"孕"动 .............................. 297
孕期瑜伽5式...................................297
加强腹背肌运动 ............................299
胎教方案 .................................. 300
美术胎教：带宝宝欣赏梵高名画.....300
知识胎教：给宝宝讲百科...............300


# 孕6月 孕味十足靓妈妈

## 第21周 宝宝有半斤重了


胎宝宝的生长发育 .................. 302
孕妈妈的身体变化 .................. 302
生活细节和孕期护理 ................ 303
身高较矮的孕妈妈提早预防难产.... 303
孕期可以接种哪些疫苗 ................ 303
认识和了解羊水 ............................ 303
孕妈妈脸部按摩小秘诀 ................ 304
饮食与营养 .............................. 304
罐头食品要少吃 ............................ 304
营养不良的孕妈妈怎么吃 ........... 304
少吃刺激性食物 ............................305
改善宝宝将来偏黑肤色的饮食 ........305
改善宝宝粗糙肤质的饮食................305
改善宝宝发质的饮食 ....................306
孕妈妈食谱推荐 ............................306
阳光"孕动"............................ 307
开始进行凯格尔运动 .................. 307
凯格尔运动的自我练习要诀 .......... 307
胎教方案 .................................. 308
冥想胎教：
依据诱导词展开无限想象 .......... 308

情绪胎教：孕妈妈亲手做玩偶……309
语言胎教：每天读安徒生童话……309
孕6月常见不适与应对……309
气喘……309
贫血……310
流鼻血……310
皮肤干燥瘙痒……311
后背发麻……311
孕6月产前检查与优生……311
妊娠糖尿病的危害……311
彩色超声波检查……312
外用药不能随意使用……312
孕妈妈不可自行服用利尿剂……314
积极预防胎盘早剥……314
如何预防晚期先兆流产……315
如何预防胎膜早破……315

## 第22周 胎动更频繁了

胎宝宝的生长发育……316
孕妈妈的身体变化……316
生活细节和孕期护理……316
最好爬楼上，电梯下……316
不要怠慢小伤口……317
坚持靓肤按摩……317
保养面部T形区……318
怀孕期间孕妈妈最好不要自己开车……318
饮食与营养……318
孕妈妈要少喝绿豆汤……318
如何判断和预防营养过剩……319
瘦妈妈要注意营养……320
孕妈妈吃冰激凌要谨慎……320
孕妈妈吃葡萄不宜过量……320
孕妈妈食谱推荐……321
阳光“孕”动……322
适当运动助顺产……322
改善各种疼痛的伸展运动……322
胎教方案……322
语言胎教：读读泰戈尔……322
情绪胎教：绣十字绣……323

## 第23周 快乐大肚婆

胎宝宝的生长发育……324
孕妈妈的身体变化……324
生活细节和孕期护理……324
牙齿的保护不容忽视……324
大肚子妈妈洗澡要确保安全……325
不穿化纤材质的衣物……326
远离打印机和复印机……326
不用搪瓷杯喝热饮……326
饮食与营养……327
减少妊娠纹的吃法……327
多喝果蔬汁……327
巧吃番茄，养颜祛斑……328
富含维生素C的水果不宜与牛奶食用……328
孕妈妈不宜多喝蜂王浆……328
孕妈妈食谱推荐……329

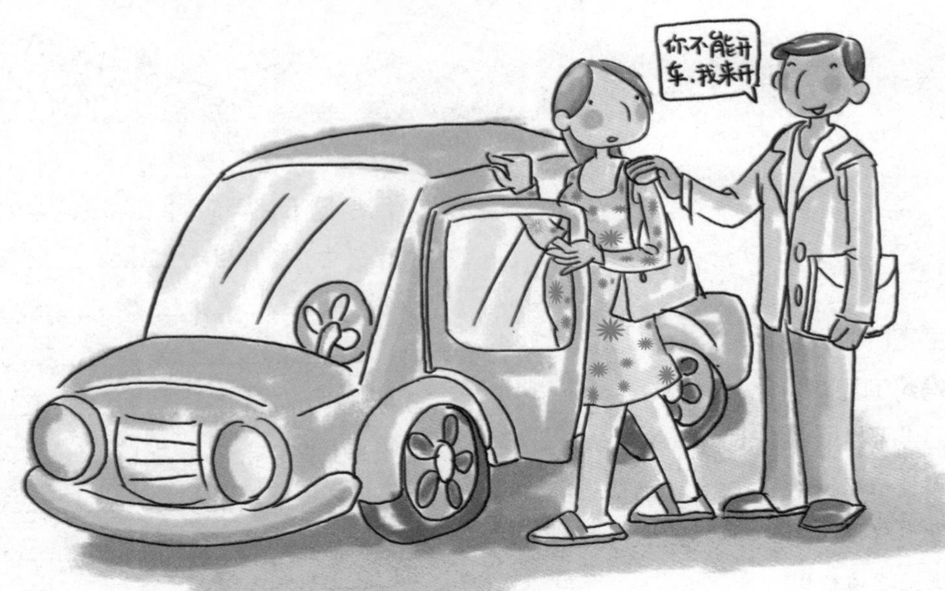


阳光"孕"动 ........................ 329
孕妈妈瑜伽 ........................329
孕期小动，母婴大收益 ............... 332
胎教方案 ........................ 332
知识胎教：自制彩色教学卡片 ....... 332
音乐胎教：给宝宝唱首《粉刷匠》... 333
语言胎教：爸爸的男中音让宝宝更聪明... 333

## 第24周 宝宝1斤重了

胎宝宝的生长发育 .................... 334
孕妈妈的身体变化 .................... 334
生活细节和孕期护理 ................ 335
冬季孕期的防护 ........................ 335
快乐的自我心理调适 .................. 335
上班族孕妈妈要注意的问题 .......... 336
孕期准爸爸尽量少出差 ............... 336
如何选购静脉曲张弹性袜............. 337
饮食与营养 ............................ 337
晚餐3不宜 ............................ 337
患有妊娠糖尿病该怎么吃.............. 338
适量食用海带.......................... 338
孕妈妈适量进食巧克力可以降低先兆子痫的发生 ........................339
孕妈妈不宜长期食用高脂肪食物.....339
孕妈妈食谱推荐 ........................ 340
阳光"孕"动 ........................ 341
按摩防治小腿水肿 ........................341
散步前后的热身运动 ....................341
胎教方案 ............................ 342
音乐胎教：听勃拉姆斯的《摇篮曲》 .......... 342
语言胎教：呼唤宝宝的乳名 .......... 342

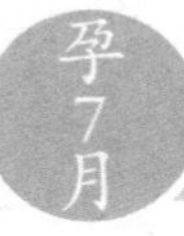


## 预防早产最重要

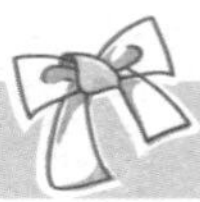

### 第25周 身体越来越沉重

胎宝宝的生长发育 .................... 344
孕妈妈的身体变化 .................... 345
生活细节和孕期护理 ................ 345
孕期不要拔牙 .............................. 345
孕妈妈这样洗护头发 .................... 345
参加产前培训 .............................. 346
了解什么是围生期 ........................ 346
什么时候开始休产假 .................... 347
饮食与营养 ............................ 348
这么吃能缓解焦虑情绪 .................. 348
孕妈妈不爱吃鱼怎么办 .................. 348
吃芹菜缓解失眠 .......................... 349
调整孕晚期饮食结构 .................... 349
孕妈妈需着重补充“脑黄金” ....... 349
孕妈妈食谱推荐 ...........................350
阳光“孕”动 ......................... 351
孕晚期宜进行慢节奏的运动 .......... 351
孕晚期坚持运动才养胎 ................. 351
胎教方案 .............................. 352
胎教策略：
加强语言胎教和音乐胎教 ...........352
光照胎教：从25周开始 ................352
美术胎教：中国古典陶瓷艺术的熏陶... 353
孕7月常见不适与应对 .............. 354
心悸气喘、呼吸困难 .................... 354
脱发 ............................................ 354
腹胀 ............................................ 354
乳房胀痛 ..................................... 354
妊娠高血压综合征 ........................ 354
假性宫缩与早产宫缩 .....................355
妊娠抑郁症 ..................................356
孕7月产前检查与优生 .............. 356
围产期内产前检查的重要性 ...........356
哪些孕妈妈需要筛查妊娠糖尿病 .......356
妊娠糖尿病的筛查 ........................ 357
如何改善宫内环境，避免低体重儿 ... 358
从羊水的多少来判断胎儿的发育.... 358
如何改善胎位不正 .........................359

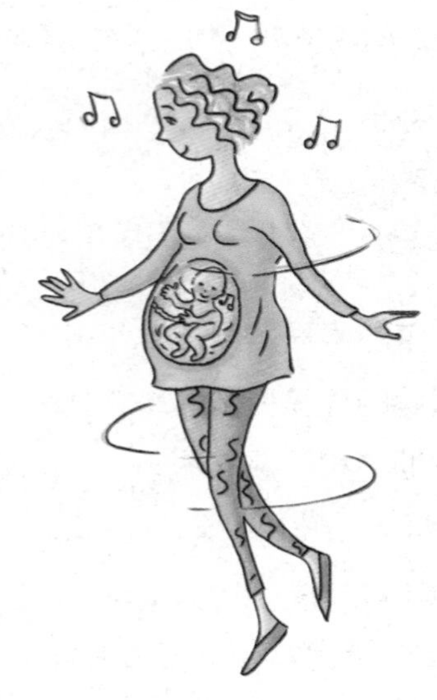

认识早产儿 ......360

## 第26周 就快变成"萝卜腿"了

胎宝宝的生长发育 ...... 361
孕妈妈的身体变化 ...... 361
生活细节和孕期护理 ...... 362
身有不便，孕妈妈要量力而为 ......362
孕妈妈不要再值夜班 ......362
警惕异常瘙痒 ......362
克制你的欲望，停止性生活 ...... 363
孕妈妈乘车注意事项 ...... 363
饮食与营养 ...... 364
补充天然维生素C ...... 364
孕妈妈忌喝糯米酒 ......365
警惕豆浆的"假沸"现象 ......365
孕妈妈水肿的饮食调理 ......365
巧吃西红柿，减轻妊娠斑 ......366
孕妈妈食谱推荐 ...... 367
阳光"孕"动 ...... 368
孕妈妈妊娠体操 ...... 368
孕妈妈瑜伽 ......369
胎教方案 ...... 370
语言胎教：给胎宝宝读散文 ...... 370
知识胎教：教宝宝学英文字母 ...... 370

## 第27周 胎动像波浪一样

胎宝宝的生长发育 ...... 371
孕妈妈的身体变化 ...... 371
生活细节和孕期护理 ...... 372
孕妈妈不慎摔跤，请及时联系你的医生 ...... 372
脐带打结是怎么回事 ...... 372
什么是母子血型不合 ...... 372
孕期怎样洗澡更健康 ...... 373
夏日孕妈妈衣物选择 ...... 374
饮食与营养 ...... 374
吃完葡萄不宜立即喝水或牛奶 ...... 374
柑橘虽好，却不宜多吃 ...... 374
加强补充"脑黄金" ...... 375
不吃反季节果蔬 ...... 375
孕妈妈食谱推荐 ...... 376
阳光"孕"动 ...... 376
适合孕晚期的几种运动 ...... 376
几个小运动帮你减轻不适 ...... 377
胎教方案 ...... 378
美术胎教：欣赏国画艺术 ...... 378
知识胎教：学拼音 ...... 379

## 第28周 孕程已过三分之二

胎宝宝的生长发育 ...... 380
孕妈妈的身体变化 ...... 380
生活细节和孕期护理 ...... 381
提早练习拉梅兹生产运动法 ......381
医生叮嘱要遵从 ......381
孕妈妈应慎用清洁剂 ...... 382

孕妈妈的衣物要勤洗 ........................ 382
孕妇衣物防虫蛀不能用萘丸 .......... 382
准妈妈该戴腹带了 ........................ 383
饮食与营养 .............................. 384
补铜预防胎膜早破........................ 384
人参怎么吃 ................................ 384
喝点儿淡绿茶.............................. 384
吃鳝鱼防治妊娠高血压和糖尿病.... 385
孕妈妈不宜食用霉变食品.............. 385
孕妈妈不宜只吃精制米面.............. 385
准妈妈需要补锌 .......................... 386
缺铜可能导致胎膜早破 ................ 386
孕妈妈食谱推荐 .......................... 387
阳光“孕”动 .......................... 388
宝宝更爱腹式呼吸........................ 388
孕晚期体操.................................. 388
胎教方案 .................................. 390
情绪胎教：
家庭和谐是胎宝宝快乐的源泉.....390
交流式接触....................................390

## 孕8月 胎宝宝已有光感

### 第29周 隔着肚皮能摸到小脚丫了

胎宝宝的生长发育 .................... 392
孕妈妈的身体变化 .................... 392
生活细节和孕期护理 ................ 393
开始坚持数胎动 ..............................393
孕晚期要停止性生活 .................... 394
克服孕晚期的焦虑情绪 ................ 394
妊娠晚期不宜久站 ........................ 394
进行心理调适很有必要 ..................395
如何改善孕晚期睡眠障碍................396
饮食与营养 .............................. 397
孕晚期饮食要点 ............................ 397
孕晚期盐和酱油的摄入量要减半.... 397
让孕妈妈心情变好的食物.............. 398
孕妈妈食谱推荐 ..............................399
阳光“孕”动 .......................... 399
提前练习拉梅兹按摩放松法 ...........399
臀位纠正运动...................................401
胎教方案 .................................. 401
情绪胎教：两个人的“找茬”游戏...401
知识胎教：学汉字 ........................ 402
胎教策略：看电视不是胎教 .......... 402
孕8月常见不适与应对 .............. 402
干眼症............................................ 402
阴道炎和外阴炎 ............................ 402
皮疹 ................................................ 403
尿频、漏尿 .................................... 403
如何减轻胃灼热 ............................ 403
如何缓解呼吸困难.......................... 404

孕9月产前检查与优生 .............. 404
超声波检查 .............................. 404
胎位检查 ................................ 405
胎心监护 ................................ 406
产前检查骨盆和乳头 .................... 406
关于孕期羊水的多寡问题 ............... 407

## 第30周 宝宝3斤重了

胎宝宝的生长发育 .................. 408
孕妈妈的身体变化 .................. 409
生活细节和孕期护理 ................ 409
坚持测量宫高、腹围、体重 .......... 409
远离花粉，避免宝贝患哮喘 .......... 409
为母乳喂养做好准备 ................... 410
孕妈妈长“智齿”不能拔.............. 411
孕妈妈不宜长期看电视 ................ 411
饮食与营养 ............................ 412
妊娠高血压综合征该怎么吃 .......... 412
应对营养需求高峰的饮食方法 ....... 412
吃点儿紫色蔬果 ........................ 413
孕妈妈宜适量食用粗粮 ................ 413
减少添加剂危害的办法 ................ 413
孕妈妈食谱推荐 ........................ 414
阳光“孕”动 ........................... 415
消除腰背痛的运动 ..................... 415
孕晚期做这2种运动有助于顺产 .... 415
胎教方案 ................................ 416
情绪胎教：玩玩智力游戏.............. 416
语言胎教：朗朗上口的小童谣 ....... 416
胎教策略：
抓住时机，加强胎教效果 .......... 418

## 第31周 宝宝的房子变小了

胎宝宝的生长发育 ................... 419
孕妈妈的身体变化 ................... 419
生活细节和孕期护理 ................ 420
养护乳房，为母乳喂养做好准备.... 420
不宜再远行 ............................. 421
孕妈妈不要使用护垫 .................. 421
准爸爸应为孕妈妈做全身按摩 ....... 421
孕妇需要色调............................ 422
饮食与营养 ............................ 423
这么吃预防早产 ........................ 423
适量补充锰元素 ........................ 423
孕晚期每天怎么吃 ..................... 424
孕晚期孕妈妈宜多吃鱼 ................ 425

孕妈妈食谱推荐 ........................... 426
阳光“孕”动 ........................... 426
简单的孕妇体操 ........................... 426
拉梅兹分娩助产体操 ........................... 428
胎教方案 ........................... 430
语言胎教：爸爸小时候什么样儿.... 430
知识胎教：认识图形 ........................... 430

## 第32周 宝宝已经4斤了

胎宝宝的生长发育 ........................... 431
孕妈妈的身体变化 ........................... 432
生活细节和孕期护理 ........................... 432
别让情绪影响胎宝宝 ........................... 432
不要穿袜口太紧的袜子 ........................... 432
布置婴儿房时注意照明设计 ........................... 432
孕妈妈生活起居多加小心 ........................... 433
准爸爸重新布置家居 ........................... 433
饮食与营养 ........................... 434
补镁预防早产 ........................... 434
适量吃西瓜 ........................... 434
避免后期体重增加太快准妈妈合理摄入饮食 ........................... 434
孕妈妈食谱推荐 ........................... 435
阳光“孕”动 ........................... 435
孕妈妈瑜伽 ........................... 435
练习胸式呼吸 ........................... 437
胎教方案 ........................... 437
情绪胎教：玩玩数独 ........................... 437
影音胎教：《天鹅湖》——你在我肚里跳舞了吗 ........................... 438

# 孕9月 胎宝宝发育成熟

## 第33周 粉红色的小宝宝

胎宝宝的生长发育 ........................... 440
孕妈妈的身体变化 ........................... 441
生活细节和孕期护理 ........................... 441
了解早产征兆 ........................... 441
哪些孕妈妈易发生早产 ........................... 441
怎样才能有效预防早产 ........................... 442
准爸爸要做好孕妈妈的心理保健工作... 442
上班妈妈的权力 ........................... 443
饮食与营养 ........................... 444
持续补钙不间断 ........................... 444
多补维生素C，降低羊膜早破风险... 444
重点补充膳食纤维 ........................... 444
预防感冒的绝佳汤饮 ........................... 445
孕妈妈吃什么可以补铁 ........................... 445
孕妈妈食谱推荐 ........................... 446
阳光“孕”动 ........................... 446
增强骨盆肌肉力量的运动 ........................... 446

提前练习拉梅兹呼吸运动法 .......... 447
胎教方案 ................................ 449
光照胎教：追视光源的训练 .......... 449
情绪胎教：准爸爸的“见面礼” .... 449
胎教策略：把自己的爱好传给胎宝宝 ... 450
孕9月常见不适与应对 .............. 450
牙龈肿痛、牙龈出血 ................ 450
疲惫 ........................................ 450
假性临产征兆 ............................ 451
发生不规则肚子痛怎么办 ............ 451
孕9月产前检查与优生 .............. 451
孕妈妈该去查查胎盘功能了 .......... 451
胎动减少和胎动频繁都要引起注意 ... 452
了解脐带绕颈 ............................ 452
预防孕妈妈早产 ........................ 453
做好高危妊娠的检测管理 ............ 454
头位不一定就能顺产 .................. 454
孕妈妈矮小不一定就难产 ............ 455

## 第34周 不要太过担心

胎宝宝的生长发育 .................... 456
孕妈妈的身体变化 .................... 456
生活细节和孕期护理 ................ 457
提前做好工作上的交接准备 .......... 457
孕妇忌长时间紫外线照射 ............ 457
细心呵护孕妈妈敏感皮肤 ............ 458
孕期要积极学习 ........................ 458
漏奶时怎么办 ............................ 458
饮食与营养 .............................. 458
补锌可以有助顺产 ...................... 458
为什么孕妈妈不能偏食 .............. 459
补充维生素K .............................. 460
孕晚期无须大量进补 .................. 460
孕妈妈食谱推荐 ........................ 461
阳光“孕”动 ............................ 461
到户外进行一下简单运动 ............ 461
产前经常盘腿坐有助顺利分娩 ...... 462
胎教方案 .................................. 463
音乐胎教：听准爸爸即兴哼歌 ...... 463
情绪胎教：孕妈妈多看幸福图画 .... 463

## 第35周 准备分娩用品

胎宝宝的生长发育 .................... 464
孕妈妈的身体变化 .................... 464
生活细节和孕期护理 ................ 465
孕妈妈该何时入院 .................... 465
到外地分娩需要做好哪些准备 ...... 465
孕妈妈私密处的清洗 .................. 466
孕晚期很难入睡怎么办 .............. 466

饮食与营养 ............ 467
适当增加蛋白质的摄入 ............ 467
保证 β－胡萝卜素的供应 ............ 467
孕晚期每日该摄入多少热量 ............ 467
孕妈妈进补忌乱用食材 ............ 468
孕妈妈食谱推荐 ............ 468
阳光“孕”动 ............ 469
孕晚期的运动原则 ............ 469
孕妈妈瑜伽 ............ 469
胎教方案 ............ 471
美术胎教：欣赏民间的剪纸艺术 ............ 471
语言胎教：
宝宝，你的新家布置好啦 ............ 471

## 第36周 了解一些生产知识

胎宝宝的生长发育 ............ 472
孕妈妈的身体变化 ............ 472
生活细节和孕期护理 ............ 472
过度大笑可能诱发流产或早产 ............ 472
妈妈上夜班宝宝体重轻 ............ 473
准爸爸不宜与准妈妈谈论
宝宝的性别 ............ 473
饮食与营养 ............ 474
了解食品标签的含义 ............ 474
如何在生鲜超市买“生鲜” ............ 474
孕妈妈食谱推荐 ............ 475
阳光“孕”动 ............ 476
产前肌肉练习 ............ 476
孕晚期活动注意事项 ............ 477
产前检查与优生 ............ 478
你是难产危险一族吗 ............ 478
如何预防难产 ............ 479
胎教方案 ............ 479
光照胎教 ............ 479
抚摸胎教 ............ 480

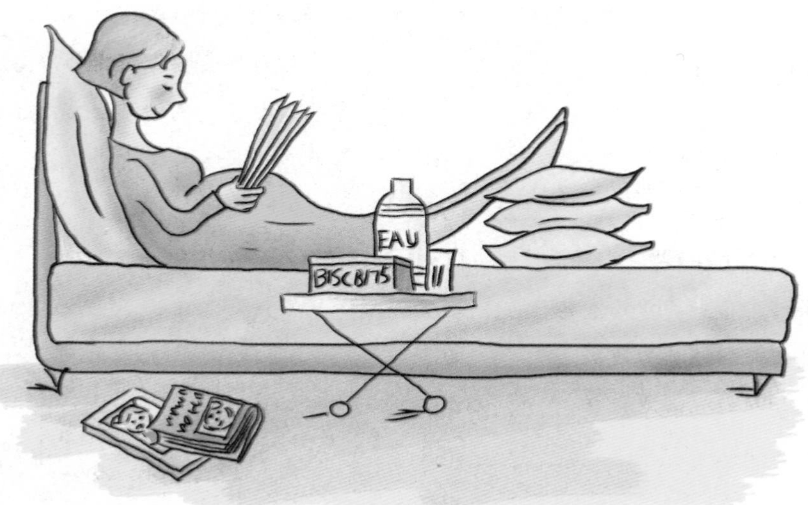

## 孕10月 为分娩做好准备

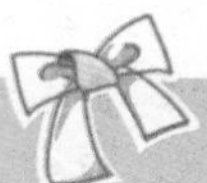

### 第37周 有点儿迫不及待


胎宝宝的生长发育 …… 482
孕妈妈的身体变化 …… 482
生活细节和孕期护理 …… 483
临产要做好哪些准备 …… 483
提前了解一下产房 …… 483
孕妈妈分娩前的工作交接 …… 484
孕妈妈临产，合理安排好家人工作 …… 484
孕妈妈情绪的调节 …… 485
入院分娩的经济准备 …… 486
饮食与营养 …… 486
为生产补充适当的能量 …… 486
有助于缓解产前焦虑的营养素 …… 487
重点补充维生素 $B_1$ …… 487
产前补铁注意事项 …… 487
孕妈妈食谱推荐 …… 488
阳光“孕”动 …… 488
满37周后多做助产运动 …… 488
产前呼吸练习 …… 489
胎教方案 …… 490
音乐胎教：准爸妈唱起那熟悉的旋律 …… 490
语言胎教：悠扬吟诵唐诗三百首 …… 490
孕10月常见不适与应对 …… 490
头晕 …… 490
心慌气短 …… 491
胃灼痛 …… 491
失眠 …… 491
阴道炎和外阴炎 …… 491
静脉曲张 …… 491
频繁宫缩 …… 491
羊膜早破 …… 492
解读过期妊娠，应对过期妊娠的对策 …… 492
急产怎么应对 …… 493
孕10月产前检查与优生 …… 494
分娩前的检查 …… 494
真假分娩的辨别 …… 495
分娩开始的“黄金定律” …… 496
解答准妈妈关于分娩的几个疑问 …… 496
了解宫内窒息 …… 498


### 第38周 已是“足月儿”


胎宝宝的生长发育 …… 499
孕妈妈的身体变化 …… 499
生活细节和孕期护理 …… 499
产妇大声喊叫不利于分娩 …… 499

制订生产计划书 ......500
产前准备可能用到的4类产妇物品...500
准备可能用到的6类婴儿用品 ......501
分娩前不要忽视这10项准备工作...501
饮食与营养 ...... 502
素食孕妈妈晚期不一定要吃肉 ......502
孕晚期孕妈妈宜少食多餐......503
孕妈妈食谱推荐 ......503
阳光“孕”动 ...... 504
孕妈妈瑜伽 ...... 504
分娩的正确用力方法 ......505
胎教方案 ...... 506
胎教策略：抓紧最后的宫内外对话时机...506
阅读胎教：贵在坚持 ......506

## 第39周 离宝宝越来越近

胎宝宝的生长发育 ...... 507
孕妈妈的身体变化 ...... 507
生活细节和孕期护理 ...... 508
做好产前最后的心理准备和身体准备... 508
分娩时的尴尬该如何应对...... 508
按摩乳房促进分娩......509
饮食与营养 ...... 509
哪些食物可助产 ......509
孕妈妈食谱推荐 ......510
阳光“孕”动 ...... 511
8种姿势帮助产妇缓解产痛 ......511
孕妈妈了解产程，配合生产 ......512
胎教方案 ...... 515
冥想胎教：舒缓紧张情绪......515
音乐胎教：平和宁静的中外古典音乐...515
胎教策略：出生后的胎教巩固 ......515

## 第40周 结束所有的辛苦等待

胎宝宝的生长发育 ...... 516
孕妈妈的身体变化 ...... 516
生活细节和孕期护理 ...... 517
分娩前生活细节 ......517
了解3个细节帮你克服分娩恐惧....517
孕妈妈了解现有的5种分娩方式....517
老公陪产的几大好处 ......519
缓解妻子生产痛苦的几种方法 ......520
装好准爸爸自己的5样必需品 ......521
饮食与营养 ...... 521
临产饮食该怎么安排 ......521
临产时应吃高能量、易消化食物.....522
增加产力的宜忌食方 ......523
孕妈妈食谱推荐 ...... 524
阳光“孕”动 ...... 524
分娩过程的呼吸技巧 ...... 524
分娩的动作技巧 ......525
有助分娩的按摩法......526
缓解阵痛的站姿和坐姿 ......527
胎教方案 ...... 528
美育胎教 ...... 528
呼唤训练 ......529

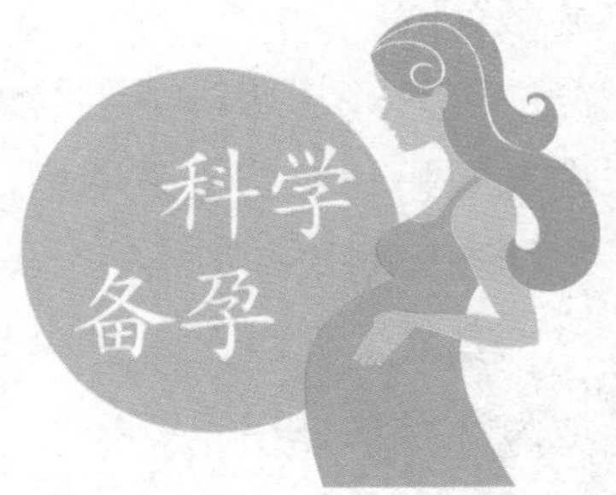


# ——写给准备怀孕的你

对于女性来说，孕育新生命是人生中最重要、最光辉的时刻。面对母亲的角色，你是不是既兴奋又紧张，既快乐又困惑呢？孕前准备是优孕和优生的坚实基础，孕前做好身体、心理、生活环境、知识储备等多方面的准备，有备而孕，才能全方位地保证孕育出最优秀的宝贝。

# 孕前常识与优生

## 做好孕前心理准备

### 我要准备当妈妈了

在怀孕和生产过程中，作为一名母亲，会遇到各种问题和挑战，比如要适应来自生理和心理的多重转变，要承受孕期之苦、分娩之痛等，有疑虑、恐慌和困惑是在所难免的事。因此，在孕前做好充分的怀孕心理准备是十分有必要的。

首先，从准备怀孕那天起就意味着责任的到来，孩子的孕育和培养都要由准妈妈和准爸爸来承担，这是一项伟大的创造人类的工程，应将其视为一件神圣而愉悦的事情。

其次，让自己从备孕时期开始，就充满幸福、自信和自豪感，不遗余力地为怀孕这件事奉献精力、情感和创造力，做好融入妈妈角色的准备，创造良好的心理孕育条件。

第三，多和准爸爸以及有过分娩经验的好朋友进行交流和分享，怀孕不只是女性一个人的事，还有家人和朋友作为你坚强的后盾。

### 调整好观念和心态

优孕是人人都应具备的生育观念，即从精子和卵子结合那一刻前的 6 个月起，就应该开始做好孕育准备，以求结合出最优秀的宝宝。这其中，先调适好自己的心态，并开始储备各类孕育知识，是十分有必要的。

1 消除顾虑，防止妊娠焦虑症。很多女性都害怕怀孕会影响自己的体形，担心自己难以承受分娩痛苦，恐惧孕产过程中会遇到的各类问题，以及担心自己分娩后不会养育孩子。其实，这些顾虑是完全没有必要的。只要坚持在产前和产后进行锻炼，身体素质和体形不仅会很快恢复，还会有所增强。分娩时的痛楚只是暂时的，会很快过去，分娩是一个自然的过程，不必害怕。怀孕的过程看似艰辛，其实只要遵照医嘱，护理得当，完全可以顺利而快乐地度过这段时期。至于养育宝宝的任务，是需要夫妻双方共同承担的，多了解育儿知识，多向有经验的人士请教，你会发现，有了宝宝的新生活，其实是特别圆满和幸福的。

2 树立生男生女都一样的观念。对于这一点，不仅准妈妈要有正确的认识，而且应成为家庭所有成员的共识，以解除准妈妈的后顾之忧。

3 放松心情，注重科学备孕，不要轻信怀孕偏方或传说，以免对备孕时期的心态造成影响。

4 调节好工作情绪和工作压力，不要将它们带到生活中，避免产生对性生活的心理障碍，或导致生殖系统出现问题，从而致使生育能力下降。

5 多学习和掌握一些关于妊娠、分娩和育儿的知识，如胎儿在宫内的生长发育阶段、妊娠反应、新生儿常见病防治等，做好这些知识储备，让自己变成“业内”人士，从中获得更大的信心和鼓励。

事实证明，调整好观念和心态的备孕女性与没有者相比，怀孕后前者的孕期生活要顺利从容得多，妊娠反应也轻得多。有了这样的孕前准备，准妈妈孕前孕后的生活是轻松愉快的，家庭也充满幸福、安宁和温馨，还能使胎儿在优良的环境中健康成长。

**怀孕不会对工作产生影响**

怀孕不会让女性失去原有的职位，也不会影响未来的事业发展，很多女性都能够很好地兼顾孕育宝宝和事业发展，并且在产后复出工作时取得比以前更大的成就。女性怀孕生产享有很多受到法律保护的权益，在《中华人民共和国妇女权益保障法》《中华人民共和国劳动法》以及《女职工劳动保护条例》中有明确规定：

1 女性在怀孕、分娩、哺乳期间享有不被辞退、不被降低工资的权利；

2 女性在怀孕期间享有合理规避危险工作的权利；

3 女性在怀孕期间享有不得被延长劳动时间的权利；

4 女性在怀孕期间享有产前检查算为劳动时间的权利，用人单位不得将其按病假等处理。

## 女性的最佳生育年龄

选择在最佳年龄阶段生育，对于胎儿的生长发育和对孩子的未来成长都是十分有利的。我国《婚姻法》规定的结婚年龄为男22周岁、女20周岁。但法定的结婚年龄并不是最佳婚育年龄，科学研究表明：我国女性最佳生育年龄为 24 ～ 29 岁，男性 30 ～ 40 岁。这个年龄段的男女青年身体发育成熟，生活上有一定经验，经济上也有了一定的积蓄，这都有利于对孩子的培养教育。

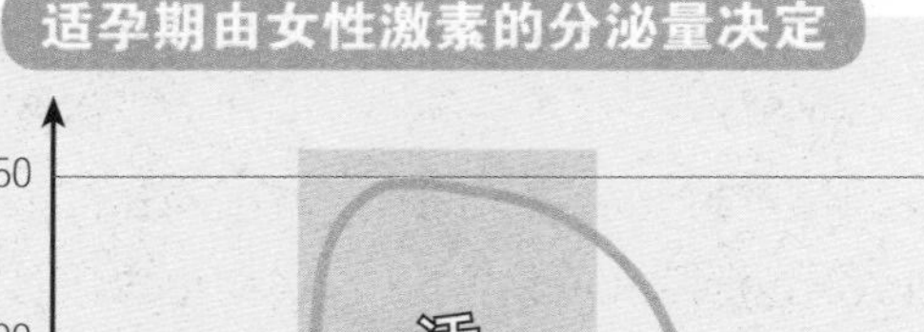


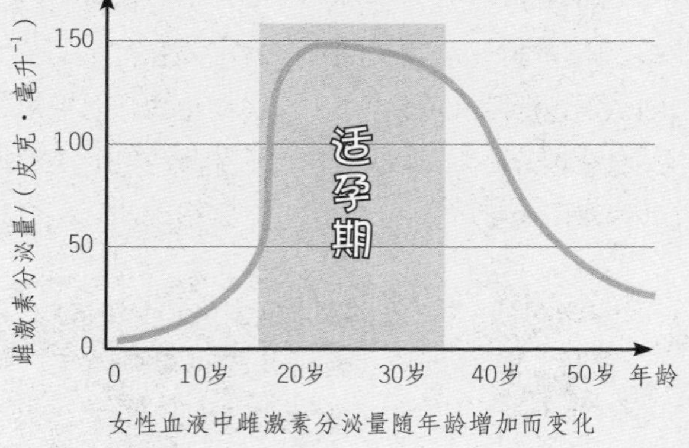


女性血液中雌激素分泌量随年龄增加而变化

女性不宜过早生育。20 岁左右的女青年仍处于发育阶段，尤其是性腺和生殖器官尚未完全成熟，而怀孕、分娩需要消耗大量的体力和营养，十月怀胎到一朝分娩，从一个针尖大的受精卵发育到 3 千克左右的胎儿，所需要的一切营养都是由母体提供的，如果妇女本身尚未发育成熟，就要与胎儿平分某些营养物质，这样不但影响孕妇的自身健康，还会影响下一代的生长发育。过早的生育还容易发生难产，产妇和新生儿所面临的危险系数较高。

女性生育虽不宜过早，但也不宜过晚。如果女性到了 30 岁以后才第一次受孕，就会增加生育的困难，更主要的是卵巢功能逐渐衰退，卵子发生异常的可能性增加，使先天性畸形和痴呆儿的发生率增多。

女性的最佳生育年龄是多大呢？国内外医学家普遍认为是 24 ～ 29 岁。这是从女性的生理特点、母婴健康、优生优育等多方面来考虑的。这个时期女子的生殖器官、骨骼及高级神经系统已完全发育成熟，生殖功能处于最旺盛的时期，卵子的质量较高，怀孕后胎儿的生长发育良好，流产、早产、畸形儿和痴呆儿的发生率都比较低，生下的孩子大多聪明健康。这个时期女性的软产道伸展性好，子宫收缩力强，难产机会少，生育危险性小。

**胎儿的健康与育龄密切相关**

| | 母亲年龄 | 发病率 |
|---|---|---|
| 伸舌样痴呆病 | 25～29岁 | 1/1500 |
| | 30～34岁 | 1/800 |
| | 35～39岁 | 1/250 |
| | 40～44岁 | 1/100 |
| | 45岁以上 | 1/60～1/12 |

## 男性的最佳生育年龄

与女性一样，男性也不宜高龄生育。胎儿染色体异常的基因突变也与父亲高龄有关。超过 40 岁的男性将会使新生儿痴呆症的概率明显提高，而且每增长 5 岁，新生儿染色体异常的概率就会提高 1％。

从优生角度考虑，夫妻生育最好有一个年龄差。最新研究结果表明，男方的年龄比女方大 5 ~ 7 岁最好。父亲年龄大，智力相对成熟，精子素质也处于顶峰状态，遗传给下一代的“密码”更准确；母亲年纪轻，生命力旺盛，身心发育成熟，卵子质量高，会给胎儿创造一个更良好的孕育环境，有利于胎儿的发育成长。所以，这种“优化组合”并发症少，分娩安全度高，早产、畸形儿和痴呆儿的发生率最低。著名作曲家柴可夫斯基与诺贝尔奖得主居里夫人，他们的父亲均比母亲大 10 余岁。

## 把受孕选在瓜果飘香的季节

每一对年轻夫妇都希望有一个健康、聪明的孩子。为此，有些青年男女一结婚就不择时间，忙于孕育。殊不知，孩子的健康除了与后天的喂养、保健有关外，还与当初受孕的季节有关。一年有春、夏、秋、冬四个季节，到底选在哪个季节受孕最好呢？

一般说来，选在夏末秋初最为适宜。这样，早孕反应正值秋季，避开了盛夏的炎热对食欲的影响，而且，蔬菜、瓜果供应齐全，既能促进食欲，又能为母子提供充足的营养。等严寒的冬季和来年的初春携着风疹、流感等病毒而来时，妊娠已达中期，胎儿已平安地度过了致畸敏感期。分娩之时，正是春末夏初，气候温和，孩子出生后母亲哺乳、婴儿洗澡均不易受凉。居室可经常开门开窗，还可经常把孩子抱出去晒太阳，有助于胎儿的骨骼生长。当婴儿渐渐长大，需要大量添加辅助食品时，已进入冬季，这样又避开了肠道流行病的发病高峰。

当然，最佳受孕季节也是相对的。我国各地气候差别大，生活习惯也

孕前 1周 2周 3周 4周 5周 6周 7周 8周 9周 10周 11周 12周 13周 14周 15周 16周 17周 18周 19周 20周 21周 22周 23周 24周 25周 26周 27周 28周 29周 30周 31周 32周 33周 34周 35周 36周 37周 38周 39周 40周

不尽相同，所以准备怀孕的夫妻应因地制宜，综合考虑。

孕育季节虽然不能生搬硬套，但一定要尽量避开 11 ~ 12 月。如果在这段时间受孕，临产期就处在炎热的夏季，不仅宝宝要经受炎热的考验，产妇也容易发生产褥期中暑，增加患病的概率。

## 影响宝宝性别的因素

男孩调皮可爱，女孩甜美乖巧，每一个孩子都是爱的结晶，我们一般不主张特意采取某种方式来达到生男生女的目的。但是为了预防一些跟性别相关的遗传性疾病，我们有必要了解一些方法来提高生男宝宝或生女宝宝的成功率。

**生男生女谁说了算**

许多人都希望能按照个人的心愿生宝宝，但是生男生女并非是由母亲决定的，而是由父亲的性染色体决定的。人体一共有 23 对染色体，其中 22 对为常染色体，一对是性染色体，男女各不同，女性是 2 条 X 染色体，而男性 1 条为 X 染色体，另一条为 Y 染色体。生男还是生女，就取决于是否有这一条来自父亲的 Y 染色体。

生殖过程就是生殖细胞（精子和卵子）先经过两次减数分裂，使原来的 23 对染色体变成 23 条；当精子与卵子结合成受精卵时，精子细胞核中的每一条染色体就与卵子细胞核中相应的染色体一一配对，使受精卵的染色体数恢复至 23 对。女性只产生一种类型的卵子（X），而男性产生两种类型的精子（X、Y），当卵子与带 X 染色体的精子结合，产生 XX 型受精卵时，就会发育成女性；当卵子与带 Y 染色体的精子结合，产生 XY 型受精卵，就会发育成男性。因此，新生命的性别主要取决于受孕的瞬间与卵子结合的精子类型。

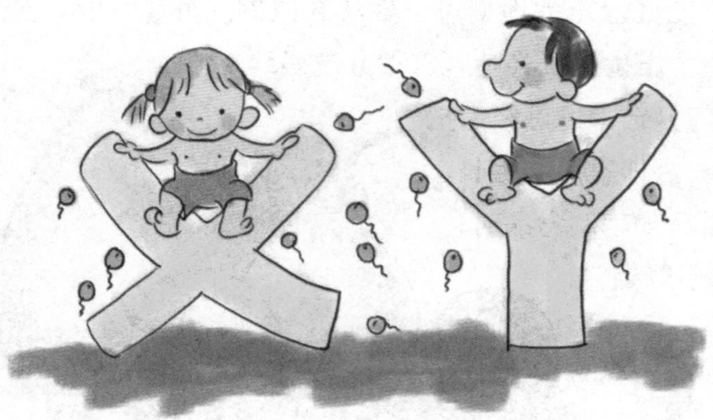

如果与卵子结合的是 Y 精子，就会发育成男宝宝；如果与卵子结合的是 X 精子，就会发育成女宝宝。

### 饮食调节决定生男生女

食物有酸性、碱性和中性之分，据医学专家的发现，女性多吃碱性食物，男性多吃酸性食物，可以帮助生男孩；而女性多吃酸性食物，男性多吃碱性食物，则对生女孩较有利。

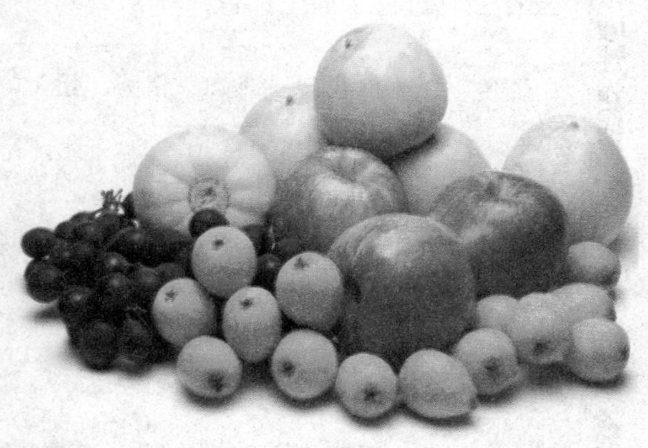

蔬菜、水果多为碱性食物，女性多吃碱性食物有助于生男孩，如柑橘、苹果等。

（1）常见的碱性食物

蔬菜、茶叶、水果（高糖水果除外）、豆制品、牛奶等多为碱性食物，醋也是碱性食品。

| | |
|---|---|
| **按碱性强弱划分** | 弱碱性：苹果、红豆、豆腐、萝卜、卷心菜、油菜、梨、马铃薯、甘蓝菜等 |
| | 中碱性：大豆、梅干、红萝卜、西红柿、香蕉、草莓、蛋白、柠檬、菠菜等 |
| | 强碱性：柑橘类、柿子、黄瓜、胡萝卜、葡萄、茶叶、葡萄酒、海带等 |
| **按种类划分** | 蛋乳类：鸡蛋蛋白、人乳、牛奶 |
| | 豆、豆制品类：扁豆、大豆、红豆、豌豆夹、豆腐等 |
| | 菇类：香菇、松茸 |
| | 蔬菜：魔芋、菠菜、芋头、莴苣、红萝卜、百合、马铃薯、牛蒡、萝卜、南瓜、竹笋、红薯、莲藕、大黄瓜、茄子、洋葱等 |
| | 水果类：香蕉、栗子、草莓、橘子、苹果、柿、梨、葡萄、西瓜等 |
| | 海藻类：海带 |

（2）常见的酸性食物

肉、蛋、鱼、动物脂肪和植物油、米饭、面食、糖类甜食等食品多为酸性食物。

|  |  |
|---|---|
| **按酸性强弱划分** | 强酸性：蛋黄、奶酪、甜点、白糖、柿子、乌鱼子、柴鱼、金枪鱼、比目鱼等 |
| | 中酸性：培根、火腿、鸡肉、猪肉、鳗鱼、牛肉、面包、小麦、奶油等 |
| | 弱酸性：白米、花生、啤酒、油炸豆腐、海苔、泥鳅、空心粉、葱等 |
| **按种类划分** | 鱼贝类：小鱼干、鲔鱼、章鱼、鲤鱼、鲷鱼、牡蛎、生鲑鱼、鳗、蛤蜊、干贝、鱼卵、泥鳅、鲍鱼、虾 |
| | 乳制品：奶酪 |
| | 谷类：米糠、麦糠、燕麦、胚芽米、碎麦、荞麦粉、白米、大麦、面粉、面包 |
| | 蔬菜类：慈姑、白芦笋 |
| | 海藻类：干紫菜 |
| | 肉类：鸡肉、马肉、猪肉、牛肉、鸡肉汤 |
| | 豆类：花生、蚕豆、豌豆、油炸豆腐 |

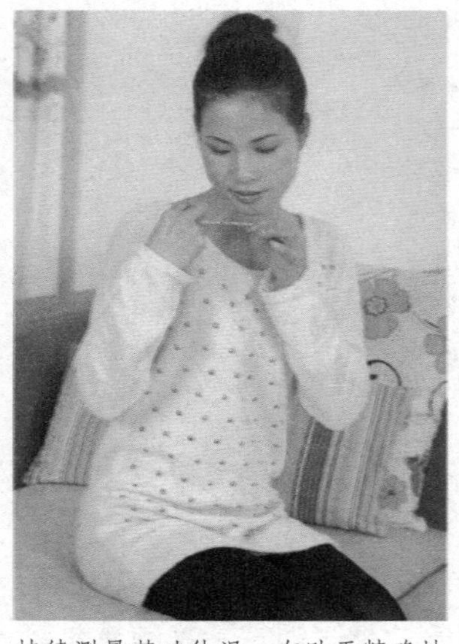

持续测量基础体温，有助于精确地推算出排卵日，排卵日体温通常会突然下降。

**选择排卵日性交有助于生男孩**

研究发现，在排卵日进行性交，生男孩的概率比较高。若不是在正确的日期进行性交，生男孩的成功率在62%；若是夫妻双方是在正确的排卵日进行性交，则成功率可超过80%。

科学研究发现，男性每次射精时的精子中，Y精子会比X精子的数目多1倍。但相对X精子而言，Y精子寿命更短暂，它不耐酸，缺乏持久性，不过它在碱性液体当中的活动性比X精子高。而在排卵日，阴道内就会分泌较多的碱性黏液，所以在这一天进行以受精为目的的性交，就能保存Y精子数量，同时刺激它的活力。同时从月经开始后到预定排卵日为止的

**通过测量体温推测排卵日**

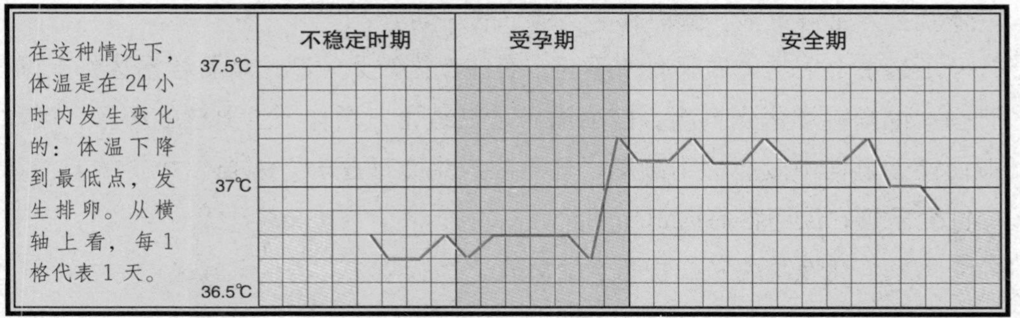


2周内最好完全禁欲，以增加精液浓度。

但是，有的夫妻可能无法完全禁欲2周，那么可在妻子月经完后第二天和再隔两天进行性交，即在月经完后到排卵日前的两周时间内只能进行两次性交。特别需要注意的是，在排卵日前5天内必须绝对禁欲，然后在排卵日或第二天进行性交，这样方能保证在排卵日内有足够多的Y精子进入宫颈。

**采用深入的性交方式有助于生男孩**

Y精子的寿命比较短暂，深入式的性交方式有助于将Y精子送入阴道深处，增加Y精子与卵子相遇的机会。此外，性交结束后不要立刻拔出性器，尽可能保持插入阴道内的姿势约10分钟，则生男孩的概率更高。性交完成后女性也不要立刻移动身体，而应保持双腿紧闭、腰部抬高的姿势30分钟以上，也有助于Y精子的活动。

要确保男性性器尽可能深地插入，在性交体位上也要多下功夫。如：男性处于女性上方，女性双腿屈膝、尽可能抬高的屈曲位，以及女性趴着，男性抬起女性的腰，由后方插入的后背位等都是适合深入式性交的体位。

相反，采用浅插入性交有助于生女孩。

**女性享受性高潮有助于生男孩**

女性在性高潮时，会刺激阴道分泌碱性液，更利于Y精子的活动，生男孩的概率就更高。因此，性交时尽可能让女性达到高潮，也有助于生男孩。

要让女性享受到性高潮需要夫妻二人互相配合，丈夫更应多花点儿时间进行前戏，挑起妻子的情欲。妻子则应尽量放松，享受性爱过程，都可有效帮助女性达到高潮。如果性爱过程中能让妻子享受到 2 ~ 3 次的高潮，碱性液体就会分泌得更多，就更利于 Y 精子的活动。

不过每个人的体质都有所不同，有些女性较为敏感，就更容易达到高潮；有些女性则较难达到高潮。性高潮只是在理论上增加了生男孩的概率，因此即使性爱过程中没能达到高潮，也不要产生心理压力，以自然放松的心情享受性爱乐趣，反而容易达到高潮。

相反，女性避免兴奋有助于生女孩。

**选择排卵日前性交有助于生女孩**

选择合适的性交日期，有利于提高生女孩的成功概率。

（1）排卵日前 2 日是最佳受孕时间

在通过基础体温测定或其他途径确知了排卵日后，往前推 2 日，就是生女孩的最佳时间，可以安排以受孕为目的的性交。

例如，从这个月月经开始后第 14 天是排卵日，那么排卵日前 2 日也就是月经后第 12 天，就是想生女孩的受孕日，也就是性交日。

（2）受孕日前每隔 3 天性交一次

要生女孩，就要有选择地避开 Y 精子。在男性精液中，X 精子要比 Y 精子少。也就是说，如果精子总数越多，则 Y 精子数越多，当然在子宫内与卵子结合的可能性就越大。相反如果减少精子总数，Y 精子数也会减少，所以 Y 精子与卵子结合的可能性也会减少，也就是生女孩的可能性更大了。

排出的精子数量与性交频率有密切关系。从月经终了时开始，到以受孕为目的的性交日为止，利用频繁性交，可以减少每次排出的精子数量。但“频繁”性交也要有个度，据调查统计，很多成功地生女孩的人大多每隔 3 天进行一次性交，也许这个频度才能使 X 精子与 Y 精子数保持平衡。此外要注意，这一段时间的性交，一定要利用保险套避孕。

**采用浅插入性交有助于生女孩**

要使到达子宫的 Y 精子减少，X 精子留下较多，进行浅插入性交是生女孩的必要原则。

因此，男性射精必须在男性性器尽可能浅插入的状态下进行。这样，精子从射出至到达子宫入口为止的距离和时间都会延长，不耐酸的 Y 精子就会慢慢失去活力，而耐酸的 X 精子到达子宫的比率较高。

**女性避免兴奋有助于生女孩**

虽然因人而异，但性交时女性如果强烈兴奋或是感受到极大的快感时，都会达到高潮。一旦达到高潮，子宫颈管就会分泌大量的强碱性液体。这对生女孩极为不利。因此，性交时女性要尽可能避免兴奋，不要让自己达到高潮，男性插入后要赶紧射精。

**性交后一周禁欲有助于生女孩**

如前所述，以生女孩为目的的性交，最佳时间安排在排卵日前 2 日。如果按照计划，在性交日当天就受精那是最理想的情况。但是，如果当时未受孕，而在预定日后进行性交就可能妊娠，如果这天恰好是排卵日，反而生男孩的可能性增大了。

所以，在受孕预定日以后的 4 ~ 5 日是可能妊娠时间，必须禁欲，以免不小心妊娠，或者采取安全的避孕方法避孕。

## 隔日同房更“幸孕”

**同房不宜过少或过频**

长久以来人们普遍认为，在妻子最易怀孕之前的几天里，男人应当禁欲，目的是使精子的数目积累得多一些。这种说法并不准确。因为性生活过少时，不利于精子与排出的成熟卵子相遇，受孕机会自然较低。医学家研究发现：同房次数越多，受孕的概率越大。但并不是说每日同房就会使怀孕的可能性增至最大。

有些人为了更快怀孕，总是执着于频繁同房，结果适得其反。如果每日同房，甚至每日多次同房，就会导致精液量减少和精子密度降低，精子活动率和生存率显著下降，使精子在女性生殖道里的行进能力、与卵子相会的“后劲”大大减弱，受孕的机会

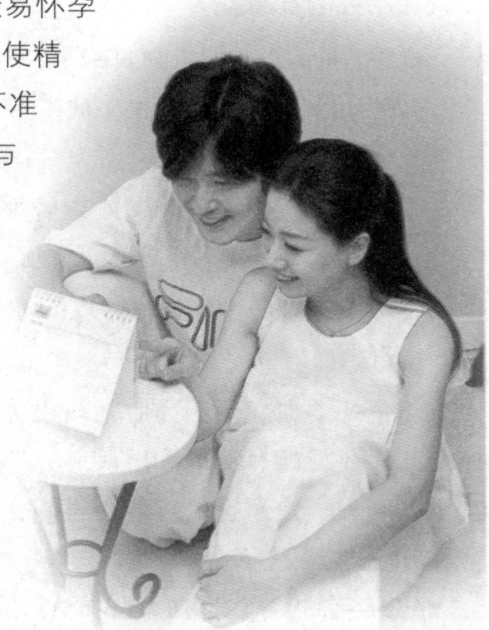

丈夫对妻子一定要体贴、温柔、关心，给她一个好心情。

自然就大大降低了。

**隔日同房最佳**

实际上隔日同房，怀孕的概率为22%，而每日同房，仅将这个数目增至25%。但是，如果间隔时间过长，比如每周一次，怀孕的概率就会降至10%。因此，在最佳受孕时段内，隔日同房是既科学又容易实现的最佳频度。

## 孕前必检项目及遗传检测

为生个优秀健康的宝宝，怀孕前的准备工作相当重要，孕前准备充分可以为以后的优生优育创造条件。建议备孕夫妇在准备怀孕前先做一个全面的检查，以确保是在双方身体最健康的情形下孕育下一代，也可以事先知道是否要做特殊的产前胎儿诊断。

如果备孕夫妇有固定进行体检的习惯，也可省去常规检查这一项；若是平时没有定期进行体检的习惯，那么建议孕前还是接受一下常规检查比较好。孕前检查的最佳时间一般在孕前3～6个月。

以下几项为女性孕前要重点检查的项目，其中前两项建议夫妻双方都做，以确保胎儿的健康。

**优生五项检查（即TORCH检测）**

TORCH检查包括弓形虫、风疹病毒、巨细胞病毒、单纯疱疹病毒H型及B19微小病毒感染的检测。这些病毒在妊娠最初3个月内胎儿感染率较高，容易引起胎儿畸形、流产，妊娠晚期则会引起胎儿器官功能的改变，有的在分娩过程中还可引起胎儿出生后的感染。因此，孕前检查排除这些病毒及原虫的感染，发现感染后进行有效的治疗是非常必要的。

**ABO溶血检查**

新生儿溶血症是因为胎儿与母体的血型不合导致的，它的主要症状是黄疸，此外还可能有贫血和肝脾肿大等表现，严重者会出现胆红素脑病，影响宝宝的智力，更严重的可能引发新生儿心力衰竭。常见的有ABO血型系统不合和Rh血型系统不合。

ABO溶血检查包括血型和抗A、抗B抗体滴度的检测。若女性有不明原因的流产史或其血型为O型，而丈夫血型为A型、B型时，应检测此项，以避免宝宝发生溶血症。

**生殖系统检查**

该检查可通过普通的白带常规筛查和阴道分泌物检查来检测是否患有滴虫、霉菌、支原体及衣原体感染、阴道炎症等妇科疾病，以及淋病、梅毒等性传播性疾病，若有则应彻底治疗后再计划怀孕，否则容易引起流产、早产等危险。

**口腔检查**

准妈妈的口腔健康直接关系着胎宝宝的口腔健康，孕前应检查牙体、牙周、牙列、口腔黏膜等处，确保没有患上口腔问题。有问题就应在怀孕前治疗好，以免用药对胎儿产生影响；若没有问题，也应注意日常口腔清洁，预防出现口腔问题。

## 孕前需经医生指导的 9 种疾病

妇女带病妊娠，不仅对自身有害，使病情加重，而且还会危及胎儿。不过，也并非所有的慢性病患者都不能妊娠。因为经过合理、恰当的治疗，待慢性病病情好转后，也可以在医生指导下妊娠。这些病症主要有以下 9 种：

**贫血**

在妊娠前如果发现患有贫血，首先要查明原因，确定是属于哪一种原因引起的贫血，然后进行治疗。如果是缺铁性贫血，要在饮食中增加含铁和蛋白质丰富的食物，如仍不好转，应服用铁制剂，待贫血情况基本稳定后，即可妊娠。

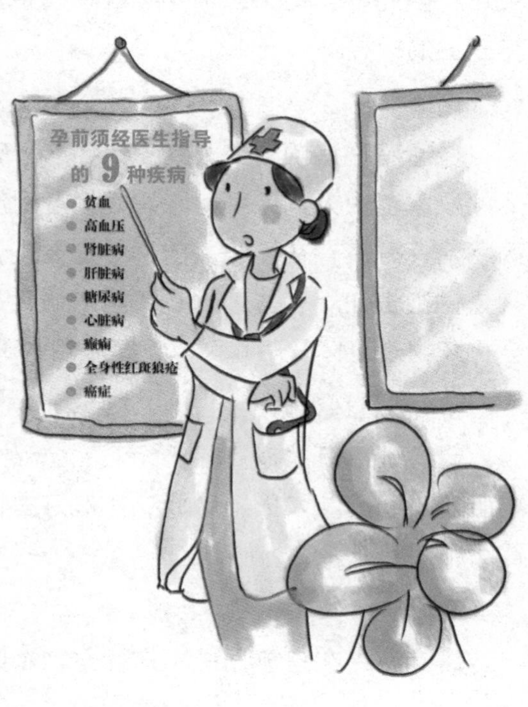


**高血压**

在受孕前应按医生嘱咐进行合理治疗，把血压控制在允许的水平，自觉症状基本消失，即可以妊娠。但应比一般孕妇更注意孕期检查，经常测量血压，并提防妊娠高血压综合征的发生。

**肾脏病**

严重的肾脏病不宜妊娠。症状

较轻，而且肾功能正常者，经过医生允许可以妊娠，但要经过合理治疗，必须把水肿、蛋白尿和高血压等症状控制住，妊娠后也应警惕妊娠高血压综合征的发生。

**肝脏病**

对于迁延型慢性肝炎，如病情轻微、肝功能正常、病人年轻、体质又好，经过适当治疗，也可以妊娠。但在妊娠后，应坚持高蛋白饮食和充分休息，加强孕期监护。

**糖尿病**

一般情况下，妊娠会加重糖尿病的病情，而且会危害胎儿，所以严重糖尿病患者不宜妊娠。但如属于轻型，不用胰岛素就可以控制血糖，或虽用胰岛素，但用量不大，没有明显的肝、肾、眼底损害者，且体质较好，可以在正确治疗控制好血糖的情况下受孕。怀孕后要加强产前检查和自我保健，饮食控制更应严格些，并要取得糖尿病医生的指导。

**心脏病**

所有的心脏病患者必须经医生同意后，方可妊娠。有些心脏病患者还需要用一些药物，甚至必须在医院住院接受治疗，不可大意，整个孕期都应取得医生的指导。

**癫痫**

罹患癫痫病的孕妇，约 1/3 会产下有癫痫疾病的孩子，胎儿出现先天畸形的概率也很大，这可能跟妈妈怀孕时服用抗癫痫药物有关。如果正在服用药物治疗癫痫，在怀孕之前，一定要先告诉医生，并将所服用的药物种类及剂量详细告知。有些药物在怀孕时服用是安全的，因此，准备怀孕时，医生会将药物改为怀孕期间可以继续服用的苯巴比妥之类的药物。

**全身性红斑狼疮**

全身性红斑狼疮目前仍无法完全治愈，治疗的方式也因人而异，通常需要服用类固醇。如果罹患此病，最好在计划怀孕前，与医生做详细讨论，征得医生同意。

**癌症**

癌症病人在痊愈之前不应怀孕，否则会影响患者的营养和体力，也可能促使癌症的复发和转移；且维持治疗的药物多对胎儿有毒性作用，会发生胎儿畸形、流产、早产。

患者是在妊娠期内发现癌症的，应迅速中止妊娠，保护孕妇，及早治疗癌症；如果临近生产，也可以进行引产或剖宫产，然后治疗癌症。

如果患者曾经得过癌症，不论是哪一种癌症，都应该在计划怀孕之前，告诉医生，或者在发现怀孕以后，尽快告诉医生，以取得相应的指导。

## 孕妈妈要了解的遗传与优生常识

### 爸妈遗传给了孩子什么

爸爸妈妈在精卵结合、分化成长的孕育过程中到底遗传给了胎儿什么，哪些地方应该像自己，哪些地方最好不像，这是许多准爸妈最关心的问题。事实上，无论准爸妈愿意与否，除了相貌和身形，表情、动作、智力水平、寿命的长短、血压水平、血型、红细胞数量、部分疾病、抵抗力等，都会遗传。但是，遗传只是先天的方面，很多因素还会经过后天的影响得以改变，如身高、寿命、体形、智力等，可以通过后天的喂养、锻炼和学习得到改善或变得恶化。疾病的遗传需要受到父母的特别注意，如果能及时发现父母具有遗传病的遗传倾向，就可以降低子女患遗传病的概率。

**父母血型与孩子血型的关系**

| 父母血型 | 孩子可能的血型 | 孩子不可能的血型 |
|---|---|---|
| A+A | A、O | B、AB |
| A+B | A、B、AB、O | 无 |
| A+AB | A、B、AB | O |
| A+O | A、O | B、AB |
| B+B | B、O | A、AB |
| B+AB | A、B、AB | O |
| B+O | B、O | A、AB |
| AB+AB | A、B、AB | O |
| AB+O | A、B | AB、O |
| O+O | O | A、B、AB |

### 绝对遗传与相对遗传

绝对遗传是指父母中只要一方具备的特征，孩子就会接近百分之百地得到遗传，如肤色、下颌、双眼皮、大眼睛、大耳垂、高鼻梁、长睫毛等。相对遗传又分概率较高及概率较低两种遗传，如身高、智力、秃顶、青春痘、肥胖、腿形、脾气与性格等属于概率较高的遗传，而少白头、声音、饮食偏好等则属于概率较低的遗传。

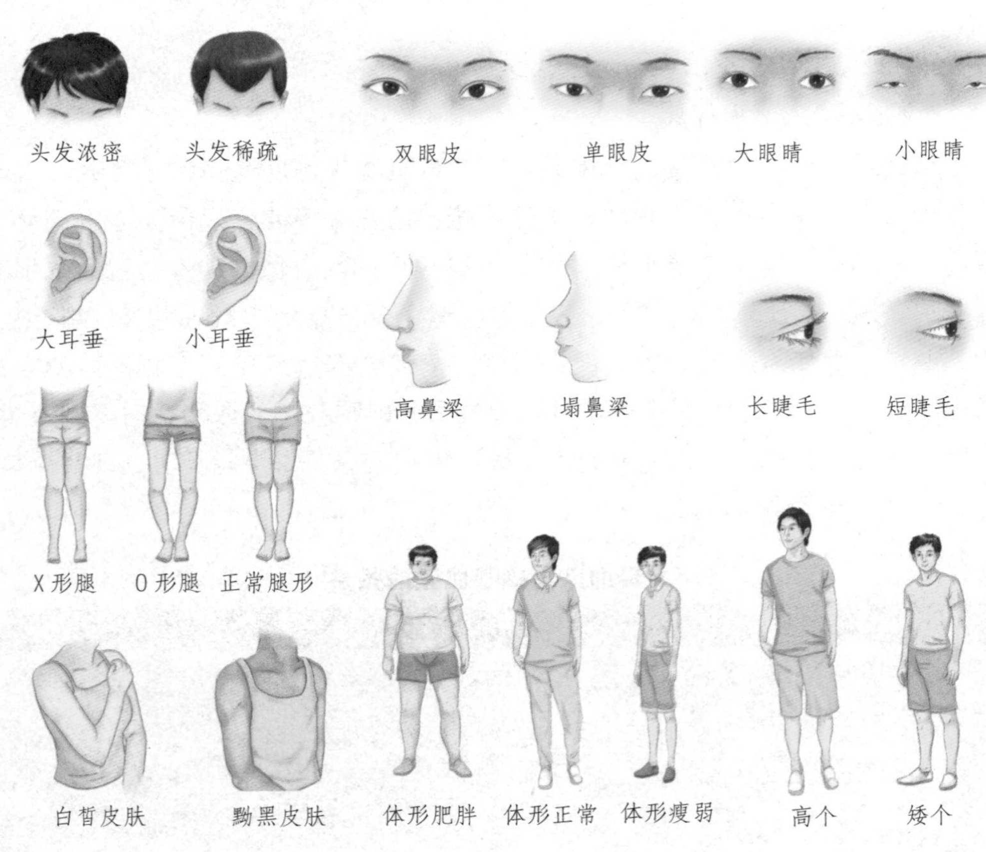


### 遗传、孕期疾病与孩子智力

孩子的智力发育水平与先天遗传、孕期疾病、孕期护理、胎教、后天培养这几方面因素密不可分，缺一不可，并不仅仅依靠父母的遗传。并非智商高的爸妈所生的孩子就一定聪明过人，若不注重对孩子从胎教开始的每一个成长阶段的教育，那么即使孩子遗传了爸妈的高智商基因，也会因后天的疏于调动和培养而丧失殆尽。疾病的遗传也是影响孩子智力的重要因素，如唐氏综合征的遗传，胎儿属于先天性大脑发育不全，常伴有其他先天畸形，出生后易感染疾病和死亡。此外，若妈妈在孕期患病，如患风疹、水痘、妊娠毒血症等，均会导致胎儿大脑发育障碍。孕期如果抽烟、酗酒，所生的孩子多数会出现反应迟钝、智力障碍等症。但是，如果在孕期坚持做好胎教工作，从备孕阶段就维持良好的生活习惯，孕期护理得当，孩子出生后在新生儿期、幼儿期，坚持对其进行巩固胎教和智力早教，就能保证孩子的智力水平应在一般水平以上，甚至可能培养出天才儿童。

**你有生出遗传病后代的风险吗**

遗传病是指由于遗传物质的改变，如基因突变或染色体畸变而导致的疾病。遗传病主要表现为发育迟缓或头部、五官、颈部、躯干、四肢、皮肤、外生殖器、肛门等处的发育异常，具体表现为小头、巨头、斜视、白内障、唇裂、短颈、鸡胸、乳房发育异常、多指（趾）、鱼鳞状皮肤、肤色异常、隐睾、肛门闭锁等病状。

据遗传学专家的统计，有部分爸妈具有生出患有严重遗传病后代的风险，因此，这些爸妈一定要做好孕前筛查和产前检查，以及孕前、孕中、分娩时的护理，一旦发现较为严重的情况，就要立即中止妊娠，或选择不怀孕。因此，以下人群中的准爸妈对待怀孕要格外慎重：

（1）35 岁以上的高龄初孕者。随着女性年龄的增长，其体内的卵子也在相应老化，发生染色体错误的概率也在不断增加，有可能生出染色体异常的孩子，患有愚钝综合征等先天疾病。

（2）有习惯性流产史的女性。这样的夫妻可能双方都患有染色体异常，可使生出的孩子患遗传病的可能性比正常孩子增大一倍。

（3）已生育过遗传病患儿的妈妈。这样的妈妈生出的下一个孩子很有可能继续患有先天疾病，如唐氏综合征、先天性聋哑儿、侏儒、白化病等。

（4）经常接触放射线或化学药剂的爸爸或妈妈。长期从事这样的工作，很有可能已经导致精子或卵子异常，这样的准爸妈一定要做好孕期前后的检查。

（5）双方均为高度近视的爸妈。600 度以上的近视称为高度近视。如果夫妻双方均为高度近视，则孩子患有遗传病的概率会大大增加。

### 哪些准爸妈需要进行遗传咨询

遗传咨询就是通过准爸妈与咨询师的交谈，对准爸妈自身是否会造成遗传病疑问的解答。通过咨询，咨询师会收集准爸妈双方的病史资料，结合体检结果，做出全面的分析判断，进行预测和诊断。遗传咨询可在婚前、孕前及孕早期进行，有时需要综合进行，总原则是宜早不宜迟。

具有下列情况之一的准爸妈（一方或双方）一定要进行遗传咨询。

1 确诊患有遗传病或遗传病基因携带者，或家庭成员中有遗传病患者及其基因携带者，或家族中有遗传病史；

2 家中有连续发生不明原因疾病的多个家庭成员；

3 直系或旁系家属中有过先天性畸形患儿；

4 确诊为染色体畸变、染色体结构或功能异常、平衡易位染色体携带者；

5 曾生育过遗传病儿者，如先天性愚型儿、无脑儿、脊柱裂、畸形、智力低下等；

6 夫妻或家族中曾有非妇科性反复流产、习惯性流产史、不明原因的死胎史以及不孕症；

7 有致畸物质和放射物质接触史；

8 35岁以上的高龄孕妇和45岁以上的高龄男性；

9 近亲结婚，即夫妻双方在三代以内拥有同一个祖先；

10 有先天缺陷，如智力低下等；

11 羊水多、胎儿宫内发育迟缓者；

12 夫妻或家族中有性器官发育异常者；

13 孕早期（10周内）患风疹、发生高热、服药、照射X线者。

## 大龄女性备孕应注意的问题

超过35岁的准妈妈备孕被称为“高龄妊娠”。高龄妊娠与适龄妊娠相比，存在着更多的风险，如容易导致不孕症、自然流产、早产、难产、妊娠高血压综合征、妊娠糖尿病、妊娠忧郁症、乳腺癌、产后恢复较慢、宝宝患有先天性疾病等。因此，对于大龄准妈妈，要如何做好孕前的身体准备工作，以减少上述风险，顺利地娩出健康的宝宝呢？

首先，要坚持每天进行适当的体育锻炼，坚持良好的生活习惯，不抽烟，不喝酒，作息及饮食要规律，保证营养的全面供应，将健康水平调理到最佳状态，给宝宝创造一个较好的生长环境。再有就是要进行全面的孕前身体检查以及疾病的排查，不要敷衍了事，要彻底治愈存在的疾病。在这样的条件下，尽早让自己受孕，年龄越大妊娠的风险就越高。最后，要保持乐观积极的备孕心态，勇敢地面对怀孕分娩过程中可能会出现的问题。

## 服避孕药或带环怀孕的宝宝能要吗

口服避孕药的主要成分为人工合成的孕激素衍生物，如果准妈妈在服药期间怀孕，且怀孕后又继续服药，会使胎宝宝很大程度上受到合成孕激素的影响，发生宫内畸形、性别异常、出生后癌变等情况，后果十分严重。此类情况多数应尽快选择流产，以保证孕育出一个健康的孩子。

戴节育环怀孕多半会发生流产、早产、死胎或发育畸形等情况，因此通常情况下应尽快流产。但若节育环已脱落或位于胎囊外，则可继续妊娠，并定期做 B 超检查以确定节育环的位置。

## 流产和剖宫产者的再孕身体准备

进行过剖宫产和流产手术的女性，需要给身体一个适当的恢复过程，使卵巢和子宫等生殖器官进行必要的休整后，才能再次受孕。通常来说，流产过的女性至少需要半年的时间进行身体恢复，而进行过剖宫产手术者则需要长达两年的恢复期。在这段时间，要做好避孕措施，避免意外怀孕，同时要注重饮食的均衡摄入，保护生殖系统的健康。切不可在恢复期未满时怀孕，否则会造成胎儿发育不全，导致自然性流产的发生。

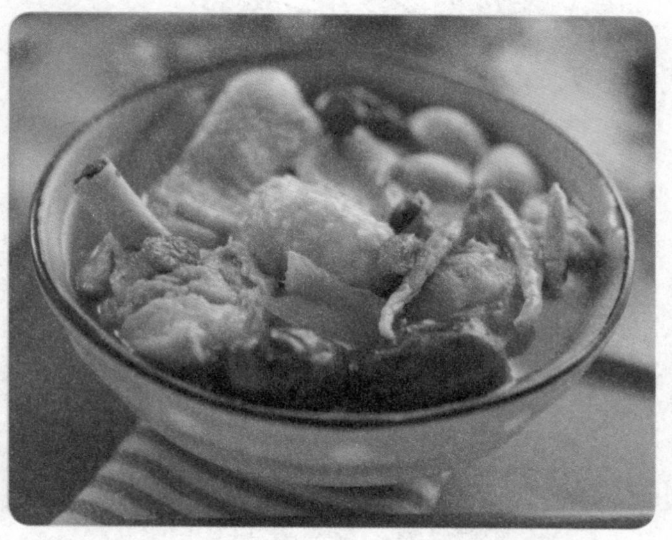

流产手术后多吃有营养的食物，以利于身体的快速恢复。

# 备孕妈妈提前做好这些事

## 提前 11 个月注射乙肝疫苗

如果你没有任何慢性疾病，到目前为止还很健康，那么你这时可以去打疫苗了。我国目前还没有专为女性设计的怀孕免疫计划，但是专家建议准备怀孕的女性一定要提前 11 个月注射乙肝疫苗。

因为乙肝疫苗是按照 0、1、6 的程序注射的：即从第 1 针开始算起，在此后 1 个月时注射第 2 针，在 6 个月时注射第 3 针。因此应该在怀孕前 9 ~ 10 个月进行注射，才能保证怀孕的时候体内乙肝疫苗病毒完全消失，并且产生抗体。还有些人在 3 针注射完之后仍不能产生抗体，或者抗体的数量很少，还需要进行加强注射。所以，为了能留出充足的时间，最好将注射乙肝疫苗的时间提前 11 个月。

## 提前 10 个月要做的孕前健康检查

建议您在准备怀孕的前半年就进行一次身体检查，对身体的各个脏器，如心脏、肝脏、肾脏等，做一次全面系统的检查。如果某些系统曾患有疾病，就应当请医生检查，是否已痊愈或者已好转。医生告诉你适合怀孕时，方可怀孕。这样做不只是为胎儿的健康打下基础，更是为将来养育儿女的漫长岁月储备能量。毕竟，有健康快乐的父母，才有健康快乐的宝宝。一般的健康检查包括以下几个方面：

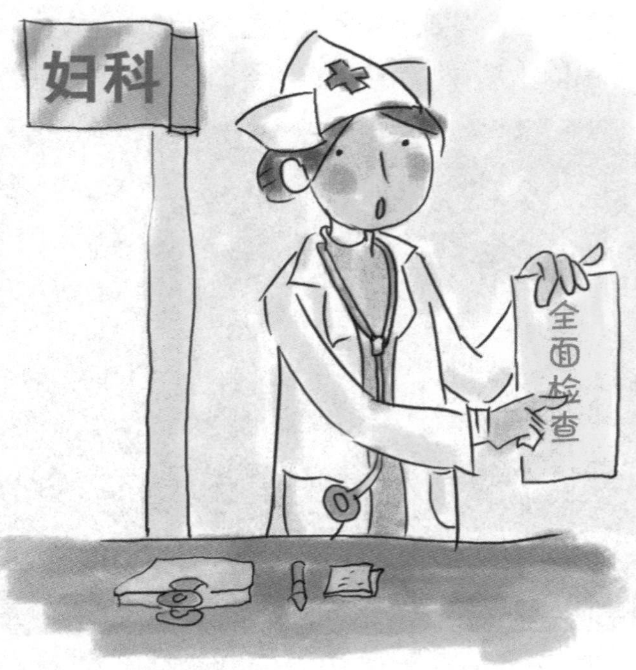

| 测量血压 | 看血压是否偏高或偏低，在受孕前应把血压控制在正常的水平 |
|---|---|
| 妇科检查 | 一些生殖道致病微生物，如真菌、滴虫、淋球菌、沙眼衣原体、梅毒螺旋体等会引起胎儿宫内或产道内感染，影响胎儿的正常发育，还会引起流产、早产。如有感染，应推迟受孕时间，进行治疗 |
| 宫颈涂片 | 宫颈涂片是从子宫颈部取少量的细胞样品，放在玻璃片上，然后在显微镜下研究是否异常。通过这项检查，医生可以检测到子宫颈细胞微小的早期变化 |
| 血常规和血型 | 了解血色素的高低，若有贫血可以先治疗，再怀孕；了解凝血情况，如有异常可先治疗，避免生产时发生大出血等意外情况；了解自己的血型，万一生产时大出血，可及时输血 |
| 尿检查 | 了解肾脏的一般情况和改变，其他脏器的疾病对肾脏功能有无影响，药物治疗对肾脏有无影响等 |
| 便检查 | 查虫卵、潜血试验、检验粪便中有无红细胞、白细胞，排除肠炎、痔疮、息肉等病变 |
| 肝、肾功能检测 | 检查肝、肾功能的各项指标，可诊断有无肝脏及肾脏疾病、疾病的程度以及评估临床治疗效果和预后 |
| 其他检测 | 如果你已经超过 35 岁，那么最好再做乳房 X 线摄影。如果你曾与艾滋病或肝炎患者有过亲密接触，最好请医生安排检查，确认是否患病。如果你原本有一些慢性病，如贫血或习惯性流产等，医生可能会建议你做一些特殊的检查 |

## 孕前 9 个月必须治愈的 3 种疾病

检查结果出来了，如果有那么点儿异常，千万不要慌张。不管是两人中的哪一方存在问题，都要冷静对待，配合医生进行治疗。如果女方患有下面的任一种疾病，那你们的怀孕计划就要暂缓，治疗才是当务之急。

**隐匿性梅毒**

近几年来，婚检人群中的性病人数年增长率高于 50%，其中绝大多数为梅毒，在这些梅毒患者中，比例最高的就是隐匿性梅毒，患者本人全然不知。

孕前 1周 2周 3周 4周 5周 6周 7周 8周 9周 10周 11周 12周 13周 14周 15周 16周 17周 18周 19周 20周 21周 22周 23周 24周 25周 26周 27周 28周 29周 30周 31周 32周 33周 34周 35周 36周 37周 38周 39周 40周

梅毒是对人体伤害很大的性病。它悄悄地“蚕食”肌体，危害健康，并可传染给配偶，造成流产、早产、死胎、新生儿先天性梅毒等。但是，这种疾病只要发现早，治疗及时，是完全可以治愈的。治愈后，再经过几个月的恢复期，将体内残余药物代谢之后，便可以受孕。

阴道炎

阴道炎最多见的是真菌性阴道炎和原虫类的滴虫性阴道炎，都可引起瘙痒和阴道分泌物增多。应在妊娠前彻底治愈。如果不加治疗就进行分娩，在产道中会造成婴儿感染。

结核病

早期结核病往往不易发觉。如果出现持续数日低热，容易疲劳、咳嗽、咳痰、盗汗等症状，应想到是否患结核病，立即上医院诊治。如果妻子患有传染性的结核病，怀孕后可致流产、早产。而如果在孕期服用抗结核药物，势必会影响到胎儿的发育，所以应治愈后再考虑怀孕。

## 提前 8 个月注射风疹疫苗

怀孕前还有一种疫苗也是必须注射的，那就是风疹疫苗。风疹是由风疹病毒引起的一种常见的急性呼吸道传染病。以低热、全身皮疹为特征，常伴有耳后、枕部淋巴结肿大。

如果孕妇在妊娠期患风疹，风疹病毒可以通过胎盘感染胎儿，所生的婴儿可能成为未成熟儿，可能患先天性心脏畸形、白内障、耳聋、发育障碍等症，称为先天性风疹或先天性风疹综合征。医生建议风疹疫苗至少应该在怀孕前 3 个月注射，这样才能保证怀孕的时候体内风疹疫苗病毒完全消失，不会对胎儿造成影响。为了保险起见，建议准备怀孕的你给自己留出充足的时间，提前 8 个月注射风疹疫苗。并在 2 个月后确认体内是否有抗体产生。

## 提前 7 个月排出体内毒素

从日常饮食中注意摄取以下食物，可帮助排出人体内的毒素。

动物血：猪、鸭、鸡、鹅等动物血液中的血蛋白被胃液分解后，可与侵入人体的烟尘发生反应，以促进巨淋巴细胞的吞噬功能。如猪血中富含氨基酸、铁、铜、锌、铬、钴、钙、磷、钾、硅等人体必需的营养素，尤其适宜身体虚弱及贫血者食用。

韭菜：又叫做起阳草，富含挥发油、硫化物、蛋白质，膳食纤维等营养素，温中益脾、固精壮阳，其粗纤维可助排泄体内毒物。

海鱼：含多种不饱和酸，能增强身体的免疫力。

豆芽：贵在“发芽”。无论黄豆、绿豆，发芽时产生的多种维生素都能够消除体内的致畸物质，并且促进性激素生成。

## 提前 6 个月治好牙病

80％的女性在孕期容易出现牙周病和其他牙齿疾病，如牙痛、牙龈炎、牙龈出血、龋齿等。牙病不仅影响孕妇的健康，严重的还会导致胎儿发育畸形，甚至流产或早产。

关于牙齿疾病，不管从治疗手段，还是用药方面都会有很多禁忌，因此应该在怀孕前 6 个月就去看看你的牙齿有没有问题，防患于未然。如果牙齿损坏严重，只剩下牙根或残缺的牙冠，虽然不痛，也应该在怀孕前拔除。另外，大部分人都无法全部萌出智齿，智齿周围容易积存食物残渣，也是影响健康的隐患，应该在怀孕前尽早拔除。如果牙齿没有其他的问题，只需要在怀孕之前到医院去洗洗牙就可以了。

## 孕前 6 个月停止服用避孕药

对于有服用避孕药习惯的女性，应保证在受孕前 6 个月开始停止服用，即停用 6 个月以上才能受孕，停用期要改用避孕套、宫颈帽、阴道隔膜等方法进行避孕。这是因为口服避孕药的吸收代谢时间较长，停用 6 个月后才能将其全部成分排出体外。因此在停用后的 6 个月内，尽管体内药物浓度已不能产生避孕作用，但对胎儿仍有不良影响。

## 提前 5 个月做抗体检测

检查一下注射乙肝和风疹疫苗后，是否有抗体产生。如果没有产生抗体应该及时补种，以免影响你的怀孕计划。疫苗能使人的血清中产生具有免疫功能的蛋白质，这种蛋白质即是抗体。抗体只能跟相应的抗原起作用，如乙肝抗体只能对乙肝病毒起作用。

## 孕前3个月可供选择的疫苗

除了上述两种必不可少的疫苗外，还可根据自身的情况，结合医生的建议，考虑是否需要注射其他疫苗。

| | |
|---|---|
| **甲肝疫苗** | 甲肝病毒可通过水源、饮食传播。怀孕之后，因为内分泌变化和营养需求大增，肝脏的负荷加重，抗病能力随之减弱。如果准备怀孕的你，经常出差或时常奔赴饭局，应至少在怀孕前3个月注射此种疫苗 |
| **水痘疫苗** | 如果在怀孕早期感染水痘，会引起胎儿先天性水痘或新生儿水痘，如果在怀孕晚期感染，则可能导致孕妇患严重肺炎甚至威及生命。由于水痘具有较强的传播性，因此应结合自身职业和所在地区的特点，考虑是否注射水痘疫苗 |
| **流感疫苗** | 这种疫苗的有效期较短，抗病时间只能维持1年左右，并且只能预防几种流感病毒。通常说来，流感疫苗适于儿童、老人及抵抗力相对较弱的人群。准孕妇可以根据自己的身体状况来做决定 |
| **狂犬疫苗** | 这属于事后注射疫苗，也就是在被动物咬伤后再注射。只要在生活中注意防范，这种麻烦是完全可以避免的。若不慎被动物咬伤，必须征求医生的意见，然后考虑注射 |

最后，还要提醒准孕妇们无论是注射何种疫苗，都应遵循至少在怀孕前3个月注射的原则。另外，疫苗毕竟是病原或降低活性的病毒，并非打得越多越好。坚持锻炼、增强体质，才是防病的根本。

## 孕前3个月的营养方案

### 叶酸，你坚持补了没有

在人类胚胎发育过程中，从受孕至怀孕后28天是神经管形成和发育完善的时期，也是预防神经管畸形的有效时期。常见的神经管畸形有：无脑、脑积水、脑膨出、脊柱裂等。以往，妇女一般在确认怀孕后才开始服用复合维生素，往往错过了这一重要的阶段。有研究显示，妇女在妊娠前后，服用叶酸或含叶酸的复合维生素，可以降低发生神经管畸形的危险。美国公共卫生署建议，准备怀孕的妇女应每天服用400微克的叶酸，以预防胎儿、婴儿发生神经管畸形。

**营养储备，是该开始的时候了**

优生学研究表明，孩子出生后的体质和智力的好与坏，很大程度上取决于胎儿时期所得到的营养是否充足、均衡。因此，孕期营养极为重要，但要保证孕期营养，还得从准备怀孕的 3 个月前就开始积极储备。

第一，要保证热能的充足供给，最好在每天供给正常成人需要的 9204.8 千焦（2200 千卡）的基础上，再加上 1673.6 千焦（400 千卡），以供给性生活的消耗，同时为受孕积蓄一部分能量，这样才能使“精强卵壮”，为受孕和优生创造必要条件。

第二，要保证充足优质蛋白质的供给，男女双方应每天在饮食中摄取优质蛋白质 40 ~ 60 克，保证受精卵的正常发育。

第三，保证脂肪的供给。脂肪是肌体热能的主要来源，其所含脂肪酸是构成肌体细胞组织不可缺少的物质，增加优质脂肪的摄入对怀孕十分有益。

第四，充足的无机盐和微量元素，钙、铁、锌、铜等构成骨骼、血液、提高智力的元素，以维持体内代谢的平衡。

第五，供给适量的维生素，能够有助于精子、卵子及受精卵的发育与成长，但是过量的维生素（如脂溶性维生素）也会对身体有害，因此建议慎重补充维生素制剂。

另外，为减少早孕反应对身体摄取营养造成的损失，孕前注意摄取在身体储存量较低的一些营养素，如富含叶酸、锌、铁、钙的食物，为早期胚胎正常发育打下充足的物质基础。为避免发生便秘、腹胀甚至痔疮，可多吃一些富含膳食纤维的食物，比如：粗粮面包、糙米、果仁、韭菜、芹菜、无花果等。

## 提前 1 个月洗牙

如果你的牙齿没有其他问题，也建议你应该定时清洁牙齿（也就是我们常说的洗牙），这样才能保证牙齿的健康。一般来说，早孕期的 3 个月不宜治牙病和清洁牙齿，所以怀孕前清洁一下，保证整个妊娠期都没有牙病来捣乱。

有的人在清洗牙齿后会出现口腔疼痛、牙齿酸痛等症状，这主要是牙根暴露所致。在清洗牙齿后，短期内应避免接触过冷、过热食物，坚持每餐后刷牙并用牙线清洁牙齿，每隔几小时可用温的盐水漱口，使牙齿有个适应过程，症状会有所缓解。

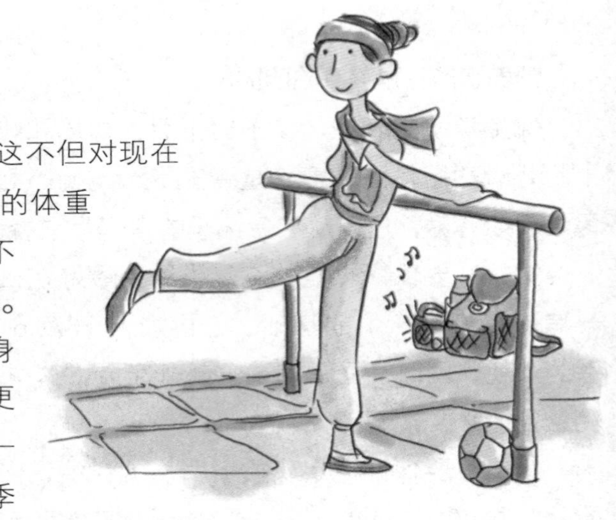

## 提前养成运动的好习惯

养成有规律的运动习惯，这不但对现在的你有很大的好处，对怀孕期的体重控制也会有帮助。不过，运动不可以过度，否则就会出现问题。当你想怀孕时，不要过度锻炼身体，也不要突然增加运动量，更不要从事高度竞技的运动。找一种你喜欢、能持续、适合任何季节的运动，最好是能强化背部及腹部肌肉的运动，这将对怀孕有很大帮助。

## 把体重调整到最佳状态

准备怀孕的女性若过胖或过瘦，都不利于受孕，还会增加婴儿出生后第一年内患呼吸道疾病或腹泻的概率。过胖的女性雌激素变化紊乱，容易导致月经不规律，使受孕的概率大大降低，且怀孕后易患妊娠高血压综合征、胎盘早剥、难产、胎死宫内等病症，十分危险。过瘦的女性同样易导致月经失调，量少而稀，通常都是因营养缺乏而导致。因此在孕前准备阶段，过胖的女性要控制热量的摄入，少吃甜食及油炸食品，进行适量的身体锻炼，接近或达到标准体重再怀孕；过瘦的女性要注意营养补充，多摄取富含优质蛋白质和脂肪的食物，如瘦肉、鸡蛋、鱼类等，避免节食，并适当增加食量，以达到标准体重。准妈妈可以利用标准体重及体重指数的计算公式来衡量自己的体重是否超标。

标准体重计算公式：

身高 >160 厘米时，标准体重（千克）= 身高（厘米）−105

身高 <160 厘米时，标准体重（千克）= 身高（厘米）−100

体重指数的计算公式：

体重指数 = 体重（千克）÷ 身高的平方（米$^2$）

# 备孕妈妈生活细节

## 准妈妈饮食营养要均衡

从受孕前半年开始，准爸妈就应该加强营养的补充，如果准妈妈存在营养不良、贫血等状况，就会对将来的怀孕和分娩造成不良影响。

**准妈妈备孕每日营养摄入量参考表**

| 食物 | 摄入量 |
|---|---|
| 主食 | 200~400 克 |
| 蔬菜 | 500~600 克 |
| 水果 | 100~200 克 |
| 鸡蛋 | 1~2 个 |
| 肉类 | 50~100 克 |
| 豆制品 | 50~100 克 |
| 牛奶 | 400~500 毫升 |
| 坚果类食物 | 30~50 克 |
| 植物油 | 20 克 |

保证热量的充足供应。准妈妈最好将每天摄入的热量标准提高到 2500 千卡（10460 千焦）左右，以供给性生活的消耗，这样才能实现精壮卵肥，孕育出优质的胎宝宝。当然，准妈妈也不必担心超重问题，每天坚持进行适度的体育锻炼就可以保证体重的正常。

保证优质脂肪的摄入。脂肪所含的脂肪酸是构成人体细胞组织必不可少的物质。适当地增加优质脂肪的摄入量，可以提高受孕概率。

保证维生素的合理供给。维生素可以促进精子、卵子以及受精卵的形成与发育，可以从新鲜的蔬菜和水果中摄取维生素，也可适当食用维生素制剂进行补充，但要注意不可超标。

保证优质蛋白质的适当摄取。准妈妈要多从肉禽蛋类、豆制品、牛奶中摄取优质蛋白质，帮助调节生理功能。如果准妈妈在孕前摄取的蛋白质不足，就容易导致孕期胎儿内脏及大脑发育迟缓，甚至流产。

保证丰富矿物质的均衡摄入。如果准妈妈在孕前摄入矿物质不足，就会导致胎儿生长发育缓慢或发育障碍。因此准妈妈在孕前准备阶段应多吃紫菜、海蜇等富含碘的食物，牡蛎、鸡肉、牛肉、羊肉等富含锌、铜的食物，芝麻、猪肝、芹菜等富含铁的食物，以及牛奶、豆腐、排骨、芝麻、虾皮等富含钙的食物。

## 远离可能致畸的 8 类常用药物

| | |
|---|---|
| **抗生素** | 如庆大霉素、新霉素等。四环素、土霉素可造成胎儿短肢畸形，囟门隆起，先天性白内障，妊娠末期服用可造成儿童期牙釉质发育不良；链霉素、庆大霉素类药物可损害胎儿第八对脑神经，导致先天性耳聋，还可损害肾脏功能；新霉素可使胎儿的骨骼发育异常，以及出现骈指、先天性白内障、智力障碍和肺、肾小动脉狭窄等 |
| **激素类** | 如甲己烯雌酚、黄体酮、雄激素、泼尼松。口服避孕药可致胎儿生殖器官畸形，使女胎男性化、阴蒂肥大、阴唇融合，男性胎儿尿道下裂 |
| **抗癫痫药** | 苯妥英钠，可使胎儿发生唇裂、腭裂、小脑损害和先天性心脏病 |
| **抗肿瘤药物** | 在妊娠早期服用腺嘌呤、环磷酰胺，可引起胎儿无脑、脑积水、腭裂和死胎 |
| **镇静安眠药** | 可引起多种畸形，氯丙嗪可产生视网膜病变 |
| **抗疟药** | 如奎宁、氯喹乙胺嘧啶，可致胎儿发生畸形及其他缺陷，如耳聋、四肢缺损、脑积水等 |
| **抗过敏药** | 如氯苯那、苯海拉明，可使胎儿肢体缺损、唇裂及脊柱裂等 |
| **活血化瘀的草药** | 如丹参、红花、大青叶等，可引发胎儿肢体畸形 |

## 放松心情、减轻压力，迎接宝宝

现代心理学研究和临床调查表明，精神心理因素在很大程度上影响女性的生育状况。生活中经常可见一些难以受孕的女性本已打算不生孩子了，没想到精神压力解除后竟意外怀孕了。

对于这种现象，有关专家的解释是，人的心理因素对性腺激素的分泌、女性的生殖功能以及体液调节有很大影响，如抑制排卵、使子宫和输卵管痉挛及宫颈黏液分泌异常等，这些心理因素导致的生理异常都会干扰女性正常受孕。因此，一定要调整好怀孕前的情绪，减轻精神压力，从而更好地受孕。

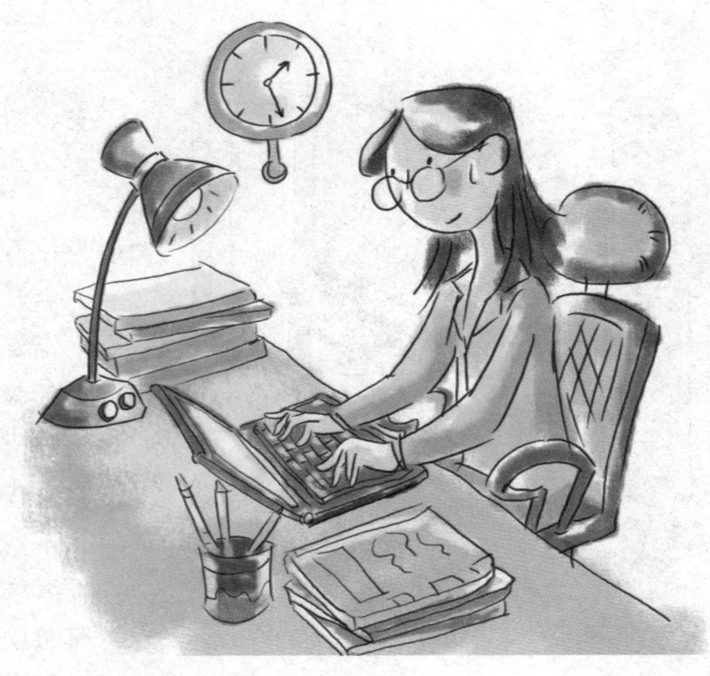

同时，尽量不再出差、加班或者熬夜、进行强体力劳动等。因为性生活要消耗一定的体力，且身体疲劳或精神疲惫时同房会影响性生活质量，也会损害身体健康，如果此时受孕，还会影响下一代的正常发育。

## “胖妈妈”注意控制体重

女性皮下脂肪较多，且相对集中于乳房、臀部和腹部。但如果皮下脂肪过多，不仅没有美感，而且会引发多种疾病，尤其是育龄妇女，更应注意肥胖对生育产生的不良影响。

现代医学研究表明，肥胖可引起女子闭经、月经不调和不孕等。据统计，以往月经正常而肥胖后发生月经异常的女子中，继发性闭经、月经稀少或过多等发生率为 50%；不孕症发生率为 18.5%，较一般同龄女子高 8.5% ~ 11.5%。肥胖女子不仅不易受孕，且怀孕后的产科并发症也较多。过度肥胖引起的妊娠高血压综合征、巨大胎儿、胎盘早期剥离、难产及胎死子宫的发病率都远远高于正常体重的女子。

肥胖还会导致会阴部多汗、外阴炎、湿疹及大腿根部摩擦性皮炎。上述疾病的瘙痒等症状，不仅给患者带来诸多难言之苦，而且还会引起性欲减退、性冷淡等，以至影响性生活，减少受孕机会。

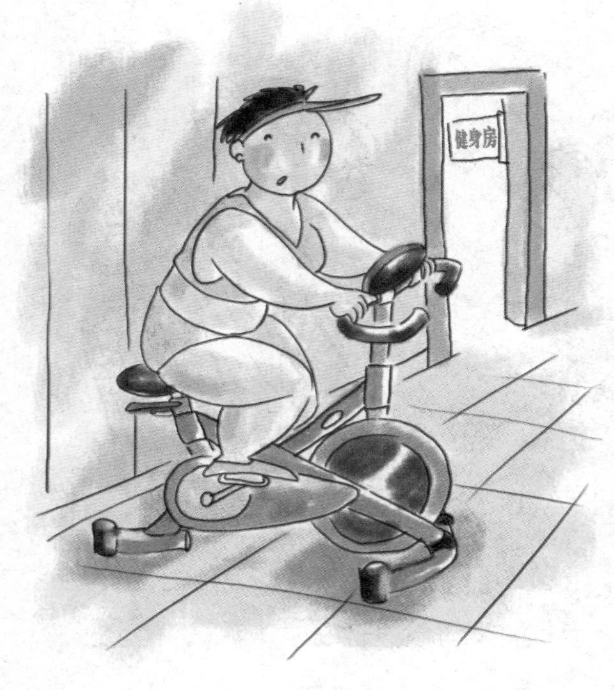


由于肥胖影响生儿育女，因此，通过适当的锻炼和调节饮食来控制体重，对育龄女子来说是非常必要的。

## “骨感妈妈”做不得

近年来，吃素的饮食风尚渐渐为大众接受。尤其是体形较为丰满的女性，甚至把吃素当成了习惯，希望借此变成“骨感美人”。不可否认，多吃蔬菜水果等富含膳食纤维的食物，的确对减肥有帮助。不过，最近医学界对素食的研究证实，女性经常食素，会对体内激素分泌造成破坏，严重的甚至可能导致不孕不育。

研究者发现，在吃素食的减肥女性中，有 78％的人出现了停止排卵的生理现象，而且几乎全组人的月经周期都比正常时间短。但是在正常饮食的一组中，67％的女性排卵正常，月经周期也没有明显变化。

专家分析认为，在两组试验者的体重都下降了同等幅度，并且她们的运动量都一样的条件下，素食一组女性之所以出现排卵停止的情况，与她们进食的食物中所含蛋白质过少，从而导致激素分泌失常，月经周期紊乱有关。由此得出结论，素食会导致生殖功能异常，甚至严重影响生殖能力。假若女性不愿意生育能力受影响，那么在进行素食减肥前一定要三思而行，尤其是年龄超过 30 岁的女性，生育能力本身已经下降，更要谨慎行事。

## 停止避孕后不宜马上受孕

**避孕药**

目前国内使用的长、短效口服避孕药大多含有性激素，其作用机制是利用大量外源性激素的使用，抑制肌体内源性激素的分泌，干扰子宫内膜的正常增生和分泌，影响宫颈黏液的成分和黏稠度，从而达到避孕的目的。因为是激素类药物，停止服药后需要几个月的代谢期才能将残余药物完全排出体外，若待月经完全正常再怀孕，就不会对孩子有影响了，这段时间可用“安全套”来避孕。

**子宫内节育器**

宫内节育器就是放在子宫内，作为人体内一种与身体组织完全不同的东西，使子宫腔和输卵管的内环境发生一系列变化，影响精子的活动，使之难以和卵子会合；即使能会合（受精），受精卵也不能或不容易在子宫内“安家落户”，从而起到避孕作用。要想怀孕，需要取出子宫内避孕器，取避孕器的最佳时间是在月经净后3～8天。一般说来，宫内节育器取出后，子宫腔和输卵管的内环境很快就能恢复到原来的状态。但如果有发炎的迹象，一定要先治好炎症后再怀孕。取出避孕器后，建议同房时可先用“安全套”，恢复一段时间后再受孕。

**安全期避孕不安全**

女性排卵的时间，受外界环境、气候、本人的情绪，以及健康状态等因素影响，可出现排卵推迟或提前，并且还有可能发生额外排卵，所以说安全期避孕不安全。

**皮下植埋避孕药**

现在有些妇女采用皮下植埋法避孕，植入物缓慢而恒定地释放出孕激素，从而影响卵泡的发育或使卵泡发育不全；使子宫颈黏液变得厚而黏稠，阻止精子从宫颈进入；抑制子宫内膜的生长，使受精卵不能种植。最好在取出“植埋物”后，经过身体的调节，待一切恢复正常后再考虑怀孕。一般经过两三个月的过程，生殖器官或体内代谢便可达到一种良好状态，这时就不用再隔着“安全套”了，可随时准备怀孕。

## 创造舒适卫生的居室环境

良好的家居环境对准爸妈的备孕生活非常重要，诸多的居室环境因素影响着准爸妈身体以及情绪的健康，会对精子和卵子的健康以及它们的成功结合产生不小的作用。

（1）室内光线。准爸妈的卧室和客厅最好能有充足的阳光，夜间灯光的亮度要适中、柔和。床要摆放在远离窗户的地方，避免受凉或受到太阳的照射影响睡眠。

（2）室内通风和温湿度。准爸妈要注意室内的空气流通，定期开窗换气，将室温控制在 20~22℃，湿度在 50% 左右，如果温湿度不达标，可以食用电暖气、加湿器、空调等设备进行增温增湿。

（3）居室颜色。家中墙壁和地板的颜色要与家具的颜色协调，家中的主色调或占据较大面积的颜色应该是柔和宁静的，可选择白色、淡蓝色、淡粉色、淡黄色、淡绿色、淡紫色等颜色，可有助调节准爸妈的心情，消除疲惫感。还可适当搭配一些色彩鲜艳的装饰品，如相框、壁画等，但要注意不要对准妈妈的感官形成压迫感。

（4）定期清扫消毒。准爸妈要保证居室的整洁、卫生和舒适，最好每天进行清扫，每周进行一次大扫除，对卫生间、厨房等容易滋生较多细菌的地方进行消毒，保持室内地面、墙面、家具、床上用品的卫生，定期清洗和晾晒衣物和被褥，驱除螨虫和蟑螂。

（5）消除不安全因素。室内家具的摆放要合理，要相对宽敞，为准妈妈怀孕后腾出更多的活动空间，消除尖锐锋利物、易碎物、湿滑物、障碍物等不安全因素可能对准妈妈造成的伤害，如磕碰、扎伤、滑倒、绊倒等。

## 不要再跟你的宠物腻在一起

你们饲养小动物了吗？如果有，无论它多么可爱，都应该寻思为它另觅“人家”了。虽然它给你们的二人世界增色不少，但当你们和它嬉闹的时候，或许就会感染上一种叫作弓形虫的寄生虫。

弓形虫是一种肉眼看不见的小原虫，比细菌大不了多少，2 ~ 3 微米粗，5 ~ 6 微米长，因形似月牙而得名。这种原虫寄生到人和动物体内就会引起弓形虫病。正常人感染弓形虫大多没有明显症状，只有少数人会有低热、流鼻涕等症状，并

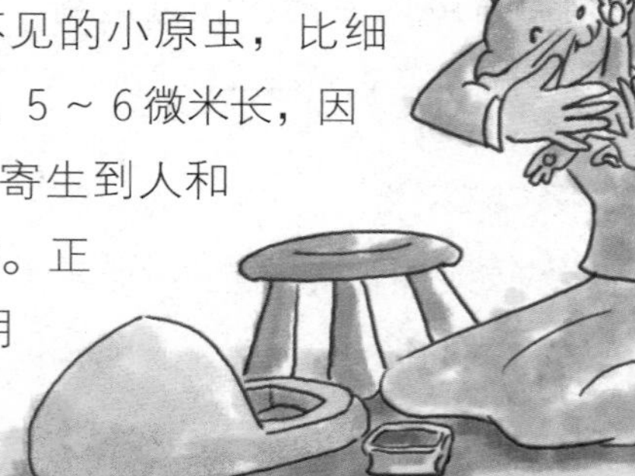

且可自愈。但对于即将担负孕育重任的女性来说，就应该另当别论了。如果妇女不慎感染，就可能将弓形虫传染给肚子中的宝宝，甚至导致早产、流产等严重后果。

时下深受人们喜爱的猫猫狗狗，就是弓形虫常见的携带体，其中又以猫最为突出。研究表明，猫和其他猫科动物是弓形虫的终宿主。一只猫的粪便中每天可以排泄数以万计的弓形虫卵囊，一个弓形虫卵囊可以分成两个孢子囊。若被人或动物食入，就会经胃肠壁进入血液或组织中，导致病毒感染。并且，若接触了猫的唾液或饮用受污染的水、食用受污染的食物，都有被感染的危险。因此，虽然有些恋恋不舍，但还是至少应在孕前 3 个月，将你心爱的宠物送走吧！而且要做相应的体检，如果感染了弓形虫应该愈后再考虑怀孕。

## 做个不喝酒的健康准妈妈

饮酒对女性危害较大，主要表现在以下几点：

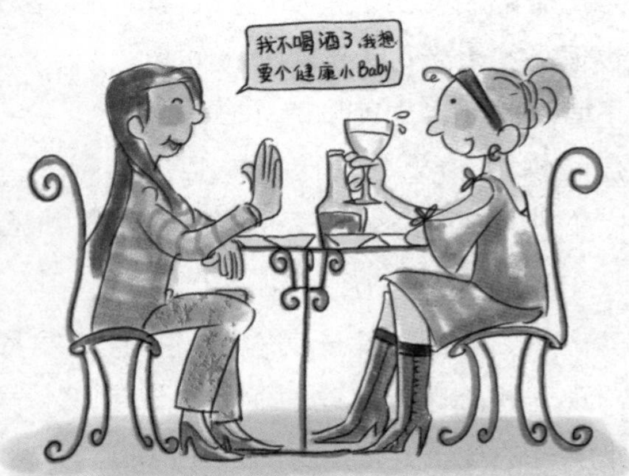


**抑制性功能**

长期饮酒的人性生活可能出现不正常。大量饮酒会导致女性性功能减退；即使是经常少量饮用，也会使女性阴道黏液减少并使快感减低。

**影响月经**

女性饮酒过多，可影响女性性腺，使其提早出现绝经。

**增加胎儿畸形发生率**

调查发现，孕妇如果每天喝白酒或啤酒 4 杯以上，生下的婴儿每百人当中有 25 ~ 30 人是心脏畸形，即使不是每天饮酒，1 周大喝一次，结果也是一样。因此，准备怀孕的女性一定要戒酒。

## 负责的准妈妈不要吸烟

烟草中的化学成分十分复杂，目前所知的就有 20 多种有毒物质。吸烟对女性的危害极大，主要表现在以下几个方面：

**引起不孕**

据国外研究人员称，吸烟能使卵子的受精能力大大降低，并且香烟中的化学物质可以杀死吸烟妇女卵巢中的一半卵子。因此，吸烟者患不孕症的可能性比不吸烟的人高 2.7 倍。

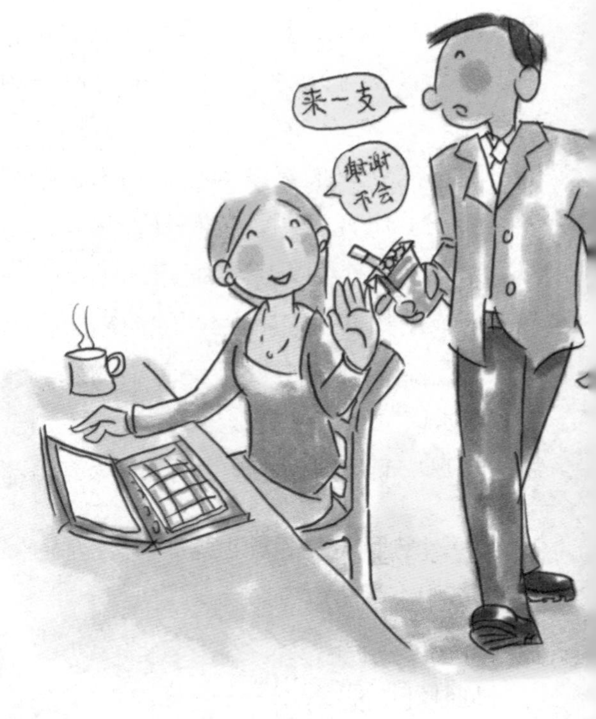


**致流产**

吸烟女性孕期出现流产的可能性比不吸烟女性高 10 倍，而且胎儿体重平均减少 230 克。吸烟母亲的胎儿出生前后的死亡率也偏高，母亲每天吸烟量一包以下者，胎儿出生前后的死亡率与危险性为 20％；每天吸一包以上者则为 35％。此外，吸烟母亲的婴儿患先天性心脏病的概率也增加一倍。

**影响子女智力及发育**

孕妇吸烟对其子女的智力和身体发育都有不良影响，儿童在学龄前，会出现一些心理和生理功能上的障碍，入学后他们的阅读和运算能力也比不吸烟女性的孩子要差，身高往往也低于不吸烟女性的孩子。

## 和有害的工作说拜拜

准备怀孕的妈妈至少要在孕前 3 个月开始远离某些会对身体造成危害的工作，切断有害工作对身体的持续影响，为优孕和优生打下良好的基础，否则极易造成畸形、死胎、胎儿智力低下等严重后果。有害工作包括医务工作者、接触电磁辐射、接触放射线、接触化学物质、接触噪声污染以及从事高温作业、振动作业等工作，处在这些工种和岗位上的准妈妈要尽快办理调离、辞职或停薪留职，以免因病毒感染、电磁辐射、放射线、化学有毒有害物质、高温污染、噪声污染、剧烈振动等因素对准妈妈以及胎儿造成无法挽回的严重影响。

## 远离化学添加剂

孕妇应注意食物中是否含有太多化学成分。例如午餐肉、香肠、腌肉、熏鱼、熏肉等这些腌熏食品都含有亚硝胺，食用过量的话可致胎儿畸形。这些食品腌制过程中加有硝酸钠、亚硝酸钠等防腐物质，这些化学物质能够导致胚胎畸变，并且能使体内血液的含氧量降低，出现头晕、疲倦、头痛、发热、腹痛等症状，所以怀孕前尽量不吃含化学成分的腌制食品。

避免经常食用人工甜味食品，尤其是添加了大量甜味剂的饮料，因为这些食品含有大量的食品添加剂、色素和防腐剂等物质，经常食用会对人体肝脏和神经系统产生危害，对孕妇和胎儿危害较大。因此，尽量选用新鲜天然的绿色食品。

## 暂时告别咖啡因食品

每500毫升红茶水大约含咖啡因0.06毫克。大量的咖啡因在一定程度上改变女性体内雌激素、孕激素的比例，从而阻碍受精卵在子宫内安家落户。同时，它在体内很容易通过胎盘吸收进入胎儿体内，危及胎儿的大脑、心脏等重要器官。同时，摄取太多咖啡因会影响胎儿的骨骼成长，有可能出现手指、脚趾畸形，也会增加流产、早产、婴儿体重过轻或患先天性痴呆的概率。因此，打算怀孕的女性最好暂时告别含有咖啡因的饮品，如咖啡、茶、可乐等。

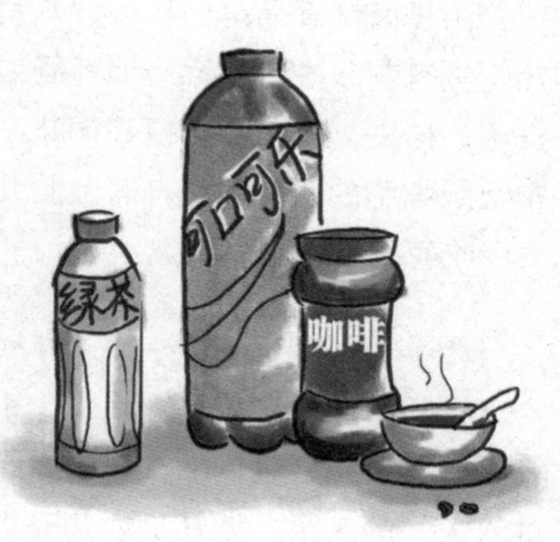


## 抵制油炸食品及香辣调料

### 1. 拒绝油炸食品

油炸食品含有较多的铝及含苯环的芳香族化合物，对人体有多种危害，不仅会加速衰老，影响胎儿发育，而且可诱发癌症、畸形等。

研究表明，油炸食品时，因一些物质的分解和聚合所形成的某些化学物质对人体可能含有毒性作用。一般在油炸食品加热温度不高且时间较短时，这种安全问题还不大，但是加热温度过高、油反复使用，就可能产生多环的芳香性有害物质。近年还发现高温油炸食品（例如炸薯条）中有大量2A级致癌物——丙烯酰胺。另外，油反复使用会导致促使脑细胞早衰的脂肪过氧化物的积累。

当你了解油炸食品的危害后，准备怀孕的你是否应该从今天起和“油炸食品”说拜拜呢?

**2. 少吃辣椒、卤制品**

辣椒为辛辣燥热之品，如果吃辣椒（尤其是干辣椒）太多，容易使大便干燥。排便时需用力屏气，腹压随之加大，从而使子宫、胎儿、血管局部受挤压导致供血不足，容易引起血压增高、流产、早产或胎儿畸形。甚至有人认为，临产时吃辣椒，能间接地引起子宫破裂、子痫等。

由于卤制食品是由桂皮、八角及茴香等香料煎煮而成，而多数香料性温热，具有刺激性，也容易消耗肠道水分，造成便秘或大便阻塞。实验研究还证明，桂皮、八角和花椒等调味品还有一定的诱变性和毒性，并可能改变正常组织细胞的遗传功能，有致胎儿畸形的潜在危险。因此，准备怀孕的女性要少吃辣椒、卤制品。

## 忌用铝制品烹调食物

铝超标是健康杀手。铝壶、铝锅等铝制品或铝合金制品，都是铝元素进入人体的来源。尤其是炒菜时再加醋，就更加速了铝的溶解。

铝元素是一种低毒金属元素，它并非人体需要的微量元素，虽不会导致急性中毒，但食品中含有的铝元素超过国家标准就会对人体造成危害。另外，铅制品及彩色搪瓷制品也不宜用于烹调食物，否则，其中的铝、铅元素也会溶解到食物中，危害孕妇及胎儿的健康。

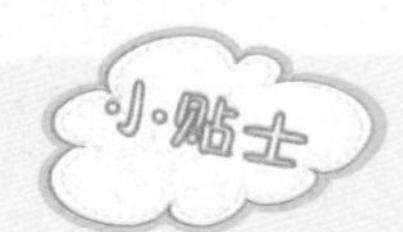


铝具有聚集性，一经吸收后会进入体内大部分器官，大量积聚于骨骼，对大脑和肾脏也有损害。还会引起婴幼儿的神经发育受损，导致智力发育障碍。铝还会影响雄性动物的生殖能力和抑制胎儿的生长发育，铝还可通过与钙、磷的相互作用造成骨骼系统的损伤和变形，出现软骨病、骨质疏松等。

# 助孕爸爸生活细节

## 男人也要做“孕前检查”

“生育是女人的事”，人们习惯上将优生的责任完全归于妻子，这并不正确，因为优良的婴儿必然来自优良的受精卵，而优良的受精卵又必来自优良的精子和优良卵子的结合。因此，欲得优良的后代，首先夫妻双方身体和心理都应是健康的，没有患遗传病，而且在受孕前都要避开一切会损害生殖细胞的不良因素。那么，为实现优生，丈夫应做些什么呢？

首先，健康宝宝必须是健康的精子和卵子的结晶，因此男士孕前检查最重要的就是精液检查。不少男性过于自信，总认为自己身体很棒，不愿意到医院检查，殊不知无精子症等疾病自身并不一定有不适感。随着社会的发展和工业化进程的加快，工作压力、环境污染及性病等因素导致了男性“播种”能力也呈下降的趋势。

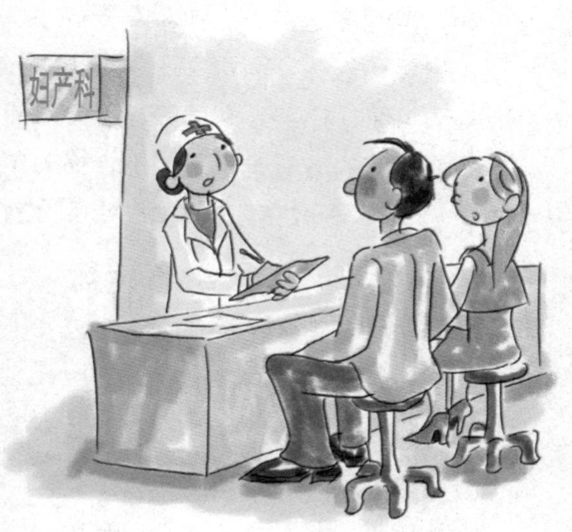


其次，男性泌尿生殖系统的疾病对下一代的健康影响极大，因此这个隐私部位的检查必不可少。如果觉得自己的睾丸发育可能有问题，一定要先问一下父母，自己小时候是否患过腮腺炎，是否有过隐睾、睾丸外伤和手术，是否有过睾丸疼痛肿胀、鞘状腹膜积液、斜疝、尿道流脓等情况，将这些信息提供给医生，并仔细咨询。

再次，有些人如果几年了也没有进行过身体检查或者没做过婚检，那么肝炎、梅毒、艾滋病等传染病检查也是很必要的。除此之外，医生还会详细询问体检者及家人以往的健康状况，曾患过何种疾病，如何治疗等情况，特别要重点询问精神病、遗传病等，必要时还要求检查染色体、血型等。

以上这些并不会耽误你太多的时间，只需在陪同妻子去医院做健康检查时，一起检查就可以了。如果有问题，早发现，早治疗，才能保证你们怀孕计划的顺利实现。

## 准爸爸调整饮食保证营养

许多人偏食、挑食，这样会造成营养不足。营养不足可能影响身材，并且食物中缺乏钙、磷、维生素 A 和维生素 E 等物质，尤其是缺乏锌、硒，会影响精子的数量和质量。因此，计划要个宝宝的男性不可挑食，并且注意多吃一些含锌、硒等元素多的食物，如鱼、牡蛎、动物肝脏、糙米等。同时，还要尽量少摄入“杀精子”食物，如芹菜、大豆、可乐等。国外有医生经过实验发现，男性多吃芹菜会抑制睾酮的生成，从而有杀精子作用，会减少精子数量。当然一般人不可能每天只大量地进食芹菜、大豆，只要按照正常的用餐数量和习惯，芹菜、大豆等是不会对男性精子产生影响的。

另外，肥胖的准爸爸也是“不合格”的，营养失衡会影响男性体内性激素的正常分泌，造成精子异常，使胚胎的物质基础受到影响，所以对准爸

### 准爸爸应多吃什么食物

1 赖氨酸食物提高精子质量。如鳝鱼、鱿鱼、带鱼、鳗鱼、海参、墨鱼、山药、银杏等。

2 补锌提高性能力。如牡蛎、鸡肉、鸡蛋、鸡肝、花生、猪肉、南瓜子等。

3 全面补充维生素，提高生殖能力。维生素 A 能使精子的活动能力增强，B 族维生素能够促进男性睾丸的健康，维生素 C 能减少精子受损的风险，维生素 D 能提高男性的生育能力，维生素 E 可提高性欲、促进精子生成。

4 优质蛋白质和钙质提高精子数量、质量和活性。如奶类、禽畜肉类、蛋类、鱼肉类等。

5 补铁保证精子健康。如黑米、猪血、黑木耳、芝麻、小白菜、大头菜、核桃仁、红枣、海带等。

6 补镁增强精子活性，补气壮阳。如土豆、燕麦、香蕉、绿叶蔬菜和海产品等。

7 含碘、硒的排毒食物。如动物血、鲜果蔬汁、海藻类、豆芽、海鱼等。

8 温热助阳食物补肾虚。如羊肉、麻雀肉、虾、橘子、大枣、柿子以及动物鞭等。

爸来说在怀孕前也应该和妻子一起调整一下饮食结构，改变偏食、挑食的不良习惯。

男性通常都有不爱吃水果和新鲜蔬菜的挑食习惯，或不吃一些对备孕营养补充或生精有帮助的食物，而这些蔬果等食物中的营养物质是男性生殖生理活动所必需的。因此准爸爸在备孕期，一定要改善挑食的毛病，无论多么“难吃”，哪怕像喝药一样地灌下肚，都要尽可能地均衡膳食，避免因营养缺乏而导致精子数量和质量降低以及不孕症的发生。

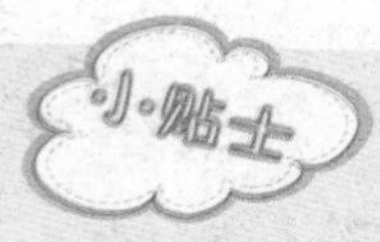


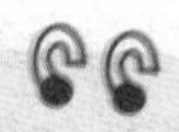

**准爸爸也要补充叶酸**

在准妈妈积极补充叶酸的同时，准爸爸在备孕期也不能忽视对叶酸的摄取。根据研究显示，准爸爸精液浓度降低、精子活动能力弱、精子染色体受损，都与叶酸的缺乏有关，若准爸爸体内过度缺乏叶酸，还会加大胎儿出现染色体缺陷的概率，增加孩子长大后患癌症的风险。因此准爸爸也要注意每日补充叶酸，多吃生菜、菠菜、龙须菜、芦笋、柑橘、苹果、橙子等食物。

## 向“精子杀手”香烟说再见

虽然香烟能给你带来一时的快乐，但却是宝宝健康的“杀手”。烟草中的有害成分可导致染色体和基因发生变化，它们可通过血液直接进入生殖系统。就其中的尼古丁及醇类物质来说，对睾丸的上皮有直接毒性，可引起精子发育畸形、数量减少。这种精子与卵细胞结合而成的胎儿，其发育也将受到不同程度的损害。因此在准备怀孕之前，你至少应提前半年开始戒烟。

## 准爸爸的情绪不能忽视

情绪因素对准爸爸精子的形成、成熟和活性具有一定程度的影响。如果准爸爸因为社会压力、工作压力、家庭矛盾等因素造成心态不平和、情绪不稳定，如忧愁、抑郁、烦躁、疲惫等，这种不良的精神状态很有可能影响到准爸爸的神经系统和内分泌功能，使睾丸生精功能发生紊乱，不利于精子存活，大大降低了受孕概率，还可导致阳痿、早泄等，严重者甚至可能患上不孕症。

## 增强性功能的食物可适当多吃

在备孕期准爸妈因为较频繁的性生活肯定会感到疲惫，这时可适当补充

孕前
1周
2周
3周
4周
5周
6周
7周
8周
9周
10周
11周
12周
13周
14周
15周
16周
17周
18周
19周
20周
21周
22周
23周
24周
25周
26周
27周
28周
29周
30周
31周
32周
33周
34周
35周
36周
37周
38周
39周
40周

一些能够增强性功能的食物，以提高受孕概率。如枸杞、羊肾、桑葚、鹌鹑、鸽肉、海参、淡菜、海虾、泥鳅、韭菜、核桃、栗子以及小麦、玉米、小米、坚果等富含维生素 E 的食物。

| 食物类别 | 富含叶酸的食物 |
| --- | --- |
| 蔬菜类 | 西蓝花、小白菜、油菜、芦笋、莴笋、生菜、甜菜、龙须菜、番茄、扁豆等 |
| 水果类 | 柑橘类、香蕉、葡萄、草莓、樱桃、桃、李子、杏、杨梅、海棠、酸枣、山楂、石榴等 |
| 坚果类 | 葵花子、核桃、腰果、杏仁、松子、栗子等 |
| 肉类 | 动物肝脏、动物肾脏、禽畜肉、蛋类、鱼肉等 |
| 谷物类 | 糙米、大麦、小麦胚芽、燕麦、酵母、麸皮面包等 |
| 豆类 | 黄豆、豆腐、豆浆、腐竹、豆腐干、豆腐皮等 |

## 一定要穿纯棉内裤

从在不孕不育门诊就诊的病人来看，近半数属男方生殖疾患。精液不液化、少精子症、性功能障碍等疾病呈上升的趋势。

国外科学家从“纺织品类型对精子生成、妊娠及性活动的影响”研究中发现，纯聚酯内裤试验组、混纺试验组与纯棉试验组比较，睾丸温度及血浆激素水平有显著性差异。在聚酯组中有 4 位病人（占 36%）到第 14 个月时精子数明显减少；在混纺组中有 1 位（占 9%）到第 10 个月时患了少精子症，而对照组即纯棉试验组的精液质量无改变。但有精液改变者一般在脱去含聚酯的内裤 4 个月后可恢复正常。经 30 个月的潜心研究，科学家认为聚酯内裤有暂时性抑制精子生成的作用。聚酯还会在阴茎组织内产生静电场，这或许可以解释为什么长期穿聚酯内裤的人有性功能减退的表现。聚酯内裤的静电场作用容易引起妊娠妇女体内孕激素水平降低，结果导致流产。

## 不要再穿紧身裤

长期穿紧身裤的男子，可能出现睾丸生精功能严重受损，造成少精子症或无精子症而丧失生育能力。为什么呢？这要从阴囊的特殊功能以及睾丸的最适宜环境说起。

阴囊有丰富的汗腺，并有一个叫作内膜的肌肉层。当外界或是体内的温度升高时阴囊内膜松弛，汗腺大量分泌汗液，使阴囊内温度降低。冬天阴囊不出汗，内膜收缩，保持阴囊温度在 34 ~ 35℃，这是睾丸产生精子的最佳温度。而人体的温度一般维持在 37℃左右，穿紧身裤的男子会把睾丸压缩到腹股沟处，此时阴囊的散热机制被破坏，睾丸长期受体内温度的影响，久而久之就可能产生少精子症或无精子症。

## 孩子和酒，请选择一个

据统计，在过去的 50 年里，世界范围内男性精子几乎减少一半，并且还在以每年 2.1％的速度递减。1960 年，每毫升精液中精子少于 2000 万个的男性占 5％，到 20 世纪 90 年代，这个比例猛增至 15％。专家指出，这与环境中的化学物质的增加及烟酒摄入量的升高有关，而要使卵子顺利受精，2000 万个精子是远远不够的。

酒精是生活中常见的致畸剂之一，极易引起人体染色体畸变。男性若经常饮酒，会直接影响生殖系统，不但使精子的数量减少，活力降低，而且会导致畸形精子、死精子的比例增加，从而影响到受孕和胚胎发育。所以你不要铤而走险，还是戒酒为妙。需要提醒你的是，任何酒类饮料，如葡萄酒、啤酒、甜酒等，都应在被禁止之列。

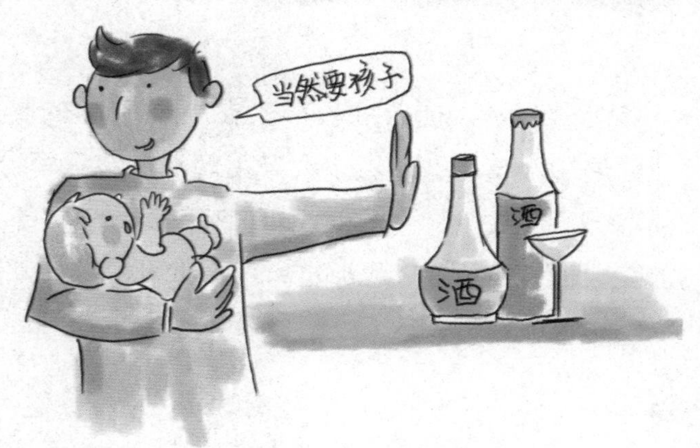


## 准爸爸远离高温“污染”

美国优生专家在一项调查中发现，睾丸温度升高也是影响精子功能的一个重要因素。睾丸是产生精子的器官，它十分娇嫩，温度一般比腹腔低 2 ~ 3℃。当环境温度升高时，睾丸的皮肤就会松弛，以便散热；当环境温度下降时，睾丸皮肤就会收缩，以利于保温。通过这样的调节方法，男性可以确保精子的活力。

孕前
1周
2周
3周
4周
5周
6周
7周
8周
9周
10周
11周
12周
13周
14周
15周
16周
17周
18周
19周
20周
21周
22周
23周
24周
25周
26周
27周
28周
29周
30周
31周
32周
33周
34周
35周
36周
37周
38周
39周
40周

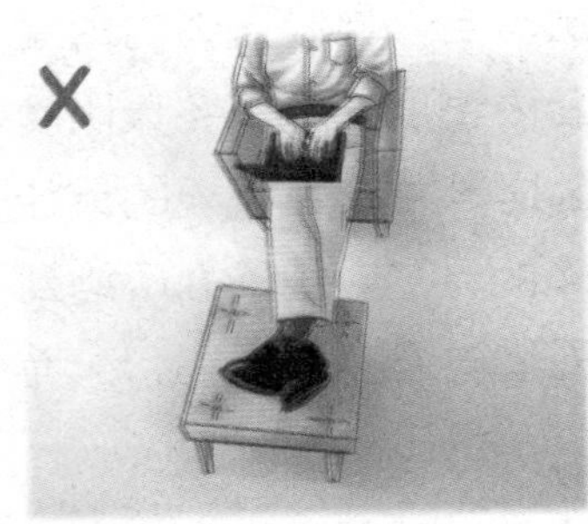

将电脑放在腿上使用

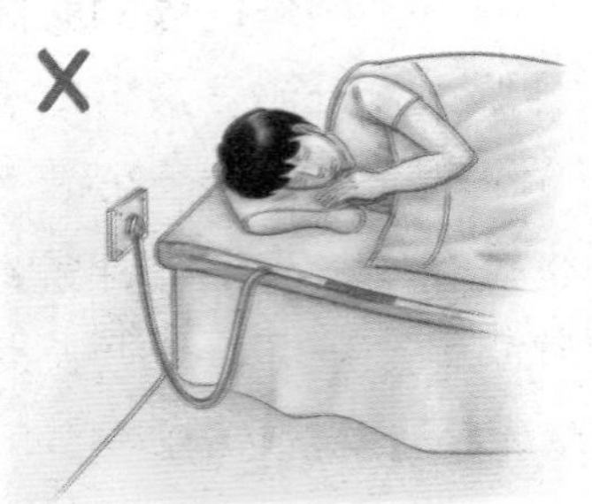

睡觉时使用电热毯

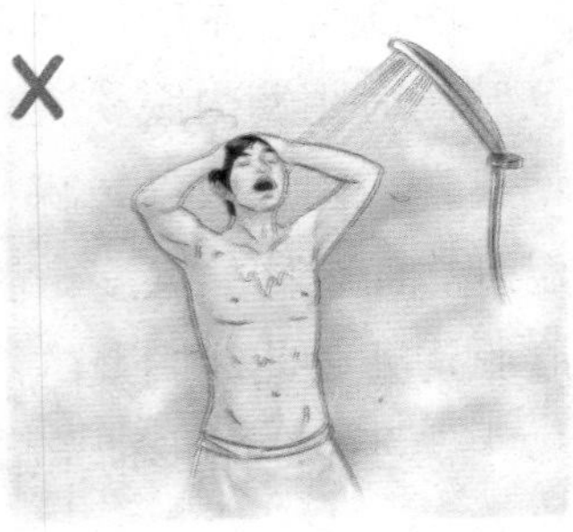

用过热的水洗澡

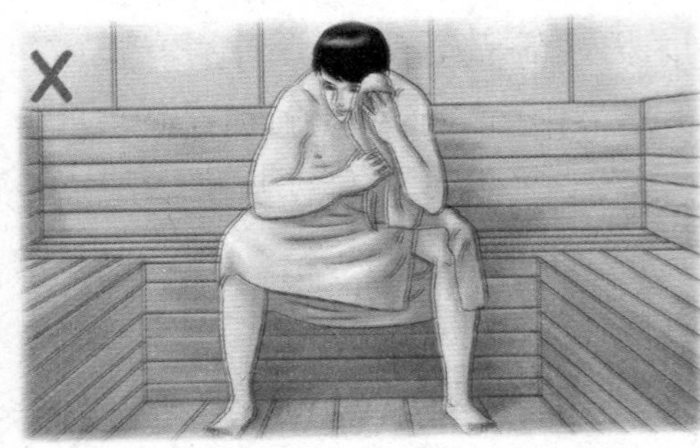

洗桑拿浴

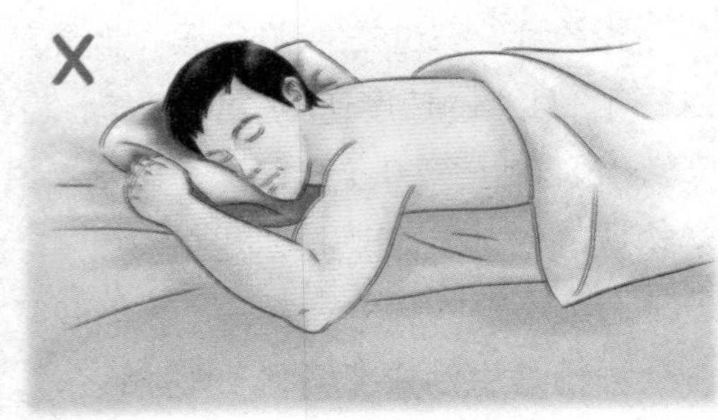

趴着睡觉

实验表明，使睾丸长期处在高于35℃的高温环境中，会影响精子的生成，易导致精子数量减少、产生畸形、成活率低。在生活中，准爸爸们身旁的高温“污染源”有很多，如过热的洗澡水、桑拿浴、电热毯、睡觉趴着睡、放在腿上使用笔记本电脑等，以及处在某些职业中的准爸爸，如厨师、司机、锅炉工人、炼钢工人等，准爸爸要暂时远离这些“污染源”，或暂时调离原来的工作岗位。

## 暂时停止长途骑车运动

长途骑车是一些青年男性很喜欢的运动。优生专家指出，打算要宝宝的男性暂时不要进行这项的运动了。因为骑车时车子座椅正好处于男性的阴部，时间过长座椅会持续压迫阴囊，导致阴囊功能受到影响。而且，长时间骑车还会使人疲劳，造成阴部明显充血，可能诱发前列腺炎，使精液分泌减少，不利于受孕。

骑车固然是一项很好的运动，但在准备怀孕时最好先放弃一段时间，可以采取其他运动方式代替，如游泳、登山、打球等。

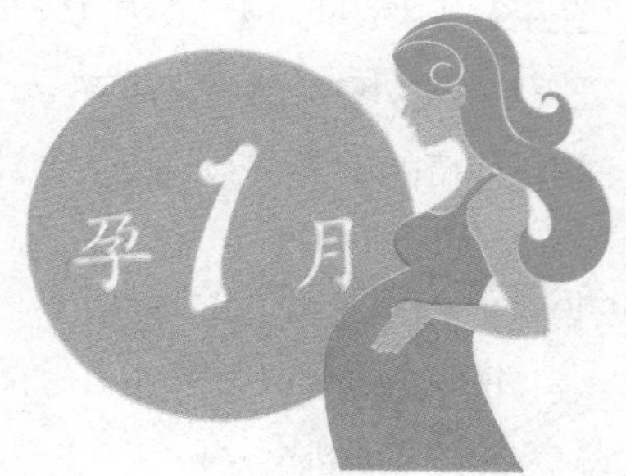


# 期待幸福的那一刻

准备了那么久，本月月底准妈妈基本可以确定自己是否“中彩”，孕妈妈要做好在将来的一段时间承受早孕反应的准备，孕吐、尿频、疲倦等不适纷纷袭来，角色的转换就是如此之快，如此使人痛并快乐着，"怀揣"着自己的心肝宝贝，好好享受这伟大的孕育过程吧！

孕前
1周
2周
3周
4周
5周
6周
7周
8周
9周
10周
11周
12周
13周
14周
15周
16周
17周
18周
19周
20周
21周
22周
23周
24周
25周
26周
27周
28周
29周
30周
31周
32周
33周
34周
35周
36周
37周
38周
39周
40周

# 第1周 一切才刚刚开始

## 胎宝宝的生长发育

妊娠周期是从准妈妈孕前最后一次月经来潮期开始计算的，最后一次月经的第 1 天即为妊娠第 1 日。而排卵期通常为从月经来潮第 1 日算起的第 12~17 天。由此可见，在孕 1 周，主要是等待释放卵子、等待卵子与精子相遇并受精的时期。大部分准妈妈在这时还在备孕状态，还不是孕妈妈。

## 孕妈妈的身体变化

准妈妈此时的身体并不存在任何变化，只要放松心情，耐心等待，小生命就会如期降临。

## 生活细节和孕期护理

### 远离化学物质和有毒气体

准妈妈应远离镉、铬、镍、钼、铅、砷、苯等化学物质以及农药，还应远离二氧化硫、一氧化碳、氮氧化物、氯化物、浮尘和焦油等有毒气体和物质，以免影响受孕或对胎宝宝造成不良影响。因此准妈妈应避开油烟味重的厨房以及吸烟者所处的地方，还要注意装修污染，并远离会产生有毒有害物质的工作场所。

### 准妈妈最关注的几项数字

准妈妈一直在为怀孕做着不懈的努力，期待着有一天能够受孕成功，成为孕妈妈。因此，准妈妈有必要提前掌握一些关于孕期时间、频率的数字，以便对整个孕期有一个更加清楚的宏观认识，帮助准妈妈更理智、更从容地等待角色的转换。

266 天。理论上讲，自受孕之日起到分娩之日，胎宝宝在母体内的生长时间为 266 天。

280天和40周。妊娠周期的计算，是从孕前最后一次月经的第1天开始的，到分娩之日，一共是280天，即40周。

28天。女性的月经周期是28天为1个周期，因此妊娠月份的计算也是以4周、28天为1个月进行计算的。

日加7，月加9。预产期的计算方法，是先确定孕前最后一次月经的首日日期，再在这个日期的基础上，日子加7，月份加9或减3，即为预产期的日期。

头3个月，中4个月，后3个月。分别代表孕期三个重要阶段的时长，即孕早期、孕中期、孕晚期。

40天。妊娠反应在停经40天左右出现。

准爸爸的贴心守护

**创造浪漫的性生活**

排卵期是至关重要的时期，准爸爸很有可能马上就能实现做爸爸的梦想了。这两周准妈妈可能会有焦虑的情绪，准爸爸要为准妈妈营造浪漫幸福的生活氛围，让准妈妈彻底放松下来，带着愉悦的心情进行性生活。在性生活中，准爸爸要加强前戏的时间，充分调动准妈妈的性兴奋，不能一味地为了使准妈妈受孕，而不顾及准妈妈的感受，只有完美的性爱才能造就优秀的胎宝宝。

第12周。妊娠反应在妊娠第12周左右消失。

每12小时30~40次。这是胎动的正常次数，最低应不低于15次。

妊娠第28~37周。这是早产发生的时间。

每分钟120~160次。这是胎心音的正常次数。

超过预产期14天。这是过期妊娠的标志。

12~16小时或6~8小时。这是产妇的产程，初产妇的产程要长一些。

**平躺有利于受孕**

同房过后，准妈妈不要立刻清洁阴道，而是应该在床上静卧半小时，同时在臀部下方垫一个靠垫或枕头，防止精液过早流出阴道，还能帮助精子更

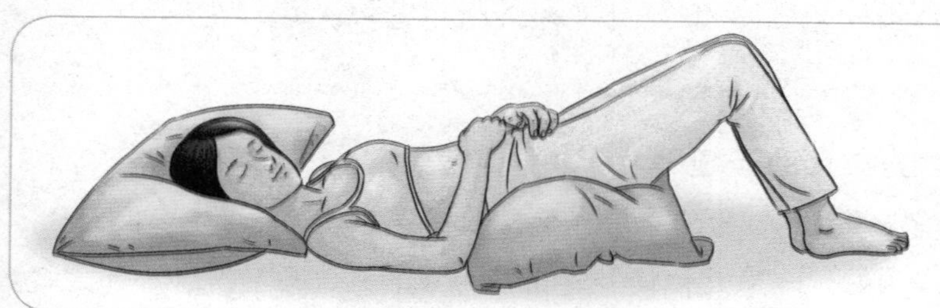

将臀部高高垫起，可防止精液过早流出阴道。准妈妈需保持这个姿势30分钟以上。

孕前
1周
2周
3周
4周
5周
6周
7周
8周
9周
10周
11周
12周
13周
14周
15周
16周
17周
18周
19周
20周
21周
22周
23周
24周
25周
26周
27周
28周
29周
30周
31周
32周
33周
34周
35周
36周
37周
38周
39周
40周

快更好地向子宫游动，增加受孕机会。

### 怀孕初期应特别小心辐射

科学家发现，未分化的、比较原始的或快速成长的细胞，对于辐射最为敏感。怀孕 0 ~ 4 周，胎宝宝还处于细胞分裂期，只有 4 ~ 8 个细胞在进行分裂，如果受到的辐射较小，可能会伤害 1 ~ 2 个细胞，但是细胞会重新修复，继续进行分裂；如果辐射的量太大，全部细胞就会因此死亡，胎宝宝也就有流产的危险了。

因此，孕期尤其是在怀孕初期，准妈妈要特别注意，别让自己身体大量地接受辐射。具体办法是，可以通过穿防辐射服等方法降低身体所接受的辐射量，更要远离微波炉、电热毯等辐射大的电器。

#### 减少电磁辐射的生活注意

1 正确使用家电。孕妈妈与电脑屏幕保持 70 厘米以上的距离，电脑不用时要关机。电吹风的电磁辐射很强，孕妈妈使用电吹风时不要将其贴近头部。孕妈妈应禁用电热毯，因为其在使用过程中会产生强大的电流辐射，影响胎儿发育。孕妈妈做饭时尽量不要使用电磁炉或微波炉，如果必须使用这些家电，最好让家人去使用。

2 减少使用电脑的时间。孕妈妈尽量少用电脑，每天最好不要超过 3 小时，每小时需要离开 15 分钟。

3 家用电器不用时拔掉插头。电器虽然没有使用，但是插着插头仍然会有微弱的电流通过，产生微量的电磁波。所以不使用家电时要把插头拔掉。

4 家用电器分开放。电器摆放过于集中，容易使孕妈妈暴露在超剂量辐射的危险环境中，因此，家用电器尽量不要摆放过于集中或经常一起使用。

5 注意日常饮食。孕妈妈平时多喝水，多吃富含蛋白质和维生素 A 的食物及蔬菜水果，少吃上火的食物，有助于排出体内辐射。

### 孕妈妈睡前 1 小时洗澡有助于睡眠

不少人习惯睡前洗澡，可以促进血液循环，放松身心，好处不少。但专家提醒，孕妈妈晚上洗澡最好早一点儿，特别是喜欢泡澡的人，睡前洗澡不能太晚。

有研究发现，临睡前任何使人体温度升高的活动，都可能影响你正常入睡。因为只有当你的体温降到特定温度时，你才会安然入睡。洗澡后还应立马将身体擦干，以加速身体“冷却”，使身体将在洗澡中所获得的多余热量释放出来，而且释放得越多，你进入睡眠的程度就越深。专家建议，孕妈妈最好在睡前一两个小时洗澡，或者在饭后一个半小时进行也可以。而且，水温要控制在 37 ~ 39℃，这样对身体的刺激较小，能起到放松身心的作用。

### 孕妈妈不宜大笑不止

据了解，大笑引起的情绪波动，会使人的呼吸和血液出现剧烈的反应，对于有高血压和脑血管病的患者来说，大笑可能会有危害，易诱发脑溢血等突发疾病。

即使是健康人，也要注意有些情况下不宜大笑。在进食或饮水时，大笑容易使食物进入气管，造成剧烈的咳嗽或窒息，特别是儿童。另外，在吃得很饱后大笑，还容易诱发阑尾炎或其他疾病。

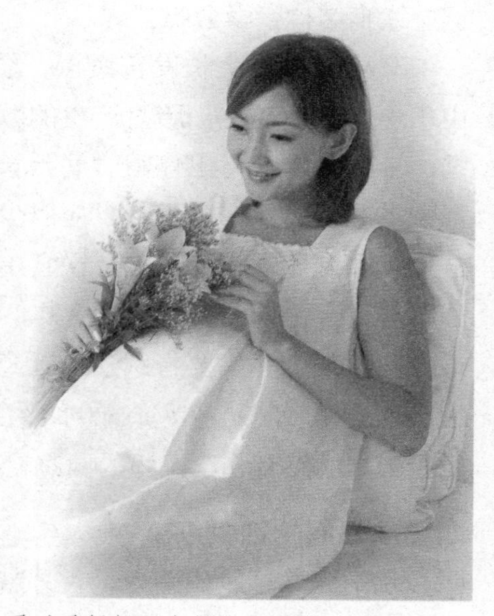

孕后孕妈妈要克制自己的情绪，保持心态平和，不宜大笑，以免对胎宝宝造成影响。

孕妈妈的情绪波动对胎宝宝有着直接影响。大笑时，孕妈妈的腹腔内压会增大，血压会升高，易发生腹痛的症状，严重的会导致流产或早产。所以孕妈妈一定要克制自己的情绪，保持心态平和，多看一些轻松愉快的节目调节情绪，但无论是看喜剧还是悲剧，都要有个度，不宜太沉迷。

### 孕妈妈不宜涂抹指甲油

指甲油的主要成分为硝化纤维、丙酮、乙酯、丁酯、苯二甲酸、色素等化学物质，它不仅通过指甲缝等直接伤害皮肤，其特殊气味还会刺激嗅觉神经，对孕妈妈的身体健康造成危害，严重的还会引起流产或胎儿畸形。因此，孕妈妈应避免使用指甲油，避免指甲油内的有害物质引起流产或胎儿畸形。对于准备怀孕的女性朋友，应提前一段时间做好怀孕准备，放弃这一不良习

孕前
1周
2周
3周
4周
5周
6周
7周
8周
9周
10周
11周
12周
13周
14周
15周
16周
17周
18周
19周
20周
21周
22周
23周
24周
25周
26周
27周
28周
29周
30周
31周
32周
33周
34周
35周
36周
37周
38周
39周
40周

惯。爱美的孕妈妈，可以通过定期修剪指甲、轻揉指甲等方式做好指甲的基本养护，就可以让指甲保持健康、自然的状态。

## 饮食与营养

### 孕妈妈要开始调整饮食结构了

孕妈妈营养与胎宝宝的健康、智力发育有着密不可分的关系，研究发现，孕期缺乏叶酸可导致胎儿神经管畸形；缺铁可导致孕妇贫血，胎儿早产、流产；钙与胎儿骨骼发育和孕妇妊娠高血压有关。所以，怀孕后孕妈妈要开始调整饮食结构，学会吃“好”。

孕早期胎儿生长发育缓慢，孕妈妈也在经历一系列身体生理调整过程：由于子宫内膜变化，胎盘产生的激素的作用，胃肠平滑肌张力降低、活力减弱，导致食物在胃里停留时间延长，常会有恶心、呕吐、食欲不振等症状而影响进餐。因此，此时膳食应以少吃多餐、易消化、清淡为主，尽量避免过分油腻和刺激性强的食品。饮食中要保证优质蛋白质的供给，还要摄入充足的碳水化合物、矿物质与维生素。

孕早期孕妈妈要特别注意远离不健康的食物，不要挑食，更不要因为怕发胖而刻意少吃含脂肪、碳水化合物的食物。这个时期，营养摄入越全面，对胎宝宝的发育和孕妈妈的健康就越有保证。

### 职场孕妈妈的饮食细节

对于职场孕妈妈来说，在外就餐往往容易摄入大量的脂肪，又很难保证充足的蛋白质和蔬菜，这样不仅会造成营养素摄取不均衡，影响胎宝宝的生长发育，还有可能使孕妈妈发胖，因此从孕期开始，职场孕妈妈要加大工作餐的营养力度了。

职场孕妈妈从孕期开始饮食要注意以下几点：

（1）慎吃油炸食物。工作餐中的油炸类食物，在制作过程中使用的食用油难免不是已经用过若干次的回锅油，这种反复沸腾过的油中有很多有害物质，孕妈妈最好不要食用工作餐里的油炸食物。

（2）拒绝味重食物。工作餐里的菜往往不是咸了就是淡了。孕妈妈应少吃太咸的食物，以防止引起血压上升或双足水肿。其他辛辣、调味重的食物也应该明智地拒绝。

（3）慎重选择饮料。孕妈妈别忘了慎重选择饮料。健康饮料包括矿泉水和纯果汁，不要选择色素含量高的饮料和碳酸饮料，更不要选择含咖啡因或酒精的饮料。

（4）适当加餐。为了弥补新鲜蔬菜吃得不足，孕妈妈可以在午饭前 30 分钟吃个水果，以补充维生素；吃工作餐的职场孕妈妈需要额外补充一些含钙食物，把袋装牛奶带到办公室饮用是个不错的选择；可选择全麦面包、消化饼等粗纤维的食物，或者核桃仁、杏仁等坚果，这些食物能缓解孕妈妈的饥饿感，且含有孕妈妈需要的多种营养元素。

**孕妈妈要及时补充叶酸**

怀孕第 1 个月的主要营养物质就是叶酸。叶酸是人体细胞生长和分裂所必需的物质之一，它可以防止贫血、早产，更重要的是可以防止胎儿畸形。因为孕早期正是胎儿神经器官发育的关键时刻，所以所有女性怀孕后都应该补充叶酸。

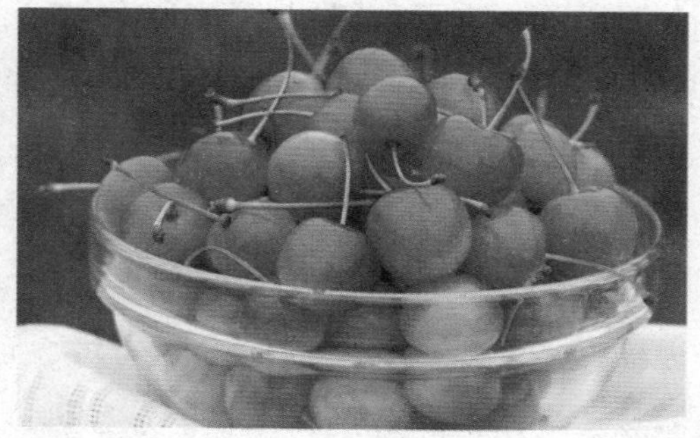

樱桃含有丰富的叶酸，是孕期补充叶酸的理想水果，同时含有丰富的铁、维生素等，孕期贫血的孕妈妈可以适当多吃些。

孕妈妈除了口服叶酸片来保证每日所需的叶酸外，最健康的方法就是食补。常见的富含叶酸的食物有面包、面条、白米和面粉等谷类食物，以及牛肝、牛肉、羊肉、鸡肉、蛋黄等动物食品，莴苣、菠菜、龙须菜、花椰菜、油菜、小白菜等绿色蔬菜，橘子、草莓、樱桃、香蕉、柠檬、猕猴桃等新鲜水果，以及黄豆、豆制品、腰果、栗子、杏仁、松子等豆类和坚果类食品。

不过，孕妈妈在补充叶酸时也不是多多益善的。长期过量服用叶酸，会干扰孕妈妈的锌代谢，锌元素不足，同样会影响胎儿发育。所以服用叶酸一定要在医生或保健人员的指导下使用，切忌滥用。

世界卫生组织推荐，计划怀孕的女性，从孕前 1 个月起，应每日服用 0.4 毫克叶酸增补剂，直至哺乳期结束（孩子出生后六个月）。即使是孕妈妈处于叶酸严重缺乏的情况下，其每日服用量也不宜超过 1 毫克。尤其在孕期，切不可滥用。

## 补叶酸的同时别忘了补碘

几乎每个孕妈妈都知道需要补叶酸，但是却很少有人知道碘元素的重要性。妇产科专家提醒孕妈妈："补叶酸的同时，别忘了补碘。"

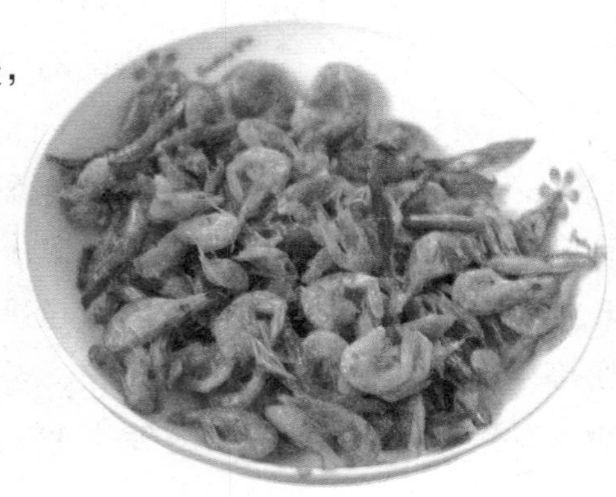

孕妈妈在补叶酸的同时，也应该补碘，多食用海虾、海带等含碘丰富的食物。

碘是人体必需的，自身不能合成的微量元素，也是人体甲状腺素的主要成分，甲状腺素是对机体代谢活动和生长发育极为重要的激素。由于母子对碘的双重需求，充足的碘对于孕妈妈和胎儿来说更为重要，它可促进胎儿体内的细胞，尤其是脑细胞的生长。人对碘的生理需求量为每日 100 ~ 200 微克，不应低于 50 微克，否则会导致碘缺乏性疾病。

因此，孕妈妈在购买盐时，一定要选择碘盐。不过需要注意的是，碘盐要随吃随买，尽量买小包装；贮存时间不宜过长，贮存时应装入有盖的棕色玻璃瓶或瓷缸内，放于阴凉、干燥、远离炉火的地方，避免日照；最好等菜做熟了再放盐，或炖煮出锅时放盐，以免高温破坏其功效。

除了碘盐外，孕妈妈还可以多食用海带、海蜇、海虾、牡蛎、黄花鱼、海藻、虾皮、紫菜等含碘丰富的食物，以补充碘元素。

### 几种不能喝的水

1 没有烧开的水。这种水中含有致癌物，严重威胁准妈妈的健康。

2 陈水。在空气中暴露 4 小时以上以及在暖瓶中储存超过 24 小时的水，不仅水的活性大大丧失，还会滋生多种细菌，生成致癌物亚硝酸盐。

3 反复煮沸的水。这种水中含有大量的钙、镁等金属物质，会使人产生腹胀、腹泻等症状，还会生成致癌物亚硝酸盐。

4 纯净水。纯净水虽无杂质，但却也不含矿物质，长期饮用会导致营养失衡和抵抗力下降。

## 准妈妈孕期饮水有讲究

对即将怀孕的准妈妈来说，良好的体液环境是孕育出健康胎宝宝的必要保障。因此准妈妈在孕前与孕后都要适当地多喝水，但要注意千万不要等口渴了才喝，在条件允许的情况下要坚持喝白开水。准妈妈要保持每天 1500 毫升左右的饮水量，这其中包括从饮食中摄取到的水分。准妈妈最好选择在最佳的饮水时间进行饮水，即每天晨起喝一次，白天每隔 1~2 小时喝一次，晚饭后尽量少饮水，遵循这样的饮水原则，可以充分改善准妈妈的内分泌，提高腑脏的功能，增强免疫力，对健康受孕极为有利。

## 孕妈妈食谱推荐

### 陈醋娃娃菜

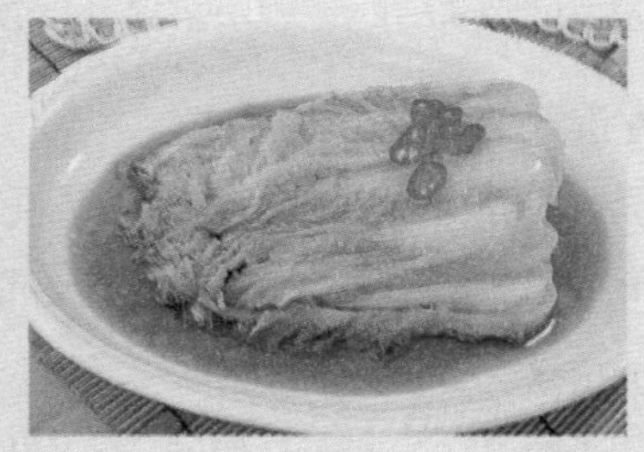

**材料** 娃娃菜 400 克，陈醋 50 克，白糖 15 克，味精 2 克，红椒圈、香油适量。

**做法** ❶ 将娃娃菜洗净，改刀，入水中焯熟。❷ 用白糖、味精、香油、陈醋调成味汁。❸ 将味汁倒在娃娃菜上进行腌渍，撒上红椒即可。

### 什锦炖鸡汤

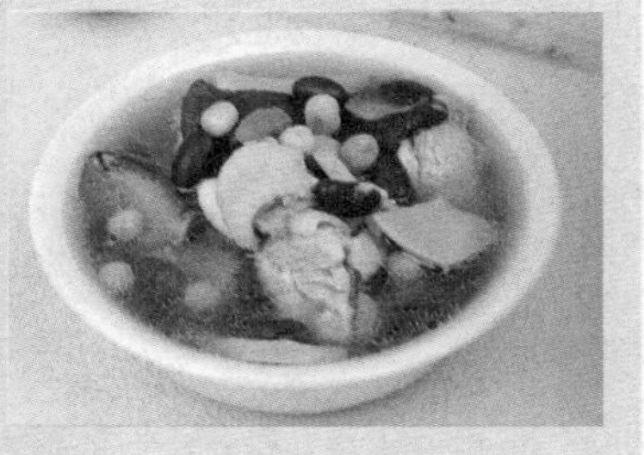

**材料** 鸡 300 克，火腿 100 克，水发香菇 50 克，黑豆 30 克，青豆 20 克，盐适量，味精 2 克，香油 3 克，葱 5 克。

**做法** ❶ 将老鸡洗净斩块氽水，火腿切片，香菇去根洗净改刀，黑豆、青豆分别洗净。❷ 净锅上火，倒入花生油，将葱炝香，倒入水，调入精盐、味精，加入老鸡、火腿、香菇、黑豆、青豆煲至熟，淋入香油即可。

## 阳光“孕”动

### 孕期运动好处多多

生命在于运动，孕妈妈一人负担两条生命，因此运动的意义格外重要。

益处一：适当的、合理的运动能促进消化、吸收功能，有利于孕妈妈吸收充足的营养，满足肚子里的宝宝的营养需求，从而保证宝宝的健康发育。

益处二：怀孕期间进行适当的运动，可以促进血液循环，提高血液中氧的含量，对消除孕期身体的疲劳和不适，保持孕期心情舒畅和精神平和稳定很重要。

益处三：孕期运动能刺激宝宝的身体发育，对宝宝的大脑、感觉器官、平衡器官以及呼吸系统的发育十分有利。

益处四：适当运动可以促进孕妈妈及宝宝的新陈代谢，不但有利于增强孕妈妈的抵抗力，还可以使宝宝的免疫力有所增强。

益处五：运动时不仅可以让孕妈妈肌肉和骨盆关节等得到锻炼，同时孕期运动还能让孕妈妈得到顺利分娩所需要的充足体力，所以运动可以为顺利分娩创造条件。另外，运动对孕妈妈分娩后迅速恢复身材也非常有帮助。

**适宜孕期的运动方式**

对孕妈妈来说安全是最重要的，但孕妈妈适合做何种运动及运动量的大小，要根据个人的身体状况而定，不能一概而论。所以在决定进行某种运动方式前，最好先向医护人员咨询一下，然后再开始锻炼。

散步：对孕妈妈来说，散步是最好的增强心血管功能的运动。散步可以让你保持健康，同时，不会扭伤膝盖和脚踝。你几乎可以在任何地方散步，除了一双合脚的鞋外，你不需要借助任何器械，而且在整个怀孕期间，散步都是很安全的。

游泳：医疗保健人员和健身专家一致认为，游泳是孕期最好、最安全的锻炼方式。游泳可以锻炼大肌肉群（臂部和腿部肌肉），对心血管也很有好处，而且可以让身形日益庞大的孕妈妈在水中感到自己的身体不那么笨重。

低强度的有氧操：参加有氧操课程的一个好处是：你可以在固定的时间保证有规律的锻炼。如果你参加专门为孕妈妈开设的课程，你还可以充分享受与其他孕妈妈一起交流情感的美好时光。

跳舞：跳舞能促进身体的血液循环。你可以在自己家里舒适的客厅中跟着自己最喜欢的音乐起舞，也可以参加舞蹈班，但是，要避免跳跃或旋转等剧烈动作。

瑜伽：瑜伽可以保持你的肌肉张力，使身体更加灵活，而且你的关节承受的压力也很小。但是你可能需要在练瑜伽的同时，每周再安排几次散步或游泳，以加强对心脏的锻炼。

伸展运动：伸展运动可以使你的身体保持灵活放松，预防肌肉拉伤。你可以把伸展运动和增强心血管功能的运动结合起来，使自己的身体得到全面的锻炼。

重量训练：如果重量训练是你常规锻炼的一部分，那么怀孕后没必要停止，但多数孕妈妈应该减轻训练的负重量，你可以通过增加重复次数来保证足够的运动量。只要采取了必要的保护措施和合理的技巧（慢速、有控制的动作），重量训练是加强、锻炼肌肉的好方法。但这种训练方法最好征得你的保健医生的同意，并在专业教练的指导下进行。

双人瑜伽

## 胎教方案

### 胎教是什么

胎教就是孕妈妈有意识地采取的对胎宝宝进行积极影响的方法。胎教有广义和狭义之分。广义的胎教主要指准妈妈在饮食、情绪、环境等护理中所采取的措施，包括营养胎教、环境胎教、情绪胎教等。狭义的胎教是最为人们所熟知的胎教方法，主要通过直接的方式促进胎宝宝大脑和感官的发育，如音乐胎教、语言胎教、抚摸胎教、美术胎教、冥想胎教、运动胎教、光照胎教等。广义和狭义的胎教应该是同时进行的，不可仅倾向于其一。科学研究证明，胎宝宝还在胚胎期就已经具备了很出色的大脑，并且胎宝宝在妈妈腹中就具有了记忆系统，这为胎教的可行性奠定了可信的科学基础。

### 胎教能起到什么效果

胎教是否真的有用呢？接受过胎教的宝宝是否真的比没有接受过胎教的宝宝更具备先天的优势呢？临床实践表明，充分接受过胎教的宝宝，在出生后比没有接受过胎教的宝宝更容易照顾，如不爱哭，在饥饿、尿湿等不适得到满足之后便会停止啼哭等；此外，接受过胎教的宝宝能够更早地与父母进

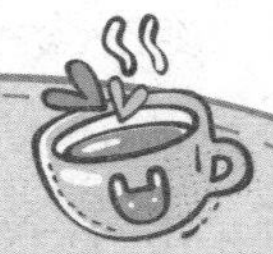

Q：胎教应该从什么时候开始？

A：从严格意义上讲，在受孕那一刻之前的至少三个月，就应该开始实施广义上的胎教了，即从优孕观念出发，打造优身、优时、优境的最佳状态，让最健康最富活力的精子和卵子结合，让父母的精良基因在受精卵中高度重新组合，从而实现优生。通常来说，从受孕那一日起，就可以开始实施狭义上的胎教了，可以主要进行语言胎教、冥想胎教和艺术胎教。当胎宝宝的感觉器官发育成熟，能够接收并反馈外界所传达的信息时，可以加强语言胎教、音乐胎教、抚摸胎教和光照胎教的力度。总之，分娩前任何阶段所进行的胎教都为时不晚。

行“语言”互动，能够用自己独特的“婴语”与父母进行交流，还能够更早地理解和辨认父母的语言以及一些常见事物，并能较早地学会一些基础语音的发音方式，能够比没受过胎教的宝宝更早地学会说话。

**勿入胎教误区**

胎宝宝在妈妈腹中的大部分时间都处在睡眠状态，若随时随地进行胎教，很有可能影响胎宝宝的睡眠，易导致胎宝宝发育不全，或出生后患上小儿多动症。但是也不能一听到有胎动，就进行胎教，偶尔的胎动只表示胎宝宝在睡眠中进行了翻动，并不表示他处在清醒的状态。所以妈妈要遵循胎宝宝的胎动规律，在其清醒状态下进行胎教，且每次胎教的时间不要过长，以 20 分钟左右为宜，使胎宝宝和妈妈都不会过分劳累。若在孕早期还没有出现胎动时，准妈妈可以自行定时进行胎教，控制好每天胎教的次数和时间，以免影响到胎宝宝的休息和发育。

## 孕 1 月常见不适与应对

**疲倦和嗜睡**

妊娠反应在怀孕第一个月才刚刚开始，并不严重，有的孕妈妈并没有产生任何不适，甚至还不知道自己已经怀孕。但是一些较为敏感的孕妈妈此时已经开始出现轻微的疲倦感，并且感到自己有些嗜睡，这都是正常的妊娠最初期的反应，孕妈妈不必烦恼和惊慌，只要坚持规律的作息方式，保证营养，不从事压力过大的工作，多进行穿插休息，就能应对轻微的不适感。此时妊娠反应才初露端倪，真正难熬的日子还在后面，孕妈妈要做好足够的心理准备，鼓足勇气迎接身体的挑战。

**尿频**

尿频通常是怀孕的一个标志。在孕早期，由于子宫的不断增大而占据了部分盆腔空间，使膀胱受到挤压和刺激，而出现尿频，这是正常的妊娠反应之一。孕妈妈如果出现尿频，可以注意控制每日的饮水量，不要过大，但也不能因为害怕尿频就不喝水或者憋尿，否则会对自身及胎宝宝都产生不利影响。此外，孕妈妈要注意在每晚 7 点以后尽量不喝水，晚餐不吃利尿的食物，如西瓜、冬瓜、薏米、萝卜等。在孕早期结束之后，尿频也会自行消退。但是，如果尿频同时伴有尿急、尿痛、血尿等症状，就不一定是单纯的妊娠反应了，有可能已经发生了尿路结石、膀胱炎、妊娠糖尿病等疾病，要及时到医院检查。

**警惕宫外孕**

宫外孕是指受精卵在子宫之外的地方，如输卵管、卵巢、盆腔、腹腔等处着床的妊娠，被称为“子宫外孕”，简称“宫外孕”，又称为“异位妊娠”。这种异位妊娠使受精卵无法正常发育，必然导致流产，严重者还会危及孕妇生命，要提早预防，及早发现，及时进行人工流产手术。

如果孕妈妈在怀孕后出现下腹部突然的剧烈疼痛或绞痛、刺痛，阴道出血，或严重的恶心、呕吐、眩晕等症状，很有可能是宫外孕的征兆，要及时就医，避免导致大出血而危及生命。在备孕期间，准妈妈一定要检查是否患有急慢性输卵管炎、子宫内膜异位症、卵巢囊肿、子宫肌瘤、输卵管发育不良等妇科疾病，一旦发现要进行全面彻底的治疗，康复后再选择最佳的受孕时机进行受孕。

**孕早期白带异常**

白带是一种生殖系统分泌物，正常的白带是无色透明的或是白色糊状液体，一般无气味或略带腥味，由阴道黏膜渗出物、宫颈腺体、子宫内膜及输

孕前
1周
2周
3周
4周
5周
6周
7周
8周
9周
10周
11周
12周
13周
14周
15周
16周
17周
18周
19周
20周
21周
22周
23周
24周
25周
26周
27周
28周
29周
30周
31周
32周
33周
34周
35周
36周
37周
38周
39周
40周

卵管的分泌物混合而成。怀孕初期，由于体内雌激素随着妊娠月份增大而逐渐增多，而雌激素能促进子宫颈及子宫内膜腺体分泌黏液，白带也会随之增多。

女性在怀孕后，会出现不同程度的白带异常，这对孕妈妈和胎宝宝会不会造成影响呢？其实，出现白带增多现象，是怀孕初期的正常情况，如果没有伴随外阴瘙痒，白带也没有臭味，是不需要担心的。但是在白带增多的同时，如果伴随外阴瘙痒、疼痛或者是白带呈黄色，有臭味等症状时，就需要及时就医，以免影响胎儿的后期发育。

## 孕1月产前检查与优生

### 选择一家好医院以及你信赖的产科医生

在孕早期，孕妈妈要尽早得知自己怀孕，可以自行通过早孕试纸检测得知，然后尽快调整生活方式和饮食，以免在不知情的情况下对妊娠造成不良影响。在妊娠的第8~12周，也就是孕妈妈停经超过28天以上的时候，孕妈妈要到医院进行第一次检查，确认怀孕，筛查是否有宫外孕的情况发生。若无宫外孕，孕妈妈再根据自己的健康状况、经济条件以及居住地点、医院医疗水平等情况，选定一家医院作为自己此后检查和分娩的定点医院，建立孕期保健档案。孕妈妈一定要选择正规的大型医院或妇产专科医院建档，并选定一位能让自己信赖的产科医生，作为整个孕期自己去做检查和咨询的医生，直至分娩。一旦选定了产检医生后就不要保持质疑的态度，若有疑问可直接找产检医生沟通。如果实在无法信赖当初选择的产检医生，需及时果断地更换，避免在心里留下不快的阴影。

### 教你选择产检医院

虽说就目前的医疗水平而言，无论是大医院，还是妇幼保健院，都能保证孕妈妈生产的需要，但在哪里做产检，在哪里生产，仍然会让孕妈妈举棋不定，甚至到了怀孕后期在哪家医院生产仍犹豫不决。

毕竟从怀孕到生产整个过程的医疗和保健项目，都应该在固定的医疗场所进行，这样从头到尾的孕程会显得很有系统，也有利于医生对孕妈妈情况的把握。孕妈妈们在选择医院时，要根据自身情况，客观评估，然后选择适合生产的医院。至于如何选择适合的医院要从以下三点入手。

（1）考虑医院的安全性：所谓的安全性，就是从技术上讲要过硬。每个孕妈妈的身体情况都不相同，而且生产又是个复杂的过程，如果孕妈妈患有高危疾病或妊娠疾病（如血崩或甲状腺疾病、心脏病、妊娠高血压、妊娠糖尿病等），医生是否能及时妥善处理危机乃是首要考虑的因素。

因此，无论从医院的设备、检验技术（都能做哪些检验、检查）、人员的水平等都要事先进行了解。这可以咨询已经生育过的朋友或通过网络查询，甚至也可以直接到备选医院咨询专科的医生，根据自身对生产过程中的疑问，看看医生的回答是否能让你感到满意。

（2）考虑医院环境的舒适性：环境的舒适程度很直接就能作出判断。可以先检视一下备选医院的环境，观察做检查和就诊的区域之间的距离是否很近，就诊区域的环境是否拥挤，是否有舒适和足够的空间让我们待诊，这些因素都决定了将来你在这里做产检时的舒服程度。

（3）考虑医院与家的交通方便性：交通的便利性也是不可缺少的，每次产检时路上是否堵车严重，到医院后停车车位是否便利等问题，也是需要考虑的。若是经常堵车，孕妈妈们势必要提前出门，有些检查医院会有时间上的限制，太晚到医院会耽误做检查的产检项目，这会影响到孕妈妈的休息；而车位紧张找不到停车位时，孕妈妈必然会把车停在距离医院较远的位置，这也会带来好多不便。

此外，虽然孕期大多数情况下，孕妈妈的孕程都比较稳定，但每个人的情况不同，因此选择医院时也要把有些紧急或突发状况发生时如何处理考虑在内。为了避免意外发生时耽误病情，就需要考虑医院与家的距离、路上是否经常堵车等因素。

**第一次孕期检查医生会问什么，查什么**

首先，医生会询问一些过往的月经、妊娠、病史等方面的情况，包括：

1 月经周期的天数，最后一次月经的首日日期，以及停经后出现了哪些特殊情况；

2 曾经妊娠过几次，流产和分娩过几次，其中自然流产和人工流产的次数；

3 有过哪些病史、手术史以及过敏史；

4 丈夫的健康情况；

5 有无家族遗传病史。

然后，会要求孕妈妈进行下列项目的检查：

| 检查类别 | 具体项目 |
| --- | --- |
| 常规检查 | 测量身高、体重、视力、血压，检查心脏、乳房情况 |
| 怀孕确诊检查 | B超（超声波）检查，子宫和生殖器官的检查 |
| 辅助检查 | 血常规、血型、尿常规、乙肝五项、肝肾功能、母血甲胎蛋白、人免疫缺陷病毒、巨细胞病毒、风疹病毒、梅毒、弓形虫、绒毛细胞检查等 |

## 多久做一次检查

除去孕早期的第一次产前检查，从妊娠第13周开始，孕妈妈需要每4周进行一次产前检查，第28周开始到第36周，检查时间缩短为每2周一次，到了第36周，则变为每1周进行一次，直至分娩。具体来说，孕妈妈在孕期的第16、20、24、28、30、32、34、36、37、38、39、40周都要进行产前检查。

## 推算预产期的方法

由于每一位孕妈妈都难以准确地判断受孕的时间，所以，医学上规定，以末次月经的第一天起计算预产期，其整个孕期共为280天，10个妊娠月。常用的计算预产期的方法有以下三种：

（1）以受精日计算：若知道受精日，从这天开始经过38周（266天）即为预产期。使用基础体温者知道排卵日，则可计算出受精日。这比从最后一次月经开始日计算预产期的方法更精确。

（2）超声波（B超）检测法：对于不能确定最后一次月经开始日的人而言，这是较准确的方法。由于此方法可计算出胎囊大小与胎儿头至臀部的长度，以及胎头两侧顶骨间径数值，据此值即可推算出怀孕周数与预产期。

（3）用公式计算预产期：这种方法也是最为常用的预产期计算法。具体的公式为：末次月经时间加9（或减3）为月，加7为日。举例：末次月经是2009年1月20日，预产期为：（月）1+9=10，（日）20+7=27，预产期为10月27日。如果你确切知道你的末次月经时间，可以通过预产期速查表快速查出你的预产期。

## 出现什么征兆要去医院检查

（1）月经过期了：如果你的月经一向是很准的，又有过性生活，这次已经过了经期二三周还没有见红，很可能是怀孕了。

（2）恶心：月经已不来了，并且常常在清晨时胃口变得有点儿奇怪，喜欢吃酸或者甜的东西，就是所谓“害口挑食”，有时还会呕吐。

（3）小便次数多：这也是怀孕早期常见的现象，是怀孕后子宫充血增大，对膀胱压迫而引起的。

（4）乳房着色：怀孕早期就可以感觉到乳房发胀，有压痛。因为这时乳房血液供应加强，开始为日后的哺乳做准备了。

当你有了上述的一些现象，就应该到医院检查。

孕早期有相当一部分孕妈妈没有妊娠的自觉症状，不知道自己已经怀孕，所以已婚的育龄女性平时要多留意观察自己的身体状况，一旦发现有怀孕的征兆，就不要随便用药，不要轻易接受X射线检查，更不要做剧烈的运动。

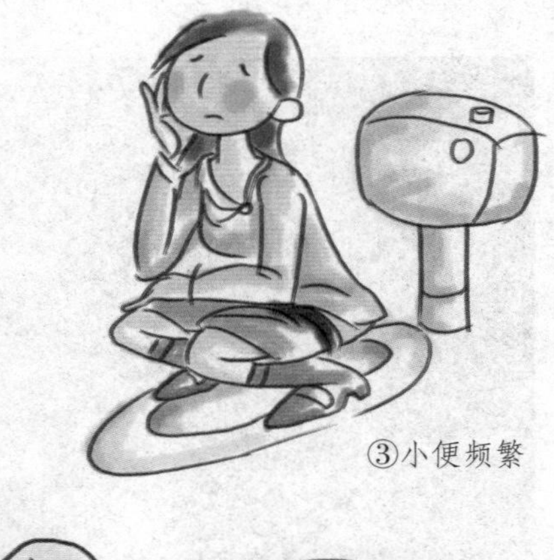

③小便频繁

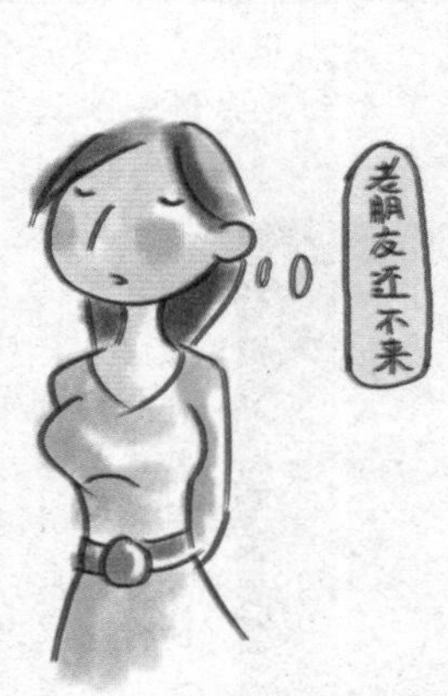


①月经过期

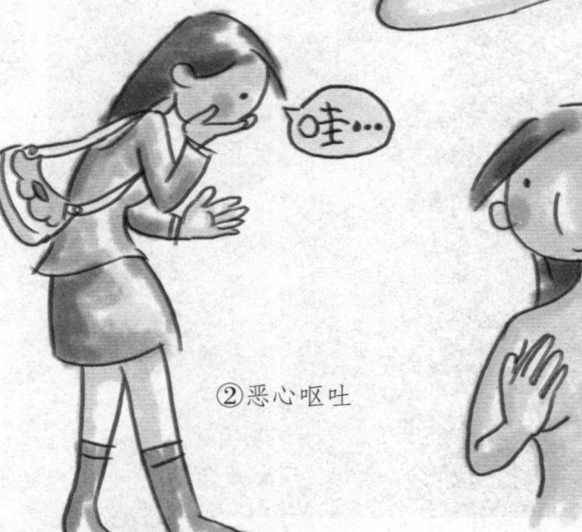


②恶心呕吐

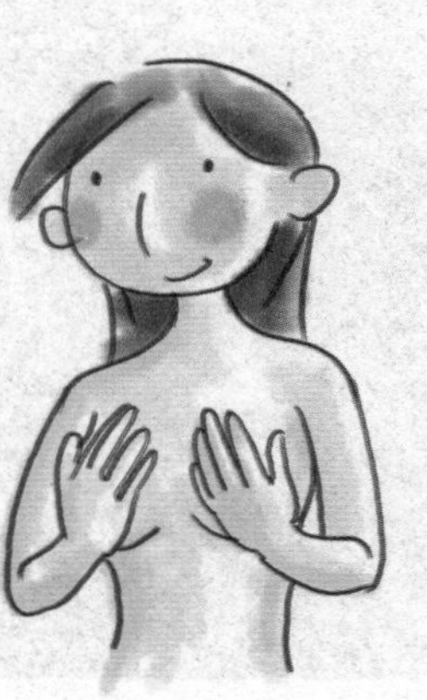

④乳房着色

# 第2周 抓住好时机

## 胎宝宝的生长发育

第 2 周，卵子在卵巢中成熟后便会被释放出来，被输卵管末端的输卵管伞抓住，并收入输卵管内。此时卵子可以在输卵管中存活 48 小时，等待与精子的相遇，如果没有受精，它会在下一次月经时和子宫内膜一起被排出。

精子在被射出后，要先穿过子宫颈分泌的黏液，再穿过子宫进入输卵管，与卵子会合。若此时卵子尚未排出，精子最长可以存活 72 小时。

也就是说，在排卵日前 3 天到后 2 天这段时期内同房，受孕概率较大。

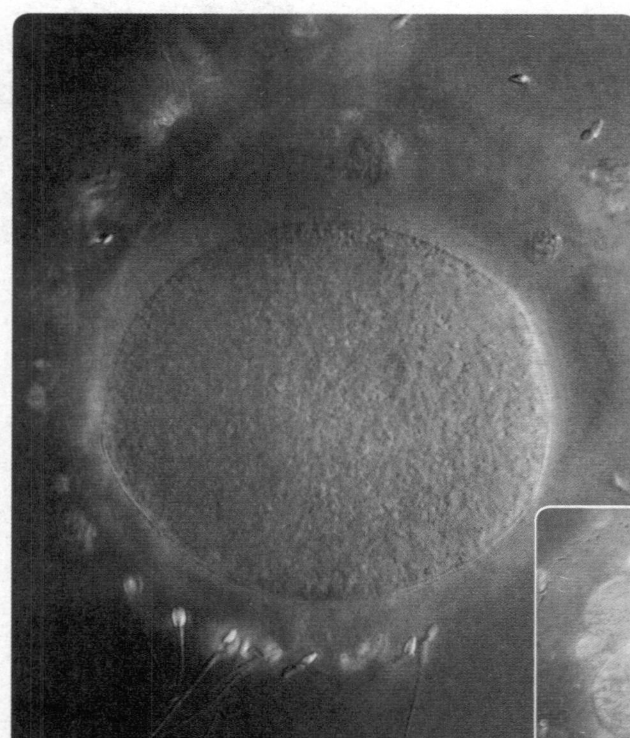

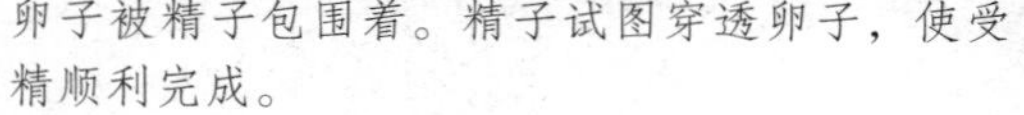

卵子被精子包围着。精子试图穿透卵子，使受精顺利完成。

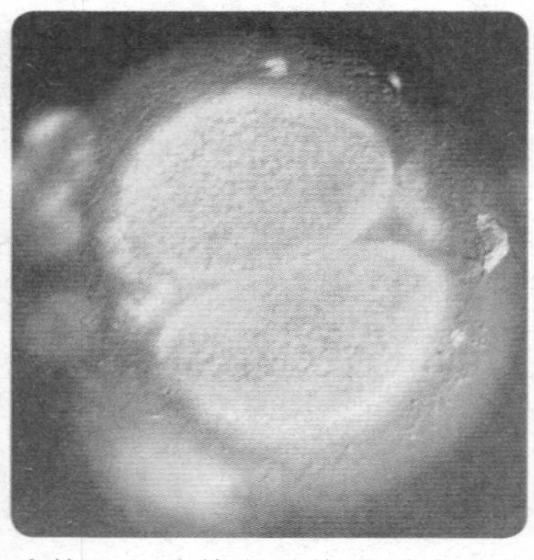

受精后，受精卵很快分裂成 2 个细胞，这 2 个细胞再进一步进行分裂。

在这几张照片中，如果从最后一次月经日开始计算，此时的宝宝已经有几个星期大了。

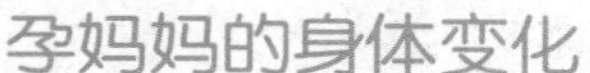

## 孕妈妈的身体变化

一般来说，本周就会到孕妈妈的排卵期，怀孕计划进入倒计时。赶快调整好健康饮食习惯和生活起居，保持良好的心态，准备迎接新生命的到来吧！

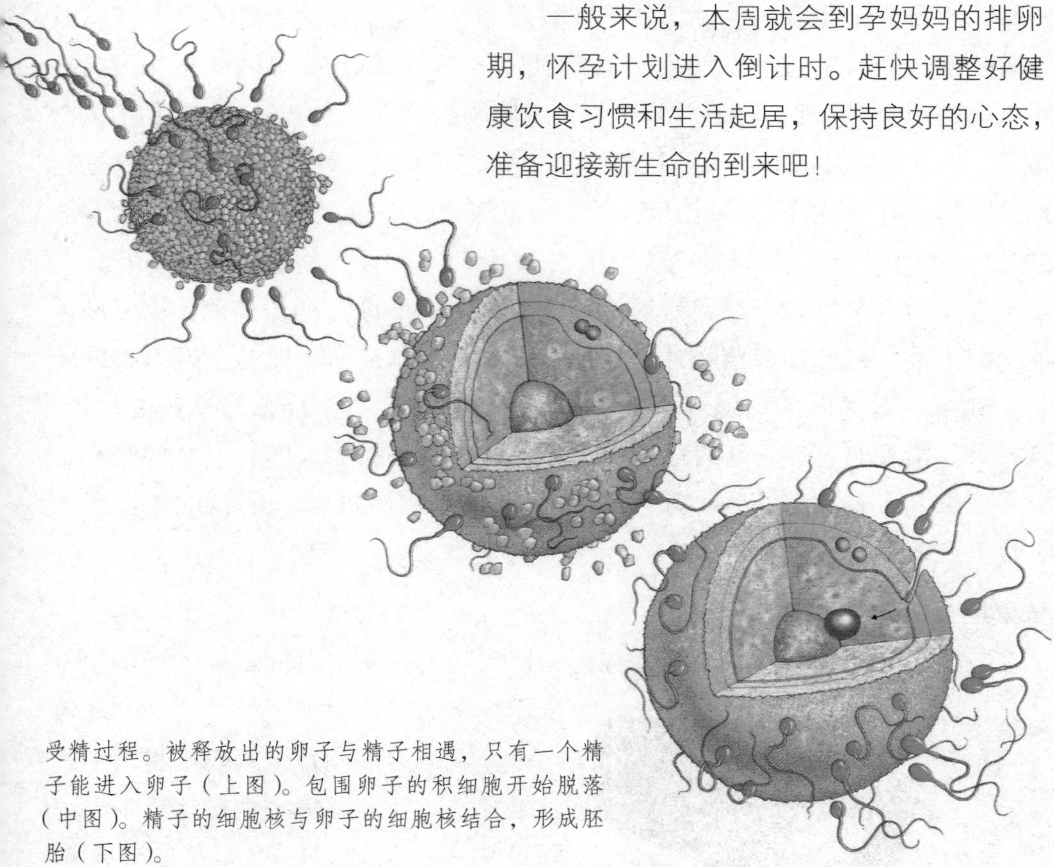

受精过程。被释放出的卵子与精子相遇，只有一个精子能进入卵子（上图）。包围卵子的积细胞开始脱落（中图）。精子的细胞核与卵子的细胞核结合，形成胚胎（下图）。

## 生活细节和孕期护理

### 孕早期孕妈妈应少用手机

手机的辐射主要是手机的天线发射模块带来的，人的大脑、眼睛、生殖系统受手机辐射影响最大。对孕妈妈来说，怀孕的头3个月手机的辐射对其影响最大。因这段时间是胚胎形成期，如果受到辐射，有可能导致流产，胎儿正在发育的器官还可能产生畸形。而在胎儿中枢神经系统的发育期，若受到辐射，则可能导致婴儿智力低下。有研究证明，手机严重的电磁波辐射对胎儿有致畸作用，手机还能引起内分泌紊乱，影响产妇泌乳。

因此，为了胎宝宝的健康发育，避免他/她受到任何伤害，在孕早期孕妈妈应减少使用手机的时间。

孕前
1周
2周
3周
4周
5周
6周
7周
8周
9周
10周
11周
12周
13周
14周
15周
16周
17周
18周
19周
20周
21周
22周
23周
24周
25周
26周
27周
28周
29周
30周
31周
32周
33周
34周
35周
36周
37周
38周
39周
40周

## 孕妈妈使用精油要谨慎

观察市面上售卖的精油标签可以发现，大部分的精油上都有“孕妈妈禁用”的标志。这是因为纯度过高的精油具有一定的微毒性，对于一般人并无严重的伤害，但是对于代谢系统与吸收系统敏感的孕妈妈与胎儿，就有伤害的危险了。有些精油还具有“调经活血”的功能，可以缓和女性月经不适，并让经期更顺利，但是如果孕妈妈使用，就有引发流产的危险。精油当中只有很少数的几种对孕妈妈才是所谓的“安全精油”，所以孕期使用精油一定要谨慎。

在孕前 4 个月内，孕妈妈最好只使用不含精油成分的橄榄油、小麦胚芽油、酪梨油、杏仁油等植物油来按摩身体，尤其是肚子，以减少妊娠纹的发生。其中，洋甘菊、玫瑰、罗勒、肉桂、丁香、薄荷、雪松、没药、丝柏、薰衣草、鼠尾草、迷迭香、牛膝草、茉莉、杜松、樟树、檀香、马郁兰、百里香、艾草、山金车、白桦、冬青等精油都是刺激性较大的精油，孕妈妈千万不要使用。

## 孕早期应少用电脑

电脑已经超越其他家用电器成为与现代人朝夕相对时间最长的电器，不少职场孕妈妈们更是坚持到生产前才停止工作。在这期间，孕妈妈接触最多的就是电脑，而电脑辐射也是让不少孕妈妈最头疼的问题。1988 年美国专家曾调查 1583 名孕妈妈的妊娠情况，结果发现，在孕期前 3 个月胎儿器官形成期，孕妈妈从事电脑操作每周超过 20 小时，发生自然流产的概率比未从事电脑操作的孕妈妈明显要高。

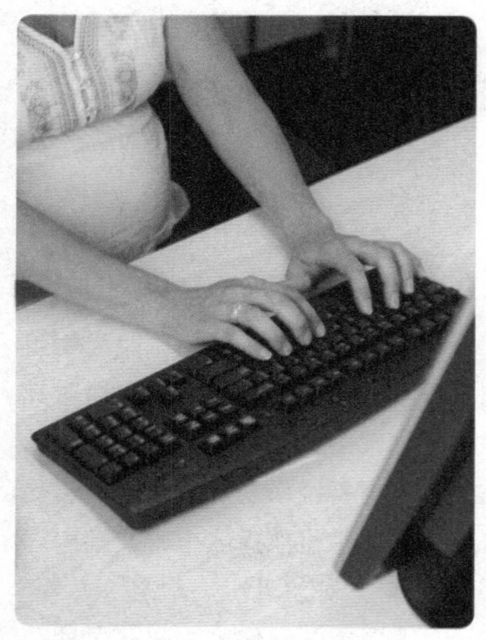

孕前 3 个月孕妈妈应减少使用电脑的时间，以减少电脑辐射对孕妈妈和胎宝宝造成的影响。

其实，对孕妈妈而言，只要控制好怀孕前 3 个月使用电脑的时间，对孕妈妈和胎宝宝造成的影响就可以有效减弱。实在需要使用电脑时，孕妈妈也应穿防辐射服，用笔记本代替台式电脑等方法来减少电脑辐射对胎儿的影响。

## 孕妈妈护肤要讲究

（1）别碰引起皮肤过敏的物质。防腐剂、芳香化合物、色素是孕期绝对不能“碰”的物质。同时，它们还是引起皮肤过敏的三大物质。香料成分越复杂，用量越大，刺激越重，越容易引起皮肤过敏反应。

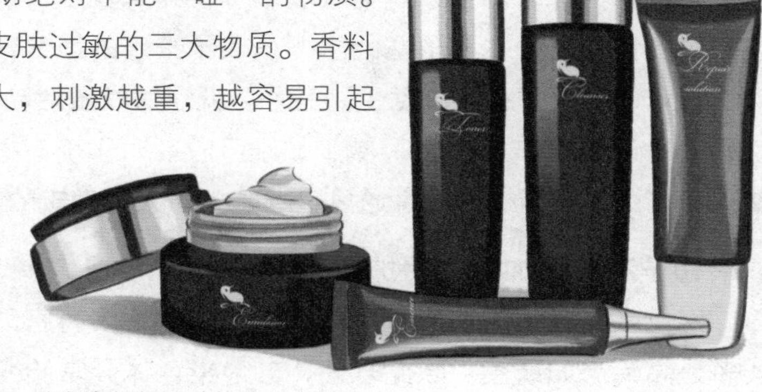

孕期准妈妈要对护肤品有所取舍。

（2）防晒不能美白。夏季选择防晒护肤品时，注意护肤品中所含的成分，孕期不要使用具有美白功效的防晒护肤品。因为一些具有美白功能的防晒护肤品中添加了有害金属元素如汞、铅、砷，或使用了大量研细的钛白粉。皮肤长期吸收汞等有害元素会导致神经系统失调，视力减退，肾脏损坏，听力下降，皮肤黏膜敏感，且有害元素可由母体进入胚胎，影响胚胎发育。

## 常见疾病孕期用药遵医嘱

孕期中合并一些常见病，如感冒、腹泻、尿路感染等，可在医生指导下使用药物。按常规剂量、常用疗程及常见方法，一般对胎儿影响不大，不必讳疾忌医。

（1）感冒等呼吸道疾病：可使用感冒冲剂、板蓝根冲剂、双黄连口服液或头孢拉定、头孢氨苄等。

（2）尿路感染：除多饮水外，可服用头孢类及阿莫西林等药物。避免使用喹诺酮类药物（诺氟沙星、氧氟沙星、环丙沙星），否则会影响胎儿骨骼。

（3）腹泻与胃肠炎：可口服小檗碱、阿莫西林、十六角蒙脱石、复合B族维生素等。

## 家有孕妈妈别用蚊香

日常生活中常用的蚊香的主要成分是菊酯类，是国家允许使用的一种低毒高效杀虫剂，在合理的比例之内，一般不会对人体造成伤害。但是，市场上销售的一些劣质蚊香，除了含有除虫菊酯外，还含有六六六粉、雄黄粉等，这些物质对人体具有毒性，并会在人体内蓄积，对胎儿发育会造成一定的影响。

专家建议，怀孕后孕妈妈最好采用蚊帐或纱窗等传统的防蚊方法，或通过在卧室内摆放茉莉花、薄荷或玫瑰等植物来驱蚊，但对花粉、气味过敏的孕妈妈应慎用。静水和阻塞的水槽是蚊子繁殖的地方，因此及时清除室内室外积水，可有效防止蚊虫滋生。另外，低温时蚊子活动会减少，一般情况下，空调温度设定在 25℃时，可减少蚊子叮咬。对于确有必要点燃蚊香的，应尽量选择在白天，灭蚊后注意通风，以减少对人们健康的影响。

### 高龄初孕产妇要加强孕期护理

为什么高龄初产妇应做产前宫内诊断呢？因为唐氏综合征的畸形痴呆儿大多是高龄产妇所生。除此以外，其他染色体异常胎儿的出生率也同样随着产妇年龄的增大而增高。

| | | |
|---|---|---|
| **一般孕妇** | 18 三体综合征 | 1/8000 |
| | 13 三体综合征 | 1/19000 |
| | XXY 综合征 | 1/500 |
| | X 三体综合征 | 1/1500 |
| **高龄初孕** | 18 三体综合征 | 1/450 |
| | 13 三体综合征 | 1/750 |
| | XXY 综合征 | 1/250 |
| | X 三体综合征 | 1/450 |

国外有报道说，40 ～ 44 岁产妇中染色体异常胎儿总的娩出率为 1/45 左右，有的文献报告甚至高达 1/25 左右。

为了保证高龄初孕妇的孕期健康安全，同时避免生出有先天性畸形的孩子，高龄初孕妇应从确诊怀孕时起，每半月检查 1 次，要特别注意血压和尿的检查，以便及时发现妊娠中毒征。自第 8 个月起，每周应检查 1 次，发现胎位异常或胎儿畸形，应及时采取措施。这里所说的检查是对高龄初孕妇的一般常规检查，并非指每周都要进行 1 次的宫内检查。宫内检查最好在妊娠 4 ～ 5 个月时进行，因为此时羊水量多，能在胎儿周围形成较宽的羊水带，胎儿在内浮动，不易伤及胎儿，对孕妇及胎儿均无害。

高龄初产妇由于骨骼、肌肉的弹性有所下降，在分娩前一定检查产道是否正常，胎儿能否在产道顺利娩出。如果胎儿大小适宜在产道自然娩出，这当然最好；如果胎位不正、胎儿过大或产道不正常，一般以采取剖宫产为好，以防止因难产、滞产对产妇及胎儿造成严重危害。高龄初孕妇、初产妇要特别注意孕期、产期的精神卫生，不要过于紧张或焦虑不安，应该相信在现代医疗条件下，高龄妇女在怀孕及分娩中出现的问题都是可以解决的，高龄妇女同样可以获得如意的孩子。

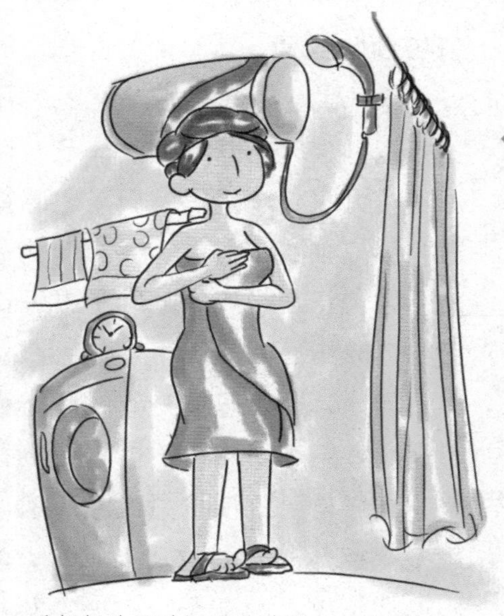

孕妈妈洗浴时间不宜过长。

## 孕妈妈洗浴有讲究

### 1. 采取淋浴方式

孕妇洗澡应采取淋浴的方式，千万不要将下身泡在水里。因为妇女怀孕后，阴道内乳酸量降低，对外来病菌的杀伤力大大降低，泡在水里细菌有可能进入阴道，引起宫颈发炎、附件炎，甚至发生宫内感染，严重者发生早产。另外，淋浴时应留神别滑倒，防止因摔伤导致的流产或早产。

### 2. 不要超过 15 分钟

孕妇洗澡时间不要太长，每次洗澡时间不宜超过 15 分钟。洗澡使血管扩张，血液流入躯干、四肢较多，进入大脑和胎盘的血液暂时减少，氧气含量也减少。洗澡时间过长不但会引起自身脑部缺血，发生晕厥，还会造成胎儿缺氧，影响胎儿神经系统的生长发育。

### 3. 室温不宜过高

孕妇洗澡时室温不宜过高，温度以皮肤感觉不到冰凉为宜，也就是和体温差不多或者比体温略高，如果室温过高，很可能因为缺氧导致胎儿发育不良。

### 4. 水温不能太热

孕妇应用适宜的温度洗澡，一般 38℃左右水温最佳，水温过热使母体体温暂时升高，破坏了羊水的恒温，有可能杀伤胎儿的脑细胞。

## 积极预防感冒

孕早期感冒是一种最常见的呼吸系统疾病。这是因为怀孕后女性身体的免疫能力会有所降低，当季节变换或气温反差较大，尤其是冬季室内、室外温差较大时，孕妈妈就极易患感冒。且怀孕后孕妈妈的鼻、咽、气管等呼吸道黏膜充血、水肿，也使抵抗力下降，容易被呼吸道病毒感染而引起感冒。而胎宝宝正在孕妈妈的肚子里生长发育，孕妈妈一旦患上感冒，很容易对胎宝宝造成伤害，甚至危及胎宝宝的生命。

因此，孕妈妈首先要做好防寒保暖和清洁卫生的工作，积极预防孕早期感冒。如果患了感冒，也应尽量避免服用任何药物，而要多多休息和补充营养，依靠自己的抵抗力战胜疾病，让身体早日康复。另外，感冒后，孕妈妈可多喝点儿开水和果汁类饮料，增加维生素 C 的摄入，以稀释身体内细菌、病毒的浓度。或在茶杯内倒入 60℃左右的热水，将口、鼻部置入茶杯内口，不断吸入热蒸汽，一日数次，效果也不错，休息几天感冒就会好了。如必须用药应在医生指导下酌情服用。

## 尽早确认自己是否怀孕

从理论上讲，排卵的第 9 天，若是妊娠就可以用较敏感的方法检测出是否妊娠。为明确有无妊娠，可采用妊娠试验进行检测。妊娠试验是利用孕妇尿液及血清中含有绒毛膜促性腺激素的生物学或免疫学特点，检测体内有无绒毛膜促性腺激素的方法。目前临床上应用广泛的早孕诊断试纸，也称单克隆抗体早孕检测，其原理与“酶免疫法”相同。只是应用胶体金标记抗体，省掉了酶标记测定中与底物作用的步骤，加入金标记后，直接在试纸上显示为红色，更方便快捷。

怀孕后，肚子里的小东西会刺激孕妈妈的身体，孕妈妈的身体往往会出现各种预示症状。如：停经，它是怀孕的最先症状；胸部变敏感，你可能发现自己的胸部变大了，还可能出现刺痛感，乳晕的颜色也会加深变暗；疲乏无力，嗜睡；尿频，甚至一小时一次；味觉或嗅觉更加灵敏；口味变化，反感某些食物或特别偏好某种食物；恶心呕吐。这都是刚怀孕几天就可出现的反应。

备孕过程中，如果出现以上症状，就可能是怀孕了。这时可以先通过早孕试纸进行初步检测，为了慎重起见，最好再到医院进行详细检查，确认怀孕，排除宫外孕等情况。

## 饮食与营养

### 孕妈妈宜多喝牛奶

在整个孕期中，钙质的补充非常重要，因为孕妈妈通过脐带向胎儿传输钙质，胎宝宝的骨骼才能正常发育。如果母体钙摄入不足，胎儿需要的钙就会从母体的骨骼及牙齿中夺取，以满足生长的需要，这样易使母体血钙降低，发生小腿抽筋或手足抽搐。所以孕期孕妈妈一定要注意钙质的补充。

营养专家认为，孕妈妈补钙的最好方法是喝牛奶。牛奶中的钙最容易被孕妈妈吸收，而且磷、钾、镁等多种矿物质和氨基酸的比例也十分合理。每100克牛奶中含有约120毫克钙。孕妈妈每天喝200 ~ 400克牛奶，就能保证钙等矿物质的摄入。此外，牛奶中含有的磷，对促进幼儿大脑发育有着重要的作用；牛奶中的维生素 $B_2$，有助于提高胎儿的视力发育；牛奶中的钙，能够增强胎儿骨骼和牙齿强度，促进胎儿的智力发育；牛奶中的乳糖，能够促进孕妈妈对钙和铁的吸收，加快其肠胃蠕动，避免便秘；牛奶中的铜、铁和维生素A，能让孕妈妈皮肤变得更光滑，有弹性；牛奶中的锌能加速孕妈妈伤口的愈合；牛奶中的镁可以帮孕妈妈缓解神经系统和心脏的疲劳；牛奶中有高消化性的蛋白酶，能够帮助孕妈妈全面吸收钙、铁、磷等矿物质。可见，进食牛奶对于胎儿的生长发育绝对有利无害，所以建议孕早期孕妈妈要食用牛奶，需注意的是胃肠功能弱、肾病患者也不能大量喝牛奶。

不过，孕妈妈在利用牛奶补充营养时，一定要注意进食牛奶的方法。首先，不要空腹喝牛奶，这样会造成养分转化为热能，白白消耗掉。其次，不要喝煮沸过久的牛奶，这样会使部分牛奶沉淀为焦糖，可引发癌症。再次，最好不要在刚煮开的牛奶中放糖，以防影响消化吸收。此外，最好选择超高温灭菌和无菌包装技术生产的牛奶。

### 孕妈妈吃什么水果好

大家都知道，孕妈妈吃水果好，但是吃什么水果，吃多少好，就很少有人知道了。下面我们给孕妈妈们介绍

孕妈妈常吃苹果、柑橘、秋梨、樱桃、西柚等水果，有助于孕妈妈补充各种营养素和矿物质。

一些有益孕妈妈健康的水果。

| | |
|---|---|
| **苹果** | 苹果含有多种维生素、矿物质、苹果酸、鞣酸和细纤维等，有助于胎宝宝发育的同时，也可以防止孕妈妈过度肥胖。而且，苹果富含锌，专家研究发现，如果产妇在妊娠期间体内锌元素充足，分娩的时候会较为顺利 |
| **樱桃** | 樱桃所含的铁质非常丰富，几乎是苹果、橘子等水果的 20 倍，居水果之首，是孕妈妈的理想水果。但是，樱桃是温性水果，吃多了容易上火，因此上火、溃疡、妊娠糖尿病患者最好不要食用。一般孕妈妈吃樱桃的话，建议每天控制在 12 颗左右 |
| **西柚** | 在优生优育知识普及的今天，很多准爸妈都知道叶酸对胎宝宝的作用，西柚里就含有较多的天然叶酸。此外，西柚含有的维生素、微量元素和可溶性纤维素都是孕妈妈在整个孕期必不可少的营养素。所以，妇产科医师一直把西柚作为孕妈妈的首选水果 |
| **秋梨** | 秋梨作为我国最古老的水果之一，具有防治外感风寒、肺部感染及肝炎的功效，也可以治疗妊娠水肿及妊娠高血压 |
| **柑橘** | 柑橘的汁富含柠檬酸、氨基酸、碳水化合物、脂肪、多种维生素、微量元素和矿物质，很受孕妈妈的欢迎。柑橘也属温性水果，补阳益气，过量食入反而对身体无益，故建议孕妈妈们每天吃柑橘不要超过 3 个，总重量控制在 250 克以内 |
| **柠檬** | 柠檬含锌、碘、铁等多种矿物质，对胎宝宝的发育有着重要的作用。而且柠檬富含维生素 C，能增强孕妈妈的免疫力，可预防感冒，还能让出生以后的宝宝皮肤更加细腻。柠檬味酸，鲜吃容易刺激肠胃，建议调成饮料或泡水喝 |

### 孕妈妈吃鱼也要有选择

一般认为，孕妈妈吃鱼对自身和胎儿应该是有益的。但近年来美国曾公布 4 种鱼类（鲨鱼、马头鱼、剑鱼及马加鱼）汞含量过高，孕妈妈、计划怀孕的女士、喂奶母亲和小孩不宜食用。后来又补充公布某些海产品汞含量 超标，在黑名单中加入 7 种海产品，以保障妇女幼童免受水银中毒之害。该 7 种海产品分别为金枪鱼、墨西哥湾牡蛎、海鲈、比目白鳕鱼、马林鱼、梭子鱼及白口鱼。当局还建议孕妈妈减少食用罐头装的金枪鱼、鬼头刀、鳕鱼及狭鳕，因为这类罐头鱼的汞含量也很高，食用的分量应以每月一次为限。美国当局指出，孕妈妈可安全食用的海产品，包括人工饲养的鳟鱼及鲶鱼、虾、左口、太平洋三文鱼、黄鱼、中大西洋蓝蟹及黑丝蟹鱼。

研究证明，胎儿在母体中吸收过量的汞，会影响脑部神经发育，将来孩子的学习能力会有缺陷，还会留下智力发育迟缓等后遗症。所以，为了孩子的将来，请孕妈妈谨慎选择安全健康的鱼进食。

### 酸味食品的宜忌

孕妇嗜酸味食品是有好处的，因为酸味食品可刺激胃液分泌，提高消化酶的作用力，促进胃肠蠕动，改善孕期内分泌变化带来的食欲下降以及消化功能不佳的状况。加上酸味食物可提高钙、铁以及维生素等养分的吸收率，故有助于胎儿的骨骼、脑及全身器官的发育。

需要注意的是，吃酸味食品要讲究科学性，也就是说，孕妇宜食用西红柿、橘子、杨梅、石榴、葡萄、苹果等新鲜果蔬，不要吃人工腌制的酸菜、醋制品，虽然味道也是酸的，但养分已遭到不同程度的破坏，而腌菜中含有亚硝酸盐等致癌物，对母体及胎儿的健康都非常不利。

另外，山楂中有加速子宫收缩的成分，应禁食，否则可能诱发流产。

### 适合孕妈妈吃的健康零食

妊娠早期大部分孕妈妈都会出现妊娠反应，比较嘴馋，喜欢不停地吃各种各样的零食。虽然市场上很多常见的零食都是不健康的食品，但也有一些是健康的，是可以供孕妈妈食用的。下面我们给孕妈妈们介绍几种健康的零食，可供孕妈妈妊娠期解馋。

葡萄干：葡萄干能补气血，利水消肿，其含铁量非常高，还可以预防孕期贫血和浮肿，孕妈妈可适当食用。但有些孕妈妈，尤其是患有妊娠糖尿病

孕前
1周
2周
3周
4周
5周
6周
7周
8周
9周
10周
11周
12周
13周
14周
15周
16周
17周
18周
19周
20周
21周
22周
23周
24周
25周
26周
27周
28周
29周
30周
31周
32周
33周
34周
35周
36周
37周
38周
39周
40周

的孕妈妈千万不能吃葡萄干，以免影响血糖、血脂和血压的测量值。

核桃：核桃也是一种健康可供孕妈妈食用的零食。核桃含有丰富的维生素E、亚麻酸以及磷脂等，对促进胎儿的大脑发育很重要。不过，核桃中的脂肪含量非常高，吃得过多必然会因热量摄入过多造成身体发胖，因此孕妈妈也不宜多吃核桃。

板栗：板栗含有丰富的蛋白质、脂肪、碳水化合物、钙、磷、铁、锌、多种维生素等营养成分，有健脾养胃、补肾强筋的功效。孕妈妈常吃板栗，可以健身壮骨，强壮骨盆，并能消除孕期的疲劳。

海苔：海苔浓缩了紫菜当中的各种B族维生素，特别是核黄素和烟酸的含量十分丰富，有助于维持人体内的酸碱平衡，而且热量很低，纤维含量很高，对孕妈妈来说是不错的零食。

## 孕妈妈食谱推荐

### 红枣山药汤

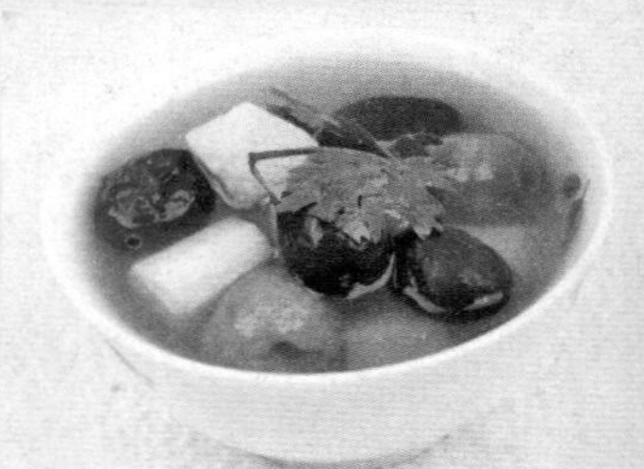

**材料** 山药200克，桂圆肉5克，红枣4颗，冰糖12克。

**做法** ❶将山药去皮洗净切块；桂圆肉、红枣洗净，浸泡备用。❷净锅上火倒入水，下入山药、桂圆肉、红枣、冰糖煲至熟即可。

**推荐理由** 调养身体，预防和治疗贫血。

### 羊肉生姜粥

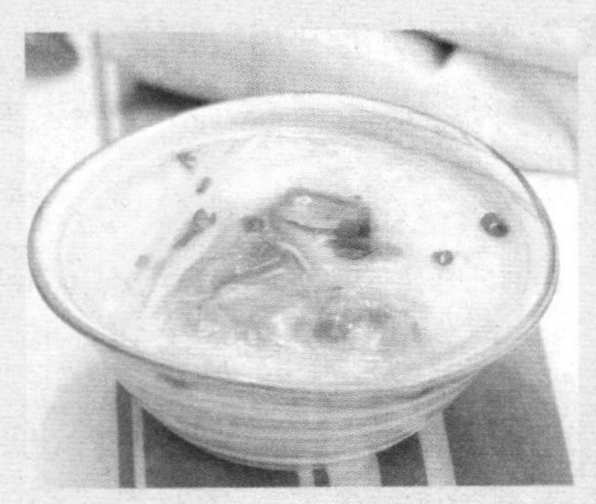

**材料** 羊肉片100克，姜丝10克，大米80克，葱花3克，盐2克，鸡精1克，胡椒粉适量。

**做法** ❶姜丝洗净；羊肉片洗净；大米淘净，备用。❷大米入锅，加适量清水，旺火煮沸，下入羊肉片、姜丝，中火煮至米粒开花。改小火熬至粥熟，调入盐、鸡精、胡椒粉，撒入葱花即可。

**推荐理由** 散寒暖身，为受孕做好充足准备。

## 阳光“孕”动

### 孕妈妈运动注意事项

孕妈妈进行运动前，一定先认真了解孕期运动安全指南及孕期锻炼的注意事项，然后再行动，以免伤害到自己和胎宝宝。

室内运动场所应保持空气流通，不要在非常炎热和潮湿的环境中运动。

运动宜缓慢，慢慢开始，缓和地进行，最后缓慢而平静地结束。

运动次数应由少渐多，动作则是由简而繁。

应注意自身的呼吸、心跳和血流的稳定，避免极度牵拉的、跳跃的、具有过高冲击力、过于急促的运动。

如果感到不舒服、气短和劳累，要休息一下，感觉好转后再继续运动。

孕早期不要做背部的锻炼。这样做会使给胎儿供血的血管承受过大的压力，影响对胎儿的供血。

如果孕妈妈本身有心脏病、气喘病史，或者有破水早产、子宫颈闭锁不全、阴道出血、妊娠高血压以及前置胎盘等症状或现象，则应立刻停止运动。

### 选择适合自己的运动方式

散步是一项非常适合孕妇的运动。散步可以帮助消化，促进血液循环，而且运动强度小，避免受伤，还可以锻炼骨盆肌肉，为以后顺利分娩做好准备。

游泳这项锻炼也不错，特别适合原来就爱游泳的女性。由于体重能被水浮力支撑起来，不易扭伤肌肉和关节，可以很好地锻炼、协调全身大部分肌肉，增进耐力。不过，最好在温水中进行，水太冷容易使肌肉发生痉挛。另外值得注意的是，胎膜破裂后，应停止此项运动。

妊娠体操是专门为孕妇设计的，可进行有目的、有计划的锻炼，有利于分娩和产后的恢复。

还有其他一些运动，如一

般的跳舞。总之只要不感到吃力，都可以根据自己的情况来进行。

## 胎教方案

### 做好孕期胎教计划

所谓胎教，是指孕妈妈在怀孕期间的心理、生理状态对胎儿将来的身心、智力发展上产生的影响。我们认为母亲和胎儿是“一心同体”的，母亲的生活如果没有规律，胎儿当然也不会好。如果孕妈妈在准备做胎教之前，能详细地了解孕期每个阶段的特点，并随之做好胎教计划，对提升胎教功效有十分重要的意义。

而且，虽然胎儿还在妈妈的肚子里，但是他也是具备人格和天才潜力的人，科学合理地对胎儿进行胎教，必能促进孩子的智力和人格的发展，从而培养出一个优质的宝宝。

### 了解胎宝宝的脑部发育过程

大脑是神经中枢所在地，人的智商高低与否与大脑的发育程度密切相关。而人的脑部物质的形成时期正是胎儿时期，约 1000 亿个脑神经细胞，会在受精之后的 280 天里慢慢地形成。胎儿的大脑每时每刻都在发生着变化。根据胎儿大脑的发育情况，从胎儿期开始进行系统科学的胎教是不可或缺的。以下以月份增长为顺序，来解读腹中胎儿大脑的变化。

怀孕 1 个月时，是受精卵旺盛重复分裂的时期，脑的原形大体形成。

怀孕 2 ~ 3 个月时，脑的各部分，如大脑、延髓等器官逐渐分明，脑的分化也开始进行。

怀孕 4 ~ 5 个月时，脑部迅速发育，脑部形成，但脑的表面尚未产生皱褶。

怀孕 6 ~ 7 个月时，脑细胞分化逐渐形成，表面开始产生皱褶，接近成人的脑部构造。

怀孕 8 ~ 9 个月时，胎儿的脑部发育完成。皱褶基本成形，脑细胞几乎与成人相同。

怀孕 10 个月，也就是胎儿出生时，脑的重量约 400 克，脑的神经细胞约有 1000 亿个。此后，神经细胞数量不会再增加。为了传达信息，开始髓鞘化，神经胶质细胞开始增加，脑部逐渐发达。

# 第3周 悄然发生的变化

## 胎宝宝的生长发育

最具活力、跑得最快的那颗精子，终于“翻山越岭”与卵子会合了，它奋力钻入卵子中，受精卵就此形成。它只有大约0.2毫米大小，重1.505微克。这两周受精卵将实现从受精到着床的全过程。准妈妈成了真正的孕妈妈，神奇的孕育之旅从此开始。

从受精卵形成的那一刻起，胎宝宝的性别就已经被决定了。此后，这颗受精卵将通过输卵管进入子宫着床，在这个过程中它将迅速由一个细胞分裂

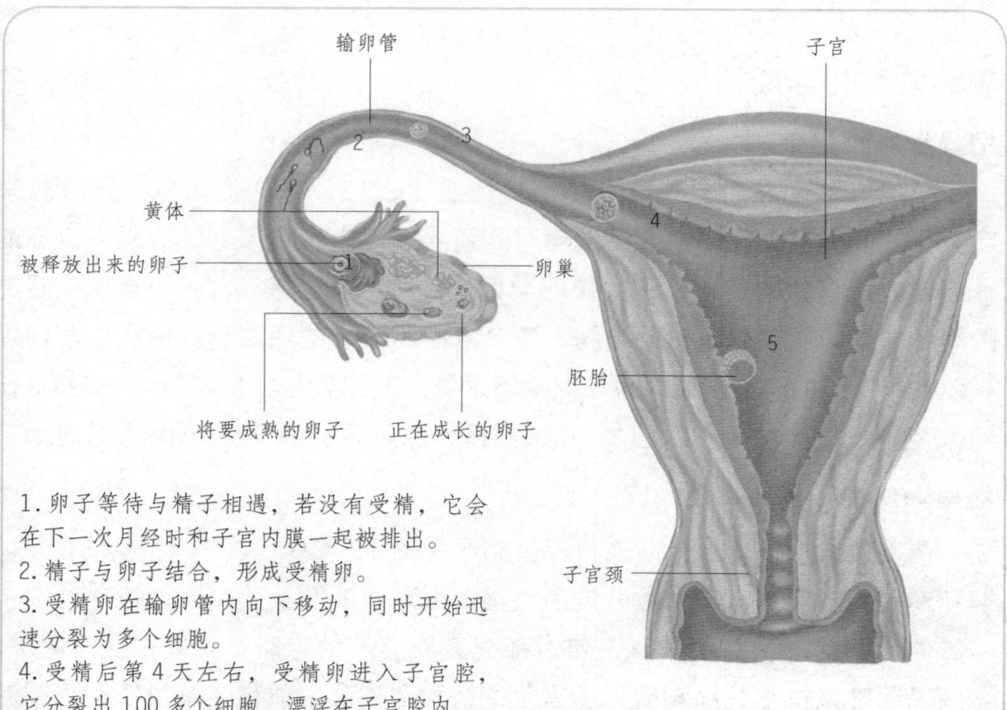


1.卵子等待与精子相遇，若没有受精，它会在下一次月经时和子宫内膜一起被排出。
2.精子与卵子结合，形成受精卵。
3.受精卵在输卵管内向下移动，同时开始迅速分裂为多个细胞。
4.受精后第4天左右，受精卵进入子宫腔，它分裂出100多个细胞，漂浮在子宫腔内。
5.受精3周后，受精卵开始着床，它将自己牢固地植入柔软厚实的子宫内膜之上，至此完成受孕。

成多个细胞，成为一个总体积不变的实心细胞团，又名“胚泡”。

## 孕妈妈的身体变化

本周准妈妈的身体看起来不会有任何变化，准妈妈自己可能也没有什么感觉，但是在体内却进行着一场生命的创造和革命。此时黄体激素开始分泌，使子宫变得柔软，阻止排卵和月经来潮，同时子宫颈黏液会开始变得更加黏稠，使子宫封闭起来，起到保护胎宝宝的作用。

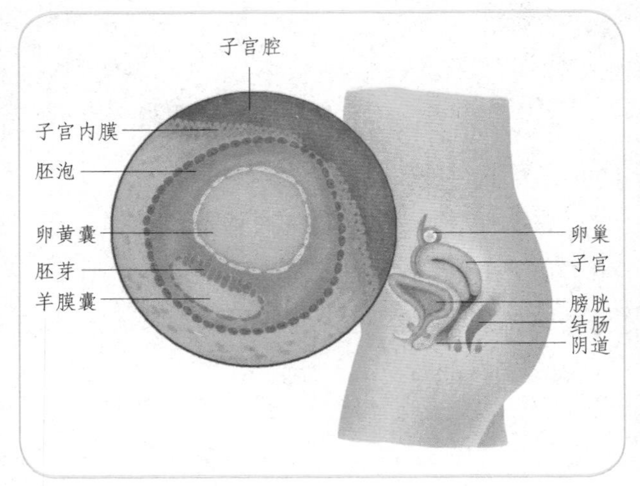


## 生活细节和孕期护理

### 把紧身衣收起来

孕妈妈从现在起要改穿宽松舒适的衣服，把紧身的小尺寸衣服收起来吧。孕妈妈的身材在孕期会逐渐变得圆润丰满起来，小尺寸的衣服不仅不能适应孕妈妈身材的变化，还会影响孕妈妈的呼吸和血液循环，甚至引发腿部的静脉曲张，不仅妈妈感到憋闷，还会限制胎宝宝的活动和舒适性。孕妈妈可以购买专门的孕妇服装，也可选择不束腰、胸部宽大、下摆宽大、裤腰宽松的服装穿着，以透气、保暖、宽松、舒适为原则，材质尽量选择纯棉质地。

### 孕早期要停止性生活

严格意义上讲，从受孕之日起，到孕初的12周内，应该严格禁止房事。孕初期是胎宝宝“牢牢扎根”的最关键时期，此时胎盘还尚未形成，胎宝宝与母体之间的联系并不牢靠，随时都有意外流产的可能。如果在这时同房，孕妈妈因性兴奋和性高潮引起子宫收缩，加上精液中前列腺素对子宫的刺激作用，强烈的宫缩很容易导致流产。尤其对于有过流产史、习惯性流产、宫颈闭锁不全、早产、羊膜早破、阴道炎、重大内科疾病、胎盘前置等病症的孕妈妈，应绝对禁止同房。

### 高龄孕妈妈要注意的问题

35 岁以上的高龄孕妈妈，卵子逐渐老化，容易受到各种环境因素的影响，导致染色体变异，形成不正常的受精卵，发生流产、死胎、难产、妊娠高血压综合征、畸形儿、遗传性疾病儿、先天疾病儿的概率比一般孕妇要高出 2~4 倍。因此高龄孕妈妈要加强产前检查，应从确认怀孕之日起，每半个月进行一次常规检查，第 8 个月起每周进行一次常规检查；第 4 个月起开始每周一次的宫内检查，及时发现各种症状和问题，以便尽早采取措施。此外，高龄孕妈妈，特别是高龄初次怀孕的妈妈，一定要特别注意孕期的心情调适，尽量消除紧张和焦虑情绪，以免给胎儿生长造成多一重的影响，要相信自己能够顺利度过孕期，产出健康活泼的宝贝。

### 孕妈妈腹部不宜太热

专家指出，孕妈妈尤其是怀孕 3 个月以内的孕妈妈，腹部不能过热，最好是保持常温。因为科学研究和临床实践已经证实，胎儿在前 3 个月对高温极为敏感，高温甚至有可能造成胎儿发育畸形或者流产。因此，处于孕期的女性应该特别注意，不能用过热的水洗澡，不能在肚子上焐热水袋。

当然，高温并不见得对所有的胎儿都会有不良影响，但造成不良影响的确实占有一定的比例。所以，孕妈妈在日常生活中不要过分求暖，让身体保持舒适的状态即可。

准爸爸的贴心守护

**孕妈妈做家务要适量**

在孕早期，孕妈妈的妊娠不适反应正在陆续出现，但这并不意味着孕妈妈不能做家务活，定期适当地做一些对身心有帮助的轻量家务劳动，能够让孕妈妈的身体得到舒展和锻炼，促进血液的流通，长期养成固定的生活习惯，还能为将来的顺利生产打下良好的基础。因此在家庭生活中，准爸爸要分清哪些家务活对孕妈妈来说有益无害，哪些家务活必须由自己全权承担。较为轻松的家务劳动如用温水手洗小件衣物、叠衣服等可以坐着干的家务活，擦桌子、整理房间、蒸米饭、浇花等时间较短的家务活，以及去超市购买少量日用品等轻松的家务活，可以让孕妈妈自己完成。至于做饭、洗衣服、晾晒衣物、拖地等较重的，需要久站、弯腰、下蹲的家务活，还是应由准爸爸来承担。

孕前
1周
2周
3周
4周
5周
6周
7周
8周
9周
10周
11周
12周
13周
14周
15周
16周
17周
18周
19周
20周
21周
22周
23周
24周
25周
26周
27周
28周
29周
30周
31周
32周
33周
34周
35周
36周
37周
38周
39周
40周

### 孕妈妈为自己选双合适的鞋子

可能是刚刚怀孕还没什么特殊的感觉，有的孕妇便像往常一样穿高跟鞋。其实这是非常危险的，很容易摔倒造成流产；而且后跟高使身体力量集中在腰部，非常费力，容易造成腰痛。怀孕时也不能穿没有后跟的鞋，因为鞋跟太短或没有跟，力量直接作用于脚后跟，走路时也容易疲倦。最好是选择有一点儿跟的鞋，高度是2厘米左右。

另外，孕妇千万不要买好看却不合脚的鞋子，否则不但穿起来容易疲倦，而且很容易崴脚或摔倒。同时，怀孕以后，下肢及脚部容易肿胀，所以尺码的选择更要仔细。

### 排卵期出血是怎么回事

女性怀孕后，最初的症状就是停经，所以怀孕初期是不会来月经的。但是有少数女性在怀孕后头3个月内，每月的原月经周期仍有少量阴道流血，临床诊断为孕卵着床后所发生的孕卵植入性出血。西医叫排卵期出血，中医称之为“经间期出血”。

这个疾病并不单单发生在孕早期，怀孕前也可能出现。它是由于雌激素水平短暂下降，使子宫内膜失去激素的支持而出现部分脱落，引起的有规律的阴道出血。这种出血量不多，有些人仅是少量的咖啡色分泌物，一般持续半天或2～3天，最多不会超过7天，可伴有轻微的排卵痛和腰酸。这种出血一般是出现在低体温向高体温转变期间。如果症状轻的可以不治疗，但如果症状明显，有可能影响生育就应该治疗了。

另外，怀孕初期月经周期出现出血现象，这可能是一种病理现象。尤其是当伴随着腹痛的时候，这很有可能就是先兆流产或者宫外孕的症状，孕妈妈最好还是去医院检查一下，如果是病理性的原因，就要及时治疗。

## 饮食与营养

### 坚持服用叶酸

孕期前三个月是胎宝宝神经管发育的关键时期，准妈妈要继续备孕期每日补充叶酸的好习惯，服用方法和用量一般应保持不变。在服用叶酸制剂片的同时，也要注意补充富含叶酸的食物，如深绿色蔬菜、动物肝脏、谷物类食物、豆类、坚果类食物、新鲜水果等。

## 孕期孕妈妈能吃巧克力吗

很多女性都认为，孕期不能吃巧克力。巧克力所含糖分很高，可能诱发妊娠糖尿病。而且巧克力中还含有类似咖啡和茶的刺激成分，会影响宝宝神经系统发育。

但是芬兰最新的研究发现，在妊娠期间爱吃巧克力的孕妈妈所生的宝宝在出生 6 个月后更喜欢微笑或表现出开心的样子。该项研究还显示，那些容易紧张的孕妈妈，如果在妊娠期间能经常食用巧克力，其所生的孩子会不怕生人。芬兰科学家认为，之所以喜欢吃巧克力的孕妈妈所生孩子容易呈现出比较健康向上的情绪，可能和巧克力中所含的某种化学成分有关。孕妈妈在食用巧克力后会把这种化学物质传给正在母体内发育的胎儿，从而使其在出生后，特别是在 6 个月后，表现出积极的生活情绪。

因此，孕妈妈也能吃巧克力。只是，过犹不及，食用过多的巧克力还是会影响到孕妈妈和胎宝宝的身心健康的。所以孕妈妈应适量食用巧克力。

## 怀孕后能喝茶吗

有些孕妈妈在怀孕前就有喝茶的习惯，那么，怀孕后继续喝茶是否会影响胎儿的发育呢？传统认为，喝茶会影响胎儿发育，导致胎儿畸形，影响孩子的智力。不过，妇产专家告诉我们，孕妈妈适当喝茶是有益的。茶叶中所含的多种成分对人体有好处，如茶多酚、芳香油、矿物质、蛋白质、维生素等营养成分。孕妈妈如果能每天喝 3 ~ 5 克茶，特别是淡绿茶，能够加强心肾功能，促进血液循环，帮助消化，预防妊娠水肿。另外，绿茶中含锌比较丰富，可促进胎儿生长发育。

只是，孕妈妈喝茶时一定不能过量、过浓。大部分浓茶的茶汤中含有鞣酸，会影响胎儿对铁、钙等元素的吸收，造成孕妈妈妊娠贫血和胎儿先天性缺铁性贫血。此外，孕妈妈在孕期最好不要喝红茶。因为红茶中含有 2% ~ 5% 的咖啡因，会产生兴奋作用而使孕妈妈失眠，还会刺激胎儿增加胎动，甚至危害胎儿的生长发育。

## 素食孕妈妈如何补血

研究发现，孕早期补血可增加婴儿出生时的体重。通常，孕妈妈主要通过食用鸡蛋中的蛋黄、牛肉、动物肝脏、猪血及鸡鸭血等含铁量较高的食物来补

孕前
1周
2周
3周
4周
5周
6周
7周
8周
9周
10周
11周
12周
13周
14周
15周
16周
17周
18周
19周
20周
21周
22周
23周
24周
25周
26周
27周
28周
29周
30周
31周
32周
33周
34周
35周
36周
37周
38周
39周
40周

血。那么对素食孕妈妈来说，如何在避免食用荤菜的同时又保证铁的补充呢?

专家建议，素食孕妈妈宜增加豆类、全谷类、坚果类等含铁量较高的素食的摄取量，以避免贫血。其次，还要多食用血红色食物，如红枣、红豆、枸杞子等。此外，还要增加富含维生素C的蔬果，以避免贫血。

如果通过饮食不能够解决贫血症状，那么就应该在医生的指导下服用相应的药品，必要时要给予铁剂治疗，服用葡萄糖酸亚铁、硫酸亚铁、人造补血药等。同时服用维生素C或稀盐酸合剂，以促进吸收。

## 孕妈妈食谱推荐

### 西蓝花双菇

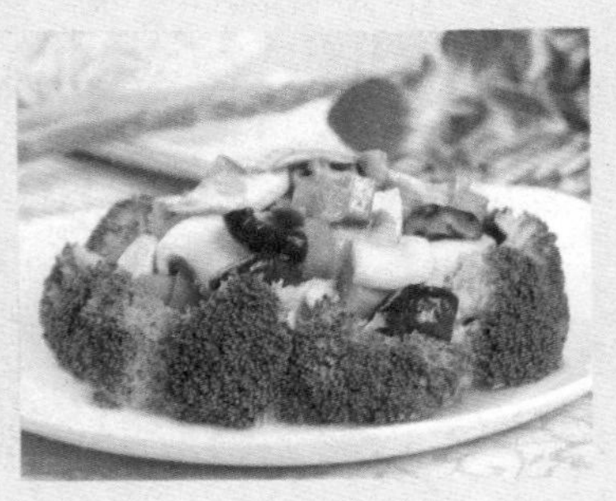

**材料** 草菇100克，水发香菇10朵，西蓝花1个，胡萝卜1根，盐、鸡精各3克，白糖、水淀粉各10克，花生油适量。

**做法** ❶所有原材料洗净，胡萝卜切片。❷锅加适量水烧开，将胡萝卜、草菇、西蓝花分别放入汆水。❸锅烧热，放入花生油，放香菇、胡萝卜片、草菇、西蓝花炒匀，加少许清水，加盖焖煮至所有材料熟，加盐、鸡精、白糖调味，以水淀粉勾薄芡，炒匀即可。

**推荐理由** 西蓝花具有促进胎儿骨骼生长的作用，与蘑菇、胡萝卜一同食用，还能够缓解食欲不振，预防癌症，提高孕妈妈的抗病能力。

### 菠菜猪肝煲木耳

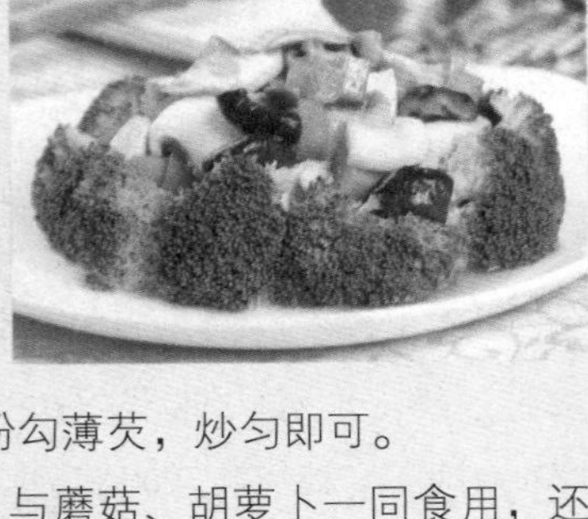

**材料** 猪肝300克，菠菜100克，木耳50克，花生油30克，精盐适量，味精3克，葱、姜各8克。

**做法** ❶将猪肝洗净切片焯水，菠菜洗净切段，木耳洗净备用。❷锅上火倒入花生油，葱、姜煸香，倒入水，下入猪肝、菠菜、木耳，调入精盐、味精煲至熟即可。

**推荐理由** 木耳能够促进大脑发育，猪肝和菠菜能够补血养血，将二者炖汤食用，能够对孕妈妈和胎宝宝起到很好的保健食疗作用。

## 阳光“孕”动

### 散步是孕妈妈首选的运动方式

有的女性不进行任何体育运动，从来不做健身操，也没有散步的习惯。如果你是那个队伍中的一员，那么我建议你要从现在开始体育锻炼。因为怀孕期间，孕妇应该慢慢建立起有规律的运动习惯，每天至少要运动一小会儿，不久你就会发现，每天做健身操、散步、游泳对健康非常有好处，并且在产后仍应坚持锻炼身体。你需要适度的体育锻炼——这样对你和胎儿都有好处——每天，你可以散散步，早上起来做一做运动。

散步对孕妇没有任何危险，它可以帮助消化，促进血液循环特别是腿部的血液循环，增强呼吸系统的功能；它还可以增强腹肌的力量。

孕妇以每天散步半小时为宜，且应选择在空气流通的地方进行，这样，准妈妈吸入的氧气会比平时多25%。如果工作太忙，不能每天散步，那么至少要坚持在周末散散步，尽可能多地呼吸新鲜空气。

之所以说散步是孕期的最佳运动方式，是因为散步不会带来早产的危险，也不会让你感到疲劳。

### 孕妈妈体操

孕妈妈进行适量的运动是非常有必要的。有的孕妈妈因为害怕损伤身体，而产生运动不足的现象，这给分娩会造成很大的困难。有的孕妈妈担心做孕妇体操身体运动过于剧烈会引起流产。事实上，在感到不疲劳的前提下，孕妈妈的正常运动是一举两得的好事，对母体和胎儿都有好处。而孕早期开始孕妇体操刚刚好。

孕妇体操的项目多种多样，孕妈妈可根据自己的身体状况选择合适的项目进行锻炼。只要运动强度在正常范围内，都可以达到锻炼的目的。每天做孕妇体操，可以帮助孕妈妈放松腰部和骨盆等部位的肌肉，有利于分娩时胎儿通过产道，为顺利分娩做好准备。孕妇体操还可以防止孕期体重增加和重心变化等因素而引起的肌肉疲劳和功能低下。此外，还能使孕妇体操使孕妈妈感到周身放松、精力充沛，为将来宝宝的身心健康打下良好的基础。

## 胎教方案

### 了解胎宝宝的器官发育过程

健康的器官是健康身体的必备条件。胎宝宝的身体在子宫里会发育成什么样子？怎样进行胎教更有益胎儿器官的发育？下面为大家一一介绍。

怀孕 1 ～ 2 个月，胎宝宝听觉开始形成，接着小手、小脚以及面部器官开始出现雏形。但是，此时胎宝宝的感官功能还未形成，所有器官还只是初显雏形。

怀孕 3 ～ 4 个月，胎宝宝的皮肤开始有感觉，随着神经元的增多，用手触碰孕妈妈的腹部，胎宝宝会蠕动起来。孕 11 ～ 12 周胎儿味觉发育完成，可感觉到甜、酸等多种滋味。这个月，是胎宝宝触觉、味觉的形成期。

怀孕 5 ～ 6 个月，胎宝宝的听觉越来越发达，听到不喜欢的声音会皱眉。18 ～ 20 周开始，孕妈妈会感觉到胎动，胎宝宝也会对孕妈妈的触摸做出收缩反应。

怀孕 7 ～ 8 个月，胎宝宝脑部的发育非常快，能认知节奏和旋律，有时还会用胎动对声音做出回应。同时还能感觉光线的明暗，对外界的刺激也越来越敏感。

怀孕 9 ～ 10 个月，胎宝宝几乎能对任何光线产生反应，眼睛也能灵活地眨动。随着宫内空间的相对缩小，胎动开始没那么频繁，不过此时他的器官已经发育完善。

### 准爸爸也要参与胎教

在传统观念中，总以为胎教是孕妈妈一个人的事，但是在此我们要提醒大家一件很重要的事，那就是让准爸爸也参与到胎教中。因为根据一项研究报告指出，胎儿对男生低频率的声音比对女生高频率的声音要敏感。怀孕时

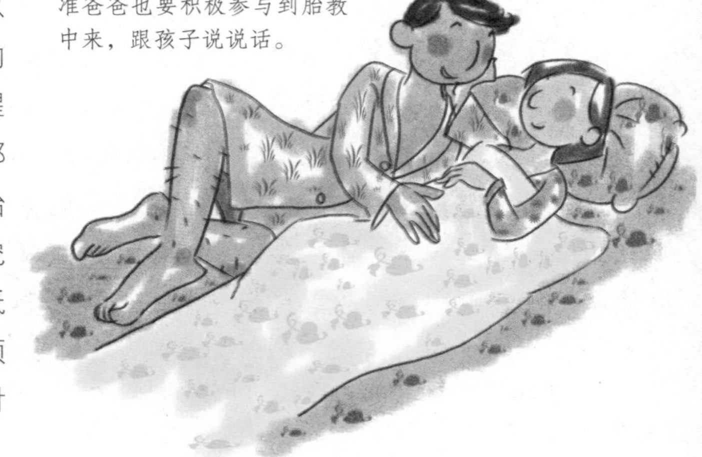

准爸爸也要积极参与到胎教中来，跟孩子说说话。

期准爸妈温柔的说话声，可以刺激胎儿的听觉发育，也可以增进胎儿的舒适和安定感，使胎儿有“被爱”的感觉。

而且，准爸爸参与胎教能让孕妈妈感觉受到重视与疼爱，胎儿也能感受到愉快的心情，日后成为一个快乐的孩子，因此准爸爸在胎教中所扮演的角色非常重要。准爸爸摸着孕妈妈的肚子和宝宝打招呼，说故事并唱歌给他听，教他简单的知识及常识等，这样对胎儿脑部的发育会有很大的帮助，胎儿也能感受到爸爸的关怀与用心。

**冥想胎教：保持孕妈妈的愉悦心情**

冥想胎教可以帮助孕妈妈放松心情，解除压力，缓解不适，使孕妈妈保持愉悦的好心情。冥想胎教不是随时随地都能进行的，最好选择一个固定的时间和场所，如黎明或黄昏，在安静的房间仰卧或者盘腿而坐。这时要彻底放松全身，调整呼吸，摒除杂念，专注地展开想象，想象最能让自己感到放松和惬意的画面，如碧蓝的海湾、幽静的树林等，渐渐地，远处传来孩子悦耳的笑声，让你情不自禁地微笑起来，仔细体会和感受自己在冥想中所感知的快乐；此外，也可以想象一下腹中胎宝宝的模样，有研究显示，这种冥想可能有助于胎宝宝朝着妈妈的意愿去塑造自己。

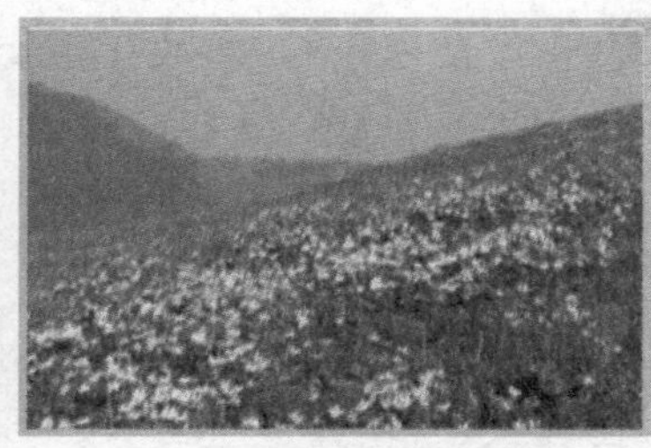

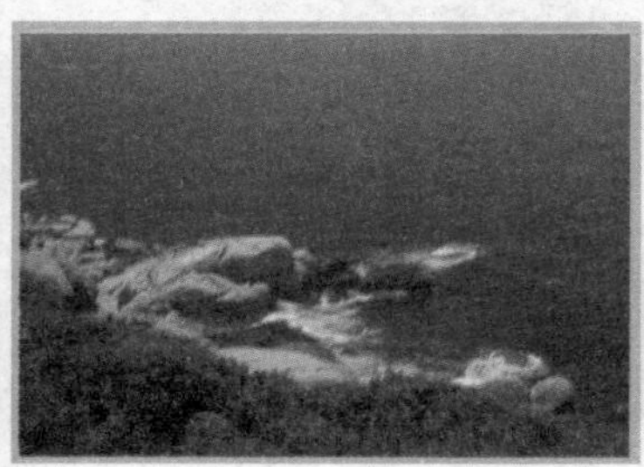

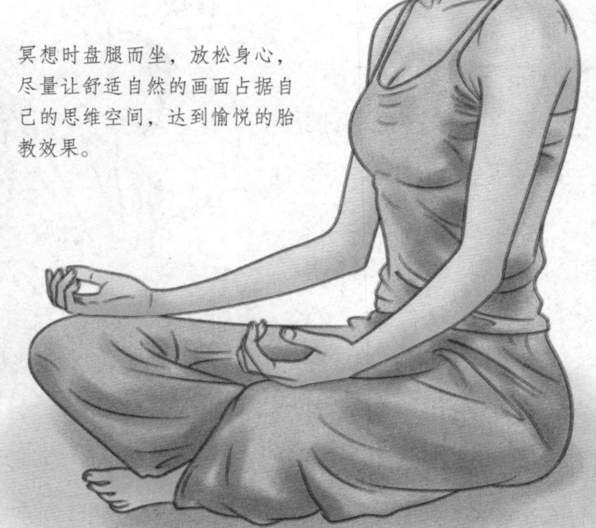

冥想时盘腿而坐，放松身心，尽量让舒适自然的画面占据自己的思维空间，达到愉悦的胎教效果。

# 第4周 宝宝，你来了吗

## 胎宝宝的生长发育

本周受精卵已经确定子宫便是自己温暖的家了，于是分泌出能够分解蛋白质的酶，破坏子宫内膜，在内膜表面形成一个缺口，并逐渐向里层侵蚀。当受精卵进入子宫内膜之后，子宫膜上的缺口迅速修复，把受精卵包围，这意味着受精卵“着床”了。着床发生在受精后的第 7 ～ 8 天，此时的受精卵称为囊胚。着床的囊胚慢慢长大，这时大脑的发育已经开始，囊胚不断地分裂，一部分形成大脑，另一部分则形成神经组织。

这时的胚胎长约 1 毫米，是一个椭圆形的小物体，差不多就像苹果的种子一样，隆起的部分便是心脏原基。心脏原基虽不具有心脏的形状，但已有活力，在还未成人形的身体中轻轻地搏动。

## 孕妈妈的身体变化

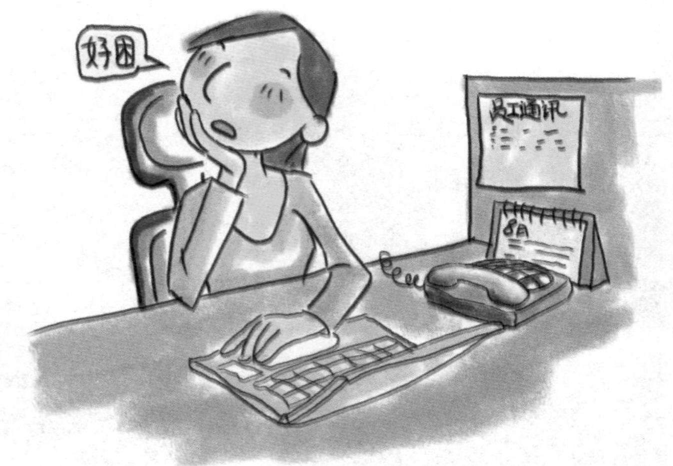


某些敏感的准妈妈这时候可能会稍感到疲倦，或下腹部有胀闷的感觉，甚至会有少量出血的情况。因为宝宝还太小，准妈妈在这一周里还不会有特别的感觉。体形和体重都没有变化，从外表上看不出妊娠的迹象。此时准妈妈通过早孕试纸已经可以证实自己怀孕，要及时到正规大医院或专科医院进行确认，并根据健康状况、经济条件、居住地点、医院医疗水平选择孕期保健和分娩的定点医院，建立孕产期健康档案。

# 生活细节和孕期护理

## 怕热的孕妈妈如何安然度夏

持续的桑拿天，让人们感到烦躁、难耐、苦不堪言。对于正在孕育新生命的孕妇来说，夏季更是难熬。孕妇在夏季应注意哪些事项才可顺利度过炎炎夏日？

### 1. 穿衣要宽松

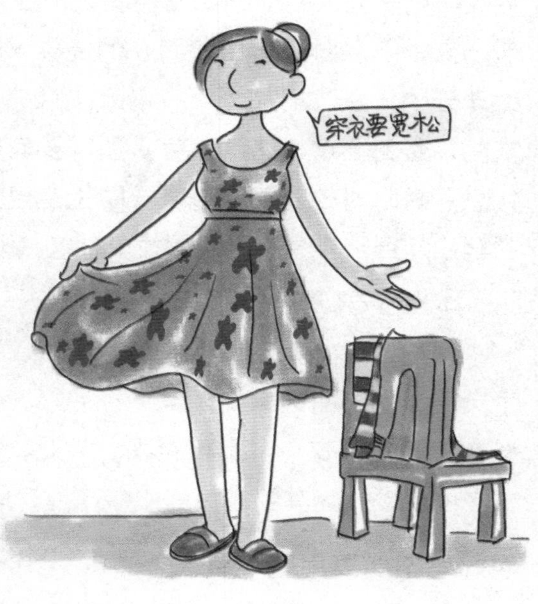


夏季，人体出汗较多，加上孕晚期胎儿的生长发育较快，孕妇的基础代谢率比一般常人要高，因此一定要选择利于排汗的衣物（如纯棉、宽松的衣服），这样相对凉快些，而且出汗后也容易被衣服吸收，不容易引起皮疹、皮肤感染等。孕妇最好选择棉质的孕妇裙子或孕妇裤，胸罩和腰带不宜束缚过紧，以免引发乳腺增生和影响胎儿的发育，还应该经常用温水擦洗身体，以保持皮肤清洁。

### 2. 注意饮食平衡及卫生

为了保证母体和胎儿的营养，孕妇在夏天要注意保持良好的食欲，多吃新鲜蔬菜，如黄瓜、西红柿、扁豆、冬瓜等。饮食要清淡不要太油腻，避免高糖食品和冷饮。炎热的夏天，汗水会带走身上大量的盐分，可以经常喝点儿清凉祛暑的绿豆汤。

同时，夏季是肠胃疾病的高发季节，由于孕产妇心血管系统调节能力差，脾胃功能一般比较弱，抗病能力也低于常人，如果饮食稍有不慎，就会影响脾胃的消化吸收，从而引起腹泻，对母子都不利。因此，孕妇一定要注意饮食卫生，尽量避免吃冷饮，否则会引起消化道感染，严重的会导致子宫收缩，进而引发早产。

此外，在选择饮料时不要选用加色素、防腐剂和含有咖啡因的可乐型饮

孕前 1周 2周 3周 4周 5周 6周 7周 8周 9周 10周 11周 12周 13周 14周 15周 16周 17周 18周 19周 20周 21周 22周 23周 24周 25周 26周 27周 28周 29周 30周 31周 32周 33周 34周 35周 36周 37周 38周 39周 40周

料，以免影响胎儿发育。孕妇最好饮用白开水以及新鲜果汁等。

3. 避免劳累

盛夏酷暑，天气闷热，人们的心情难免会有些烦躁。孕妇因为生理变化情绪容易出现波动，再加上孕妇的体力消耗较大，很容易感到疲劳，比常人更容易感觉热。这种情绪也会干扰子宫内胎儿生长的环境，而过度劳累可能导致孕妇晕厥、胎动不安或早产。

夏季睡眠对于孕妇和胎儿的健康十分重要，足够的睡眠除了能使肌体得到充分的休息、增加体力、消除疲劳感外，更为重要的是能使神经功能尽快恢复，避免不良情绪的发生。所以要有一定的时间午睡，并注意工作中间的休息。睡眠时，若用空调，要防止室温过低，也不要让空调、电风扇直接吹到孕妇，否则容易患上感冒或其他疾病。

4. 出行要防暑

孕妇中暑轻则头晕、胸闷、多汗、恶心，重则高热、昏迷、抽搐，严重者会导致胎儿宫内窘迫、宫内死胎、死产、早产等。所以，预防中暑关系到母亲和胎儿的安危，不可轻视。因此，孕妇增强防暑意识很重要，应尽量减少户外活动，尤其要避免在中午高温时段外出，一旦外出要做好防暑措施。

## 孕妈妈不能再用风油精

夏天，风油精是人们喜欢随身备用的物品，它具有提神醒脑、祛风镇痛、驱蚊止痒等功效。然而，它的主要成分——樟脑却具有一定的毒性作用。尤其对怀孕前 3 个月的孕妇危害更大。

风油精所含的樟脑进入人体后，一般正常人体内的葡萄糖磷酸脱氢酶会很快与之结合，使之变成无毒物质，然后随尿一起排出体外，所以不会发生不良反应。然而由于生理上的变化，孕妇体内的葡萄糖磷酸脱氢酶的含量降低，怀孕 3 个月内如果过多地使用风油精，樟脑就会通过胎盘屏障进入羊膜腔内作用于胎儿，严重时可导致胎儿死亡引起流产。

在刚出生的新生儿体内，也缺乏葡萄糖磷酸脱氢酶，产妇如大量使用风油精，樟脑会随气味透过新生儿娇嫩的皮肤和黏膜渗入血液中，使红细胞破裂，溶解成胆红素。血液中的胆红素含量过高，还会透过脑膜与脑细胞结合，引起婴儿黄疸症，出现全身发黄、口唇青紫、棕色小便、不吃奶、哭声微弱、嗜睡等症状，严重的还会出现抽风、惊厥等神经症状，即使经过治疗也可能使婴儿脑功能受损。所以，孕产妇不要用风油精。

### 预防孕妈妈手脚冰凉的方法

正常的情形下，怀孕期间母体的血流量应该会增加，相对地，体温也会比平时高。但是也有一些孕妈妈会出现手脚冰冷的情况，这多是由于血液量不足，血液循环状况较差，营养摄取不均衡等引起的。当孕妈妈出现这种情况时，如果置之不理，可能会影响到胎儿的发育，造成胎儿器官成熟度不足，容易对其日后的健康产生不良的影响。所以，虽然孕妈妈出现此现象并不多见，可是一旦发生这种情形，绝对不可以忽视，应该尽早改善。

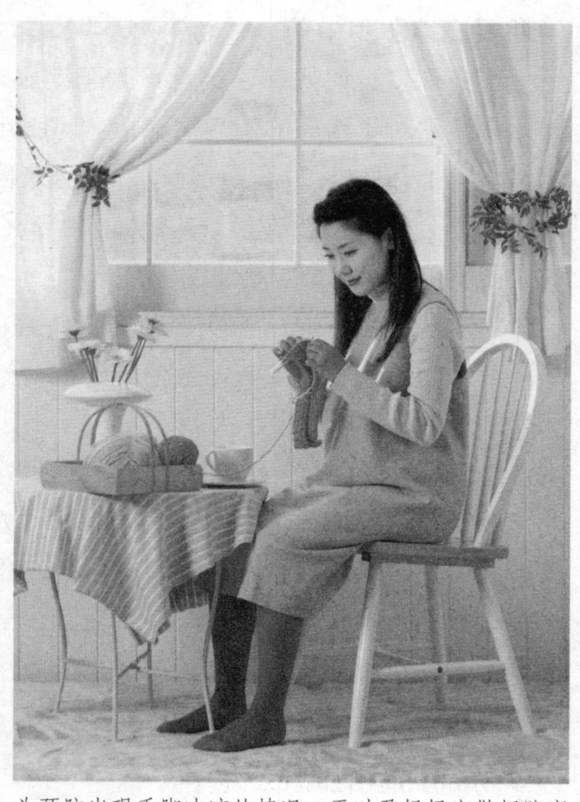

为预防出现手脚冰凉的情况，平时孕妈妈应做好防寒保暖的工作。

若孕妈妈出现手脚冰冷的情况，应该更重视手脚的保暖工作，比如穿着较厚的棉袜或戴手套。孕妈妈平常在家，不妨将米酒加入水中煮开，然后用米酒水或热水泡脚，让手脚比较暖和些。准备米酒水时，可加上姜或葱一起煮。煮开之后，先将手脚放在米酒水上，利用热气来达到保暖效果，等温度降到42℃左右，再将手脚放到米酒水中浸泡，一方面能保暖，一方面也可促进四肢末梢的血液循环。

### 孕妈妈要做好防晒工作

对于孕妈妈来说，相比未怀孕前更应做好防晒工作。因为孕妈妈的皮肤防护力比较脆弱，不仅容易晒黑，而且还会加重脸上的蝴蝶斑。为防止皮肤被紫外线灼晒，产生黑色素，简单的防晒工作要开始了。

现在市场上出售的防晒霜大多都添加了化学成分，不能完全保证其安全性，因此不主张使用。专家推荐孕妈妈进行“绿色防晒”，如出门打遮阳伞，戴宽边帽子，或者用橄榄油直接涂抹在脸上。

## 孕期要谨慎服用中药

现在许多孕妈妈都已经意识到孕期服用西药会对胎儿带来不利的影响，因此在孕期对于西药的使用很谨慎。对服用中草药，很多孕妈妈却认为很安全，事实上却并非如此。近几年的优生遗传研究证实，部分中草药对孕妈妈及胎儿也会有不良影响。尤其是怀孕的最初 3 个月内，除慎用西药外，中草药亦要慎用，以免影响胎儿的发育。

中草药中的红花、枳实、蒲黄、麝香、当归等，具有兴奋子宫的作用，易导致宫内胎儿缺血缺氧，致使胎儿发育不良和畸形，甚至引起流产、早产和死胎。而大黄、芒硝、大戟、商陆、巴豆、芫花、牵牛子、甘遂等中草药，则可通过刺激肠道，反射性引起子宫强烈收缩，导致流产、早产。

有些中草药本身就具有一定的毒性，如斑蝥、生南星、附子、乌头、一枝蒿、川椒、蜈蚣、甘遂、芫花、朱砂、雄黄、大戟、商陆、巴豆等，它们所含的各种生物碱及化学成分十分复杂，有的可直接或间接影响胎儿的生长发育。所以对含上述中草药的中成药须警惕，对注明有孕妈妈禁用、慎用的中成药，应避免服用。

## 怀孕初期阴道出血怎么办

女性在怀孕初期会出现一些早孕症状，这是多数女性都了解的，然而阴道出血也是早期怀孕常见的问题，却让许多孕妈妈们感到困惑，因为怀孕最明显的信号就是月经停止，他们通常会很担心阴道出血是否会引起流产或生下不正常的胎儿。

其实，女性在怀孕前半期发生阴道出血后，大约有一半的病人都能成功地继续怀孕，另外约 30% 的病人会发生自然流产，10% 的病人是子宫外孕，而极少数病人可能是葡萄胎、子宫颈病灶等问题。研究表明：早期怀孕出现阴道出血后，如果继续怀孕成功而生产，其婴儿有先天性异常的比例并未因此而有增加的现象。

如果孕早期在出现怀孕初期症状的同时伴有阴道出血的现象，必须及时就医，在诊断确定后，则必须根据诊断做适当的处理。如果是子宫外孕或葡萄胎，则必须予以手术或药物治疗。如果是正常子宫内怀孕，则必须适当卧床休息。至于是否需要补充黄体素，目前仍未有定论，一般认为如果在怀孕前的月经周期有黄体期缺陷或有习惯性流产病史者，最好予以补充黄体素。

## 饮食与营养

### 孕妈妈要少食多餐

孕妇在妊娠期间胃肠功能受到影响，一次进食过多不易消化吸收，而且蛋白质会在肠道内发酵引起肠胀气，毒素无法排出，被人体吸收后对健康不利。而且怀孕使孕妇消耗多，新陈代谢加快，少食多餐有利于及时补充能量。少食多餐时补充的水分不仅可补充出汗、尿频的消耗，而且可以稀释病毒产生的毒素，随排尿带出，增强人体的抵抗力。少食多餐，多食细软而富有营养的食物，才能既不增加胃肠道负担，又可满足身体对营养的需求，提供更持久的能量。

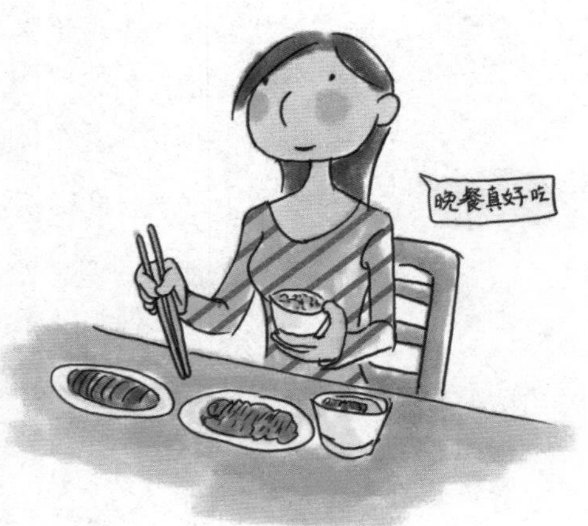


### 不要强迫孕妈妈吃东西

孕吐是孕妈妈保护腹中胎儿的一种本能反应。如果孕妈妈觉得某种食品很难吃，就不应强迫孕妈妈吃这种东西，而应根据孕吐的症状，对孕妈妈的日常饮食做出相应调整，以适应腹中胎儿生长发育的需要。

营养学家主张孕妈妈的饮食应以“喜纳适口”为原则，尽量满足其对饮食的嗜好，尽量避免可能会让她觉得恶心的食物或气味。如果孕妈妈觉得好像吃什么都会觉得恶心，不要着急，可以吃那些能提起孕妈妈胃口的东西，哪怕这些食物不能让孕妈妈达到营养均衡也没关系。不管什么东西，多少吃进去一点儿，总比吃一大顿但全都吐出去了要强很多。

### 为孕妈妈推荐的一天食物搭配

吃得好不能只考虑热量，要知道自己所吃食物的品质，有些营养物质是健康妊娠必不可少的。要多吃各类食物，这个原则很重要，因为大部分食物依照量的多少来提供不同的营养，多吃各类食物能摄取适量的营养。

以下推荐的是每日食谱，但这只是基本指南，你可以稍加变化，以适合自己的口味。另一种有趣又实用的方法就是与其他妊娠的朋友和邻居一起组织“妊娠美食聚会”。

| | |
|---|---|
| **早餐** | 鸡蛋、全麦面包，提供 B 族维生素、维生素 E、膳食纤维和铁。水果口味甜酸奶，含钙、维生素 C 和膳食纤维。一杯橘子汁含丰富的维生素 C 和必要的水分 |
| **上午点心** | 全麦面包有膳食纤维；酸酵母和花生酱分别提供 B 族维生素和蛋白质；香蕉含有钾，钾有助于铁的吸收；牛奶含有蛋白质和钙 |
| **午餐** | 花椰菜和干酪汤含有叶酸、钙和蛋白质；土豆有丰富的糖类和膳食纤维；沙丁鱼供给钙和维生素 D |
| **午后点心** | 随时可吃些生菜茎秆，富含维生素和矿物质 |
| **晚餐** | 鸡肉富含蛋白质，糙米富含糖类和膳食纤维，再加点儿蔬菜就是营养均衡的饮食。甜点吃新鲜水果，提供带有自然甜味的膳食纤维 |
| **夜宵** | 牛奶、干酪和饼干提供钙、钾和膳食纤维 |

## 怎样吃鸡蛋最有营养

鸡蛋吃法多种多样，那怎样吃鸡蛋才最有营养呢？就营养的吸收和消化来讲，煮蛋为 100%，炒蛋为 97%，嫩炸为 98%，老炸为 81.1%，开水、牛奶冲蛋为 92.5%，生吃为 30% ~ 50%。因此，煮鸡蛋是最有营养的吃法。

不过，吃鸡蛋还要讲究食用方法，要注意细嚼慢咽，否则会影响吸收和消化。而且孕妈妈最好吃整个鸡蛋，虽然蛋白中的蛋白质含量较多，而其他营养成分则是蛋黄中含得更多。做菜的话，鸡蛋羹、蛋花汤都很适合孕妈妈和婴幼儿食用，因为这两种做法能使蛋白质松解，很容易被身体消化吸收。

有的孕妈妈喜欢喝生鸡蛋，认为营养价值高，其实，这是不正确的。生鸡蛋里含有抗生物素蛋白和抗生物蛋白，阻碍人体肠胃中的蛋白酶与蛋白质接触，影响蛋白质的吸收，会导致孕妈妈食欲不振、全身无力、肌肉疼痛等。另外，生鸡蛋内含有“抗胰蛋白酶”，会破坏人体的消化功能。至于那些经过孵化但还没有孵出小鸡的“毛鸡蛋”，就更不卫生了，极易引起细菌感染。

## 五种饮食方案缓解早孕反应

注意食物的形、色、味，使其引起食欲，选择容易消化和吸收的食物，这有利于防止呕吐。在能吃的时候，尽可能吃想吃的东西。要减少每次进食的量，少食多餐，多喝水，多吃些富含膳食纤维和维生素 $B_1$ 的食物，可以防止便秘。改善就餐环境可以调节情绪，激起孕妇的食欲。应避免吃油腻、油炸、含人工香料的食物。饭后半小时尽量避免躺着，以免胃酸逆流造成恶心感。

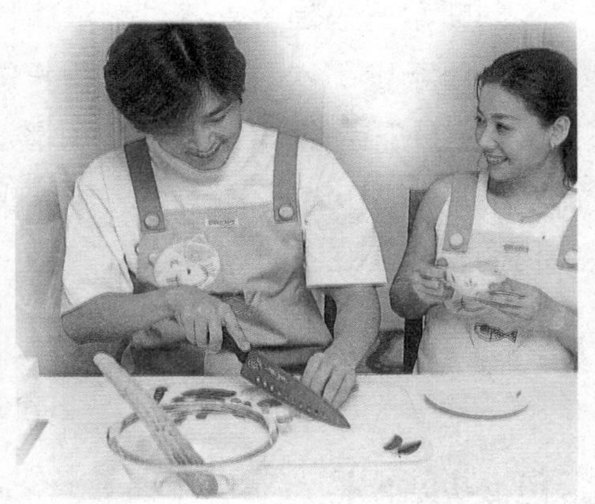

初期孕妈妈呕吐频繁，准爸爸要更悉心照顾，为她准备可以接受的食物。

（1）少吃多餐：为减少呕吐反应，三餐切勿多食，以免引起胃部不适或恶心呕吐；加餐，即准备少量、多品种的食品，如苏打饼干、咸味面包、口味清淡的点心、奶制品、瓜子等，感觉胃部不适时，吃下便可有所缓解。

（2）注意调味，促进食欲：孕妇可随意选用糖葫芦、酸梅、杏、柑橘、咸菜、牛肉干、陈皮梅、冰棍、酸奶、凉拌粉皮、凉拌西红柿、黄瓜等，以增进食欲，多吃蔬菜等还可以起到通便作用。

（3）不要“因吐废食”：不要怕引起早孕反应而拒食。即便是吐了，仍要再吃，只要有一部分食物留在胃里，就可供消化、吸收。

（4）增加体液，以免脱水：频繁呕吐者应选择稀粥、藕粉、酸梅汤、西瓜汁、山枣汁、椰子汁及多汁的水果，这样既增加水分、营养，又可促进食欲。

（5）避免不良刺激：如避免油腻、炒菜味及其他异味的刺激。

## 孕妈妈不宜营养过剩

怀孕期间，为了孕妈妈和胎儿的身体健康，良好的营养是必不可少的。但物极必反，孕期摄入太多的营养不但对母子健康不利，甚至有害。

孕妈妈过多摄入主食，使热量超标，会导致母亲过胖、胎儿过大。母亲过胖可能引起孕期血糖过高、妊高征（即妊娠高血压综合征），胎儿过大会导致难产。而胎儿体重越重，难产发生率越高。而且，由于营养过剩，体重超过 4500 克的巨大胎儿也时有出现。这些肥胖婴儿出世时，由于身体脂肪细胞大量增殖，往往导致将来发生肥胖、糖尿病、高血压等代谢性疾病。

判断孕妈妈是否营养过剩最简便、最常用的指标就是体重。怀孕期间每月称体重至少 1 次。孕前体重正常的女性，妊娠后的前 3 个月内体重可增加 1.1 ~ 1.5 千克；3 个月后，每周增加 0.35 ~ 0.4 千克，至足月妊娠时，体重比孕前增加 10 ~ 12.5 千克。如体重增加过快、肥胖过度，应及时调整饮食结构，并去医院咨询。

## 孕妈妈食谱推荐

### 包菜炒虾米

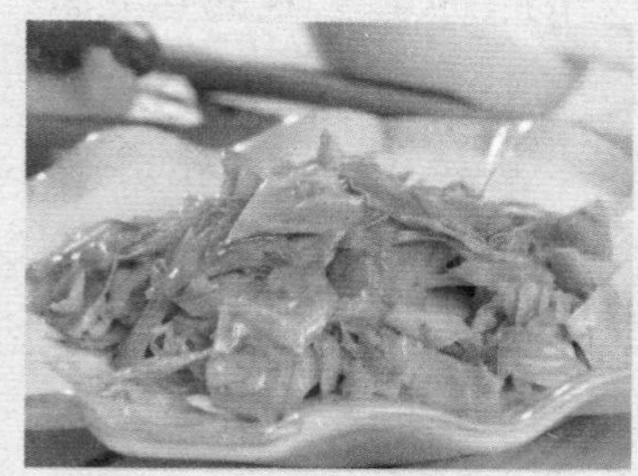

**材料** 包菜 450 克，虾米 50 克，蚝油 15 克，盐 3 克，鸡精 1 克。

**做法** ❶ 将包菜洗净，切片；虾米洗净。❷ 炒锅注油烧热，放入包菜和虾米同炒至熟。❸ 加入盐、鸡精和蚝油调味，起锅装盘。

### 橙汁山药

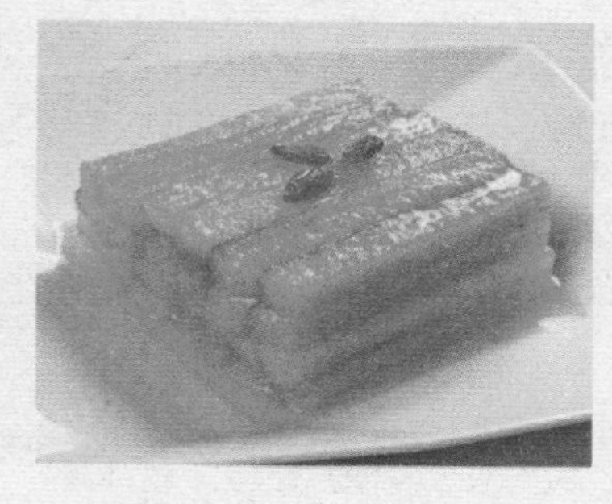

**材料** 山药 500 克，橙汁 100 克，枸杞 8 克，糖 30 克，淀粉 25 克。

**做法** ❶ 山药洗净，去皮，切条，入沸水中煮熟，捞出，沥干水分；枸杞稍泡备用。❷ 橙汁加热，加糖，最后用水淀粉勾芡成汁。❸ 将加工后的橙汁淋在山药上，腌渍入味，放上枸杞即可。

## 阳光“孕”动

### 孕早期孕妈妈的运动原则

科学合理的运动可以为准妈妈一路保驾护航，而体育锻炼本身对胎儿又是一种很好的“健康教育”。但是，一定要按照运动的标准去做。

**时间**

每次运动的时间最好保持在 30~60 分钟。每天 8~12 时、14~17 时是人体速度、力量和耐力处于相对最佳状态的时段，若在此时间里进行健身锻炼将会收到较好的效果。而3~7时、12~14时是人体相对低迷状态，如果在此时间里从事体育运动，易导致疲劳，且易发生运动型损伤。

缓和

孕早期的3个月，由于胚胎正处于发育阶段，特别是胎盘和母体子宫壁的连接还不紧密，很可能由于动作的不当使子宫受到震动，使胎盘脱落而造成流产。所以，孕早期运动应尽量选择慢一些的运动，像跳跃、扭曲或快速旋转等剧烈运动千万不能做。

适度

孕妈妈孕早期运动一定要遵从身体的反应，按时间积累灵活安排运动量，刚开始运动时不要勉强，可依身体状况而定，运动后如果感到累，就应该适当减少运动量。如果突然感到头晕、呼吸不畅、心跳加快等状况时，就要立即停止活动；如果出现阴道出血等异常现象，应立即就医。

## 孕早期运动的注意事项

在运动的时候，孕妈妈需要考虑到自己和宝宝的安全，因此需要注意以下事项：

（1）不要在太热、太冷或太潮湿的环境下进行活动，孕妇体温过高或过低，会影响胎儿发育。

（2）避免要剧烈跳跃或动作幅度大的运动，以免跌倒损伤胎儿。

（3）孕期超过四个月后避免以仰卧姿势进行的运动，因为胎儿的重量会影响血液循环。

（4）运动要循序渐进，整个过程须包括运动前的热身、伸展及运动后的调息阶段。

（5）怀孕期时的生理改变会导致韧带松弛，伸展时须小心避免过分拉扯肌肉及关节。

（6）孕妈妈运动时心率不能过快，尽量不超过最大心率。最大心率=(220－年龄)×60%。运动中准妈妈如出现晕眩、恶心或疲劳等情况，应立即停止运动；如发生腹痛或阴道出血等情况，要及时上医院检查。

（7）着装宜宽松舒适，鞋要合脚轻便；如果游泳，应穿专门为孕妇设计的游泳衣。

（8）运动中及时补充水分，防止虚脱。

此外，运动的环境和时间很重要。花草茂盛、绿树成荫的地方，空气清新、氧气浓度高、尘土和噪声都较少，对母体和胎儿的身心健康大有裨益。城市中下午4点到7点空气污染相对严重，孕妈妈要注意避开这段时间锻炼。

## 胎教方案

### 充足的营养是开展胎教的物质基础

一个新生命从受精卵开始，每一个阶段都有其独特的健康与智力价值，而营养又是胎儿整体价值及质量的基础和保障。可以说，科学的营养胎教甚至影响到宝宝一生的健康状况，因为它可以培养宝宝健康的饮食习惯，让宝宝从小就拥有强健体魄。

营养胎教主要包括两方面的内容。一方面是根据孕期的特点与胎儿发育的进程，合理安排蛋白质、脂肪、碳水化合物、矿物质、维生素、水等六大营养素，以保证母胎双方对营养的需求。另一方面，胎儿出生后的生活与饮食习惯往往带有浓浓的、母亲的影子。由此可见，营养胎教不等于以往单纯的营养补给，局限于母胎双方吃好、长好就行了，而是涉及食物的选择与组合、进食模式与习惯的更新等方方面面，展示出整个家庭累积的饮食科学与文明的程度，将优生的概念从胎儿期延伸到孩子出生以后。

### 语言胎教：宝宝，你终于来了

怀孕成功了！开始试着对肚子里小小的胎宝宝说几句开场白吧：我最亲爱的小宝贝，你现在好吗？等待了这么久，你终于来和爸爸妈妈见面了！你知道吗，爸爸妈妈正在为你的悄然而至激动不已，我们的三口之家正式成立了。现在的你是不是只有小苹果籽那么大呢，你一定要乖乖地茁壮成长，爸爸妈妈会给你所需要的一切，就这么静静地守护、陪伴着你，我们三个将一同度过很多年、很多年的美好时光，爸妈要见证你成长中的每一个瞬间。

### 音乐胎教：给宝宝唱几首快乐的歌

虽然现在胎宝宝还很小，最大不过5毫米，但是准妈妈可以开始用唱歌的方式进行音乐胎教了。唱几首自己小时候最喜欢的儿歌，或者较为欢快的流行歌曲，也可以自编自唱，只要怀着愉悦的心情，就能对胎宝宝的成长产生积极的影响。

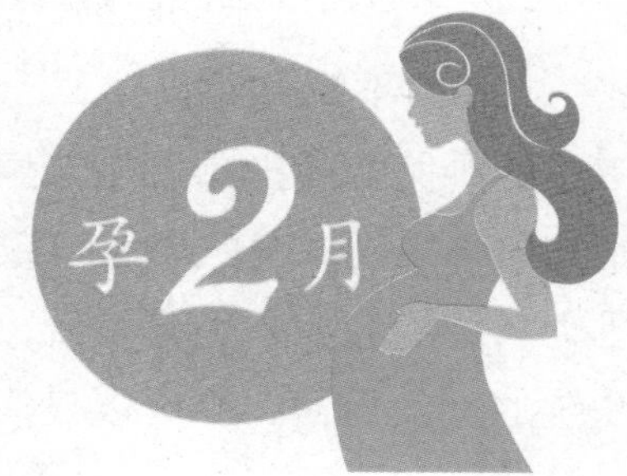


# 宝宝初现“人形”

孕 2 月，胎儿正在迅速地成长，孕妈妈的妊娠反应开始明显起来。在这个月里，准爸妈要在思想感情上确立母儿同安的观念，应该详细了解胎宝宝养护、孕妈妈保健、胎教等方面的知识，以便很好地在精神与饮食营养上养护孕妈妈和胎宝宝。

# 第5周 “好朋友”还没光顾

## 胎宝宝的生长发育

· 身长约 0.6 厘米，重约 1 克；

· 在子宫中扎根的胚囊此时已升级为胚胎，看上去很像一只微型的小海马；

· 胚胎不断分化出了三个胚层，即外胚层、中胚层和内胚层，每一个胚层中的细胞都将形成胎宝宝身体的不同器官。外胚层将分化为神经系统、眼睛和内耳组织、皮肤表层组织、毛发和指（趾）甲等；中胚层将分化为骨骼、肌肉、结缔组织、循环系统、泌尿系统等；内胚层将分化成消化系统和呼吸系统的上皮组织，膀胱以及阴道的部分组织。自此，胚胎的主要器官开始逐渐出现和生长。在这其中，外胚层的神经系统和中胚层的循环系统最先开始分化，这就是为什么孕早期要每天坚持补充叶酸，旨在预防胎宝宝神经管发育不全；

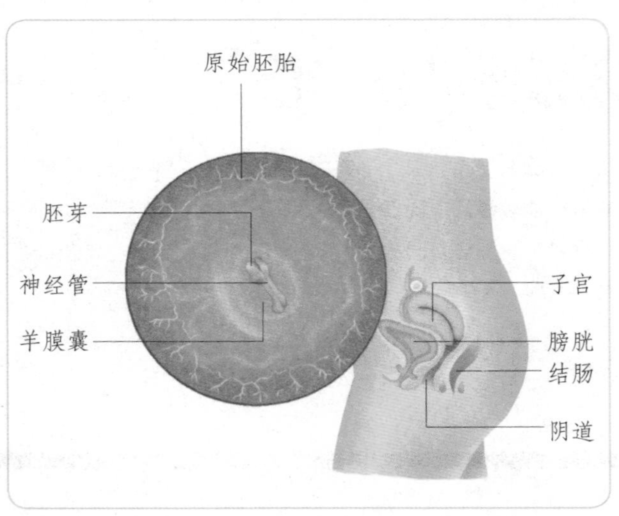


· 本周是胎宝宝先天性疾病的高发期，孕妈妈此时一定要注意避免接触致畸物，避免感冒和服药，维护好自身的健康。

## 孕妈妈的身体变化

孕妈妈的子宫内膜开始变得越来越柔软，但是恼人的恶心和呕吐也在这时开始逐渐出现，有部分孕妈妈甚至出现了乳房敏感、胀痛以及乳头触痛等症状，这些都是正常现象。

## 生活细节和孕期护理

### 精挑细选床上用品

孕妈妈在孕期的休息和睡眠至关重要，如果孕妈妈长期休息不好，很可能会影响到胎宝宝的发育，造成先天性的发育不全等症。因此孕妈妈的床上用品应尽量选择舒适、软硬适中的材质。

1 材质。准妈妈的床单、被罩、枕套、枕巾应选择纯棉质地，避免使用化纤或混纺材质。被子尽量不要选择羽绒被，否则会影响孕妈妈的呼吸系统健康。可多准备几套床单、被罩、枕套和枕巾，方便及时换洗和晾晒。

2 高度。枕头的高度以 10 厘米左右为宜，过高的枕头会压迫颈动脉，使大脑供血不足，引起脑缺氧；过低的枕头容易使孕妈妈颈部酸痛、落枕、口干舌燥、易打鼾。

3 软硬度。床垫的软硬度应以适中偏硬为准，也可较硬，但不宜过软。孕妈妈睡过软的床垫，容易导致身体疲惫，造成慢性腰肌劳损，床垫过硬则会导致孕妈妈在睡眠中频繁翻身，多梦易醒。如果孕妈妈睡的是硬板床，就要铺上 10 厘米左右厚度的棉垫，或者重量为 4 千克以上的棉被褥。

### 不用室内芳香剂

室内芳香剂的使用原理是用一种更强烈的香气掩盖和干扰另一种难闻的气味。室内芳香剂中含有较多化学成分，当它们挥发到空气中并被孕妈妈吸入体内后，有可能会对胎儿的生长造成不利的影响，同时孕妈妈也可能会发生头晕、头疼、心情烦闷等不适感。因此，孕妈妈所生活的居室中一定要定期开窗通风，让孕妈妈多吸入新鲜的空气，避免使用室内芳香剂。

### 选择鞋跟为 2 厘米高的鞋

一旦确认怀孕，孕妈妈就要告别以往使自己变得婀娜多姿的高跟鞋了。如果孕妈妈穿高跟鞋出行，很容易因孕期身体的变化导致重心不稳而摔倒，尤其是在孕早期，很容易使孕妈妈流产。那么孕妈妈就要穿平底鞋了吗？不是的。因为若鞋底过平，没有后跟，会使孕妈妈的身体重量过多地作用于脚后跟，很容易产生疲倦感。因此孕妈妈应穿带有 2 厘米左右鞋跟的鞋，这样的鞋最适合孕妈妈的体形，能更好地平衡足部的受力，保持身体平衡，利于孕妈妈出行。

### 这些化妆用品也不能用

1. 染发剂

染发剂不仅会引起皮肤癌，而且还会引起乳腺癌，容易导致胎儿畸形。到目前为止，虽然并没有染发剂给胎儿造成不良影响的报告，但染发剂中的不少种类，常引起皮肤的不良反应。如皮肤出现异位性皮炎，或是接触性荨麻疹，造成头皮发炎、红肿，甚至脱发。因此怀孕期间染发剂以尽量不用为妙。

2. 冷烫精

妇女妊娠后，不但头发非常脆弱，而且极易脱落，若是再用化学冷烫精烫发，更会加剧头发脱落。此外，化学冷烫精还会影响孕妇体内胎儿的正常生长发育。因此，孕妇也不宜使用化学冷烫精。

> 准爸爸的贴心守护
>
> **你的孕期角色扮演好了吗**
>
> 在孕期，准爸爸也要扮演好孕期角色，帮助孕妈妈排忧解难，消除各种障碍和顾虑，对孕妈妈和胎宝宝各项生理指标进行监控，保证孕妈妈生活的安全和健康，查缺补漏，时刻陪伴在孕妈妈左右。准爸爸要扮演的是一个护航者以及“全陪型保姆”的角色，大到产前检查，小到洗碗、擦地，准爸爸都应陪伴在侧，亲力亲为，尤其在孕妈妈情绪不稳定、任性、易怒的时候，准爸爸一定要耐住性子加以开导和缓解，做一名称职的准爸爸。

3. 唇膏

唇膏是由各种油脂、蜡质、颜料和香料等成分组成。其中油脂通常采用羊毛脂，羊毛脂有较强的吸附性，可将空气中的尘埃、细菌、病毒及一些重金属离子吸附在嘴唇黏膜上，当喝水、吃东西时易将附在口红上的有害物质带进入体内，影响胎儿健康。因此，准妈妈最好不涂唇膏，尤其是不要长期抹唇膏。

4. 美白祛斑霜

增白祛斑的产品中多含有汞的成分，因为汞的某些化合物具有增白美容效果。但汞是对人体健康有危害的一种重金属，对皮肤的伤害也大，长期使用含汞化妆品对人体的神经、消化道、泌尿系统等也有严重危害。孕妇尤其不宜使用。

5. 指甲油、香水等含酞酸酯的化妆品

指甲油及香水等化妆品往往含有一种名叫酞酸酯的物质，如果人体长期吸收酞酸酯，容易引起孕妇流产及生出畸形儿，尤其是男胎。因为这种有害物质会危害婴儿腰部以下的器官，引起生殖器畸形，孩子长大后，可能因此罹患不育症或阳痿。这是酞酸酯阻碍雄激素发挥作用而造成的恶果，所以孕期或哺乳期的妇女都应避免使用含有“酞酸酯”的化妆品。

### 建立有利于孕期睡眠的生物钟

孕妈妈每天至少要保证 9 小时的睡眠时间方有益母体和胎儿健康。这是因为孕妈妈怀孕后受激素分泌的影响，再加上身上又怀着宝宝，必然增加体力的消耗，因此一定比怀孕前更容易疲劳，所需的睡眠需求必定更高。

为了保证良好的睡眠质量，专家建议孕妈妈首先要养成良好的有规律的睡眠习惯，建立起有利于孕期睡眠的生物钟，即晚上在同一时间睡眠，早晨在同一时间起床。一般来说，孕妈妈最好每天晚上 10 点前就寝，以睡足 8 ~ 9 个小时。尤其是晚上 11 点到次日凌晨 4 点这段时间内，一定要保证最佳的睡眠质量。

除了尽量保持晚上的充足睡眠外，还可以在白天找机会小睡一下。而小睡的时间不用太长，25 分钟就足够。也就是说，白天累的时候，让自己适度小憩，也是补充体力的好方法，但须以 25 分钟为限，超过反而会使孕妈妈感觉更累。

## 饮食与营养

### 饮食以清淡开胃为主

孕妈妈的恶心开始了，有时还伴随呕吐，使得孕妈妈的胃口越来越差，此时不必强求补充过多营养，尽量食用一些较为清淡和开胃的食物，只要能够被消化，就能将营养输送给胎宝宝。在食量方面孕妈妈也不用强迫自己，能吃多少就吃多少，但也不要不进食，只要保证热量和蛋白质的合理供应即可。孕妈妈可以选择粥、汤羹、凉拌小菜、豆制品、馅饼、苹果、鸭蛋、番茄、红枣以及用鱼香、茄汁、醋熘等烹调手法烹制的菜肴。

### 少吃猪肝

猪肝含有丰富的维生素 A，能够减少胎宝宝畸形的风险，但是如果孕妈妈摄入过量的维生素 A，同样会导致胎宝宝的先天性发育不全。孕妈妈每周最多只能吃一两次猪肝，每次不得超过 50 克，否则就有可能导致维生素 A 摄入过量。建议孕妈妈可以用胡萝卜、橘子等食物代替猪肝进行维生素A的补充，较容易掌握摄入量。

**孕早期不用喝孕妇奶粉**

孕妇奶粉比一般奶粉多添加了多种孕期所需要的营养物质，如叶酸、铁、钙、DHA等，能够满足孕妈妈的营养所需。但是在目前的孕早期，孕妈妈还不需要大量的热量和营养物质，只要保证日常的饮食均衡即可，况且处在恶心、呕吐等早孕反应中的孕妈妈，也会对奶粉产生抗拒。等到了孕中期和孕晚期，早孕反应消退，孕妈妈的营养摄取不能满足胎宝宝的快速成长时，再进行补充。

**孕妈妈宜多食用有机农产品**

孕妈妈怀孕后，如果经济允许并且买得到，应该多购买有机农产品。这是因为现代化的农产品大多在种植的过程中会使用化学肥料、杀虫剂，这样的产品大多含化学污染的残留物，对孕妈妈和胎宝宝有一定影响。而有机农产品则多不用这些农药和化学肥料，产品就更为卫生安全，且往往更具有丰富的食物纤维和营养素，也比传统种植的农产品更安全。

此外，在购买猪肉、鸡肉等肉类菜时，也最好能挑选有机饲养的家畜、家禽，这样的产品不仅不太可能含有激素和抗生素等化学物质，更不太会携带如沙门氏菌这样的细菌，可以让孕妈妈吃得更放心。

**孕妈妈每天吃一把枣可增强抵抗力**

红枣属于补血的药物和食物，对于孕妈妈大有益处。因为红枣含有丰富的维生素C，可增强母体的抵抗力，还可促进孕妈妈对铁质的吸收。红枣中还含有十分丰富的叶酸，而叶酸参与血细胞的生成，可促进胎儿神经系统的发育；此外，红枣中维生素P的含量在百果中名列前茅，患孕期高血压、抵抗力低时吃枣对孕妈妈均有益。因此，专家建议让孕妈妈每天饭后吃上一把枣（5～10颗），这样既能补充营养又不至于损伤到肠胃。

不过，红枣营养价值虽高，但也不能让孕妈妈们吃得太多。这是因为枣皮中富含不易消化的粗纤维，过量食用会损伤孕妈妈的消化功能，造成胀气、便秘等症状。如果本身已有腹胀现象的孕妈妈就更不能多吃了。湿热重、舌苔黄的孕妈妈也不宜多吃，因为红枣味甜，多吃容易生痰生湿，水湿积于体内，由妊娠引起的水肿的情况就会更严重。

## 缓解孕吐的几款果汁

孕吐发生在怀孕期间，尤其是孕期前三个月时，让妈妈们饱受折磨。下面为你搜集了一些美味又有效的治孕吐的果汁饮料，希望能帮助准妈妈们战胜孕吐。

### 1. 苹果柠檬汁

材料：苹果、柠檬。比例：10 ∶ 1。

功效：柠檬有健脾消食之效，有益于孕妈安胎助孕，故柠檬有“宜母子”之称。 苹果甜酸爽口，可增进食欲，促进消化，可以缓解孕吐，补充碱性物质及钾和维生素，同时可以有效地防止孕期水肿。苹果富含纤维素、有机酸，易促进肠胃蠕动，防治便秘。

### 2. 火龙果雪梨汁

材料：火龙果、雪梨。比例：1 ∶ 12。

功效：火龙果对咳嗽、气喘有独特疗效，火龙果有促进肠蠕动、消肠、通便三功效，含有丰富的维生素C和膳食纤维；雪梨除烦解渴、清肺润燥，它的营养价值与苹果差不多。据分析，其果肉里的含糖量达到9.3%，含酸量只有0.16%。

### 3. 柚子香橙蜜汁

材料：柚子、香橙、蜂蜜或冰糖水。比例：1 ∶ 20 ∶ 1。

功效：柚子中含有丰富的新陈皮，能止咳、解痰、抗病菌，还有除肠胃中恶气、治疗孕妈食欲不振的功效；橙子中含有丰富的果胶、蛋白质、钙、磷、铁及维生素$B_1$、维生素C等多种营养成分，尤其是维生素C的含量最高。橙子有生津止渴、而消食开胃的功效，适合孕早期孕妈妈食用，而柚子含有能降糖的类胰岛素，能有效预防孕期高血糖。

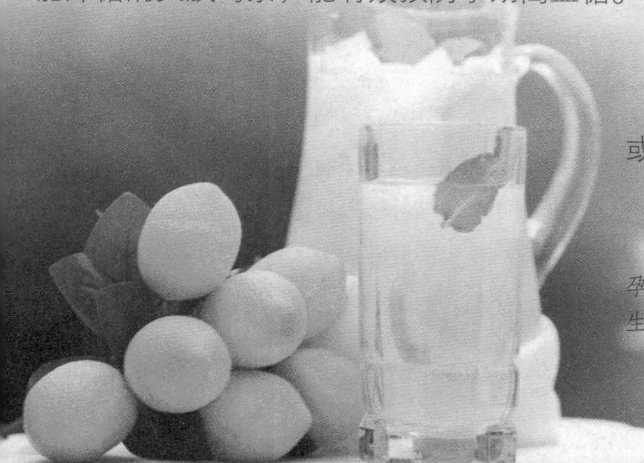

### 4. 西红柿木瓜蜜汁

材料：西红柿、木瓜、蜂蜜或冰糖水。比例：5 ∶ 8 ∶ 1。

功效：西红柿富含维生素

孕吐发生在孕期前三个月，果汁富含维生素，能够治孕吐，还能补充营养。

孕前
1周
2周
3周
4周
5周
6周
7周
8周
9周
10周
11周
12周
13周
14周
15周
16周
17周
18周
19周
20周
21周
22周
23周
24周
25周
26周
27周
28周
29周
30周
31周
32周
33周
34周
35周
36周
37周
38周
39周
40周

C、胡萝卜素、蛋白质、微量元素等，酸甜可口，有美容健身之效。吃西红柿可以使皮肤色素沉着减退或者消失，还可用于治疗蝴蝶斑等皮肤疾患；木瓜能理脾和胃，治疗消化不良、吐泻等疾病。

此款果汁富含大量的维生素 A 原，在人体内转化为维生素 A，可有效地防止孕期钙的流失。同时含有的酶类，可以促进孕妈妊娠期的代谢平衡。

5. 菠萝芹菜蜜汁

材料：菠萝、芹菜、蜂蜜或冰糖水。比例：5 ∶ 1 ∶ 1。

功效：芹菜营养丰富，具有健脾养胃、润肺止咳之效；菠萝香味宜人，味甜鲜美。

这款果汁中的芹菜含有挥发性芳香油，因而具有特殊的香味，能增进孕妈妈的食欲。

## 孕妈妈食谱推荐

### 木瓜煲鲈鱼

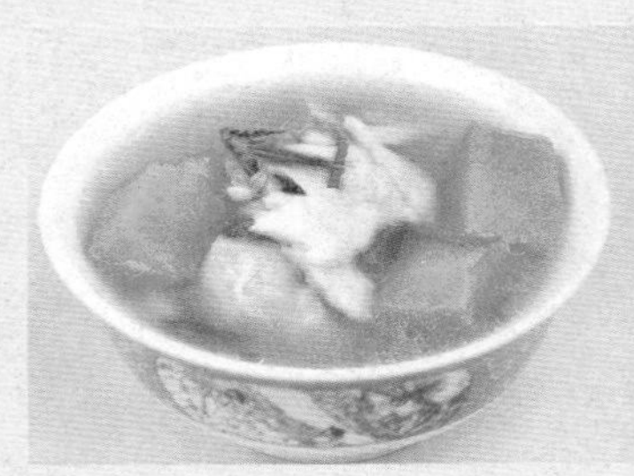

**材料** 鲈鱼 1 条，木瓜 125 克，精盐 5 克。

**做法** ❶ 将鲈鱼洗净斩块；木瓜去皮、子洗净，切方块备用。❷ 净锅上火倒入水，调入精盐，下入鲈鱼、木瓜煲至熟即可。

**推荐理由** 此款鱼汤能够开胃、止孕吐、补虚强身，非常适合处在早孕反应中的孕妈妈食用。

### 粉丝酸菜蒸娃娃菜

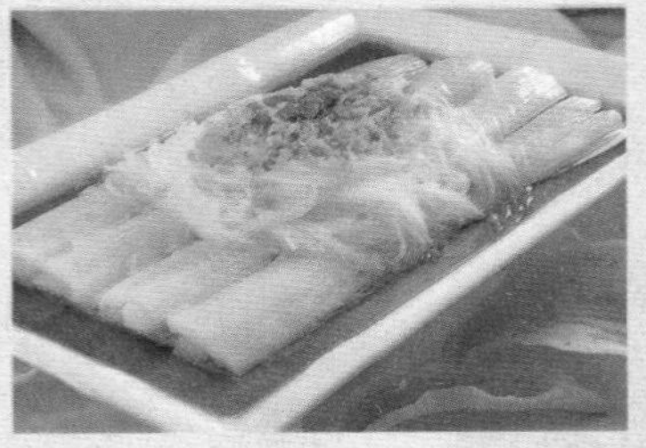

**材料** 娃娃菜 400 克，粉丝 200 克，酸菜 80 克，红椒 20 克，葱 15 克，盐 3 克，生抽 5 克，蚝油 5 克，红油 20 克。

**做法** ❶ 娃娃菜洗净，切成四瓣，装盘；粉丝泡发，洗净，置于娃娃菜上；酸菜洗净切末，置于粉丝上；红椒、葱洗净切末，撒在酸菜上。❷ 盐、生抽、蚝油、红油调成味汁，淋在娃娃菜上。❸ 将盘子置于蒸锅中，蒸 8 分钟即可。

**推荐理由** 此款菜肴除烦、利水、清热、补血，适合孕妈妈食用。

## 阳光“孕”动

### 孕早期做一般工作和做家务的必要性

整日卧床休息，由于活动量减少，使孕妈妈的胃肠蠕动减弱，消化功能降低，从而出现食欲减退，营养不良或便秘等现象。此外，孕妈妈因整日无事可做，会特别关注自身，因此无形中会感觉到多处不适，会加重妊娠反应，并易出现精神不振、乏力、头痛、情绪急躁等不良现象。此外，通过临床观察得知，妊娠期活动较少的产妇因分娩无力易出现难产。

总之，即使在孕早期孕妈妈也不宜长期卧床休息。身体健康的孕妈妈可尝试一些轻缓的健身活动，身体状态不是特别好的孕妈妈也应坚持一般日常工作及家务劳动。不过，孕早期所有的孕妈妈都不宜进行负荷过大的劳动或剧烈运动，工作或劳动后以不感到过度疲劳、紧张为宜。晚期妊娠时可适当减少工作量，接近分娩时可提前两周休息。但如身体素质较好，无妊娠期并发症者，也可坚持工作到临近分娩，这样对胎儿发育和分娩均更为有利。

当然，孕妈妈在生理上有其特殊性，因此在进行家务活动时，一定要注意保持身体平衡，动作不要过猛，避免摔跤。活动中应量力而行，搬重物等活动就应交给准爸爸来做，以免过度疲劳。如果在进行家务中，突然发生腹痛等异常症状，应迅速就诊。

### 孕妇水中有氧运动，孕妈妈也有好身材

有氧运动悄然兴起

现在孕妇健身方式多种多样，有氧运动悄然兴起。所谓有氧，是指“生存于氧气中”或是“利用氧气”，简单来说，有氧运动就是肌肉细胞利用有氧能源的运动。

有氧运动起源于1986年的美国，当初是为了训练太空人所设计，意思为“以运动增加氧气的消耗量，从而促进血液循环功能的身体调理法”。

有氧运动包含了下列特性：长时间的运动——有氧运动应该能持续20～60分钟；全身性的大肌肉活动——有氧运动应该要使用近乎全身（不得少于1/6）的大肌肉；稳定性——有氧运动应维持在某一个特定强度；律动性——律动性的肢体活动。

经过这样的肌肉运动，能使人体心肺循环系统持续以较激烈的方式运作。

就好像虚弱的肌肉受到训练后会变得较强壮一般，当人的心肺循环系统为了提供给运动细胞足够的氧气时，会提高细胞工作效率，这样便会提升孕妇的心肺功能。

### 水中有氧运动很简单

水中有氧，就是利用水所产生的阻力来增加运动强度，并利用水的浮力，避免过度激烈冲击而造成运动伤害性，以有氧舞蹈的编排原理配合音乐节奏，在水中进行有氧运动以达到健身的效果。一般人群、儿童、中老年人、孕妇、体重过重者都可以是水中有氧运动的参与者。

水中有氧看起来很简单，它的功效却相当好，刺激力也很强，即使不会游泳的人也可以尝试。由于水中的抗力是在空气中的 12 ~ 14 倍，在水中没有地心引力的作用，虽然肌肉会被迫朝着各个方向增加作用力，但是却不会有任何的压力与不适，因为浮力的因素体重会减少约 90%，因此不管做了多剧烈的大动作都会比陆上做起来轻松简单。

根据研究显示，同样的有氧动作步骤，在水中所消耗的脂肪会比在健身房所消耗的更多、更可观也更轻松。

### 几则简单的水中有氧运动

手臂纤细运动：双臂向前，掌心朝下，双臂向下绕一圈（如同游泳的手臂滑水姿势），记得在每次滑动当中手掌里面一定要“舀”满水才有效。

腹臀曲线：双手以比肩宽的距离握住游泳池边缘，肩膀不动，双脚左右互跳。诀窍是只用腰部以下的力量，而且要抬头挺胸收腹，只有这样，才能塑造出令人羡慕的曲线。

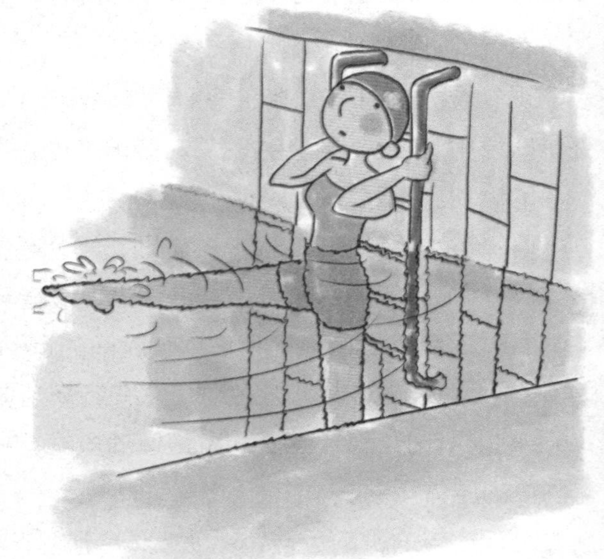

塑腿形：张开双臂向后抓住泳池边缘，背部靠着游泳池边缘，使大腿浮上来，两腿一上一下地交叉运动，经常这样，可以让大腿内侧的赘肉消失得无影无踪。

## 胎教方案

### 美术胎教：欣赏名画中的母与子

此时的孕妈妈还不能感受到腹中胎宝宝的律动，还没有那么深切的做母亲的感受。这时可以欣赏一些围绕亲子关系创作的世界名画。如著名画家达·芬奇所创作的《圣母与圣婴》，描绘了圣母玛利亚拿着花朵逗弄耶稣的场面。画中圣母神态安详，还是婴儿的耶稣憨态可掬，洋溢着温暖动人的母子情，颇能使人产生共鸣。欣赏这样的画作，有助于帮助孕妈妈更快地适应母亲的角色，更早地建立与腹中宝宝的情感联系，并在潜移默化中对胎宝宝的生长发育产生积极的影响。

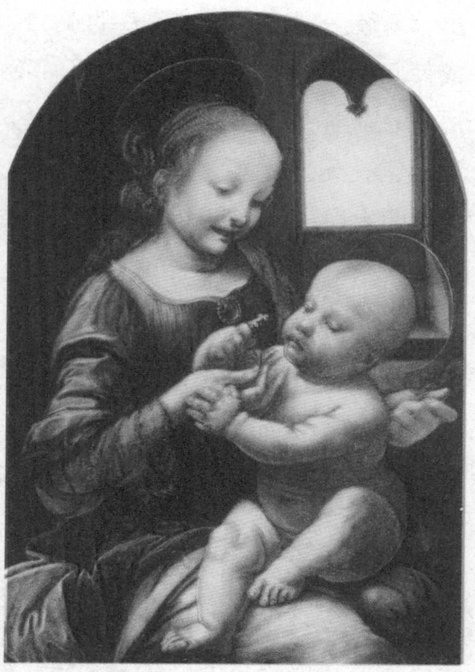

《圣母与圣婴》 达·芬奇 意大利

这幅画是达·芬奇艺术创作走向成熟的标志，它宣扬了人的无上精神力量，展示了自然界的美丽，主张人们应当用积极的态度去面对生活。因此，这虽是一幅宗教题材的画，但达·芬奇在处理人物形象和情节时，完全排除了宗教气息，使整幅画面充满着浓厚的人情味。年轻的圣母拿着花逗着婴儿，实在不亚于一幅人间慈母戏子图。

### 胎教策略：胎教不是负担

有部分极度认真的孕妈妈，从得知自己怀孕那刻起，就开始搜集各种童话故事书、胎教教材、胎教音乐、图画、动画片等素材，将每天的胎教生活安排得像课程表一样满满当当，这样做不仅自己疲于奔命、负担过重，还会打扰到胎宝宝的休息和成长，有害而无利。胎教应当在合适的时间、合适的场地、良好的体力和情绪下进行，以每天2~3次，每次20分钟左右为宜。孕妈妈应针对不同的妊娠阶段，制订有针对性的胎教方案，既给予自己和胎宝宝充足的休息时间，同时也让胎宝宝从中受益。

## 孕2月常见不适与应对

### 应对孕期乳房不适

怀孕后，孕妈妈的乳房会逐渐增大，乳头更加坚挺和敏感，乳晕扩大，乳房出现发紧、沉重、刺痛、胀痛等症状，这是激素的作用，不必紧张。孕妈妈要更换稍大一些，更为舒适的胸罩，或使用热敷、按摩等方式，缓解不适症状。如果孕妈妈的乳房疼痛较为异常，无法缓解，而且逐渐加重，有可能出现了乳腺疾病，甚至是乳腺癌，要及时就医，以免耽误病情。

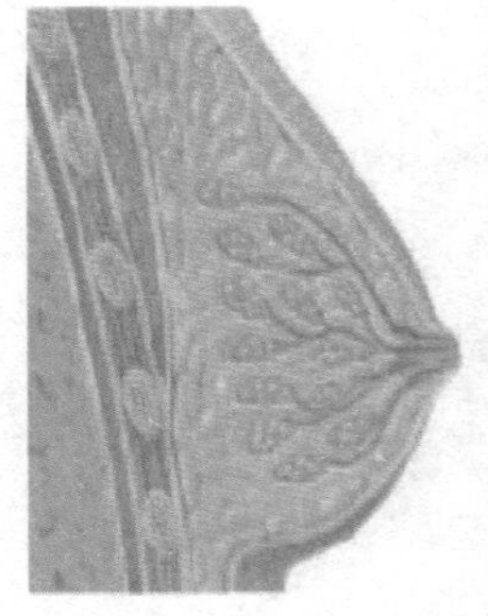
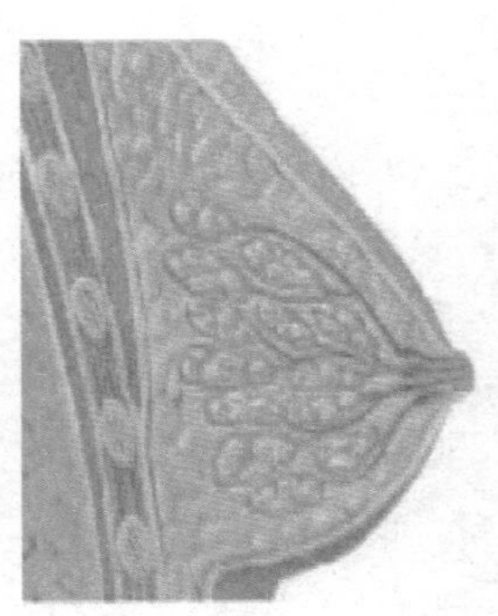

妊娠时，乳房因增多的雌激素及孕激素影响，促使了乳腺腺泡及乳腺小叶增生发育，从而使得乳房逐渐增大，并出现各种不适反应。

**应对孕初期胃灼热**

胃灼热是一种上腹部或下胸部的烧灼痛，是妊娠期最常见的症状之一。可能很早就开始，到了后期越来越严重，通常是由于胃和十二指肠的内容物反流入食管引起的。此症状在妊娠期间之所以常见，是由两个因素造成的——胃肠动力降低及由于增大的子宫凹入腹腔压迫胃部所致。

对于多数孕妇，这些症状并不严重。少食多餐及避免某些体位如屈曲位、平卧位等可改善这些症状。如果吃得过饱就躺下肯定会引起胃灼热。

遵医嘱或药物说明书吃些抗酸药会起到缓解作用。氢氧化铝、氢氧化镁等抗酸药疗效很好，但是如果过量食用任何一种含镁的抗酸药都会容易引起镁中毒。不要用碳酸氢钠，因为钠的过量摄入会引起水潴留。

尽量食用不会引起胃灼热的食物，而且要适量。因为妊娠期偏爱某种特定的食物，会影响胃对其他食物的消化，反而容易引起胃灼热。一些孕妇发现，平时爱吃的食品妊娠时常常不喜欢吃了，但仍要吃些对你和胎儿有益的食品。

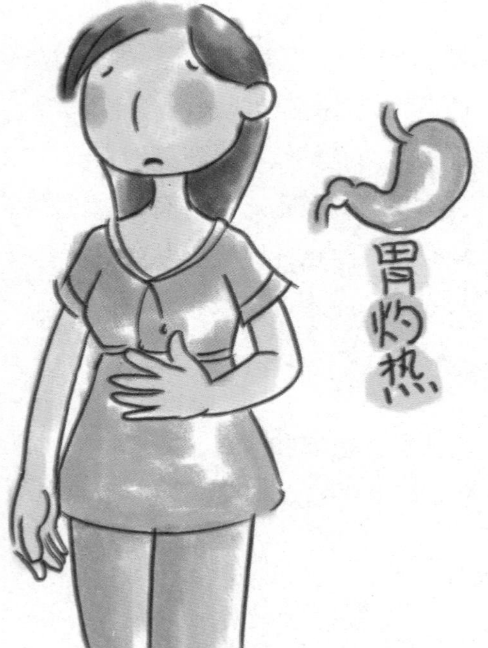


在食物中，木瓜最能对付胃胀痛，清热而不寒，很适合孕妇的肠胃，常吃木瓜，对于治疗胃痛很有帮助。可以用尚未熟透的小木瓜榨汁，每天在饭后饮 1 小杯，十来次后即可见效。亦可以直接吃木瓜肉，每天吃小半个，七八天后便会感到胃痛减轻了。

## 应对怀孕初期低血压

多数准妈妈在怀孕 6 周后会出现一些怀孕初期症状，由于每个孕妈妈的身体状况不同，所以出现的怀孕初期症状和程度都不相同。很多年轻女性，身体比较瘦弱，体质比较差，血压徘徊在低血压的临界值，怀孕后，由于早期的怀孕初期症状和身体的不适，会造成低血压进一步加重。

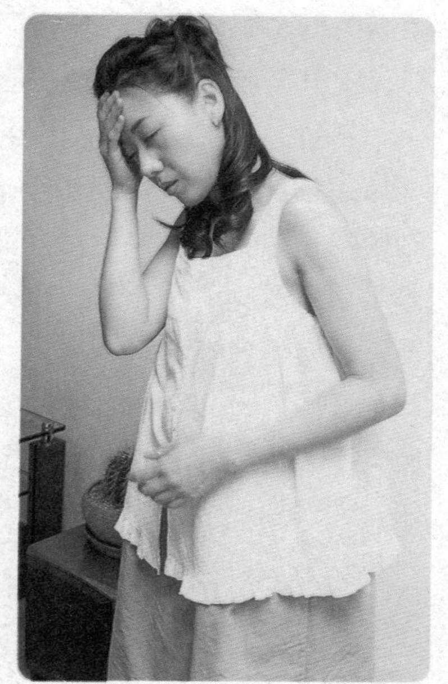

一般低血压是由早期的怀孕初期症状引起的，可通过饮食和生活习惯调整来改善。

妊娠期发生低血压主要有两个原因，一则是由于子宫增大压迫大的血管，如主动脉和腔静脉而造成。这可以通过不平卧睡觉来减轻或避免。第二个原因叫作体位性低血压。当你从坐位、跪位或蹲位快速站起时，重力使血液离开你的脑部，这就导致了血压的下降。由坐位起来时慢些起身可以避免体位性低血压。

一般低血压，即由早期的怀孕初期症状引起的，孕妈妈没有症状则对胎儿影响不大，可通过饮食和生活习惯调整来改善这一疾病。如增加饮食营养，多食温补脾肾的食物；适当多吃食盐，也可提升血压，改善头晕、困倦无力等症状；多饮水，较多的水分进入血液后可增加血容量，从而可改善低血压状况。同时要少吃冬瓜、西瓜、芹菜、山楂、苦瓜、绿豆、大蒜、海带、洋葱、葵花子等具降压效应的食品。

但如果孕妈妈因为血压低出现休克则可造成胎儿缺血缺氧的宫内窘迫综合征，这种情况下就应积极查找病因，抢救胎儿。

## 应对孕早期阴道出血、突发腹痛

当孕妈妈的身体出现阴道出血、突发腹痛等危险信号时，一定要足够警觉，及时就医，很有可能是宫外孕、流产、先兆性流产、胎盘早剥、葡萄胎的预兆,万不可怠慢。

## 小便频繁

从怀孕第二个月开始，一部分孕妈妈可能会出现尿频尿急的现象，这是由于子宫逐渐增大，挤压到膀胱，使得膀胱的容量变小所造成的。出现这一症状时，孕妈妈不要过于担心，也不须特别治疗。因为孕 12 周后，子宫逐渐胀大上升至腹腔，对膀胱的压迫减少，尿频的症状自然就会消失。

不过，虽然说孕妈妈早期出现尿频现象很正常，但也不能因此忽略了一些病理征兆。怀孕后，由于输尿管和膀胱的移位，使尿液积聚在尿路里，让细菌易于繁殖，容易发生尿路感染。如果孕妈妈小便时出现疼痛感，或尿急得难以忍受时，可以查一下尿常规，看看是不是患了泌尿系统感染等疾病，千万不要随便吃药。

妊娠 4 ~ 12 周是胎儿致畸的敏感时期，应该在医生的指导下慎重用药，但又不是绝对禁用。检查确认发生了炎症时，可以先通过大量饮水，多次排尿，冲洗膀胱和尿道，减少细菌在泌尿系统的滞留，再适当配合消炎药，可以尽快减轻症状。平时也要适量补充水分，若有尿意，尽量不要憋尿，以免造成膀胱感染，而加重尿频。

**妊娠尿失禁**

临床追踪发现，首发性妊娠尿失禁发生时机平均分布在每个怀孕周期，也就是说怀孕期间都可能有漏尿情形。妊娠早期发生的尿失禁会比晚期来得严重，还好除了 15% 的准妈妈外，多数妊娠尿失禁都会不治而愈。不过只要曾经发生过妊娠尿失禁者，怀孕之后发生尿失禁的概率会大一些。

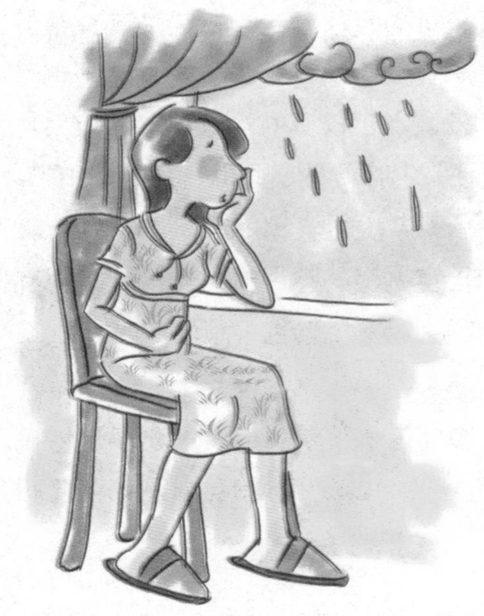

有妊娠尿失禁症状的孕妈妈建议做骨盆收缩运动，以强化骨盆肌肉张力。

为什么妊娠会诱发尿失禁呢？透过电脑断层扫描与意外身亡怀孕妇女的解剖研究发现，女性怀孕时膀胱底部与膀胱颈位置都会向上移，尿道长度亦增长。这意味着下泌尿道器官与骨盆支撑器官受到挤压，这种压力来自于不断增大的子宫、羊水与胎儿。同时针对生产后的妇女，利用膀胱镜也常发现膀胱受创伤，这恰恰说明骨盆泌尿系统受到重压。

另外就怀孕妇女韧带取样研究发现，妊娠期间韧带张力减弱许多，但幸好生产后大多能恢复正常。但是当妊娠中减弱的韧带无法承受增加的腹部重量时，而功能性尿道长度与尿道闭锁能力没提升，妊娠中应力性尿失禁就可能发生。过重的压力也容易造成骨盆韧带严重伤害，导致无法修复的破坏、断裂，可能造成生产后持续性的尿失禁。

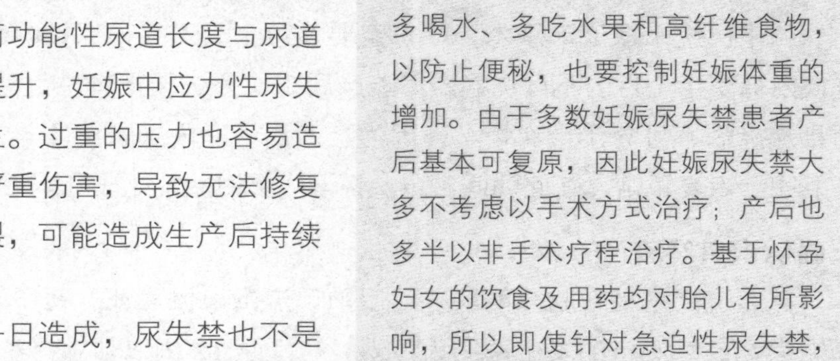
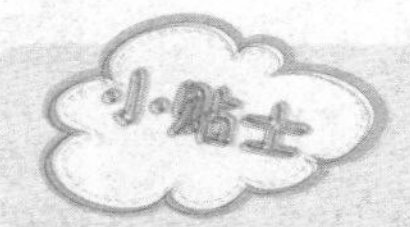

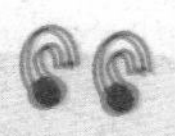

日常生活中饮食习惯要正常，多喝水、多吃水果和高纤维食物，以防止便秘，也要控制妊娠体重的增加。由于多数妊娠尿失禁患者产后基本可复原，因此妊娠尿失禁大多不考虑以手术方式治疗；产后也多半以非手术疗程治疗。基于怀孕妇女的饮食及用药均对胎儿有所影响，所以即使针对急迫性尿失禁，也因可能会发生药物不良反应影响胎儿而暂不予考虑。至于膀胱训练因效果有限，又有泌尿道炎症之疑虑也不建议采用。

罗马非一日造成，尿失禁也不是突然发生，唯有预防与治疗并重才是养生之道。虽然妊娠尿失禁并非致命疾病，但可能为以后埋下定时炸药，还是提早预防会比事后补救益处大。

如何预防妊娠尿失禁呢？早期发现而能及早治疗就是最佳良策。对于胎儿过大或多胞胎产妇等有骨盆受力过重的疑虑者，需经常做产前检查，以事先防范；针对有骨质疏松疑虑的妈妈或者已发生有尿失禁产妇，应建议提早做骨盆收缩运动，以强化骨盆肌肉张力。经由收缩会阴的肌肉，每次10回，连续10~12次，一天4次，可增强尿道、阴道、直肠上的肌肉，产后骨盆的支撑力也会明显增强。

生产过程应谨慎评估与监视，有产程迟滞时，或许应考虑剖宫产方式。但考虑到剖宫产的并发症与危险率时，倒也不需要为预防生产后的尿失禁而放弃阴道自然生产机会。生产中无痛分娩麻醉有助于骨盆肌肉放松，减少因肌肉僵持、痉挛所造成的神经肌肉受伤率，值得产妇考虑。而患有增加腹压疾病，如慢性支气管炎、肺气肿等会引起严重咳嗽的病症，则要尽速治疗。

**第一胎不宜做人流**

许多新婚夫妻不想过早要孩子，但由于缺乏避孕知识，结果怀孕了，就想进行流产。人流是避孕失败后的补救措施，对绝大多数女性的健康不会产生太大的影响，但也可能使一小部分女性出现并发症，如盆腔炎、月经病、

孕前
1周
2周
3周
4周
5周
6周
7周
8周
9周
10周
11周
12周
13周
14周
15周
16周
17周
18周
19周
20周
21周
22周
23周
24周
25周
26周
27周
28周
29周
30周
31周
32周
33周
34周
35周
36周
37周
38周
39周
40周

宫腔粘连、输卵管堵塞等妇科病，从而影响女性的生育能力。这是因为未生育过的女性宫颈口较紧，颈管较长，容易造成手术时的损伤和粘连，引发人工流产并发症。当然，这些病症经过治疗大多是可以痊愈的，但也有少数人会久治不愈。因此，从科学角度和生育的安全性考虑，婚后第一胎不宜做人工流产。

如果已经采取流产手术，就一定要注意个人卫生，保持阴部清洁，经常洗换内裤。半个月内不可洗盆浴。流产后 1 个月内要严禁性生活，以防感染。而且流产后不可急于再次怀孕，因为流产后子宫内膜需要 4 ~ 5 个月的时间才能完全恢复正常，在此期间若再次怀孕，会对胎儿生长和以后生产不利。

**正确认识自然流产**

自然流产是指在胎儿能够存活以前，流出母体之外。在所有临床确认的妊娠中，自然流产的发生率约为 15%。在妊娠 12 周以前流产称为早期流产，在妊娠 12 周到不足 28 周的流产称为晚期流产，其中 80% 以上的流产发生在妊娠 12 周以内。

自然流产是妇产科很常见的现象，这种结局常常让许多盼子心切的父母感到非常痛苦、惋惜和遗憾，特别是那些高龄夫妻及其家人，更是感到失望、紧张和茫然。其实，我们应该正确认识自然流产。

| 自然流产的原因 | |
|---|---|
| 遗传因素 | 如染色体异常、基因突变 |
| 孕妇解剖方面的因素 | 如子宫发育不全、畸形、纵隔子宫、宫腔粘连、子宫肌瘤、子宫动脉异常等导致子宫收缩影响胎儿发育 |
| 内分泌方面的因素 | 如黄体功能不全、多囊卵巢综合征、糖尿病、高泌乳素症、子宫内膜异位症、甲状腺疾病等 |
| 免疫方面的因素 | 如抗核抗体和抗甲状腺抗体、抗精子抗体、自身免疫疾病等 |
| 感染因素 | 如支原体、衣原体、细菌、病毒、原虫等感染；母体疾病，如严重贫血、慢性肾炎、高血压、心脏病等 |
| 其他方面的因素 | 在生病时接受了 X 射线检查、治疗，以及服用有损胎儿的药物；如严重的营养不良、创伤、吸烟喝酒、汞铅等慢性中毒，等等 |

这些原因引起的流产，可以说是一种遵循自然界优胜劣汰的法则所进行

的自然筛选，这种筛选是有利于人类繁衍的一种自主性保护措施，从这个角度来说，自然流产是好事而非坏事。

流产并不可怕，关键要找出病因。在现实生活中，不少孕妈妈对自然流产的原因不甚了解或根本不了解，不管是什么原因引起的流产，均一概要求医生全力保胎，甚至不惜服用一些从社会上找来的毫无科学依据的偏方，结果当然是事与愿违，这种做法显然是错误的。

大多数（大约占 2/3）自然流产是由受精卵的基因缺损、胚胎畸形或发育不良引起的，这些异常的胚胎往往自行夭折，在妊娠的 12 周之内自然流产，这种情况无论怎么保胎往往都无济于事，即使竭尽全力将胎儿维持到足月，生出的胎儿也常常是有严重畸形、先天性疾病的，这样反而会给家庭带来巨大的不幸和负担。

所以，当要面对自然流产的时候，是保是流，孕妈妈应听从医生的意见和建议，不要盲目保胎。放弃这一次，是为了正常健康的下一个，这样才有利于优生优育。

**流产以后的保健**

女性不注意流产后的护理情况，很容易引发各种炎症，甚至会导致不孕的发生，所以流产后的正确护理方式非常的重要。那么怎么才算是正确的护理?

注意休息，加强营养。自然流产后应卧床休息 2 ~ 3 天后再下床活动，并逐渐增加活动时间。在自然流产后半月内不要从事重体力劳动和接触冷水，避免受寒。注意增加营养，多吃些鱼类、肉类、蛋类、豆制品等蛋白质丰富的食物和富含维生素的新鲜蔬菜，增强机体对疾病的抵抗力，促进受损器官的早日修复，加快身体的康复。

保持外阴清洁，严禁夫妻生活。自然流产后子宫口还没有完全闭合，子宫内膜也有一个修复的过程。在这段时间内，要特别注意保持外阴部的清洁卫生，所用的卫生巾等用品和内裤要勤洗勤换，术后半月内不要坐浴，以免脏水进入阴道，引起感染。自然流产后若过早性交，易造成急性子宫内膜炎、盆腔炎，还可继发不孕。因此，自然流产后一月内严禁房事。

观察出血情况。自然流产后阴道流血超过一周以上，甚至伴有下腹痛、发热、白带混浊有臭味等异常表现，就应及时到医院复查诊治。

坚持做好避孕。自然流产后卵巢和子宫功能逐渐恢复，卵巢按期排卵。如果不坚持做好避孕，很快又会怀孕。因此，自然流产后，应及早选择可靠的避孕措施。

## 孕2月产前检查与优生

### 进行妇科检查确认怀孕

虽然妊娠试纸在一定程度上能够帮助你判断是否怀孕，但即使是阳性结果，也应该去医院请医生做一下检查，明确是否怀孕。因为受精卵若是在子宫以外的部位（最常见的是输卵管）着床，就会形成宫外孕。由于管壁较薄，在怀孕后6～8周受精卵长到一定大时，容易穿透比子宫内膜薄得多的输卵管壁，使之发生破裂，造成孕妈妈急性腹腔内大出血。宫外孕不仅发病非常急，而且病情十分严重，如果不及时处理就会马上危及母体生命。

进行这项检查时，如果医生触摸观察到子宫出现增大、变得柔软，宫颈着色发蓝，阴道黏膜充血且着色加深，这就能充分证明你已经成功怀孕，且没有宫外孕等疾病的发生。

### 进行病毒抗体测定

早期胚胎对外界因素最敏感，胎儿头颅、面部、四肢、内脏于孕早期就会形成，这个时期若受到环境、药物及病毒感染，胎体任何一个部位都可能不发育或向异常方向发育。比如唇的吻合是在受精卵的发育的第36天，在此之前如受到刺激，就有可能发生唇腭裂。其次孕早期，由于胎盘尚未完全形成，其屏障功能发育不够完善，所以侵入母体的病毒容易进入胎体。目前知道有三种病毒即风疹病毒、巨细胞病毒和单纯疱疹病毒肯定对胎儿有致畸作用。如怀疑已被病毒感染，孕妈妈则应到医院去做病毒抗体测定；如发现胎儿畸形，则应及时引产，终止妊娠。

### 阻断病毒感染，预防胎儿异常发育

病毒是孕妇的大敌，尤其是妊娠早期，胚胎的器官在形成中，而胎盘发育尚未完全，还不能起到屏障作用，准妈妈感染病毒后，病毒就很容易通过发育还不完善的胎盘进入胎儿循环系统。在生长快而未成熟的胎儿细胞内繁殖，诱发细胞染色体畸变，并抑制细胞的分裂，从而影响胎儿器官的正常分化与发育，造成流产、死胎、死产、早产以及胎儿畸形。

病毒主要通过3种方式使胎儿受到损害：一是直接感染精子和卵子，可导致早期流产；二是通过胎盘或脐带血侵入胎儿体内；三是分娩时通过产道感染胎儿。在已知与人类有关的300多种病毒中，有十余种病毒能通过胎盘危害胎儿。可导致胎儿畸形的病毒有风疹、流感、水痘、麻疹、天花、脊髓灰质炎、腮腺炎、单纯疱疹、病毒性肝炎、巨细胞病毒等。

| | |
|---|---|
| **风疹病毒** | 该病毒是传染性最强的致畸因子，亦是致畸作用最明显的一种病毒。孕妇被风疹病毒感染后可有风疹症状或症状比较轻微，因此往往易被忽略。感染越早，胎儿发生畸形率越高、越严重。风疹病毒诱发先天性畸形除白内障外，还有心脏畸形（动脉导管未闭、心房和心室间隔缺损）、耳聋、青光眼、小眼、小头、智能发育不全和牙釉质缺损等 |
| **巨细胞病毒症** | 此病毒普遍存在于人体中，从妊娠早期到后期，孕妇都可能被此病毒感染。受感染后，临床症状不明显，或有轻微的类似上呼吸道感染的症状，如发热不适、皮疹、淋巴结肿大等。这种感染可致胎儿头小、视网膜炎、智力发育迟缓、脑积水、色盲、肝脾大、耳聋等。妊娠前和妊娠后均应测定病毒抗体，并应测定胎儿出生后脐血病毒抗体 |
| **水痘** | 该病以儿童感染发病为主，但孕妇免疫力低下者也可被感染。该病可引起胎儿肌肉萎缩、四肢发育不全、白内障、小眼、视网膜炎、视神经萎缩等。如果临产前数日感染，则胎儿在宫内感染或出生时就会患上先天性水痘 |
| **流感** | 流行性感冒是由病毒感染引起的，和普通感冒不同，流感症状明显，可有高热或胃肠道症状，可以大流行或小流行。在流感流行时，孕妇如不幸感染，一般影响不大，但在妊娠早期，如感染较重，可引起胎儿无脑、唇裂、腭裂、脊椎裂等神经系统异常，若孕妇高热，可致死胎 |
| **单纯疱疹病毒** | 孕妇早期感染可使胎儿发育迟缓，可引起先天性畸形，如小头、小眼、脑积水及智力障碍。孕妇的单纯疱疹常分布在外阴部，分娩时胎儿通过产道可直接感染，如感染口腔、皮肤和眼睛，重者可累及中枢神经系统并扩散到多个内脏器官，表现为全身发热、皮肤疱疹、黄疸，甚至出现脑炎、循环衰竭而死亡 |

此外，孕妇感染腮腺炎病毒可导致胎儿发育畸形或死亡；麻疹病毒能造成流产、早产或死产；感染柯萨奇 B 病毒可导致胎儿先天性心脏病的发生率显著增高。因此，妊娠早期要尽可能不到人多的公共场所，要注意环境卫生和个人卫生，不接触传染病人，减少患病机会。当然，整个妊娠期都应防止受病毒感染。如果怀疑病毒感染，应尽早到有条件的医院去做病毒抗体测定，并定期做 B 型超声波检查，如发现胎儿畸形，则应及时引产，终止妊娠。

### 了解孕期超声波检查

超声波检查常见的有 B 超检查，与 X 线不同，到目前为止还没有足够的证据可以证明超声波有致畸作用。但因为人类对超声波对人体的影响还没有长时间的数据的积累，因此，专家建议一般的产前超声波检查应该采用最小化原则，不要因为某些非医学诊断需要的原因进行多次的超声波检查。

但这并不意味着做 B 超检查越少越好，除了两次必要的检查外，还要根据孕妈妈的身体情况，根据医生的医嘱进行必要的检查。例如，当孕妈妈出现流产症状时，医生很可能需要通过 B 超确认胎儿的情况，这时切不可一味地担心 B 超会对胎儿造成影响，而坚持不做。曾有一位孕妈妈在怀孕过程中发生阴道流血现象，医生希望通过超声波检查确定宝宝是否存活，但孕妈妈不肯，而是继续保胎，结果发生了胎死腹中的悲剧。

经过对自然流产的检查统计分析发现，2 ～ 3 月妊娠期的女性容易出现胚胎停止发育继而导致自然流产甚至出现部分性葡萄胎的现象。因此，孕 2 月是有必要进行超声波检查的，明确受精卵是否在子宫腔里着床。孕妈妈不要因为比别人多做了一次或多次超声波检查就非常担心，其实此时的心理紧张和情绪不佳对胎儿造成的影响要远远大于超声波本身对于胎儿影响。

这时进行超声波检查，可以发现子宫腔里显示出胎囊影像，最早在妊娠 5 周时就可见到妊娠环。如果其中见到有节律的胎心搏动和胎动，可以确定是早期妊娠。

### 孕早期能接触 X 射线吗

X 射线是一种波长很短，穿透能力极强的电磁波，一般人如果被 X 射线照射过多，都可能产生放射反应，甚至受到一定程度的放射伤害，伤害程度与接受辐射的时间、放射剂量、射线与人体的作用方式、外界环境和个体差异

有的孕妈妈孕早期在不知道怀孕的情况下接受了X射线照射，这种情况也不必过于惊慌，如果不放心胎儿的安全，可以及时去医院检查，看胎儿的发育情况是否有异常，如果有异常情况的话要听从医生指导及时就诊治疗。

等因素有关。用于医疗诊断的X射线照射剂量有严格的控制，接受一次正规的X射线检查对于一般成人的影响极小。但是，对孕妈妈来说，如果在怀孕期间，尤其是怀孕早期接受X射线照射，一旦超过胎儿的承受极限，很有可能导致胚胎死亡、胎儿畸形、脑部发育不良、宫内停止发育等，还有可能增加流产的发生概率以及日后患癌症的概率等风险。据调查显示，在孕6周时如果受到X射线照射，胎儿畸形的发生率最高；还有一些医生认为，出生前受到过X射线照射的孩子患白血病的概率也会增加。

X射线对孕妈妈的危害与其接受X射线的时间长短和部位有直接的关系，通常来说，直接照射腹部的影响比较大，照射检查胸部、四肢、头部的影响相对较小。胎宝宝对放射线高度敏感，即使是对胸部、四肢、头部这样影响相对较小的部位照射，胎宝宝同样能够感受到。过了怀孕早期，相对而言，越接近预产期，X射线的影响也越小。但是为了胎儿的健康和安全，建议孕妈妈孕期尽量避免接受X射线照射。如果确实有需要，孕妈妈可在正规医院的医生指导下做相应检查，同时须将怀孕情况详细告知医生。

**孕期不宜接种疫苗**

从优生优育的原则上来说，任何药物（营养类药物除外）在整个妊娠期间都是不宜使用的，没有确切的资料表明，哪一种药物对胎儿来说是绝对安全的。胎儿期是细胞分化、组织器官发育迅速的时期，很容易受到药物等外界因素的影响，尤其是妊娠的前3个月内，宝宝的重要器官都是在这个时期形成的，药物致畸的可能性就更大。

即使是维生素、叶酸等营养类药物，仍应在医生的指导下使用，因为过量服用有可能出现中毒现象。例如，妊娠期大量服用维生素D，可致胎儿的高钙血症和智力低下；而大剂量补充维生素A，则可在妊娠早期造成胎儿畸形流产。此外，为避免患上传染病而接种疫苗，对孕妈妈来说也是不适宜的，在整个孕期孕妈妈都不能接种疫苗。

## 了解用药安全期

孕妈妈并非一律不能用药，怀孕前和怀孕期间也有用药的安全期。而且，有些药物孕妈妈是可以服用的，在服用药物之前，最好咨询一下医生的意见。如果在不知情的情况下服了药，也要将所服用的药品名称和服用时间告诉医生，请医生判断是否对胎儿有影响。

孕妈妈生病了硬撑着也不对，这样很有可能因延误治疗而影响到自身健康和胎儿发育。适合孕妈妈用的药也很多，在医生的指导下用药还是比较安全的。为了安全起见，孕妈妈无论服用什么药，最好事先征得医生同意。

安全期。一般而言，服药时间发生在孕 3 周（停经 3 周）以内，称为安全期。此时服药不必担忧，若无任何流产征象，一般表示药物未对胚胎造成影响，可以继续妊娠。

高敏期。孕 3 周至 8 周内称为高敏期。此时胚胎对于药物的影响最为敏感，致畸药物可产生致畸作用，但不一定引起自然流产。此时应根据药物毒副作用的大小及有关症状加以判断，若出现与此有关的阴道出血，要请医生诊断胎儿是否健康，不宜盲目保胎。

中敏期。孕 8 周至孕 16 ~ 20 周称为中敏期，此时胎儿对于药物的毒副作用较为敏感，但多数不引起自然流产，致畸程度也难以预测。此时是否中止妊娠应根据药物的毒副作用大小等因素全面考虑，权衡利弊后再做决定。

低敏期。孕 5 个月以上称低敏期。此时胎儿各脏器基本已经发育，对药物的敏感性较低，用药后不常出现明显畸形，但可出现程度不一的发育异常或局限性损害。

## 有关“胎停育”的知识

受精卵就像一颗种子，要经历一系列复杂而奇妙的过程，才会最终成长为一个健康的宝贝。如果在最初的阶段，受精卵没有发好芽，那么它很可能就会停止继续生长，我们把这种发生在孕早期的胚胎发育异常现象称为“胎停育”。

妊娠8周以前的胎儿在医学上称为胚胎。胚胎停止发育是指妊娠早期胚胎因某种原因停止发育，是自然流产的一种形式。B超检查表现为妊娠囊内胎芽或胎儿形态不整，无胎心搏动，或表现为空囊。

胚胎停止发育的症状往往是不明显的，有些孕妈妈完全无症状，仅仅在做B超时才会发现胚胎异常的表现。有部分孕妈妈可能早孕反应会消失，有流产的征象如阴道流血、腹痛等。很多初为人母的孕妈妈没有这方面的经验，就容易忽略掉。有的孕妈妈在怀孕6个月后，发现腹部没有明显变化，早孕的特征消失才急急忙忙来到医院检查，耽误了时间也为救治带来了很大风险。

B超检查是诊断胚胎停止发育的主要方法，因为它能明确告诉你胚胎是否存活，有利于临床及时发现胚胎停止发育现象，以便采取相应的治疗措施。孕妈妈抽血检查HCG（人绒毛膜促性腺激素）水平也可以评估胚胎发育情况，如果在抽血检查时发现与妊娠有关的激素低，或者不逐渐增高，就可能是胚胎停止发育的征兆。

**预防早期流产的措施**

妊娠早期，胚胎对各种有害或不良因素都十分敏感，如某些药物、放射线和化学物质的侵害，细菌、病毒的感染，以及体内内分泌激素水平的异常或某些营养物质的缺乏等，这些都可使胚胎发育产生缺陷而导致自然流产。所以，孕妈妈有必要了解流产的预防措施：

（1）最好在最佳生育年龄生产，不要当高龄产妇或高龄产爸。

（2）注意均衡营养，补充维生素与矿物质。

（3）养成良好的生活习惯，起居要规律，学会缓和情绪、缓解工作压力。

（4）改善工作环境，避开有害污染物。调整好居室的环境，保持居室通风。

（5）黄体期过短或分泌不足的女性，最好在月经中期和怀孕初期补充黄体素。

（6）患有内科并发疾病的女性，应先积极治疗，最好等病情得到控制或稳定一段时间以后再考虑怀孕。

（7）习惯性流产的女性（自然流产超过3次以上）应进行详尽的检查，包括妇科B超检查、血液特殊抗体监测、内分泌测定和夫妻双方血液染色体分析等。

孕前
1周
2周
3周
4周
5周
6周
7周
8周
9周
10周
11周
12周
13周
14周
15周
16周
17周
18周
19周
20周
21周
22周
23周
24周
25周
26周
27周
28周
29周
30周
31周
32周
33周
34周
35周
36周
37周
38周
39周
40周

# 第6周 开始有点儿恶心

## 胎宝宝的生长发育

· 身长约 0.6 厘米；

· 本周胚胎继续不断成长，细胞还在迅速分裂，神经管开始连接大脑和脊髓；

· 心脏开始跳动了，尽管只有一个心室，但是它已经能够进行有规律的自主跳动；

· 各种器官均已出现，血液开始在血管里循环；

· 胎宝宝已经有了面部特征，出现了鼻孔；

· 四肢也开始逐渐萌发，蜷缩的身体看上去由小海马变成了一个“C”字，整个胚胎看上去有一个松子仁那么大。

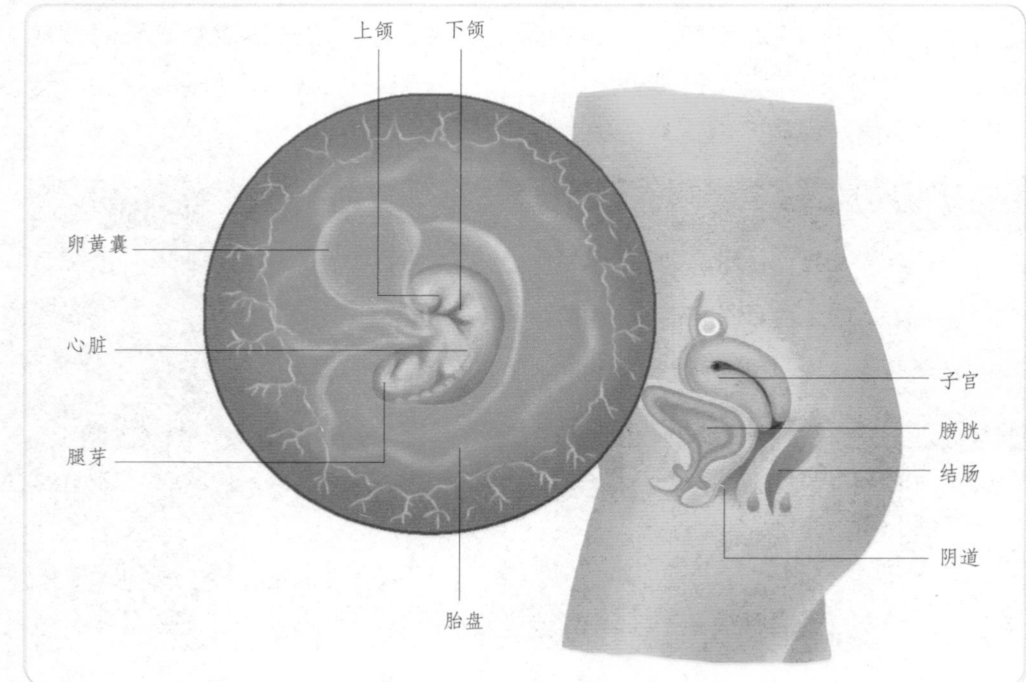

## 孕妈妈的身体变化

本周孕妈妈的身体外观依然没有变化，但子宫已经悄然长大，有一个小橙子那么大了。同时，早孕反应在不断加强，除食欲不佳、恶心、呕吐外，可能还会出现下腹部疼痛、子宫收缩、白带增多、乳房敏感、慵懒困倦、情绪低落等症状，这是因为胎宝宝消耗了孕妈妈太多的能量，而孕妈妈还不能适应这种消耗的缘故。在这段时期，孕妈妈要多休息，避免长途旅行，尽量让自己舒适和放松。

## 生活细节和孕期护理

### 孕期准妈妈出行宜慢半拍

在怀孕的前三个月内，胎宝宝的“扎根”并不牢靠，孕妈妈出行要注意慢半拍，不要做大幅度、突然、剧烈的动作，以免引起流产等危险情况的发生。在运动方面，孕妈妈可以选择缓慢步行的方式锻炼身体，以每次 30 分钟左右为宜，避免使身体受到较强振动。备孕期的一些运动方式，如慢跑、跳绳、瑜伽、爬楼梯等在此时一定要绝对禁止，可以适当进行游泳和体操运动，但要注意运动量、运动时间和幅度。

### 不宜摆放在卧室的几种植物

在室内摆放一些能够释放氧气、吸收有毒有害物质的花草，对孕妈妈的健康十分有益，还能使孕妈妈保持好心情。但是有部分种类的花草是禁止摆放在孕妈妈家中的，否则 会对孕妈妈和胎宝宝造成刺激，引发皮肤过敏、食欲下降、头疼、恶心、呕吐、抑制胎儿生长等不良影响，危害母婴安全和健康。不宜摆放在孕妈妈家中的植物有：

1 具有特殊气味的植物。如松柏类、玉丁香、接骨木、百合、风信子、茉莉等，过浓的气味易使孕妈妈感到胸闷烦躁，不思饮食，还会导致失眠。

2 消耗氧气的植物。如夜来香、丁香等花卉，会在进行光合作用时消耗掉大量氧气。

3 易使人过敏和中毒的植物。如五色梅、天竺葵、水仙、郁金香、黄杜娟、一品红、含羞草、月季、兰花等，长时间接触，容易使孕妈妈皮肤过敏，或发生中毒反应，十分危险。

## 穴位按摩法的神奇止吐功效

孕妈妈从本周开始将承受剧烈的孕吐反应，直至孕早期的结束。在这期间，孕妈妈可以选择穴位按摩的简便疗法，帮助缓解孕吐。孕妈妈每天用手指交替按摩自己的双侧内关穴和双侧足三里穴，共 20~30 分钟即可。内关穴位于前臂正中，腕横纹上三指的位置；足三里穴位于用大拇指按住同侧膝盖髌骨上缘、其余四指向下时，中指指尖所处的位置。

## 孕妈妈要关注白带变化

孕期孕妈妈的阴道分泌物会不断增多，这是正常现象，但若白带颜色不正常，出现黄色、绿色，且质地黏稠或呈豆腐渣状，通常还伴有难闻的气味，或者阴部发生瘙痒、疼痛、灼烧感，在这些情况下，孕妈妈都要及时就医，很有可能已经造成了阴道感染，若不及时治疗，细菌就会侵袭胎宝宝，造成流产。孕妈妈在日常生活中一定要选择纯棉质地的较宽大的内裤，透气性好，颜色不要过深，以方便观察白带变化。

## 孕妈妈患病要注意用药安全

孕期患病孕妈妈一定要严格遵照医嘱，按照标准剂量和疗程进行用药，切不可私自随意用药。若患病较轻如感冒、轻度腹泻等，可以用食物疗法自行治疗，如多吃富含维生素 C 的食物，多喝水，或食用一些具有止泻功效的食材，尽量少用药，不用药，以保证胎宝宝的安全。

## 职场孕妈妈要掌握好主动权

现在很多孕妈妈都是职业女性，怀孕生产也就成为众多孕妈妈的难题。尤其是在就业和复职的问题上，很多孕妈妈都遇到了不公平的待遇。

为了保护好孕妈妈应享有的权利，我们总结了以下经验，希望孕妈妈能合理地处理好怀孕与工作、老板、同事的关系，以保证自己获得最大的利益。

告知：怀孕后，你的老板或上司更多考虑的是你的工作任务怎么办。因此，你要适时地把怀孕这个消息告诉他，让他有很长时间来消化和解决工作的分配和调整问题。

了解：打算要孩子的女员工应该主动向单位的人事部门了解自己的产假期限，工资是否会有变动，还有相关报销制度和福利等，做到心中有数。

关系：和同事形成好的人际关系会使你的孕期更加顺利。这样，那些复印、抱重物之类的事就会有人热情地代劳，你去产检的时候会有人帮你接电话，爱抽烟的同事也会尽量避开你。

## 孕妈妈做家务须知

我们都知道怀孕后女性要避免从事繁重的体力劳动，但适当的活动是必不可少的，比如做些力所能及的家务，只要不感觉累就行。但毕竟怀孕后身体和平常有所不同，所以在做家务时要注意几个要点：

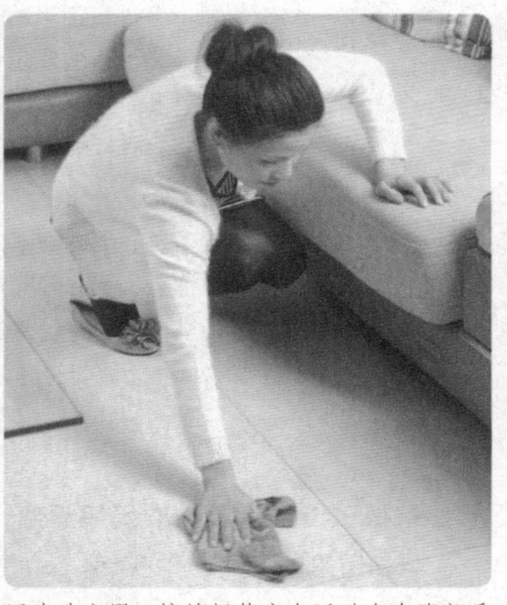

因为洗衣服、擦地板等家务活动会令腹部受压，所以孕妈妈应尽量避免做太长时间。

早孕反应严重的孕妈妈，最好就不要做饭炒菜了，以免厨房的油烟等气味刺激而加重不适。

在冬、春季，洗衣服、洗碗不要用冷水，以免受寒。

不要登高和弯腰取物，不要搬抬重物。

洗衣服、擦地板等会令腹部受压，最好不要做太长时间，因为腹部过度受压，会压迫子宫，有可能损害胎儿或引起早产。

避免久站，做家务一段时间后休息一会儿，不可太劳累。

## 3种方法帮你缓解早孕反应

可能你得知“有喜”的幸福感还没来得及细细品味，“害喜”的种种反应已经开始悄悄地“骚扰”你了：恶心，呕吐，食欲减退，倦怠，头晕……诸多不适。

害喜，医学上称妊娠反应，是妊娠正常的生理现象，一般在妊娠 6 周左右出现，多在 12 周前后会自然缓解消失。早孕反应虽说不是病，但其难受程度也是非亲历者所不能体会的，而且此时正值胚胎发育的黄金时期，无法以一般内科疗法给予药物来治疗这种种不适。所以，我们只能用其他的办法来缓解这种不适，以下几点建议与方法，供准妈妈们参考。

| | |
|---|---|
| **心理调节** | 心情要保持轻松愉快，避免紧张、激动、焦虑、忧愁等不良心理状态，这样可以减轻妊娠呕吐的程度。准妈妈应学习一些保健知识，以充分认识早孕反应，解除心理负担。越是害怕呕吐，症状会越发明显，多进行适当的文体活动，阅读书报，夫妻间的愉快交谈，尽可能地增加一些欢乐气氛，转移和分散集中在呕吐上的注意力。丈夫的体贴，亲属、医务人员的关心，能解除孕妇的思想顾虑，增强孕妇战胜妊娠反应的信心；另外舒适、宽松的环境，也可使症状减轻 |
| **适量活动** | 不能因为恶心呕吐就整日卧床，这样只会加重早孕反应。如果活动太少，恶心、食欲不佳、倦怠等症状则更为严重，易生成恶性循环。适当参加一些轻缓的活动，如室外散步、做孕妇保健操等，都可愉悦心情，强健身体，减轻早孕反应 |
| **远离异味** | 尽量远离厨房的油烟味，因为孕妇的味觉比较敏感 |

## 准爸爸得了传染病要与准妈妈隔离

孕妇所患的任何一种疾病，对胎儿都是不利的，丈夫得了传染病，也会间接传染给胎儿。患有由病毒、细菌、螺旋体等病原体引起的某些传染病的丈夫，可能先把这些疾病传染给妻子后，又经过胎盘传染给子宫中的胎儿或使胎儿在阴道分娩时，受到感染。即使生下的婴儿是健康的，也可能在出生后受传染。

常见的传染病有乙型病毒性肝炎、开放性肺结核、梅毒等。孕前发现准爸爸有乙型肝炎或为无症状的乙肝病毒携带者时，可以让准妈妈进行乙肝疫苗的预防注射。妊娠之后发现准爸爸为乙肝病毒携带者，可对胎儿进行乙肝疫苗及乙肝免疫球蛋白的预防注射。

需要注意的是，在疾病流行的季节，准爸爸和准妈妈一样要少去公共场所，准爸爸一旦得了传染病，最好要与准妈妈隔离。

### 别把早孕反应错当"感冒"

孕 2 月，由于怀孕带来的激素变化，一些孕妈妈会出现怕冷、疲乏、嗜睡、食欲不振、恶心呕吐、头晕、低热等疑似"感冒"的症状。首次怀孕的人往往会错把这些症状当成"感冒"，但一检查，大部分都属于早孕的正常反应。

虽然早孕症状与感冒症状有相似处，但并不难辨别。首先，怀孕后第一症状是停经，而感冒通常都不会影响月经的来潮。其次，早孕症状与感冒还可以通过测定体温来区别。怀孕后身体温度会有所升高，一般基础体温保持在 36.1 ~ 36.4℃，排卵期体温会升高 0.5℃。只有当体温达到 37.5℃以上时，才说明可能是感冒引起发热了。而感冒除了发热症状外，还会出现流鼻涕、关节疼痛等病毒感染的症状。而早孕一般不会出现这样的症状。

孕早期低热、倦怠、嗜睡是正常反应，如果已经误吃感冒药孕妈妈也不要过于担心，不要想着放弃宝宝。因为和感冒药相比，感冒病毒本身对宝宝的影响更大，误吃感冒药反而无须太担心。

## 饮食与营养

### 让食疗方帮你止吐

除了食用酸性食物等较能开胃的食物来对抗孕吐外，孕妈妈还可以正面出击，食用或服用一些能够有效止吐的药膳来缓解早孕反应。具有止吐功效的食材包括生姜、蜂蜜、甘蔗、柚子皮、米醋、花椒、大料、韭菜、佛手、小米、砂仁、扁豆、莲藕、香菜、小茴香、丁香、豆蔻、刀豆、槟榔、柠檬等，可以反复利用这些食材，做出一些能够止吐的汤羹或菜肴，如姜汁枇杷露、姜汁甘蔗露、蜂蜜小米粥、椒面羹、扁豆粥、凉拌藕片、茴香蒸鲫鱼、丁香小茴香汤、韭菜姜汁、冰糖刀豆、刀豆散、丁香雪梨汁、柠檬汁等。

### 一定要保证孕期早餐

孕妈妈一定要保证孕期早餐，无论孕吐与否。怀孕后，孕妈妈的身体负担越来越大，不吃早餐很容易使孕妈妈低血糖，导致头晕，降低体力，还会使胎宝宝受到这种不规律饮食的影响。为了能够使胎宝宝的发育不受到影响，为了能够顺利分娩，孕妈妈一定要在孕早期就养成良好的早餐习惯。孕妈妈不仅要吃早餐，还要保证一定的早餐质量，避免吃油条、油饼等含有明矾的食物，否则会影响胎宝宝的智力发育，应多吃一些温胃食物，如燕麦粥、牛奶、豆浆、面汤、馒头、杂粮粥、鸡蛋等。如果一开始不习惯在早餐吃很多食物，或者因为孕吐而没有胃口，可以吃一些清淡小菜，或者苏打饼干等食物，逐渐打开胃口，再适当多吃一些营养丰富的食物。

### 要让孕妈妈多吃瘦肉少吃肥肉

要让孕妈妈多吃瘦肉少吃肥肉。这是因为现在市场上售卖的肉大多是用饲料等饲养而成的家畜、家禽的肉，而饲料中往往含有一些对孕妈妈和胎儿有害的化学物质，而牲畜、家禽摄取的这些化学物质最容易集中在动物脂肪中。所以在让孕妈妈食用肉类菜时，应该去掉脂肪和皮，以减少其对化学物质的摄入。

而且，肥肉为含高能量和高脂肪的食物，摄入过多往往引起肥胖。怀孕后，孕妈妈由于活动量减少，如果一下摄取过多的热量，很容易造成体重在短时间内陡增。孕妈妈过胖是很容易引起妊娠毒血症的，因此孕妈妈应少吃高热量、低营养的肥肉。

### 孕妈妈宜小口喝水补充水分

相对于怀孕前，孕后母体新陈代谢速度加快，水分流失也相应更多，喝水进行“内补”就非常重要。但有些人属于“渴喝”一组，也就是等到口渴才想到去喝水，其实这并不健康。当人体内水分失去平衡，细胞已经脱水，中枢神经才会发出要求补水的信号——也就是“渴”，所以等到口渴才去喝水无异于土地龟裂才去灌

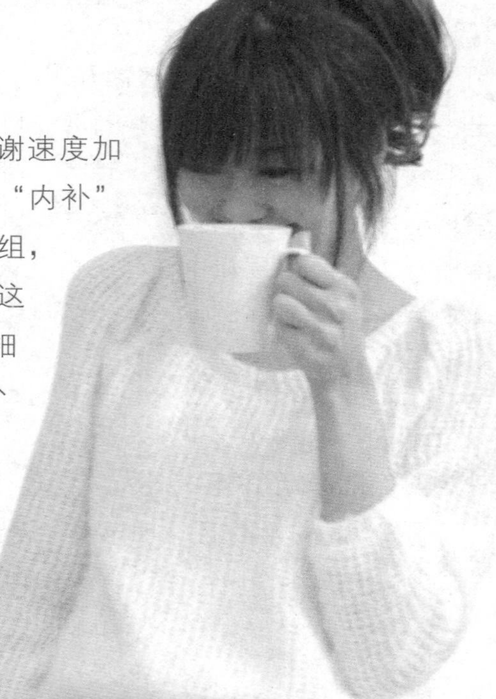

喝水对预防脱水非常重要，孕妈妈每天都应补充足够的水分，且喝水时宜多次小口喝。

溉，是不利于身体健康的。

其次，尽管喝水对预防脱水非常重要，但喝水时不宜大口“牛”饮，喝水时多次小口喝是最养人的。这是因为如果孕妈妈经常一口气猛喝水，把胃胀满，你的胃里就盛不下其他防吐食物了。如果你孕吐得很频繁，可以尝试含有葡萄糖、盐、钾的运动饮料，这能够帮助你补充流失的电解质。

此外，除了充足补水外，还应当注意补充水分的方法。专家建议，果汁等饮料并不能代替水，因其含有较多糖分，过量饮用还会对皮肤不利。此外，早晨喝一杯温水，可以迅速补充一晚上丢失的体液。

## 孕妈妈食谱推荐

### 椒丝圆白菜

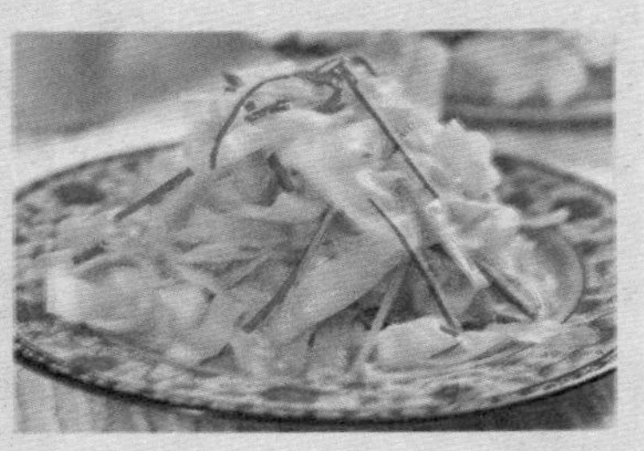

**材料** 圆白菜350克，红椒50克，姜20克，盐3克，鸡精1克。

**做法** ❶ 将圆白菜洗净，切长条；红椒洗净，切丝；姜去皮，洗净，切丝。❷ 炒锅注油烧热，放入姜丝煸香，倒入圆白菜翻炒，再加入红椒丝同炒均匀。❸ 加盐和鸡精调味，起锅装盘即可。

**推荐理由** 圆白菜能够帮助孕妈妈和胎宝宝补充维生素A、维生素C和叶酸，红椒则能够补肝养肾、补血，增强孕妈妈的体魄。

### 甜豆炒莲藕

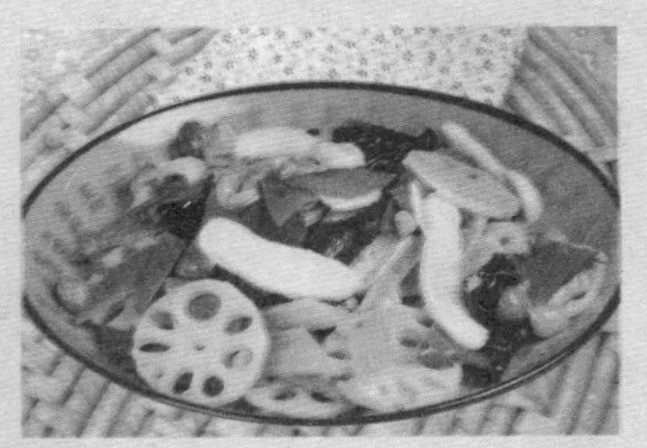

**材料** 莲藕、甜豆、鸡腿菇、滑子菇、腰果、花生、西芹、木耳各适量。

**做法** ❶ 莲藕去皮洗净，切成薄片；木耳泡发，洗净，撕成小朵；鸡腿菇洗净，切成片；滑子菇洗净；甜豆、西芹洗净，切成段。❷ 将腰果、花生分别洗净后，下入油锅中炸至香脆后捞出。❸ 油锅烧热，下入备好的材料一起炒至熟透，加盐、味精调味即可。

**推荐理由** 莲藕能够提供给孕妈妈和胎宝宝丰富的维生素C以及矿物质，能够促进安胎，防止流产，还能够使处在孕吐中的孕妈妈振奋食欲。

孕前 1周 2周 3周 4周 5周 6周 7周 8周 9周 10周 11周 12周 13周 14周 15周 16周 17周 18周 19周 20周 21周 22周 23周 24周 25周 26周 27周 28周 29周 30周 31周 32周 33周 34周 35周 36周 37周 38周 39周 40周

## 阳光“孕”动

### 孕妇瑜伽

#### 1. 肩颈运动

①挺直腰背，双腿自然散盘，双手放到膝盖上，掌心向上，示指和拇指相触。

②吸气，抬起右手，与身体成45° 角；呼气，头向左偏，左耳靠近左肩；再吸气，头回正中。重复此式3 ~ 5次后，呼气，放下手臂，头回正中，稍作休息。

③吸气，抬起左手，与身体成45° 角；呼气，头向右偏，右耳靠近右肩；吸气，头回正中。重复此式3 ~ 5次后，呼气，放下手臂，头回正中，稍作休息。

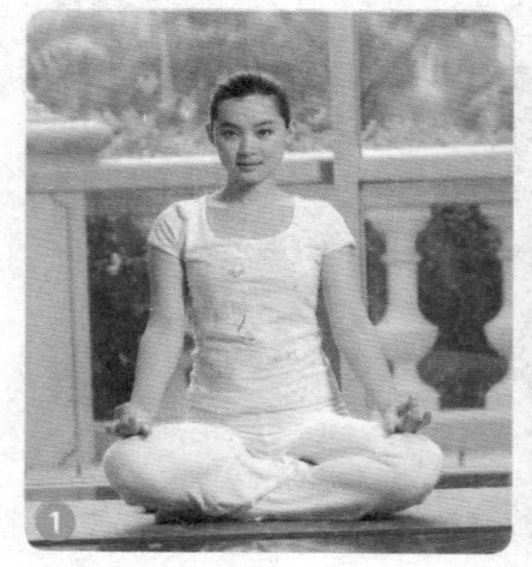

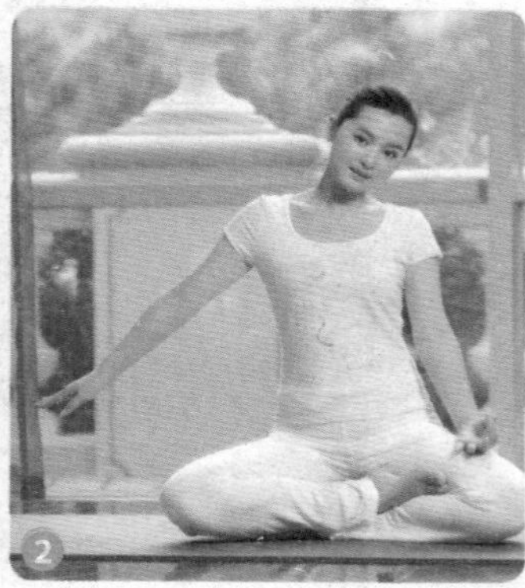

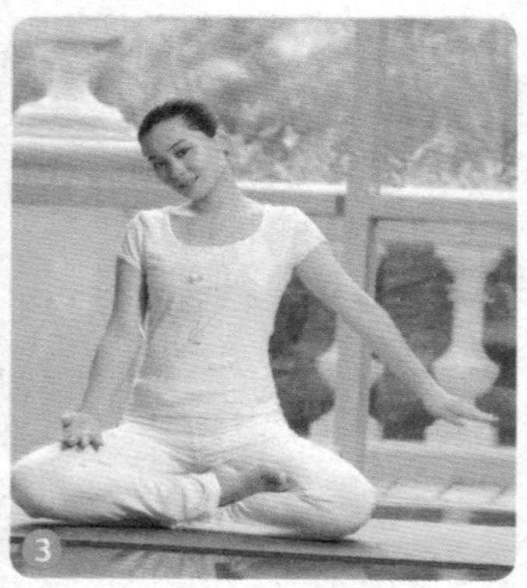


功效：此练习可消除颈部和肩膀上部的紧张感，减轻颈部疾病。

安全提示：孕妇进行此练习时，应注意安全，双肩不必向上抬起，以保持呼吸顺畅。

#### 2. 手部伸展

①挺直腰背，双腿自然散盘，双手放到膝盖上，掌心向上，示指和拇指相触。

②双手握拳，高举过头顶，手肘伸

直，吸气，拳头用力握紧。

③呼气，手指用力撑开。重复此练习3～5次，然后呼气，恢复到起始姿势，稍作休息。

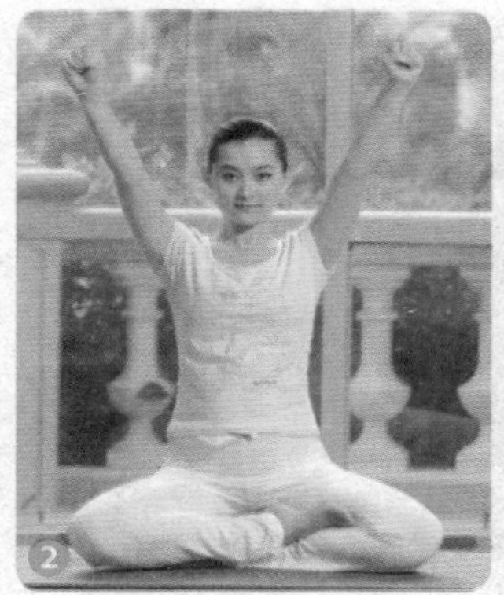

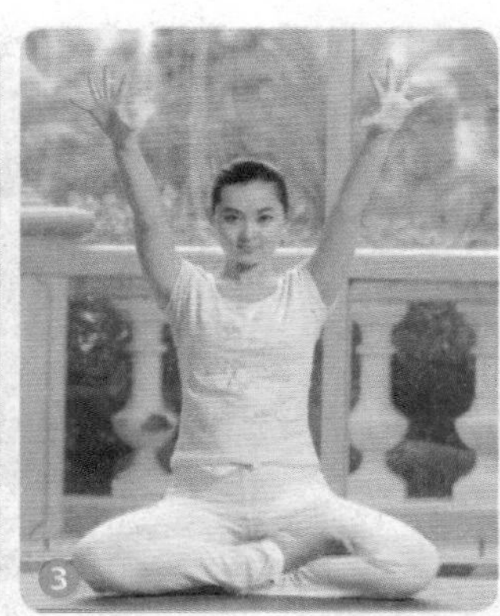

功效：此练习可灵活肩部、扩张胸部，使手臂的肌肉紧实，使身体强健，为分娩做好准备。

3. 脚踝活动

①双腿伸直坐于垫子上，双手支撑于臀部后侧，上半身向后倾斜。吸气，双脚脚尖勾起，同时膝盖用力向下压。

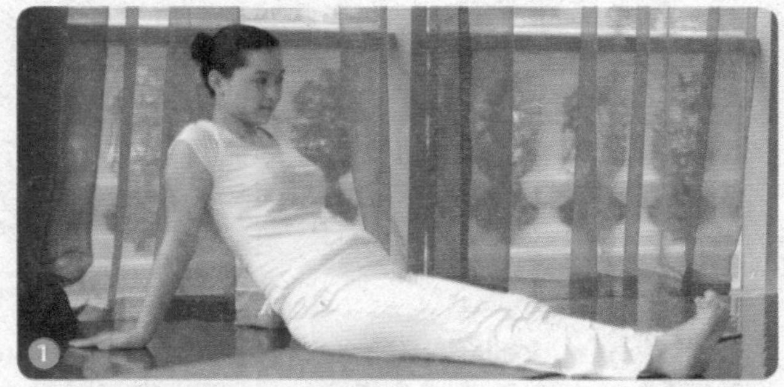

②呼气，右脚脚尖用力向下压，吸气，右脚脚尖向内勾回；呼气，左脚脚尖用力向下压，吸气，左脚脚尖向内勾回。重复此练习3～5次后，稍作休息。

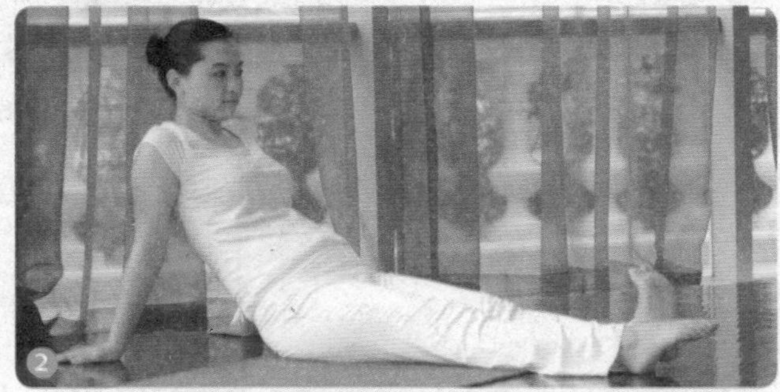

功效：在怀孕期间，孕妇会出现双脚肿胀的现象。此练习可以伸展腿部肌肉，放松脚踝、膝盖和髋部，对缓解脚踝肿胀效果较好。

4. 鳄鱼式

①仰卧在垫子上。

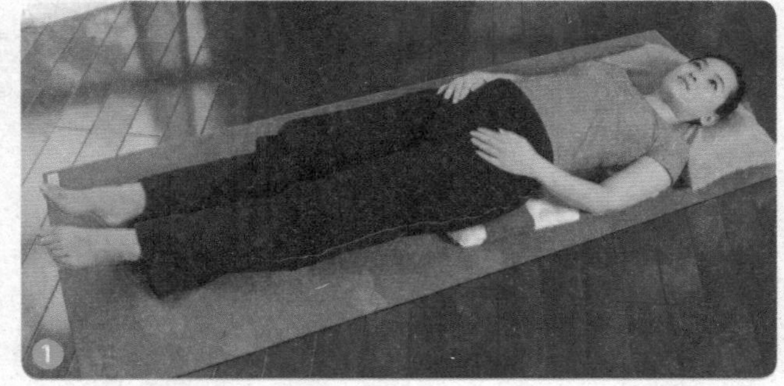

②弯曲双腿，双脚踩在

孕前
1周
2周
3周
4周
5周
6周
7周
8周
9周
10周
11周
12周
13周
14周
15周
16周
17周
18周
19周
20周
21周
22周
23周
24周
25周
26周
27周
28周
29周
30周
31周
32周
33周
34周
35周
36周
37周
38周
39周
40周

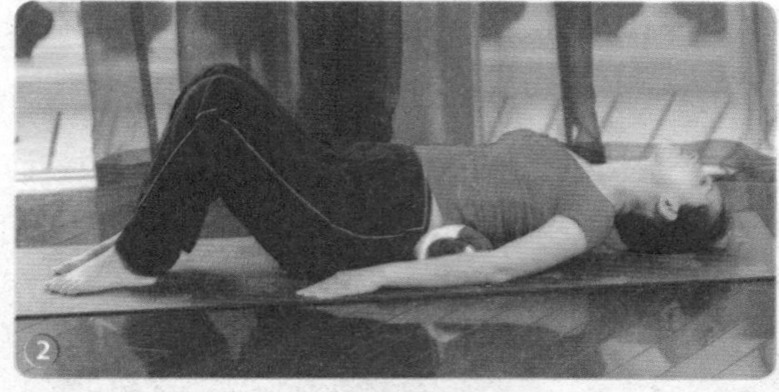

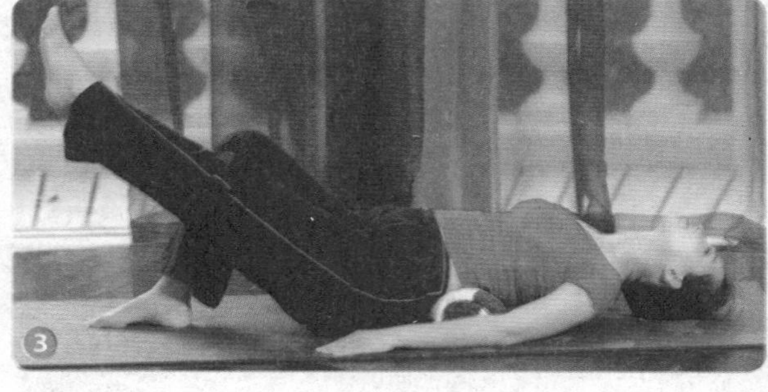

垫子上，双手掌心向下放在身体两侧。

③吸气，伸直左腿向上抬起，保持 2 ~ 3 次呼吸。呼气，放下左腿；吸气，换另一侧做以上动作。呼气，恢复到起始姿势，稍作休息。

功效：此式可以锻炼股四头肌，滋养盆腔，有效地按摩内脏器官、腺体和腹部肌肉，还可以帮助打开腹腔，改善不良姿势和长期肌肉紧张所引起的呼吸困难的症状。

安全提示：孕妇在做此练习时，可在腰部下方放一软垫或枕头。

**小运动，大收益**

动作 1：踝关节运动

孕妇坐在椅子上，一条腿放在另一条腿上面。下面一条腿的脚踏平地面，缓缓活动上面一条腿的踝关节数次，然后将脚面伸直，使膝关节、踝关节和足背连成一条直线。两条腿交替练习上述动作。

益处：这个运动很简单可促进血液循环，并增强脚部肌肉。适合长期坐在办公室的孕妈妈。

动作 2：足尖运动

孕妇坐在椅子上，两足踏平地面，足尖尽力上翘，翘起后再放下，反复多次，注意足尖上翘时，脚掌不要离地。

益处：通过足尖运动。可促进血液循环，并增强脚部肌肉的力量。

动作 3：拉背运动

准妈妈挺直背部坐在椅子上，双手各拿一瓶水，双臂侧平举，做深呼吸。双臂慢慢向上举起，伸展整个背部，然后再放下。再向前伸展，重复 10 次左右。

益处：此运动可以有效增强臂力及背部肌肉力量，令准妈妈生产时臂肌和背肌能够均匀用力，有助顺产。

**动作4：腿部放松**

把两把椅子前后或左右并排放在一起。准妈妈慢慢坐在其中一把上面，深呼吸。将双腿慢慢抬放在另一把椅子上，抖动几次，放松腿部肌肉。准妈妈上身分别做慢慢前倾、直立、后靠三个动作，来舒缓背与腰的压力。

益处：这个动作可以减轻体重对下肢血管造成的压力，防止腿部静脉曲张。

**动作5：俯姿按摩**

选择一张有柔软椅背的椅子，准妈妈面对椅背程跨坐状，挺直腰部片刻。双臂支撑在椅背上，头部贴在双臂上，尽可能让背、腰伸展放松。可以让准爸爸来帮助做些按摩动作，如顺着背部往腰部、手脚等部位进行按摩，让肌肉慢慢达到松弛的状态。准爸爸也可以站在准妈妈身后，从肩部开始沿着脊柱的方向，轻轻以画圆圈的方式按摩，一直到腰骶的关节。

益处：这个动作会让准妈妈全身心得到放松，非常有助于消除疲劳。

**动作6：芭蕾舞步**

准妈妈站在一把有靠背的椅子后面，准妈妈做深呼吸，双脚尖尽量分开，脚跟并拢，感受从臀部到背部的伸展。像跳芭蕾演员一样地向身体两侧伸展双臂，并做均匀的深呼吸。

益处：锻炼双臂肌肉，调整呼吸状态。

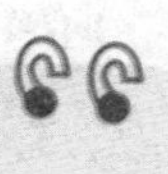

**控制胎教时间**

粗心的孕妈妈经常会将胎教时间进行得比较长，或者忘记计算胎教时间，容易使胎宝宝过于劳累，睡眠受到较长时间的干扰，从而占用了他生长发育的时间，影响生长状况。因此准爸爸要做好胎教时间的监控工作，提醒孕妈妈要适可而止，不要恋战，尽快告一段落，隔一段时间再继续进行。

## 胎教方案

### 情绪胎教：带着宝宝听广播

每天锁定一个你喜欢的电台广播，可以是轻松风趣型的，也可以是故事型的，不要使用耳机，将广播放出声音来，和胎宝宝一起听，虽然现在的胎宝宝还不能听到声音，但是你的舒适与惬意一定能够影响他。

## 意念胎教：让宝宝和你有一样的爱好

根据科学家的研究表明，妈妈的兴趣爱好可以通过一定的方式遗传给宝宝。因此孕妈妈一定不要因为怀孕就放弃自己曾经的爱好，只要这种爱好不会对孕期安全造成影响，孕妈妈就应努力坚持，如绘画、音乐、天文、历史、地理、数学等，只要孕妈妈在孕期一直保持自己的爱好，经常做与爱好有关的有意义的事情，就有可能对胎宝宝产生影响，在宝宝出生后妈妈还要继续自己的爱好，将胎教时期的影响延续，就很有可能培养出和自己具有相同爱好的宝宝。

## 胎教策略：制订每天的胎教时间表

制订有规律的胎教时间计划，能够保证胎宝宝在妈妈腹中的睡眠不受到打扰，提高胎教效果，还能帮助胎宝宝养成规律的作息时间。在孕早期，每日不用花太多的时间在胎教上，以免打扰胎宝宝的休息，可以每日清晨跟胎宝宝进行3~5分钟的晨起互动，中午在公司的午休时间读一读自己喜欢的书，晚上利用20分钟左右的时间，集中进行胎教。在孕中期和孕晚期，则可以适当增加胎教次数，以每日3~5次为宜，要更加注意时间的规律性，并且在孕中晚期，根据胎宝宝的发育状况，可以使用更多样的胎教形式。

**胎教时间表**

| 时间 | 事件 | 胎教内容 | 胎教方式 |
|---|---|---|---|
| 7:30 | 刚刚睡醒 | 开始与宝宝一天的对话，跟他/她打个招呼，问声好 | 语言胎教 |
| 7:30-7:40 | 闭目养神 | 进行冥想胎教，想象一下任何美好的事物，或者是宝宝的模样 | 冥想胎教 |
| 7:40-8:00 | 洗漱、护肤 | 在洗漱、护肤的同时放一点儿轻柔舒缓的音乐，给自己和宝宝一个好心情 | 音乐胎教 |
| 8:00-8:30 | 吃早饭 | 告诉宝宝一日三餐最重要的就是早餐，妈妈会尽量多吃一些 | 语言胎教 |
| 9:00-10:00 | 朗读 | 给宝宝读几篇小说、儿童故事或散文，读时尽量声情并茂，富于感情 | 语言胎教 |
| 12:00-12:30 | 吃午饭 | 边吃边想象一下宝宝吃饭的样子，并督促自己不要挑食 | 冥想胎教 |
| 12:30-13:00 | 散步 | 带着宝宝到户外晒晒太阳，呼吸一下新鲜空气 | 运动胎教 |
| 15:00-16:00 | 听音乐 | 听听莫扎特或贝多芬的钢琴曲，放松身心 | 音乐胎教 |
| 16:00-17:00 | 欣赏名画 | 阅读世界名画图册，选出自己喜欢的作品，仔细品味画中细节 | 美术胎教 |
| 17:00-17:30 | 吃晚饭 | 让宝宝听爸爸讲述一天的趣事，或是讲几个能让妈妈开怀大笑的笑话 | 语言胎教 |
| 19:00-20:00 | 做运动 | 进行一些有氧运动，如孕妇瑜伽操、健身操等 | 运动胎教 |
| 20:30-21:00 | 光照互动 | 用手电照射自己的肚子，告诉宝宝一天的活动结束了，该睡觉了 | 光照胎教 |

孕前
1周
2周
3周
4周
5周
6周
7周
8周
9周
10周
11周
12周
13周
14周
15周
16周
17周
18周
19周
20周
21周
22周
23周
24周
25周
26周
27周
28周
29周
30周
31周
32周
33周
34周
35周
36周
37周
38周
39周
40周

# 第7周 小心呵护着

## 胎宝宝的生长发育

· 身长 1.2~2.5 厘米，体重约 4 克；

· 到了本周，胎宝宝已经有如一颗蚕豆般大小了，并可能会出现他有生以来的首次肢体动作；

· 长有一个与身体不成比例的大脑袋，大脑高速发展，平均每分钟有 10000 个脑神经细胞诞生；

· 大脑发育为前脑、中脑、后脑三个部分，大脑皮质也已清晰可见；

· 脑垂体和肌肉纤维开始生长；

· 面部有两个黑色的小点，那是眼睛，眼睑也出现了；

· 鼻孔、颚部和耳朵的位置越来越明显；

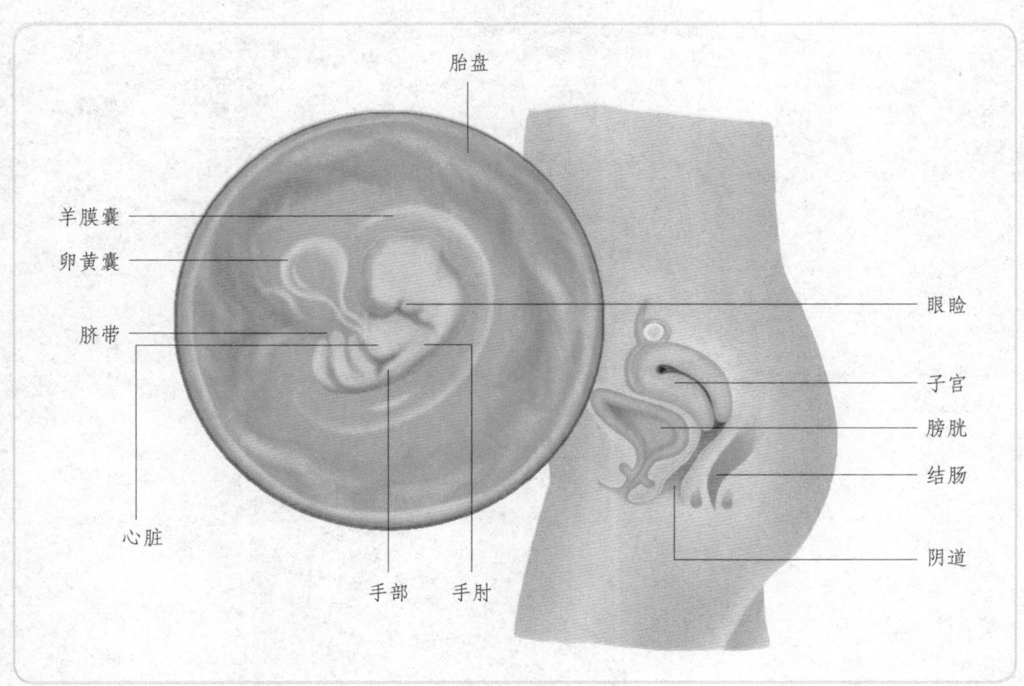

孕前
1周
2周
3周
4周
5周
6周
7周
8周
9周
10周
11周
12周
13周
14周
15周
16周
17周
18周
19周
20周
21周
22周
23周
24周
25周
26周
27周
28周
29周
30周
31周
32周
33周
34周
35周
36周
37周
38周
39周
40周

·胳膊和腿还在不断生长，已经能分辨出小手和小脚丫的位置了，手指和脚趾也开始发育；

·心脏完全成形，划分出了左心房和右心室，心脏的跳动速度是孕妈妈的两倍。

## 孕妈妈的身体变化

孕妈妈的情绪波动越来越大，也感到越来越困倦，有时容易饥饿，有时又容易反胃，这时孕妈妈要控制好自己的情绪，避免因情绪过度烦躁而导致胎宝宝腭裂或唇裂的发生。早孕反应在不断加重，孕妈妈要正确对待这些不适，渐渐适应带有早孕反应的生活，就不会再那么难熬了。

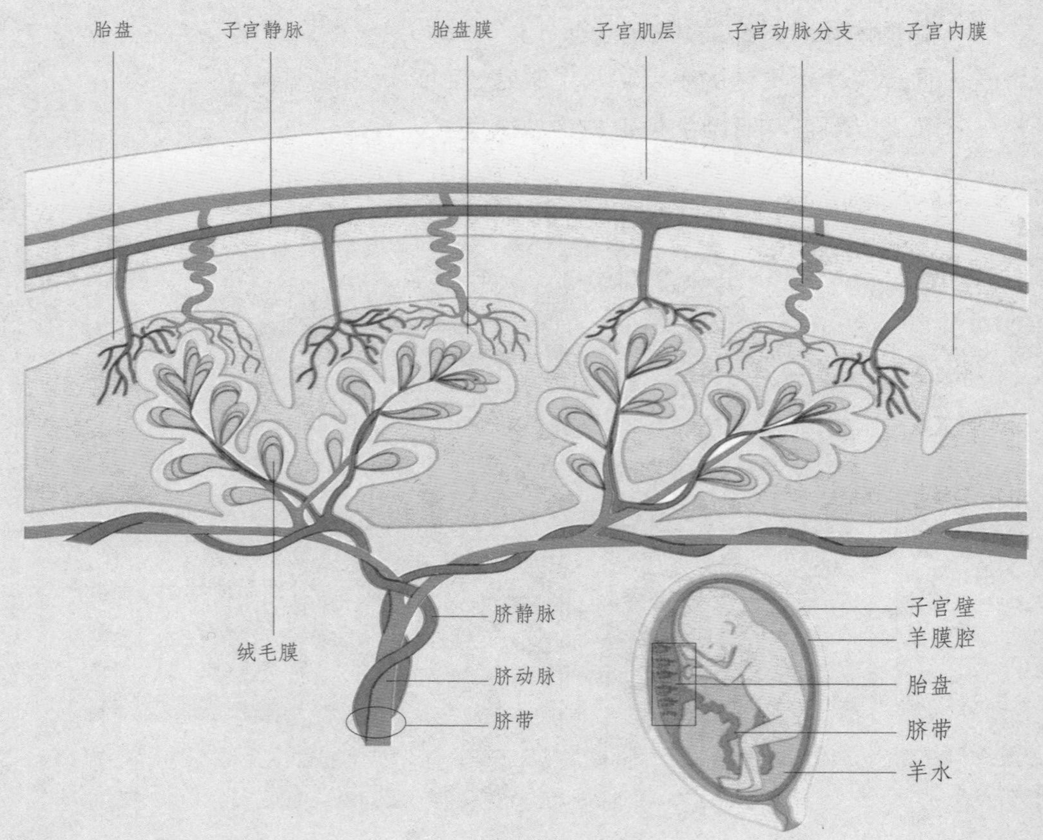

## 生活细节和孕期护理

### 孕妈妈外出的6条谨慎原则

（1）外出要注意安全，不要争抢过马路和上下车，能避则避，能让则让，保护好自己的安全。

（2）出行多穿戴一些防护用具，如帽子、围巾、手套、披肩、雨伞、雨衣、雨鞋等。

（3）尽量避免自己驾车，以免产生身体不适，进而发生危险。

（4）过于拥挤的公交车不要着急上，最好换乘乘客较少的车；上车后如果没有人让座，可以找乘务员帮忙，不要羞于开口。

（5）尽量避免上下楼梯，最好乘坐电梯，以免增加子宫负担，或因踩踏不稳发生意外。

（6）只要准爸爸有空，就不要让孕妈妈单独出行，尽量少带孕妈妈去人多拥挤的场所。

**准爸爸的贴心守护**

**建立孕期生活档案**

孕妈妈自确认怀孕之日起，会在医院建立孕期健康档案，以便随时记录孕妈妈的身体状况。同时，在家中准爸爸也应记录一本孕妈妈在孕期的全程生活档案，如记录孕妈妈日常的饮食，早孕反应情况，突发的一些特殊状况，孕中晚期的胎动、胎心，产前检查的时间，孕妈妈身体的变化，胎宝宝生长发育各阶段的特殊记录，等等。这样做不仅可为医生诊断提供翔实的情况参考，还能起到对孕妈妈孕期全程的监控作用，有助于及时发现问题，并且这也是见证孩子成长的第一份珍贵的手写记录。

### 积极调适孕期心态

处在早孕反应中的孕妈妈经常会有情绪不佳的困扰，或烦躁，或紧张，或忧虑，这些不良心态不仅会对孕妈妈的生活造成影响，还会给胎宝宝的健康成长蒙上一层阴影。如果过分精神紧张或忧虑，很有可能导致胎宝宝智力发展缓慢，出现弱智、智障等情况。因此在这段较为辛苦的早孕时期，孕妈妈要正确面对心理不适，正视它们的存在，努力调整和克服不良情绪，要求自己不要太极端，不要钻牛角尖，使自己豁达和开朗一些，把心放宽，忽略身体的不适和一些细枝末节的事情，用更多的时间回味、设想或与人分享令人愉悦的事情，只有这样，才能将自己的心理状态调节到最佳水平。

孕早期发生的心理方面的问题，大致有以下三种：

孕前 1周 2周 3周 4周 5周 6周 7周 8周 9周 10周 11周 12周 13周 14周 15周 16周 17周 18周 19周 20周 21周 22周 23周 24周 25周 26周 27周 28周 29周 30周 31周 32周 33周 34周 35周 36周 37周 38周 39周 40周

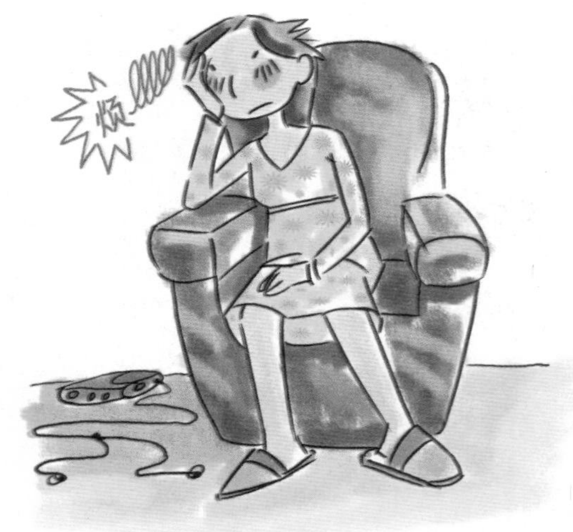


（1）过分担心：有些孕妇对怀孕没有科学的认识，易产生既高兴又担心的矛盾心理。她们对自己的身体能否胜任孕育胎儿的任务、胎儿是否正常总是持怀疑态度，对任何药物都会拒之千里。

（2）早孕反应：严格说来，早孕反应（孕吐）是一种躯体和心理因素共同作用而产生的症状。但医学家发现，孕吐与心理因素有密切的关系。如孕妇厌恶怀孕则绝大多数会孕吐并伴体重减轻，如果孕妇本身性格外向，心理和情绪变化大，还会发生剧烈孕吐和其他反应。

（3）心理紧张：有些孕妇及亲属盼子心切，又对将来的生活茫然无知，又因为住房、收入、照料婴儿等问题担心，导致心理上的高度紧张。

上述这些不良心态，会使孕妇情绪不稳定、依赖性强，甚至会表现出神经质。这对孕妇和胎儿是十分不利的。改善的原则是，孕妇本人要尽可能做到凡事豁达，不必斤斤计较；遇有不顺心的事，也不要去钻牛角尖。丈夫和其他亲属应关心和照顾孕妇，不要让孕妇受到过多的不良刺激，不要做可能引起孕妇猜疑的言行，使孕妇的心理状态保持在最佳状态。

### 不洗冷水澡

孕妈妈在怀孕后抵抗力下降，体质会变得娇弱，皮肤变薄，很多时候不能承受像以前一样的外界刺激，否则很容易患病。如果在这时孕妈妈因为怀孕体温升高，而一味追求洗冷水澡，是非常不利于健康的，很容易发生感冒、发热、咽喉炎、关节炎等疾病，还会使胎宝宝缺氧，阻断部分营养的供应，对母婴健康十分不利，严重者还会引发流产。

### 多静养，避免频繁的长途旅行与出差

孕早期最重要的是安胎工作，确保胎宝宝能够顺利度过这段不稳定的危险时期。因此，在这期间，孕妈妈要避免频繁的工作出差和长途旅行，尽量更多地待在家中静养休息，否则一旦出差和旅行，必定要经过人多拥挤的地

方，很容易感染病菌，或受到碰撞和挤压，发生危险；此外，出差和旅行所乘坐的交通工具，无论是飞机、火车，还是汽车，都会使孕妈妈因为久坐而发生水肿，还会使胎宝宝宫内缺氧，十分不利于母婴的健康。

**孕后宜选用性质温和的洗发水**

怀孕了，孕妈妈身体的各部分都会发生变化，头发也不例外。怀孕后孕妈妈体内的雌激素量增加，会刺激头皮油脂分泌，延长头发的生长期，这样就使油性发质的孕妈妈头发会比平时更油一些；而干性发质的孕妈妈头发也不会像平常那样干涩，而且也会显得格外浓密亮泽。

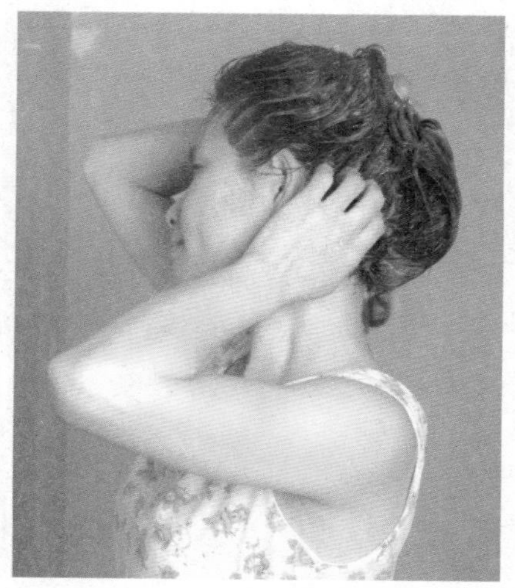

孕后孕妈妈的皮肤通常会变得十分敏感，孕妈妈宜挑选性质比较温和的洗发水。

因为怀孕后孕妈妈的皮肤通常会变得十分敏感，为了避免刺激头皮影响到胎儿，孕妈妈要挑选适合自己发质且性质比较温和的洗发水。如果发质没有因为激素的改变而发生太大的改变，那么没怀孕前用什么品牌的洗发水孕后最好继续延用，以免突然换用其他品牌头皮可能不适应，造成过敏现象。

此外，作为职场孕妈妈，经常要出席正式场合，即使是怀孕期也需要打造完美的形象。为了胎宝宝的健康，孕期不适合烫染头发，但孕妈妈可以学习一些造型小技巧，让发型和心情一样美。

**从妊娠初期开始积极预防妊娠纹**

怀孕后，甜蜜的孕期让女性充分体会到将为人母的激动心情，但随着孕程的发展和激素的影响，大部分的孕妈妈都会出现妊娠纹（即受孕期内分泌的改变，皮内弹力减弱、脆性增加，导致乳房、腹部及大腿上部皮肤伸展变薄，弹力纤维断裂，透出皮下血管的颜色而形成妊娠纹）。

虽然孕初期还不会出现妊娠纹这一现象，但孕妈妈也应提前做好预防工作，以免孕后期随着腹部的膨大，使皮肤的弹力纤维与胶原纤维因外力牵拉而受到不同程度的损伤或断裂，出现妊娠纹。

妊娠纹易防难治，越早预防越好。从怀孕初期开始，孕妈妈就应该选择一些适合自身体质的乳液、橄榄油或按摩霜产品，在身体较易出现妊娠纹的部位，如腹部、臀部、大腿内侧等部位勤加按摩，以促进血流的顺畅，增加皮肤和肌肉的弹性，积极预防妊娠纹。

按摩的方法是每日取适量橄榄油或其他润肤产品均匀涂抹于上述部位，轻轻按摩几分钟至吸收。按摩的时间最好选在洗完澡后，这是全身血液循环的最佳时机，而且早晚各按摩一次效果更佳，每次按摩时间在 10 ~ 15 分钟。

此外，即使有部分妊娠纹已经形成，只要勤于按摩也可以使细纹不再增加，妊娠纹范围不再扩大。

### 春季首要预防呼吸道疾病

孕初期，孕妈妈和胎儿最易受到病毒的不良影响。而春季是各种病菌容易传播的时机，最易引发呼吸道疾病，孕妈妈应注意适当防护。

首先，孕妈妈要注意室内的通风状况。室内空气不流通时，其污染程度比室外严重数十倍，极易引发呼吸道疾病。还要及时打扫房间卫生，清理卫生死角，不给病菌以滋生之地。此外，孕妈妈最好每周更换一次卧具。

其次，要加强锻炼。女性在怀孕前要加强体能锻炼，孕后也应坚持进行适当的锻炼，保持乐观的情绪，避免过度劳累，提高自身抗病能力。

再次，要加强自我保护意识。如果孕妈妈计划在冬末春初怀孕，建议提前注射流感疫苗，注射疫苗 2 ~ 3 个月后再受孕。

此外，养成良好的卫生习惯，也是预防春季传染病的关键。呼吸道传染病患者的鼻涕、痰液等呼吸道分泌物中含有大量的病原体，可以通过手接触分泌物传染给健康人。因此，要多注意手的卫生。一定要养成饭前便后、打喷嚏、咳嗽以及外出归来后按规定程序洗手的好习惯，在外不能即时洗手时，可以用消毒湿纸巾进行双手消毒。

### 夏季要把空调温度调高点

每到炎热的夏季，办公室里的女性与男性往往会对开不开空调、开多大而产生分歧。很多男性都怕热，空调恨不得开到 20℃以下，不少女性都在办公室里备件长外套，以对付空调冷风。而下班之后回到家，怕热的男人们总希望能再次进入一个凉爽的冷气房里，这本来是可以理解的，但如果你家有位准妈妈，就不能只顾自己凉快了。

首先，女性体质不如男性，对外界温度变化的适应能力较男性差，如果从高温的室外一下进入温度相对较低的室内，强烈的温差极易破坏人体自身的调节功能，导致“空调病”的发生，出现注意力不集中，头晕、头痛、全身乏力、食欲不振、皮肤干燥、下肢或全身发冷、关节僵硬或疼痛等。其次，如果将室内温度调得过低，和室外的温差太大，这种忽冷忽热的温度就会使抵抗力下降的准妈妈很容易感冒，出现咽喉疼痛、咳嗽、鼻塞、发热等症状。

所以，准爸爸在这个夏天只好委屈一下吧，适宜的做法是把空调温度调到26℃以上。另外，准妈妈从空调房间出来到户外之前，准爸爸还要提前将空调温度再调高一点儿，能使温差有个过渡，这对准妈妈和胎宝贝才是最安全的。

## 饮食与营养

### 健康吃鱼，促进宝宝大脑发育

孕妈妈多吃鱼，能够促进胎宝宝大脑的发育，这是因为鱼肉中含有大量的DHA和蛋白质，多吃鱼还能够增加孕妈妈足月生产的概率。但是并不是所有的鱼都适合孕妈妈食用。由于环境污染，可能会有很多有毒物质在鱼体内蓄积，因此孕妈妈在买鱼时，除了要注意鱼本身是否新鲜外，还要尽量避免够买那些有毒的鱼。有毒的鱼包括被酚、重金属或农药污染的鱼，以及体内含有生物毒素的鱼等。

1 汞含量超标的鱼，如鲨鱼、旗鱼、鲭鱼、方头鱼、鲈鱼、鳟鱼等，汞进入孕妈妈体内后，会破坏胎宝宝的中枢神经系统，影响胎宝宝的大脑发育。

2 某些深海鱼体内可能带有寄生虫菌，要在处理时彻底洗净，在烹调中煮熟煮透。

3 鱼虾带有浓重煤油味是酚污染的结果，不能食用。

4 咸鱼、熏鱼、鱼干等加工腌制品含有亚硝胺类致癌物质，孕妈妈尽量不要食用，而煎炸特别是烧焦的鱼肉中含强致癌物杂环胺，也不能食用。

5 长相畸形的鱼以及死鱼体内很有可能已经发生了病变，孕妈妈千万不要食用。

6 罐装鱼孕妈妈也要少吃，尽量食用新鲜宰杀的鱼，以防止过量摄入有害物质。

在保证食用安全的基础上，孕妈妈可以多吃鲫鱼、鲤鱼、鲢鱼、草鱼、墨鱼、青鱼等鱼类，能够补脾益肾，养血通经，十分有利于安胎。

## 孕早期警惕易导致流产的食物

孕妈妈一定要注意自身的饮食安全，尤其是在容易发生流产的孕早期，一定要谨慎食用一些容易导致滑胎流产的食物。

| 导致流产的原因 | 食物举例 |
| --- | --- |
| 活血化瘀、通经络、助产 | 螃蟹、甲鱼、黑木耳、萝卜、猕猴桃 |
| 兴奋子宫平滑肌、促使宫缩 | 薏苡仁、马齿苋、山楂 |
| 燥热助火、动胎动血 | 桂圆、人参、鹿茸、荔枝、杏、杏仁 |
| 毒素刺激 | 芦荟 |

## 少吃含有较多草酸的食物

菠菜、竹笋、茭白等蔬菜虽然营养丰富，有的还含有孕妈妈所必需的叶酸，但是这些食物中均含有较多的草酸。草酸会破坏人体对蛋白质、钙、铁、锌等营养物质的吸收，长期食用会导致胎宝宝生长缓慢或发育不良。但是这些食物也不是不能食用，孕妈妈可以定期少量进食，在烹调时一定要先用开水焯一下，再进行后续烹制，以去掉大部分的草酸，并避免营养物质的流失。

## 警惕致畸食物

科学家们已经证实，某些食物确实具有致畸作用。如长期大量食用酸性食物，会造成孕妈妈情绪不佳，加速孕妈妈体内有毒物质的分泌，从而导致胎宝宝发育畸形；而含有弓形虫的食物，如禽、畜肉类等，一旦被孕妈妈食用，弓形虫就会迅速使胎宝宝感染，导致胎宝宝畸形，甚至流产；此

Q：如果不小心食用了易导致流产的食物该怎么办?

A：若食用量较小，孕妈妈不必惊慌，一般不会有危险；若食用量很大，或者已经产生身体不适，就要及时就医检查，尽快采取有效保胎措施。

外，发芽的土豆含有非常多的生物碱，这种物质也会造成胎宝宝畸形；而含铅量超标的水、餐具、食物，也是导致胎宝宝畸形元凶之一；一些受到农药污染、水体污染等的食物，同样会造成严重的胎儿畸形。

**颜色助你选对食物**

在孕期，面对种类繁多的各种营养食材，孕妈妈通常会无从下手，不知如何搭配才能吃得最健康，这时不妨从食物的颜色入手，尽量保证每日摄取食物的颜色齐全，就能轻松做到营养的均衡摄入。食物的主要颜色通常分为红色、黄色、绿色、黑色、紫色、白色六种。红色食物通常富含胡萝卜素和维生素 C，主要可以保护眼睛、减轻身体和神经疲劳、健脑、增强抵抗力；黄色食物富含维生素 C，能够美白肌肤和提高抗病能力；绿色食物大多富含纤维素，能够通利肠胃、补充维生素和叶酸；黑色食物以补肾、抗衰老为主，能够增强体力；紫色食物富含花青素、能够促进血液循环、防治心血管疾病、延缓衰老；白色食物能够全面提高人体免疫力、健脾利水，是基础性食材。

**四种必需的营养素该怎么补**

良好的营养及健康的营养计划对你和发育中的胎儿是很重要的。下面是关于你在妊娠期间如何利用蛋白质、脂肪、糖类和矿物质的一个讨论。

1. 蛋白质

对于非孕妇而言，蛋白质是用于修复组织的。而妊娠中的你将利用蛋白质供胚胎、胎盘、子宫和乳房的生长和修复。多数蛋白质来源于动物源性食物如肉、奶、蛋、奶酪、鸡和鱼。这些蛋白质以最佳组合方式提供了各种氨基酸。妊娠期每天摄入的蛋白质一般为 168 ~ 196 克。

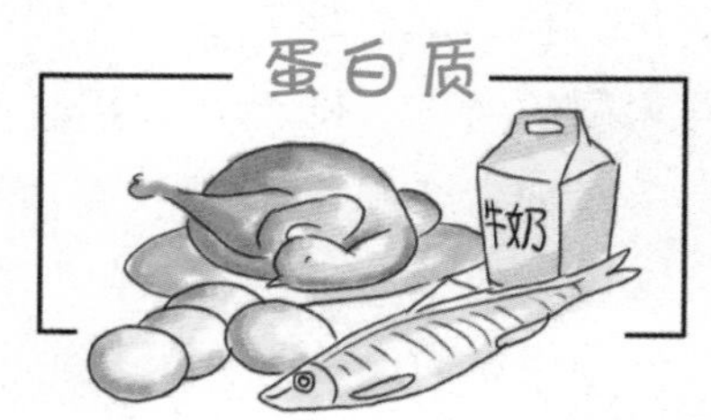


2. 糖类

妊娠期间有关糖类的摄入量没有明确规定，但来自糖类的热量应占你饮食中总热量的 60％，摄入充足的糖类会防止酮体形成。因为糖类摄入不足时就会造成酮体（脂肪酸在肝内

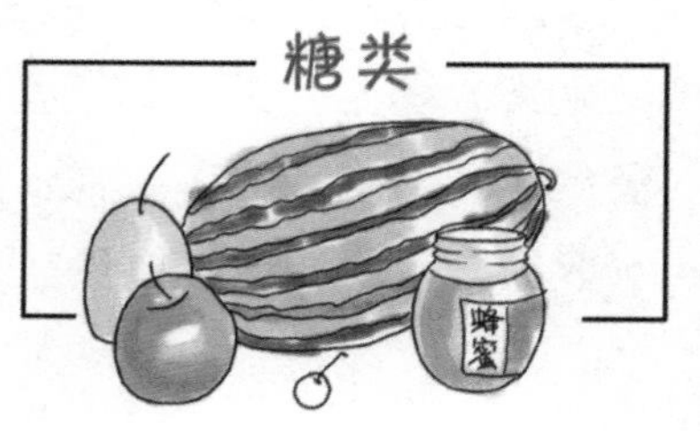

分解氧化时的正常中间代谢产物，它包括乙酰乙酸、β－羟丁酸及丙酮三种有机物质）积蓄，高浓度的酮体对胎儿有害。

**3. 脂肪**

妊娠期每日摄入的脂肪量也无明确数量，所以没必要担心脂肪摄入不足，一般情况下都会摄入过量。

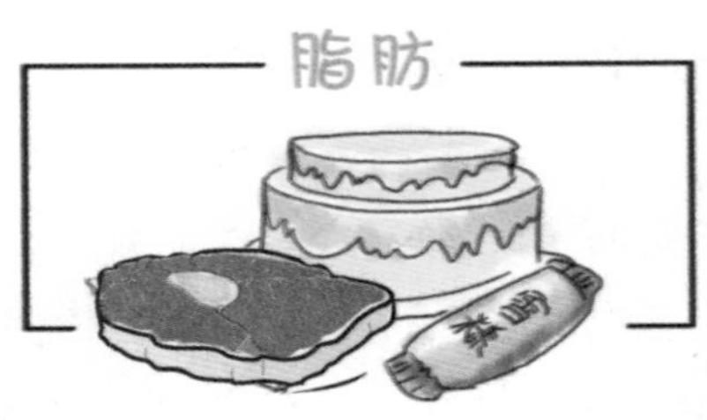


最近人们越来越重视胆固醇含量。高胆固醇是导致心脏病的危险因素，但是在妊娠和哺乳期要降低血液中的胆固醇量实在不是时候。妊娠期胆固醇增加是因为孕妇所分泌的激素增多，有时胆固醇可增加高达 25％。

**4. 矿物质**

研究证明矿物质铁对孕妇的健康十分有益。几乎所有能提供足够热量的饮食都含有充足的矿物质（铁除外），而不会引起矿物质缺乏。

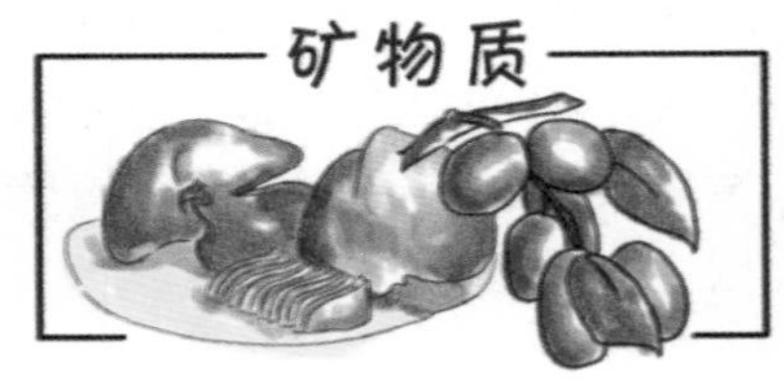


铁元素的需求在妊娠后期最重要。通常前 3 个月没有必要补铁。如果你补了，可能使你恶心、呕吐的症状更加厉害了，一些医生会让你食用补钙的保健品，但一般情况下可以不吃。

## 孕妈妈宜进食孕妇奶粉

孕妇奶粉是专为孕妈妈设计的配方奶粉，其中含有各种孕妈妈和胎宝宝需要的营养。即使孕妈妈膳食结构比较合理、均衡，但有些营养素只从膳食中摄取，还是不能满足身体的需要，如钙、铁、锌、维生素 D、叶酸等。而孕妇奶粉中几乎含有孕妈妈需要的所有营养素。所以孕妈妈应该吃孕妇奶粉，以满足其对各种营养素的需求。

从营养成分来讲，孕妇奶粉优于鲜奶。目前市售的鲜奶大多只是强化了维生素 A 和维生素 D 或一些钙质等营养素，而孕妇奶粉几乎强化了孕妈妈所需的各种维生素和矿物质。比如，其中所含的丰富的钙质是牛奶的 3.5 倍，可以为孕妈妈和胎儿提供充足的钙质，防止发生缺钙性疾病。

孕前
1周
2周
3周
4周
5周
6周
7周
8周
9周
10周
11周
12周
13周
14周
15周
16周
17周
18周
19周
20周
21周
22周
23周
24周
25周
26周
27周
28周
29周
30周
31周
32周
33周
34周
35周
36周
37周
38周
39周
40周

## 孕妈妈食谱推荐

### 南瓜红枣盅

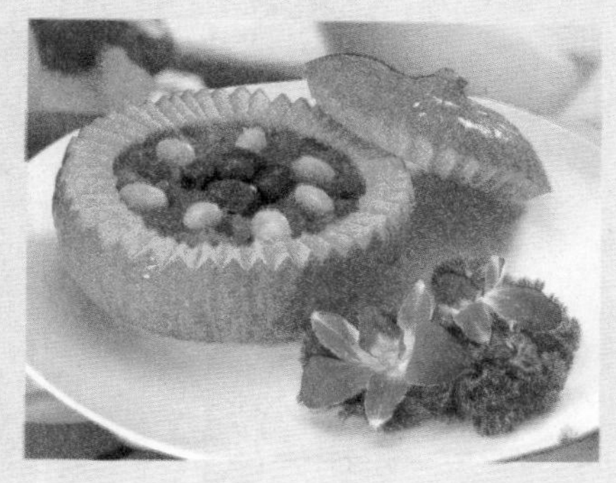

**材料** 南瓜200克，红枣、枸杞、百合各适量，糯米20克，盐、鸡精、香油各少许。

**做法** ❶将南瓜去顶去瓤，洗净；红枣、枸杞、百合均洗净，沥干；糯米用清水浸泡，洗净，沥干备用。❷适量清水煮开，下入糯米、红枣、枸杞、百合同煮至熟烂。❸最后调入盐、鸡精调味，起锅装入南瓜中，加少许香油即可。

**推荐理由** 南瓜能够通便排毒，红枣能够补血养颜，将二者结合食用，可以促进胎宝宝的生长发育，还能有助保胎。

### 山药排骨汤

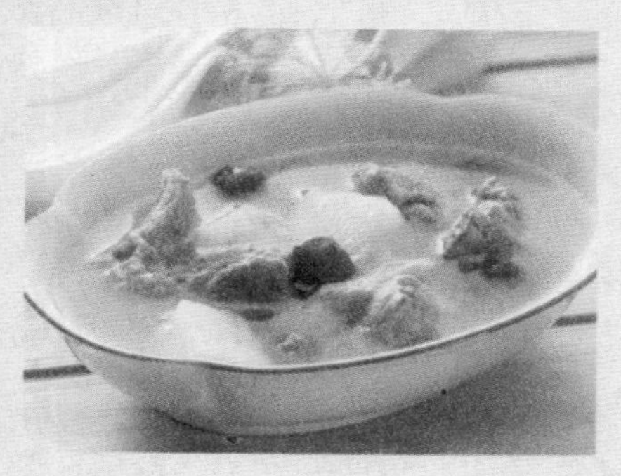

**材料** 白芍10克，蒺藜10克，新鲜山药300克，小排骨250克，红枣10枚，盐5克。

**做法** ❶白芍、蒺藜装入棉布袋系紧，红枣以清水泡软；山药洗净，去皮，切块。❷小排骨汆烫后捞起。❸将棉布袋、红枣、小排骨、山药放进煮锅，加1600毫升水，大火烧开后转小火炖约30分钟，加盐调味即可。

**推荐理由** 山药有助缓解孕妈妈的身体疲劳，排骨能够强筋壮骨，增强孕妈妈的体力和免疫力，还能够补充钙质，为胎宝宝提供丰富的营养。

## 阳光“孕”动

### 放松颈肩的运动

孕妈妈可以通过放松紧张的颈部和肩部肌肉，来缓解早孕反应带来的疲劳，提高睡眠质量，带给自身和宝宝更多的舒适空间。

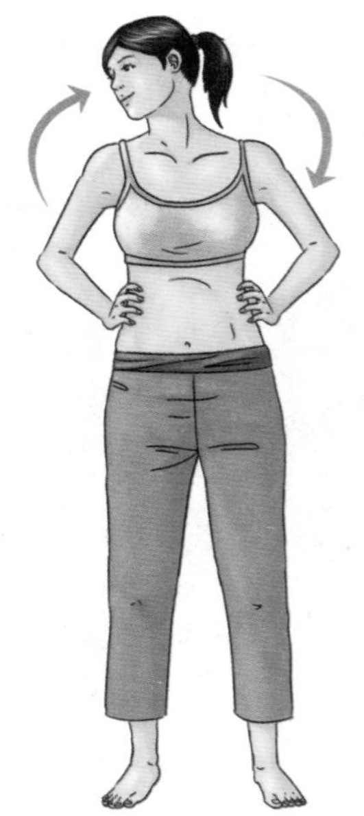

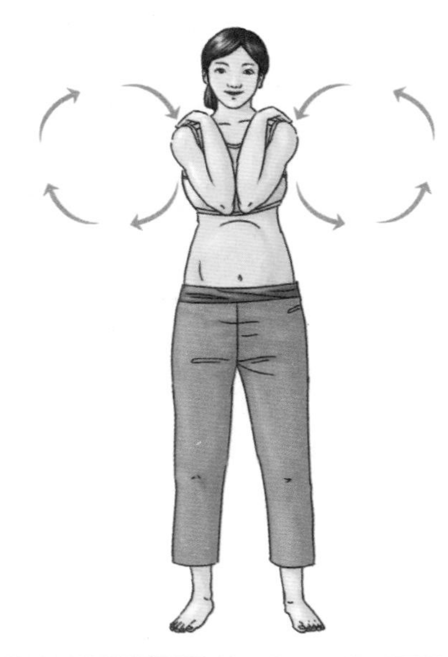

1 颈部运动。保持站立或坐姿，双手叉腰，放松脖颈肌肉，缓慢地开始做顺时针和逆时针的绕头运动，各10圈，交替3组。

2 肩部运动。保持站立或坐姿，将两肩放平，抬起双臂向两侧平举，将双手指尖搭在两肩上，做绕肩运动，尽量使双肘之间在靠近和分开时保持最小和最大间距，每绕1圈为1个，每次做30个。

## 适当运动对孕产的好处

首先，运动有助于怀孕顺利进行：它能够促进血液循环，有助于呼吸新鲜氧气；它能够使孕妇保持健康的身体，消除怀孕带来的疲劳感；它还可以缓解孕妇的心理压力，消除紧张不安的情绪。

其次，运动能够使肌肉变得结实，使骨盆关节变得柔软，从而有助于生产快速顺利进行。

最后，运动有助于产后体形迅速恢复到原来的状态：平坦的肚子，苗条的身材、坚挺的乳房等。

孕期运动可以分成3大类：呼吸运动、肌肉运动和放松运动。如果你愿意的话，在怀孕初期就可以开始进行适当的锻炼。

一定要坚持锻炼身体。以下是一些具体的运动项目，所列的运动对怀孕的你来说，已经绰绰有余。进行这些运动并不是为了让你成为一个运动员，也不是为了增强体质，而是希望通过这样一些简单的运动使你的怀孕和生产能够顺利进行。运动之后，要休息几分钟，放松一下。不要忘记，每天运动10分钟，好过每周1次运动1小时。在怀孕期间，孕妇差不多可以适度地进行所有正常的体育运动。

你可以在家锻炼，也可以和产前准备小组的成员一起锻炼：因为和其他准妈妈一起进行体育锻炼总是很有意思，令人愉悦的。

## 胎教方案

### 影音胎教：孕早期该怎么听和看

影音胎教包括两种，一种是将影音视频或音频播放给孕妈妈听，舒缓妈妈的心情和情绪，为胎宝宝提供良好的生长环境；另一种是由孕妈妈唱歌给胎宝宝听，或者播放视频或音频给胎宝宝听，激发胎宝宝的潜能。孕早期的影音胎教主要以第一种为主，因为此时胎宝宝的听觉系统还尚未发育完全。

孕妈妈在这段时间可以多听、多看一些安静舒缓的，能够有助于调节情绪和压力的视频或音频，不要收听或收看那些会让自己的情绪波动的影音内容，要通过影音胎教使自己放松下来。在播放时，孕妈妈要注意控制音量和距离，以不超过60分贝、距离发声源1.5米以上为准。

### 胎教策略：胎教不是培养天才

通过胎教，有人培养出了天才宝宝，如著名的斯瑟蒂克夫妇，成功孕育出了4个天才儿童。但是这需要诸多条件的配合才能实现，缺一不可，因此孕妈妈们不要对胎教的结果寄予太大的期望。胎教的意义在于最大限度地激发胎宝宝的潜能，并不是孕育出一个多么"天才"的宝宝，况且胎教的成果还需要出生后的巩固和延续，才能够使宝宝在智商、情商、特殊才能等方面显示出超前的特征。并不是只要经过胎教培养，宝宝就会成为天才，而没经过胎教熏陶，宝宝就不可能成为天才，这其中并没有必然联系。因此，孕妈妈和准爸爸要正确对待胎教问题，科学、客观、顺其自然地实施胎教，才能孕育出更加优质的宝宝。

孕前
1周
2周
3周
4周
5周
6周
7周
8周
9周
10周
11周
12周
13周
14周
15周
16周
17周
18周
19周
20周
21周
22周
23周
24周
25周
26周
27周
28周
29周
30周
31周
32周
33周
34周
35周
36周
37周
38周
39周
40周

# 第8周 情绪有点儿波动

## 胎宝宝的生长发育

• 顶臀长（头部顶端到臀部最低处）14~20 厘米；

• 到了本周，胎宝宝看上去有一颗葡萄般大小，并将继续迅速成长，以平均每天身长增长 1 毫米的速度，直到孕 20 周；

• 此时胎宝宝的皮肤薄如纸，看上去通体很透明；

• 眼睑出现褶痕，鼻子开始倾斜生长；

• 胳膊肘出现了弯曲；

• 肩膀、髋关节、膝关节已清晰可见；

• 会“动手动脚”了，能够进行“踢腿运动”和“伸展运动”；

• 手指和脚趾间出现了蹼状物，能够在子宫内游泳了。

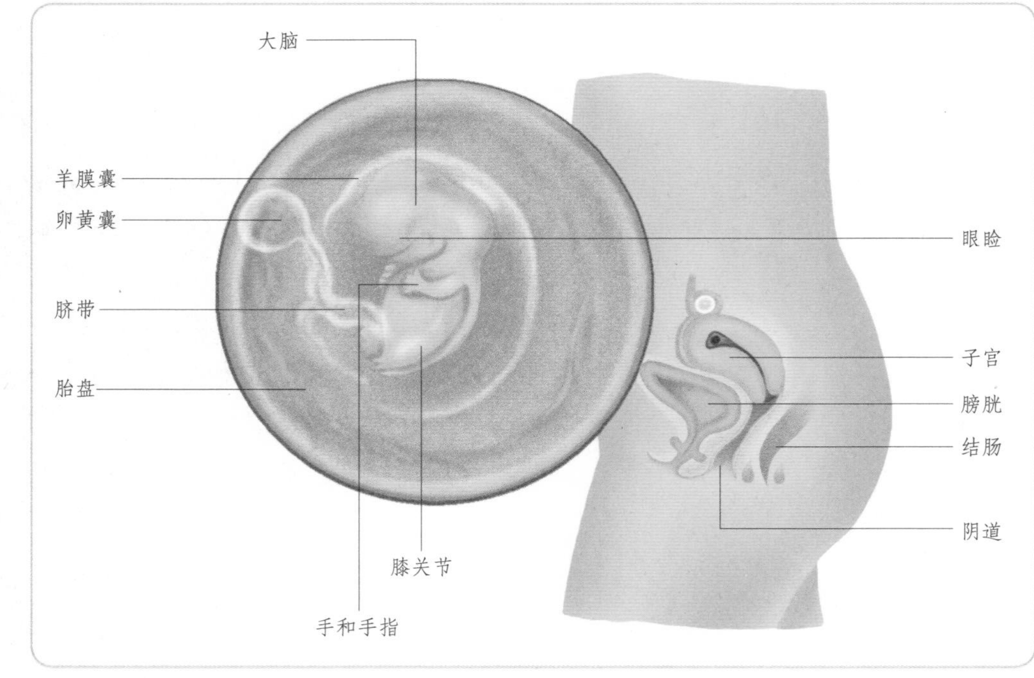

## 孕妈妈的身体变化

本周孕妈妈的身体在外观上仍然看不出有任何变化，但是体重会所有增加。由于子宫的增大，会导致部分孕妈妈出现稍许的针刺样腹痛，这是正常现象，要与流产征兆区分开；同时，不断增大的子宫开始压迫膀胱，使孕妈妈出现尿频症状；牙龈肿胀和出血的情况也陆续出现。此外，恶心和呕吐继续存在，孕妈妈的不适感逐渐到达了顶峰，在这段时期孕妈妈要加强缓解不适的措施，家人也要多花时间照顾孕妈妈的生活，加强孕期护理。

## 生活细节和孕期护理

**勤漱口，预防牙龈肿痛**

从本周起孕妈妈的牙龈问题开始显现，牙龈肿痛和出血的现象会开始困扰着孕妈妈。这时，孕妈妈要勤漱口，保持口腔清洁卫生，有条件的情况下每次吃完东西都要漱口或刷牙。孕妈妈也可准备一些降火气的汤料饮品，祛除口腔异味，保护牙龈。此外，孕妈妈还要注意少食辛辣生冷食物，以免刺激牙齿和牙龈，引发更剧烈的肿痛。

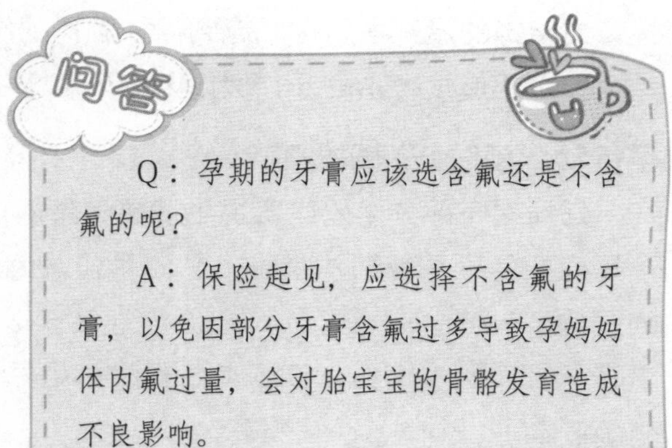


Q：孕期的牙膏应该选含氟还是不含氟的呢？

A：保险起见，应选择不含氟的牙膏，以免因部分牙膏含氟过多导致孕妈妈体内氟过量，会对胎宝宝的骨骼发育造成不良影响。

在妊娠期，孕妈妈的牙龈变得更加松软，牙龈中的血管通透性增强，易诱发牙龈肿痛、牙龈出血等症，若在孕前已患有牙龈炎症，则更易出现此类问题。对此，孕妈妈要加强保护牙龈和牙齿的意识，把自己当作一个牙病患者来对待，勤刷牙、漱口，避免牙齿和牙龈受到刺激，晚上尽量少吃甜食，也可使用牙线彻底清洁牙齿，用舌苔清洁牙刷清除舌苔，及时消除口腔中的食物残渣，保证口腔卫生。

**少用手机，避免胎儿畸形**

手机是现代人从不离身的伴侣，因此连睡觉时都将其摆放在枕头边。但是在孕期，尤其是孕早期，爱发短信、玩微博、玩微信、玩游戏、打电话聊天的孕妈妈要注意了，尽量少使用手机，除非必要的沟通联络，否则不要再用手机上网、玩游戏，以免其产生的大量辐射伤害胎宝宝的发育，造成畸形等严重后果。尤其当手机处在通话接通过程中时，不要让手机贴近耳朵，因为这时所产生的辐射量最大。此外，不要将手机随身携带，睡觉时将手机放在距离孕妈妈两米以外的范围，这样都能减少辐射对母婴的伤害。

### 缓解孕吐的好方法

（1）在医生的指导下服用适量的维生素 $B_6$ 制剂片，能够有效缓解孕吐。切不可因为孕吐反应较重，就自行过量服用，否则会导致宝宝出生后容易出现惊厥、兴奋、哭闹等症状。

（2）早晨起床后，孕妈妈可以在饭前喝一杯掺有苹果汁、橙汁、柠檬汁、果酱或蜜蜂的温开水，可以起到保护肠胃的作用，能够减轻呕吐症状。

（3）吃过早餐再刷牙，缓解因刷牙刺激口腔和肠道而引起的呕吐。

### 早行动，预防妊娠尿失禁

妊娠期有部分孕妈妈容易出现尿失禁的症状，严重影响生活质量。对此，孕妈妈要尽早采取预防措施，勤做骨盆收缩练习。具体方法是，收缩会阴处的肌肉，10 个为 1 组，每次 10 组，每天 3 次。通过这样的骨盆收缩练习，增强了骨盆的支撑力，可以有效预防妊娠尿失禁，还能够降低患上产后尿失禁的概率。

### 运动不能少，方式随心挑

早孕反应让孕妈妈感到十分难受和疲惫，即便这样，孕妈妈也不能使自己的运动量为零。适当的运动有助于安胎，还能很好地缓解早孕反应。至于做什么运动，只要孕妈妈本着不剧烈、能坚持、自己喜欢、适合自己的原则，就可以随意挑选。如散步、体操、柔力球等，争取每天都能运动半小时左右，若感到不适，可以暂停或更换运动方式。

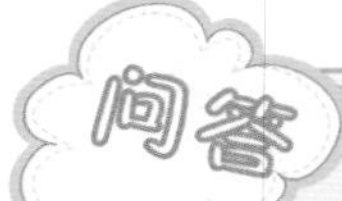


Q：哪些孕妈妈不适宜做运动？

A：出现这些情况的孕妈妈不要进行体育运动：妊娠高血压综合征、先兆性流产、宫颈狭窄、阴道出血、胎儿发育迟缓、早期羊水破裂等，否则会加重病症的危险性。

### 孕妈妈如何调控情绪

怀孕后，受黄体酮和雌激素等调节生殖期雌激素的影响，孕妈妈的情绪也可能变得多变。

孕期情绪波动最容易发生在孕期的最初 12 周。如果你怀孕早期心情不好，那么不必担忧，你并不孤单，很多孕妈妈都跟你一样。等你理清了思路，并适应了激素水平的变化后，情绪波动的情况就会逐渐减少了。

孕期母亲的心情可以影响胎儿的健康和性格，严重的情绪变化还会导致胎儿流产。因此，为了宝宝的健康和快乐，孕妈妈也应学会控制和平抚自己的情绪。从怀孕开始，孕妈妈就应多看一些有关怀孕与分娩方面的书，了解身体的变化情况，减轻焦虑与担心，怀孕后自然就能很好地调控情绪。

如果你正处在情绪波动的状态中，则应及时提醒自己采取转移烦恼、宣泄积郁、积极社交等方式，保持一种平和恬静的心态。

## 饮食与营养

### 开始重点补充锌元素

在整个孕 2 月（孕 5~8 周），孕妈妈都应加强补锌。缺锌容易导致胎宝宝发育受阻，免疫功能降低，还会增加致畸的风险。孕妈妈应保证每日摄入 20 克左右的锌元素，可以从这些食物中摄取，如牡蛎、牛肉、羊肉、猪肾、贝壳类海鲜食物、紫菜、麦芽、豆类食物、干果类食物等，或服用安全的补锌制剂。但是补锌也不可过量，否则易刺激子宫肌收缩，造成流产，还会影响孕妈妈对铁的吸收。

### 对孕妈妈和胎宝宝都好的 6 种干果

在孕早期，孕妈妈有时恶心、呕吐，对饭菜难以下咽，有时又饥饿难忍，食欲旺盛。在想吃东西的时候，孕妈妈可以少量进食一些营养极为丰富的干果类食物，既能当作零食在加餐时食用，补充孕妈妈因挑食、厌食而导致的营养摄入不足，又能顺便补足胎宝宝所需的养分。

1 花生。补充热量、优质蛋白质、核黄素、钙、磷等营养元素，具有健脑益智、补血养颜的作用。

2 芝麻。补充孕早期因食欲减退而摄入不足的脂肪，还能补充蛋白质、糖、卵磷脂、钙、铁、硒、亚油酸等营养，具有健脑抗衰、增强抵抗力的作用。

3 松子。富含维生素A和维生素E，以及脂肪酸、亚油酸、亚麻酸等，能够润肤通便，预防孕妈妈便秘。

4 核桃仁。含有蛋白质、脂肪酸、磷脂等多种营养物质，不仅能够补脑健脑、补气血、润肠，还能补充孕妈妈所需的脂肪，促进细胞增长和造血功能。

5 榛子。富含不饱和脂肪酸、叶酸、多种矿物质及维生素，能够健脑明目。

6 瓜子。葵花子、西瓜子和南瓜子能够帮助孕妈妈增强食欲，健胃润肠，降低胆固醇。

### 孕妈妈要少吃火锅

孕妈妈应避免在外用餐，尤其要避免在外吃火锅，这是因为一般餐厅所使用的汤底、材料的安全卫生无法让人放心。如果孕妈妈偶尔想吃一次火锅，可以在家中自行准备材料，把好食物安全关。在吃火锅时，一定要注意将食物烫透、烫熟后再吃，尤其是肉类食物，其中含有很多弓形虫病菌，短暂加热很难杀死，一旦被准妈妈吃进肚中，病菌会通过胎盘传染给胎宝宝，造成发育受阻甚至畸形。此外，要多备一双夹取生食物的筷子，生熟分开夹取，避免生食物中的细菌和病菌被筷子带入口中。

### 避免空腹服用孕期维生素

孕妈妈可以试着在吃东西时服用维生素，也可以在晚上入睡前服用，但要尽量避免早晨起床后空腹服用孕期维生素。这是因为空腹吃维生素有的时候对胃肠有刺激，尤其怀孕早期还有早孕反应，所以通常建议睡前吃。

此外，由于维生素的分子小、人体吸收快，如果在空腹时吃，人体中的血液浓度升高很快，维生素便很容易经过肾脏从小便中排出，起不到让孕妈妈和胎宝宝补充营养的功效。所以，选择餐后服用维生素，不仅不会影响其吸收率，还可以避免营养素从体内流失。

## 孕期所需的维生素及食物来源

怀孕期间，摄入足量的维生素十分重要。一方面，胎儿的生长发育离不开维生素，准妈妈将摄入的过量的维生素储存起来，供胎儿吸收。同时，你身体的有些组织器官也会在孕期得到发育，机体的代谢也比平时更加旺盛，因此，你也需要摄入更多的维生素。

在怀孕期间，有两种维生素的需求量会显著增加——叶酸和维生素 D。

### 叶酸

叶酸对蛋白质的合成、细胞的繁殖，特别是神经和脑部的发育都有十分重要的影响。在妊娠期间，为了满足子宫发育、胎盘的形成和胎儿身体组织的生长发育，母体对叶酸的需求量增加了近 1/3。叶酸缺乏会导致贫血，胎儿宫内发育迟缓，增加流产的概率，还会导致胎儿先天畸形，特别是神经管畸形。以下因素会造成体内叶酸的缺乏：双胎妊娠、生第二胎或是第三胎等、青春期怀孕、饮食不足、酒精中毒或是服用了某些药物（特别是抗癫痫病的药）。

很多绿色蔬菜（莴苣、菠菜、白菜、四季豆、豌豆等）、水果（甜瓜、草莓、覆盆子等）、核桃、麦芽和杀菌奶酪以及酸奶都含有叶酸。

如果你属于上述因素中的一种或几种，那么一定要服用医生所开的药，及时补充体内的叶酸；另外，为了预防叶酸不足，很多医生也会建议在孕前 4 ~ 8 周和妊娠早期补充叶酸。对于不属于上述情况的女性，医生有时也会建议她补充叶酸。

### 维生素 D

维生素 D 是一种重要物质，它能够有效地促进钙质的吸收和利用。怀孕期间，准妈妈同样需要摄入足量的维生素 D。母体将多余的维生素 D 储藏起来，以供宝宝最初几个月生长发育的需要。

但是，食物中含的维生素 D 非常少，只有在油鱼、全脂奶制品和鸡蛋黄中才有微量的维生素 D。大部分维生素 D 是由皮肤通过阳光的作用合成的。因此，维生素 D 的最佳来源是空气和阳光。

研究显示，很多孕妇体内都缺乏维生素 D。而维生素 D 的缺乏会导致母体脱钙，胎儿血钙下降，进而引发一系列的健康问题，如佝偻病。因此，很多医生长期以来一直建议女性在怀孕期间多吃一些维生素 D 补剂。

**其他维生素**

均衡的饮食可以向你提供机体所需的所有维生素。下面介绍了一些富含各种维生素的食物。

含维生素 A 的食物：牛奶和奶制品、生黄油、蛋黄、油鱼，特别是鱼肝油和动物肝脏。

含 B 族维生素的食物：谷物粮食、干蔬菜、麦芽和所有的面包。

含维生素 C 的食物：水果和生蔬菜，特别是柠檬、橙子、柚子、醋栗、覆盆子、芹菜和白菜。

含维生素 E 的食物：植物油（向日葵、玉米等）、榛子、杏仁、麦芽、油鱼。

含维生素 K 的食物：白菜、菠菜、水田芥、肉类和动物肝脏。维生素 K 也可以由肠内菌群合成。

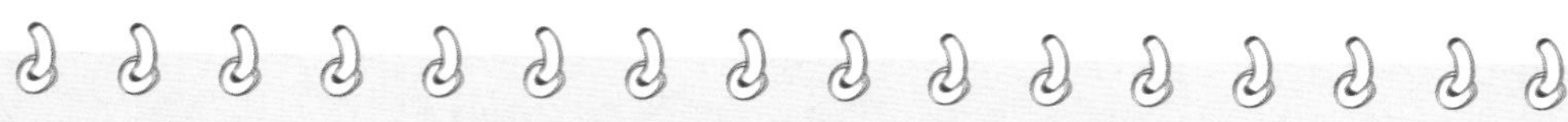

## 孕妈妈食谱推荐

### 香菇燕麦粥

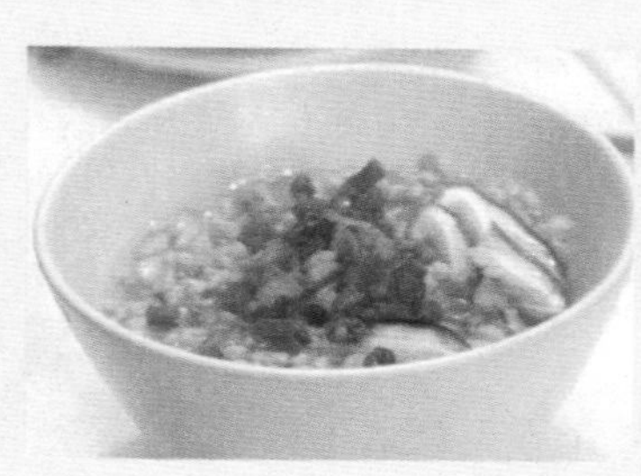

**材料** 香菇、白菜各适量，燕麦片 60 克，盐 2 克，葱 8 克。

**做法** ❶ 燕麦片泡发洗净；香菇洗净，切片；白菜洗净，切丝；葱洗净，切花。❷ 锅置火上，倒入清水，放入燕麦片，以大火煮开。❸ 加入香菇、白菜同煮至浓稠状，调入盐拌匀，撒上葱花即可。

### 洋葱牛肉丝

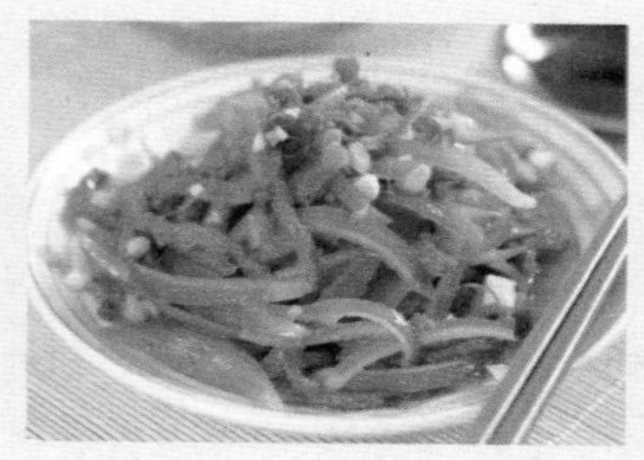

**材料** 洋葱 150 克，牛肉 150 克，姜丝 3 克，蒜片 5 克，料酒 8 克，盐、味精各适量。

**做法** ❶ 牛肉洗净去筋切丝，洋葱洗净切丝。❷ 将牛肉丝用料酒、盐腌渍。❸ 锅上火，加油烧热，放入牛肉丝快火煸炒，再放入蒜片、姜丝，待牛肉炒出香味后加入剩余调料，放入洋葱丝略炒即可。

## 阳光“孕”动

### 孕早期运动方式

为了让腹中胎儿安全成长，不少孕妈妈会整个孕期不上班，或经常请假休息，家务活也不干，其实这种做法是不科学的，对孕妈妈和胎儿均无益处。而孕吐的出现，就是提示孕妈妈要对不合理的运动方式进行调整。

在妊娠早期，孕妈妈可参加一些消耗能量低的活动，如室外散步、慢跑、跳交谊舞、听音乐、做孕妈妈保健操等，这些运动均有减轻早孕反应的作用。

妊娠期间孕妈妈在参加运动时，还应注意选择好运动的地点和时间。如条件许可，尽可能到花草茂盛、绿树成荫的地方，因为空气清新、氧含量高、尘土和噪声少的环境对母子的身心健康大有裨益。

一般情况下，下午 4 ~ 7 点空气污染相对严重，孕妈妈要注意避开这段时间锻炼和外出。

### 孕妇瑜伽

此时胚胎刚刚形成，易受外界影响。孕妈妈此时进行瑜伽运动，只适合进行一些运动量较轻的简单运动。

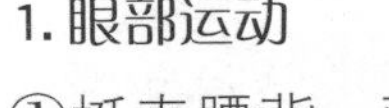

1. 眼部运动

①挺直腰背，双腿自然盘起，双手放到膝盖上，掌心向上，示指和拇指相触，睁大双眼正视前方。

②将眼珠转向眼眶的顶部。

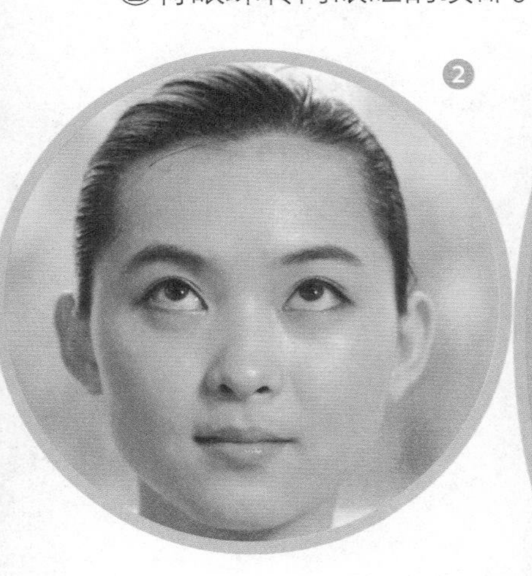

2

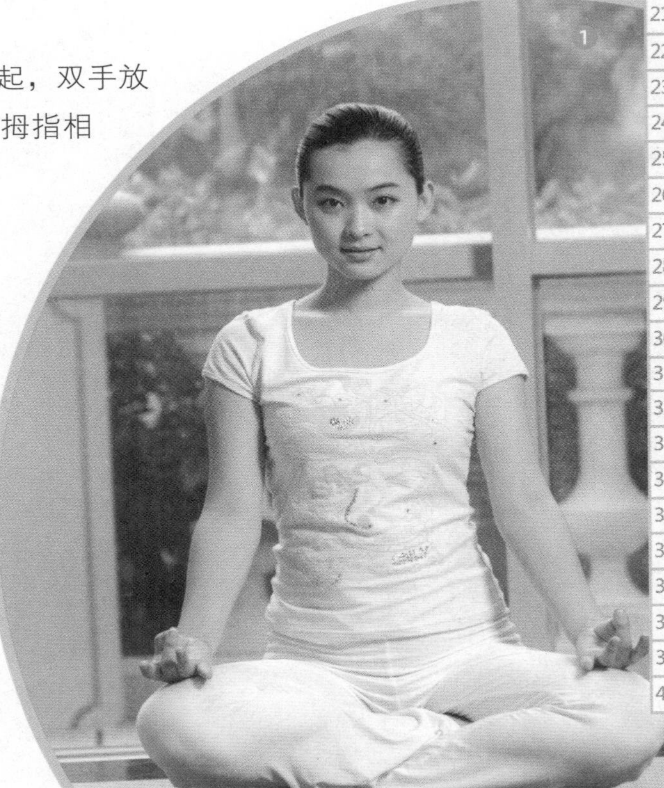

1

孕前 1周 2周 3周 4周 5周 6周 7周 8周 9周 10周 11周 12周 13周 14周 15周 16周 17周 18周 19周 20周 21周 22周 23周 24周 25周 26周 27周 28周 29周 30周 31周 32周 33周 34周 35周 36周 37周 38周 39周 40周

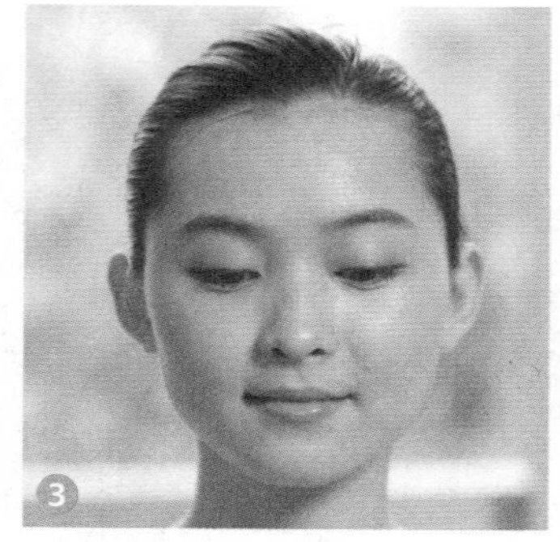


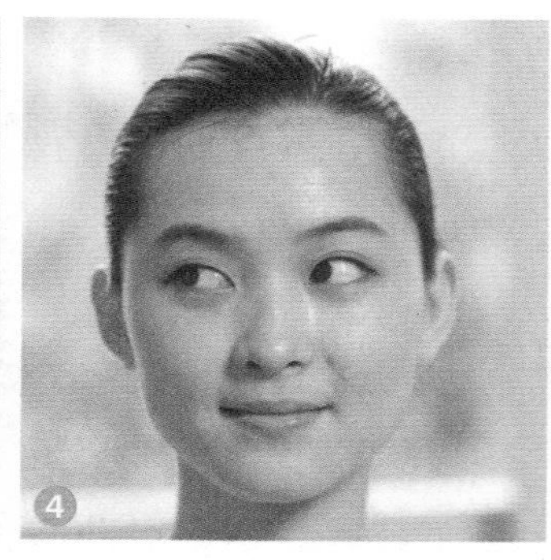


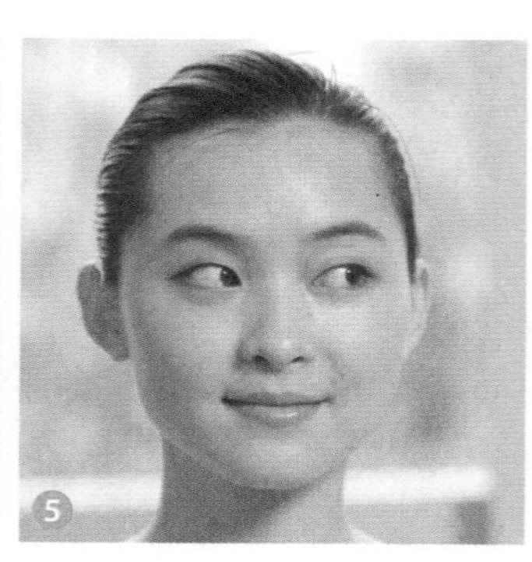


③再将眼珠转向眼眶的底部。上下滚动重复 8 ~ 10 次后，闭上双眼稍作休息。

④睁大双眼正视前方，将眼珠转向眼眶的右部。

⑤再将眼珠转向眼眶的左部。左右滚动重复 8 ~ 10 次后，闭上双眼稍作休息。

功效：此练习有助于舒缓眼球的紧张，保持正常视力。一般情况下，你觉得视力不如从前了，很可能会考虑是不是眼角膜积水或其他病变，但在孕期出现这种情况属于正常现象。

### 2. 颈部运动

①挺直腰背，双腿自然盘起，双手放到膝盖上，掌心向上，示指和拇指相触。

②呼气，头向后，下巴尽量上抬。吸气，头回正中。

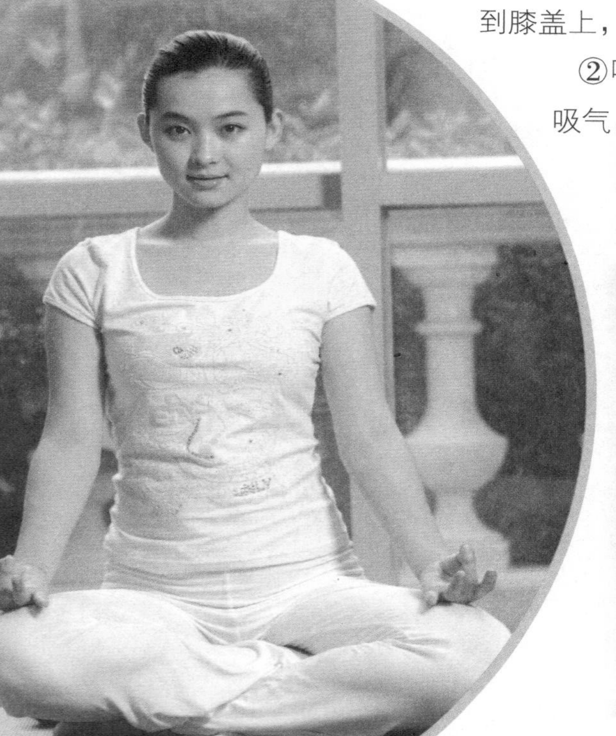


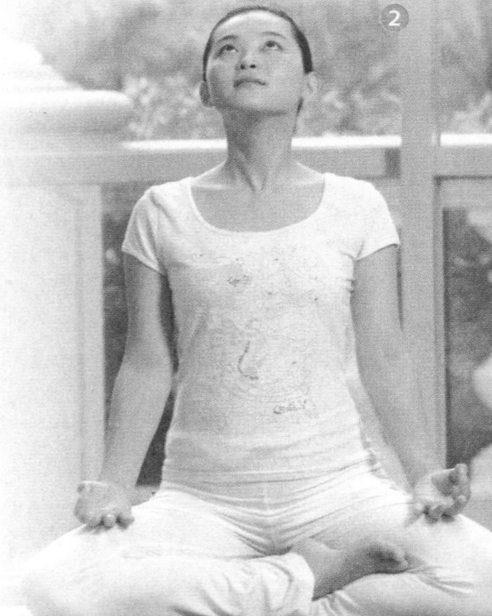

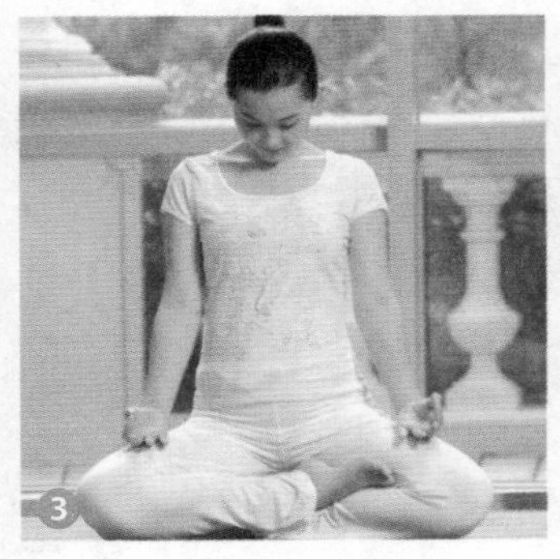

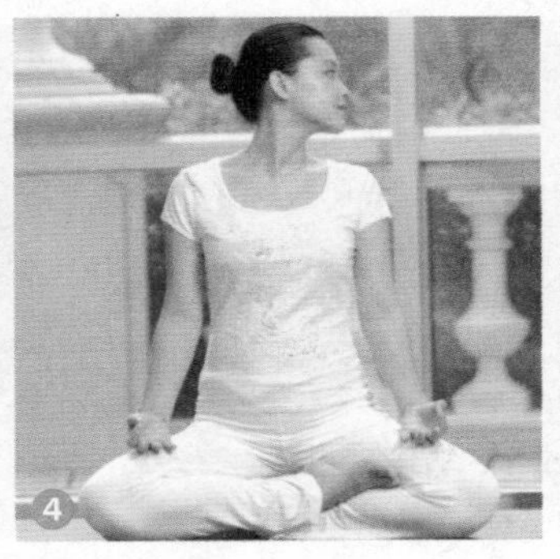

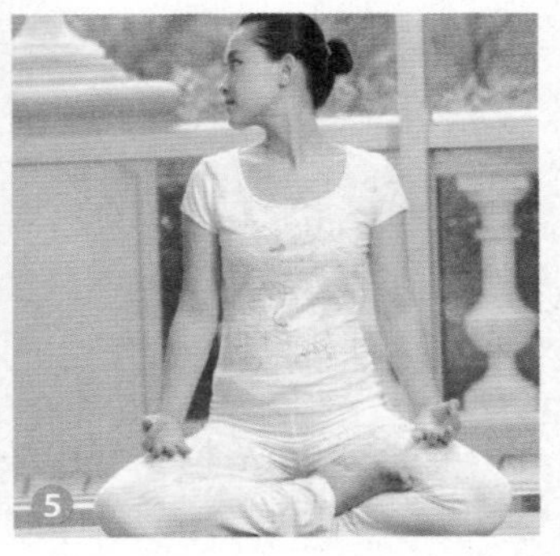


③呼气3～5次，低头放松后颈部。吸气，头回正中。上下重复此式。

④呼气，颈部自然向左转动，吸气，头回正中。

⑤呼气，颈部自然向右转动，吸气，头回正中。左右重复此式3～5次后，恢复到起始姿势，稍作休息。

功效：此练习可消除颈部和肩膀上部的紧张感，减轻颈部疾病，缓解由于怀孕期身体变化而引起的肩颈酸痛现象。

安全提示：孕妇进行此练习时，应注意安全，双肩不必向上抬起，以保持呼吸顺畅。

## 胎教方案

### 语言胎教：和宝宝说"咱俩"

孕妈妈从怀孕那刻起，就从单独行动变为了"双人行"。虽然目前孕妈妈的腰围和腹围还没有变化，感受不到胎宝宝的存在，但是，在孕妈妈的脑海中，应该时刻提醒自己，现在的一切衣食住行都有个人如影随形，不离不弃，要增强自己当妈妈的责任感，尽早地建立、培养和宝宝之间的亲子感情。因此，从现在开始，孕妈妈可以多和胎宝宝对话，并在前缀上加上带有"咱俩"意义的字，如"咱俩该去洗澡了！""咱俩去吃好吃的吧！""咱们睡觉喽！""咱俩散散步吧！"等。通过这样的方式，也能够在潜移默化下，使胎宝宝的生长环境变得更舒适和安稳，达到孕早期的胎教目的。

### 冥想胎教：脑呼吸胎教法

首先，孕妈妈要了解人体脑部各个主要器官的位置，如大脑、小脑、间脑等。然后闭上双眼，摒除杂念，将注意力全部转移到自己的脑部，感觉自己的大脑、小脑、间脑等各个器官所在的位置，并在心中默默叫出它们的名字。再将双手放在距离胸前 5 厘米的位置，可以保持任何姿势，闭眼感觉双手的位置以及它们现在的形态，感受一下充斥在双手之间的力量，双手合十，再慢慢放开。通过这样的方式，可以缓解孕妈妈大脑缺氧的状态，增强脑部活力，从而促使胎宝宝的大脑运转，开发胎宝宝的智力潜能。

**阅读优秀作品将美的体验传给胎宝宝**

我们生活的这个世界到处充满了各种各样的美，人们通过各种功能器官来享受着这一切。美，能陶冶性格，净化环境，开阔眼界，具有奇妙的魅力。怀孕初期，胎儿初步的意识萌动已经建立。根据胎儿意识的存在，通过母亲对美的感受而将美的意识传递给胎儿，也是一种有效的胎教方法。

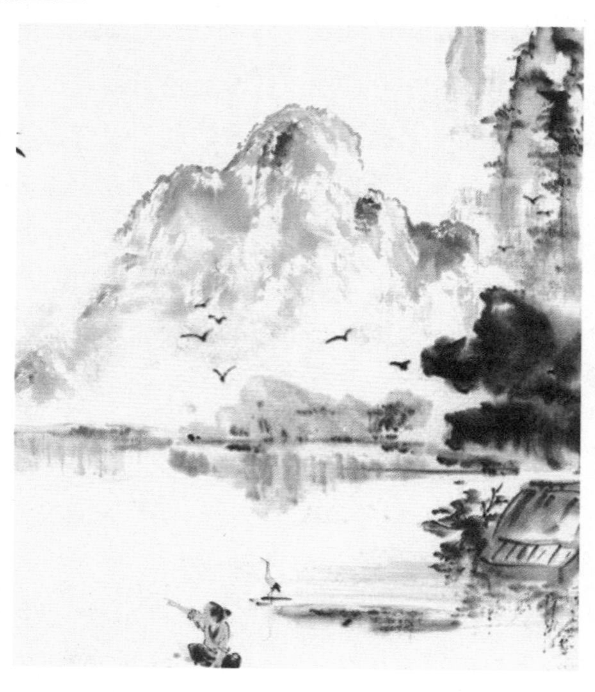

生活中，孕妈妈可以通过看、听、体会生活中一切的美，将自己对美的感受通过神经传导输送给胎儿。如，孕妈妈要多阅读一些优秀的作品和欣赏优美的图画。孕妈妈可选择那些立意高、风格雅、个性鲜明的作品阅读，尤其可以多选择一些中外名著阅读。孕妈妈在阅读这些文学作品时一定要边看、边想、边体会，强化自己对美的感受，这样胎儿才能受益。有条件的话，孕妈妈还可以看一些著名的美术作品，比如中国的山水画、西方的油画，在欣赏美术作品时，调动自己的理解力和鉴赏力，把生活中美的体验传导给胎儿。

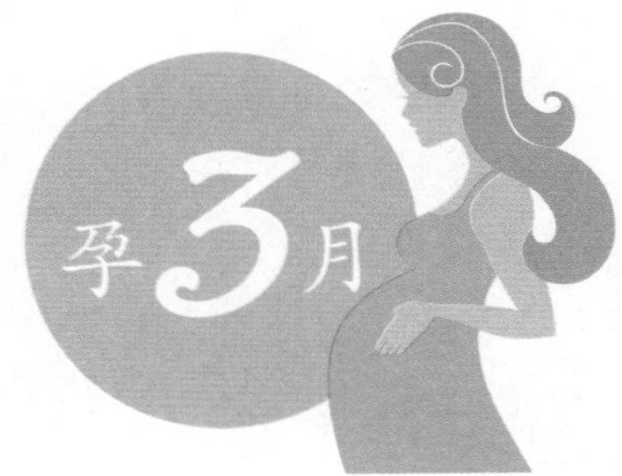


# 开启健康第一步

孕 3 月，有些孕妈妈孕吐开始渐渐减轻，可是刚刚形成的胚胎对于外界的很多因素和刺激异常还很敏感，连接胎儿和母体的胎盘也还不稳定，因此孕妈妈不要因为已经适应目前的身体状况，而忽视了自己身体的变化和生活中的一些小细节，以免不小心引发流产。

# 第9周 现在是胎儿了

## 胎宝宝的生长发育

- 顶臀长约 2.5 厘米；
- 到了本周，胎宝宝已经有鹌鹑蛋那么大了，他的小尾巴消失了，从此告别了胚胎期，成为真正意义上的胎宝宝了；
- 膈肌发育出来，分开原本相通的胸腔和腹腔，同时腹腔不断增大，将肠道收纳在内；
- 本周开始，所有的器官、肌肉以及神经也都开始工作了；
- 手腕开始弯曲，肘部形成，双脚上的蹼状物也消失了，可以看到脚踝了；
- 眼帘已经能够盖住眼睛；
- 两条胳膊和双腿能够在体前相交了。

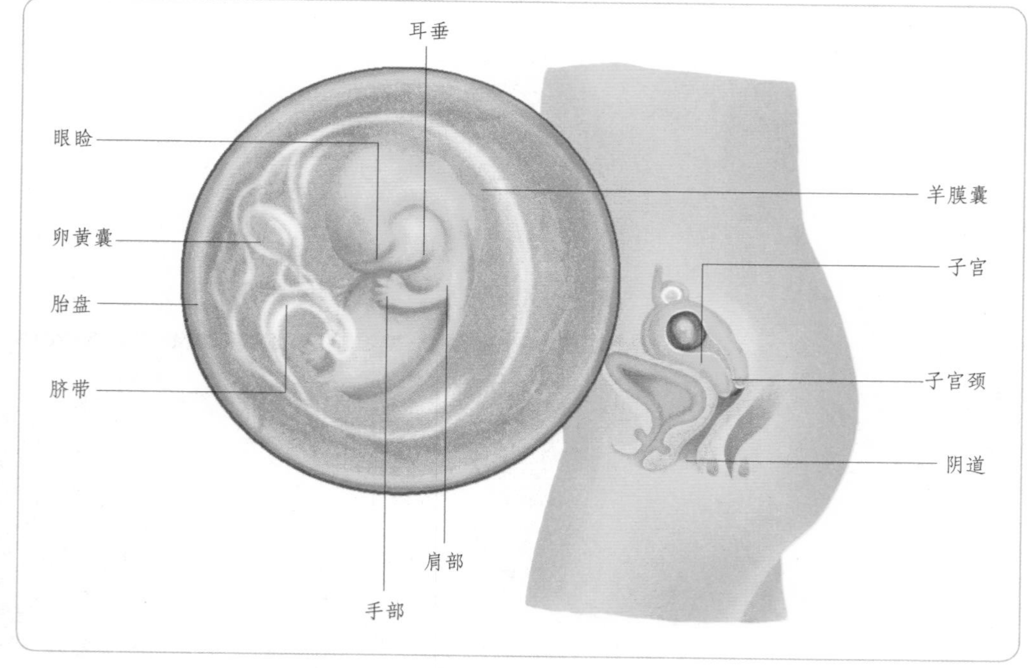

## 孕妈妈的身体变化

本周孕妈妈的早孕反应继续保持在顶峰状态，乏力、精神不振、情绪不佳、恶心、呕吐、白带增多、尿频、便秘、牙龈肿痛等不适持续袭来，其中尿频可能会更加严重。同时乳房开始增大，体重增加，腰围终于开始增粗了。在激素的不断作用下，孕妈妈的头发和指甲生长得更快，指甲变得易折断和皲裂。肤质也产生了变化，可能变得更好，也可能更差。此外，妊娠斑也可能从本周开始出现。

## 生活细节和孕期护理

### 晒被消毒要经常

孕妈妈在孕期十分容易受到细菌的侵袭，进而影响到胎宝宝的健康。因此孕妈妈的衣物、床单等用品必须勤换洗，无法经常清洗的，如被褥等，则需要勤晾晒，用太阳中的紫外线杀灭被褥上滋生的细菌，并祛除潮气。如果不经常晾晒，很容易使孕妈妈患上皮肤、呼吸系统疾病，使胎宝宝也受到影响。因此，孕妈妈应每半个月到一个月晾晒一次被褥，每次两小时左右即可，时间过长会影响被子的保暖性。

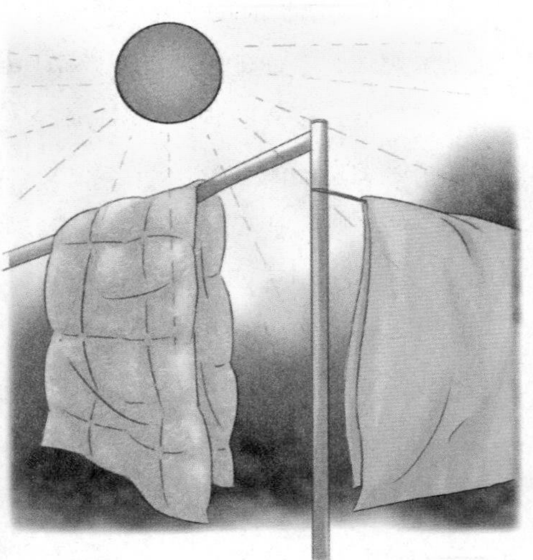

经常晾晒被褥，可用紫外线消除上面滋生的细菌，保证孕妈妈和胎宝宝的健康。

### “痘痘妈”怎么护理肌肤

由于妊娠期激素的作用，有些孕妈妈身体更易出油，在脸上、身上起了不少痘痘，孕妈妈变成了“痘痘妈”，又难看又不舒适，该怎么祛除呢？

孕妈妈不要着急使用平日用过的祛痘产品，这类产品中普遍含有水杨酸、酒精等成分，会对皮肤造成刺激，还会影响到胎宝宝，已经不再适合孕妈妈使用。这时孕妈妈应主要依靠食疗的方式祛痘，多吃富含维生素的瓜果蔬菜，多喝水，忌食辛辣油腻食物，避免上火；孕妈妈应使用补水型的护肤霜，调理肌肤的水油平衡，因为大部分的痘痘都是由于肌肤缺乏水分而造成的。此外，孕妈妈还可以请准爸爸帮忙，制作一些适合孕妇使用的天然面膜，如牛奶面膜、小黄瓜面膜、西瓜面膜、柠檬面膜、冬瓜面膜等，用最天然的方式，安全地解除孕妈妈的痘痘困扰。

**孕妈妈应尽量和电脑保持距离**

来自电脑的辐射是胎儿致畸的因素之一，而绝大部分的职场孕妈妈每天的工作都离不开电脑，要采取什么样的措施，才能减少电脑辐射对自己和胎宝宝的伤害呢？

1 每隔1小时离开电脑5~10分钟，既能放松长时间保持一个姿势不动的肢体，又能远离辐射源。孕妈妈可以下载一个具有定时提醒功能的软件，避免忘记休息。

2 在电脑的显示屏上安装一个防护网或防护屏，可以吸收辐射线，还能保护视力和眼睛，消除疲劳。

3 每天保证开窗通风一次，使电脑产生的有害物质和粉尘得以散发。

4 有条件的孕妈妈，可以让显示屏和主机尽量远离自己，最好距离身体50厘米以上，减少辐射伤害。

5 尽量不要在电脑主机和显示器周围放置金属质地的物品，以避免辐射的反射，加重孕妈妈受到的伤害。孕妈妈可以放置一些仙人掌类的植物在电脑周围，可以吸收辐射。

6 业余时间孕妈妈要控制自己少用电脑，尤其要少玩电脑游戏，包括用笔记本、平板电脑等玩游戏，以每周使用电脑时间不超过20小时为宜。

**防辐射服只为穿个安心**

大部分孕妈妈在得知自己怀孕后，便即刻穿上防辐射服，以策安全。其实，目前的研究还不能证明防辐射服一定具有抵挡辐射的作用，因此，即便孕妈妈穿着它，多半也只能是图个安心。所以孕妈妈千万不要以为自己穿上了防辐射服，就变得“百毒不侵”了，就可以不用关注辐射源的问题。最有效、最安全的防辐射方式，还是要彻底远离辐射源，这样才能阻隔电磁污染。当然，现代的孕妈妈在生活中无法避免与手机、电脑、电视等辐射源的接触，其实不必过于担心，轻量的、短时间的辐射不会对母婴造成伤害，只要在生活中多加注意，尽量减少与辐射源的接触就可以了。

## 孕期护肤品怎么放心选

在孕期，孕妈妈不能使用化妆品，但是护理肌肤是美容必不可少的步骤之一。那么要如何才能挑选到安全无副作用的护肤品呢?

1 首先，一定要选择由正规厂家生产、从正规渠道购买的护肤品，要选择固定的1~3个品牌，不能贪图便宜就随便从网上购买，或不加关注成分及生产日期就随意使用。

2 可以选择标示为孕妇专用的护肤品，这类护肤品专为孕妈妈打造，非常安全可靠，可以放心使用。

3 还可以选择婴儿专用护肤品，这类护肤品成分特别温和、不刺激，而且不含化学添加剂，孕妈妈用着较为放心。

4 也可以选择纯植物性质的护肤品，这类产品均使用纯天然的护肤成分，不会对肌肤造成伤害。

5 还可以选择标示为不添加任何防腐剂、酒精等刺激物质的护肤品，这类护肤品品牌不多，一般价格较为昂贵，且保质期极为短暂，通常为6~12个月，开封后的保质期通常只有1~3个月，一旦过期则会迅速滋生大量细菌，无法使用，因此孕妈妈要注意在保质期内尽快使用。

## 孕妈妈如何控制体重

不少妈妈怀孕后，随着肚子越来越大，身体其余部位似乎也跟着发胖了。这让一些妈妈纠结不已，毕竟在这个以瘦为美的审美观风行的年代，产后恢复苗条的身材也是爱美孕妈妈梦寐以求的，但是体重增长太多无疑会增加恢复的难度。

胖了固然不好，但是瘦了也有风险。如果孕妈妈怀孕以后，发现整个孕期下来反而变瘦了，或者是体重增长得很少，这就让人不免担

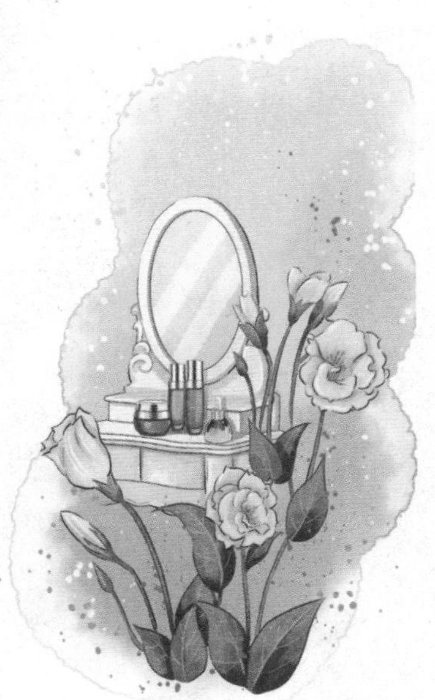

孕期，孕妈妈要选择安全无副作用的护肤品。

心起她肚里的宝宝来：胎儿的营养能跟上吗？要知道，孕妈妈如果缺乏某些重要的营养物质，宝宝就有可能出现非常严重的出生缺陷。

要想知道你的体重是否正常，你可以计算出你的体重指数。体重指数（BMI）反映的是你身高和体重之间的关系。根据孕妈妈们孕前体重指数即BMI=体重（千克）÷身高的平方（厘米$^2$）来计算孕期体重的增加量。BMI<19.8的孕妈妈们，孕期总增重量应为12.5～18.0千克。怀孕期间体重过重者最好减少饭、面等淀粉类和甜食的摄取量。

## 职业孕妈妈要学会减压

怀孕后，因为对住房、收入、照料婴儿等问题的担心，很多孕妈妈心理上会出现高度紧张的情况。这些不良心态致使孕妈妈情绪不稳定，依赖性强，甚至会表现出神经质，对孕母、对胎儿都十分不利。而且怀孕时如果压力过大，孕妈妈体内会大量释放出一种激素，导致自发性流产。

出现这种问题时，孕妈妈自己其实就是最好的心理医生，只要采取积极的心理暗示，很多心理问题就能迎刃而解。同时，孕妈妈还可以通过对生活的调整来缓解压力。如，安排自己的日程，让自己有时间去做放松的事情。锻炼、沉思、按摩疗法、深呼吸锻炼甚至看书等都可以让自己放松。另外，要控制自己的工作时间，孕妈妈每日工作时间不应超过8小时，

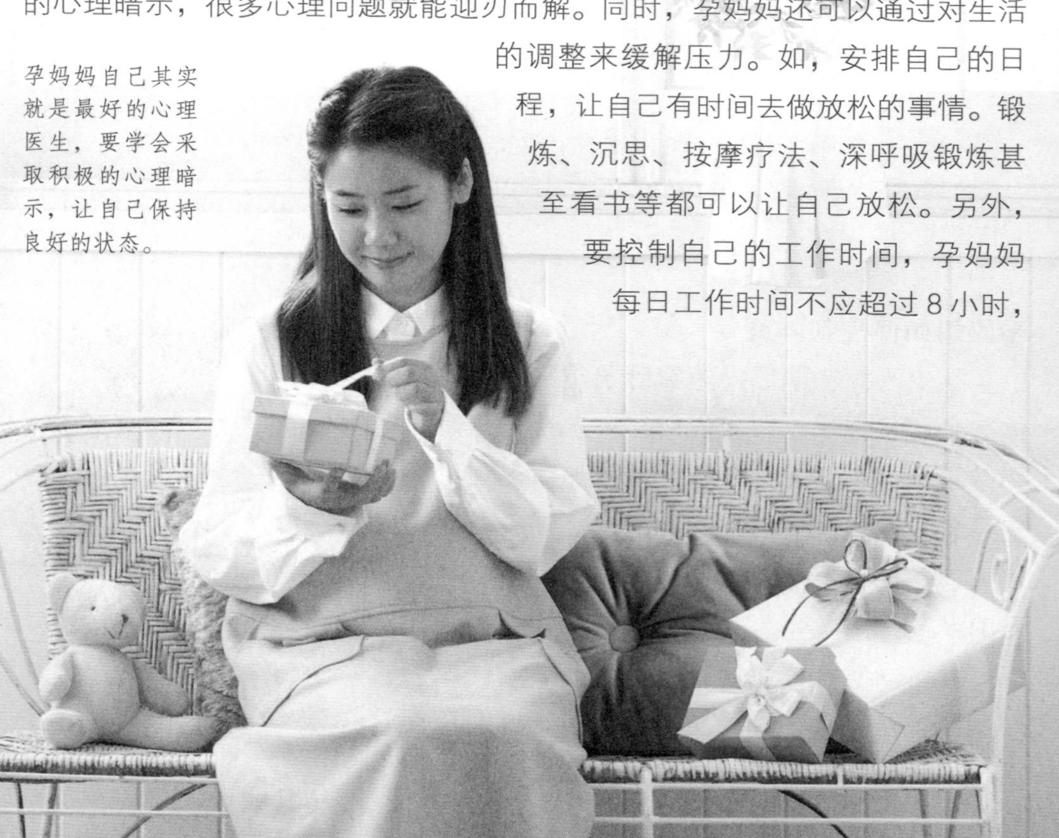

孕妈妈自己其实就是最好的心理医生，要学会采取积极的心理暗示，让自己保持良好的状态。

并应避免上夜班。工作中感到疲劳时，在条件允许的情况下，可稍稍休息10分钟左右，也可到室外、阳台或楼顶呼吸新鲜空气。长时间保持一种工作姿势的孕妈妈，中间可不时变动一下姿势，如伸伸胳膊、动动脚，以解除疲劳。

## 饮食与营养

### 贫血的孕妈妈快补铁吧

孕期贫血不容忽视，容易造成流产、胎儿发育迟缓、影响生产、早产甚至产前死亡，是关系母婴健康的大问题。因此在孕早期，如果发现自己贫血，孕妈妈一定要及时通过食补和营养制剂等途径补充铁元素，多吃红枣、芝麻、花生、枸杞、黑木耳、莲藕、胡萝卜、红豆、黑豆、黄豆、乌鸡、南瓜、甘蔗、海带、紫菜等食物，至于补铁制剂则需要遵照医嘱服用。

### 带个便当，让工作餐营养更丰富

孕妈妈绝大多数都是职场女性，因此中午的工作餐不一定能保证充足的营养供应，仅靠早饭和晚饭不能满足每日需求，还会造成孕期过度肥胖。因此孕妈妈可以每天带个便当，不要怕麻烦，装一些自己喜欢的营养丰富的食物，如酸奶、牛奶、水果、面包、蔬菜沙拉等，这样既可补充午餐营养的不足，还能在饥饿时当作加餐食用。当然，便当的分量要控制好，不可过量，也不能带一些没有营养的垃圾食品或不安全食品。

### 在外就餐尽量自备餐具

孕妈妈应自觉减少在外用餐次数，如果迫不得已，或者是每日的工作午餐，最好自备餐具，不使用餐厅或食堂提供的餐具，避免细菌和污染物进入体内，影响胎宝宝的健康。孕妈妈最好选择不锈钢质地的餐具，不用塑料、竹制餐具，以免同样危害母婴健康。

### 孕妇每天8杯水

现在准妈妈需要喝大量的含微量氟的水，这样会得到充足的氟化物、钙和磷，从而保证胎儿的牙齿和骨骼的发育。现在每天喝水时应注意，早饭前先喝一大杯凉开水，可以促进胃肠的蠕动，方便排便，防止痔疮。切忌口渴后才喝水，口渴说明体内水分已经失衡，细胞脱水已经到了一定程度。每天应及时地补充水分，最好每天能喝8大杯水，平均每2小时1次。另外要注意的是，不要喝长时间煮沸的开水，因为水反复沸腾后，水中的亚硝酸银、亚硝酸根离子以及砷等有害物的浓度会相对增加，饮用后血液中的低铁血红蛋白结合成不能携带氧的高铁血红蛋白，从而引起血液中毒。

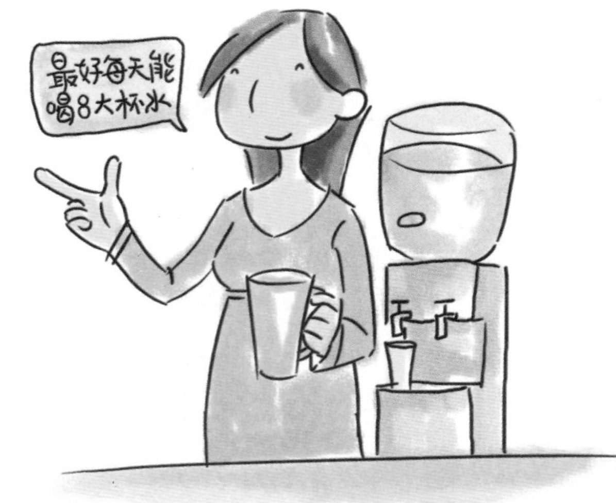


怀孕期间多饮水可以增加循环血量，促进新陈代谢，提高自身免疫力，对胎儿的生长发育有积极的促进作用。但是，专家提醒孕妈妈，饮水也有一定的讲究：首选白开水，其次是矿泉水。少喝茶水，最好不喝纯净水、可乐和咖啡，鲜榨纯果汁每天饮用别超过 300 克。

## 怎样进食蜂蜜更健康

在所有的天然食品中，大脑神经元所需要的能量在蜂蜜中含量最高，对促进婴幼儿的生长发育有着积极作用。蜂蜜还可促进消化吸收，可以有效地预防妊娠高血压综合征、妊娠贫血、妊娠合并肝炎等疾病。孕妈妈喝蜂蜜，还能有效地预防便秘及痔疮出血，对胃肠道溃疡也有很好的养护作用。此外，蜂蜜中富含锌、镁等多种微量元素及多种维生素，是益脑增智、美发护肤的要素。

可见，孕期孕妈妈进食蜂蜜好处多多。不过，进食蜂蜜也要注意进食方法。首先，一定要选择表面有微小气泡的蜂蜜，因为那是由活性生物酶不断运动所产生的气泡，吃这种蜜对人身体才最好。再就是，孕妈妈进食蜂蜜时要用 45℃以下的温水冲服，这是因为蜂蜜能改善便秘是因其中的活性生物酶成分起的作用，要保持蜂蜜中的营养和活性不被破坏就需用温水冲服。

## 孕期吃辣椒要适量

孕期，并不是绝对要禁止孕妈妈吃辣椒的，相反适量食用辣椒对孕妈妈有很好的美容保健作用。而且在怀孕早期由于妊娠反应，大部分孕妈妈食欲不佳，适当吃些辣椒，有助于增加食欲。不过，食用过量的辣椒确实会危害人体的健康。因为过多的辣椒素会剧烈刺激胃肠黏膜，引起胃疼、腹泻并使肛门出现烧灼、刺疼感，诱发肠胃疾病，引发痔疮出血。因此，凡患食管炎、胃溃疡以及痔疮等病者均应少吃或忌食辣椒。其次，辣椒是大辛大热之品，患有火热病症或阴虚火旺、高血压、肺结核的病人也应慎食。再次，辣椒中含有麻木神经的物质，会对胎宝宝的神经造成影响，所以孕妈妈们在食用辣椒时，一定要注意不能吃辣椒吃到让口腔发麻，适量地食用即可。因此在吃辣椒时，只要以口腔不麻木为原则，孕妈妈们就能安心吃辣椒了。

此外，进食辣椒会引起便秘、加快血流量等不良效应。孕期由于增大的子宫对消化道有压迫，所以孕妈妈很容易产生便秘，如果吃辣椒尤其是干辣椒太多，更容易加重大便干燥。如果得了便秘排便时就得用力屏气，腹压就会随着加大，从而使子宫、胎儿、血管局部受挤压导致供血不足，容易引起血压增高、流产、早产或胎儿畸形的不良现象。还有就是，如果孕妈妈临产吃辣椒，可间接地引起子宫破裂、子痫等。因此，孕妈妈在临产或者便秘的时候，就要注意，不要随便吃辣，以免造成不良的影响。

### 孕妈妈不宜大量补钙

女性在怀孕期间，身体会流失大量的钙，所以需要孕妈妈补钙。轻度缺钙时，机体会调动母体骨骼中的钙来保持血钙的正常。严重缺钙时，孕妈妈会出现腿抽筋的现象，甚至引起骨软化症。母体钙缺乏还会对胎儿的生长发育产生不良影响，婴儿出生后容易出现颅骨软化、骨缝宽、囟门闭合异常等现象。因为胎儿发育所需要的钙全部来源于母体，也就是说，孕妈妈体内现有的钙有相当一部分要进入宝宝体内，如果孕妈妈对钙的摄入不足，就会对胎儿及孕妈妈自身产生较大的影响。

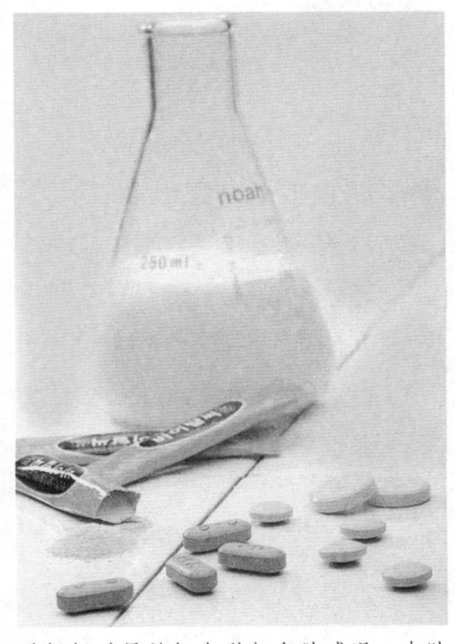

孕妈妈过量补钙会引起食欲减退、皮肤发痒等问题，孕妈妈不宜过量补钙。

基于以上种种担心，很多孕妈妈就大量补钙或长期大量食用钙质食品。其实，

孕前
1周
2周
3周
4周
5周
6周
7周
8周
9周
10周
11周
12周
13周
14周
15周
16周
17周
18周
19周
20周
21周
22周
23周
24周
25周
26周
27周
28周
29周
30周
31周
32周
33周
34周
35周
36周
37周
38周
39周
40周

这反而有害。孕妈妈过量补钙会引起食欲减退、皮肤发痒、毛发脱落、感觉过敏、眼球突出等。同时，血中钙浓度过高，会出现肌肉软弱无力、呕吐和心律失常等，这些对胎儿生长都是没有好处的。因此，孕妈妈补钙也需根据身体情况按需服用，如果要服用钙片等补钙药品则应按医嘱服用。

## 孕妈妈食谱推荐

### 椰芋鸡翅

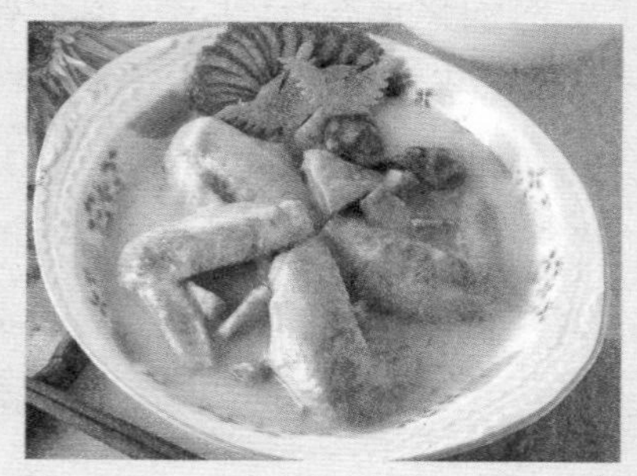

**材料** 芋头100克，鸡翅200克，香菇20克，酱油、盐、糖、椰奶、水淀粉、香油各适量。

**做法** ❶香菇洗净；芋头去皮，切块；鸡翅洗净，用酱油、盐腌20分钟；芋头、鸡翅入油锅中炸至金黄。❷香菇入锅爆香，加糖、椰奶、水煮开再加入芋头及鸡翅焖至汁干，勾芡；淋上香油。

**推荐理由** 芋头能够保持肌肤健美，增强孕妈妈的抗病能力，鸡翅则能够强筋健骨，促进胎宝宝的生长发育。

## 阳光“孕”动

### 孕早期宜多做有氧运动

一般来说，孕早期的孕妈妈要多做有氧运动。有氧运动是指人体在氧气供应充分的情况下进行的体育锻炼。即在运动过程中，人体吸入的氧气与需求相等，达到生理上的平衡状态。有氧运动的特点是强度低、有节奏、不中断和持续时间长，是孕妈妈锻炼身体首选的运动方式。有氧运动除了主要由氧气参与供能外，它还要求全身主要肌群参与，运动要持续较长时间并且是有韵律的运动。有氧运动能锻炼心、肺功能，使心血管系统能更有效、快速地把氧传输到身体的每一部位。

如果孕妈妈在孕前就能够进行有规律的有氧运动锻炼，她的心脏会更健康，每搏输出量（指一次心搏，一侧心室射出的血量）就更大些，身体每部分的供氧就更充足。这样就既能加强孕妈妈和胎宝宝的营养供给，又不会给孕妈妈造成刺激，引发流产等危险。

适合孕早期练习的有氧运动项目有：步行、慢跑、游泳、打太极拳、做韵律操等。

**孕早期不宜骑自行车**

自行车一直是备受人们喜爱的运动和代步工具，然而过多地骑车却会对孕妈妈造成不良影响，这是因为孕期前3个月是胚胎着床的关键时期，骑自行车时腿部用力的动作过大，或路上颠簸都有可能造成意外的发生，引起流产，所以怀孕后孕妈妈最好不要骑自行车。

过了头3个月则是可以骑车，但也要考虑骑车的时间长短和路面的平整情况，此外还要注意以下几点，孕妈妈方能骑自行车。

孕妈妈不要骑带横梁的男式自行车，以免腿部动作过大，或上下车不方便。

车座上要套个厚实柔软的棉布座套，调整车座的倾斜度，让后边稍高一些，让孕妈妈的腰背保持舒展的状态。

骑车时活动不要剧烈，否则容易形成下腹腔充血，导致早产、流产。

骑车时车筐和后车座携带的物品不要太沉。

不要上太陡的坡或是在颠簸不平的路上骑车，因为这样容易造成会阴部损伤。

在妊娠后期，最好不要骑车，以防羊水早破。

## 胎教方案

**语言胎教：每天跟上下班的准爸爸打招呼**

孕妈妈每天有很多时间可以跟胎宝宝交流，而准爸爸则不具备这样的优势。为了让胎宝宝尽早熟悉准爸爸的声音，建立起初期的父子感情，让宝宝在更融洽、更温馨的氛围中成长，孕妈妈可以每天替胎宝宝跟上下班的准爸爸打招呼。如准爸爸要出门了，孕妈妈可以说：“宝宝，你爸爸要出门了，我们跟他再见，让他路上注意安全。”准爸爸则可以说：“听见了，谢谢宝宝，爸爸要出门了，会很惦记你，咱们晚上见！”等到准爸爸回家时，孕妈妈又可以说：“宝宝你看，爸爸回来了，正等着你跟他打招呼呢，咱们问问爸爸今天工作怎么样，累不累啊，有没有想咱俩？”准爸爸可以说：“爸爸今天有点儿辛苦，不过一想到宝宝和妈妈，就不觉得累了，一直想快点儿回到你们俩身边呢。"

### 情绪胎教：把平静自信的好心态传递给宝宝

如果孕妈妈不能调控好自己的情绪，就会对胎宝宝的大脑及神经发育产生影响，造成难以估计的不良后果。尤其是在早孕期，早孕反应剧烈，孕妈妈的情绪很难不被身体上的不适所影响，那么此时孕妈妈就要注意控制自己的情绪，尽量保持良好的心理状态，积极面对早孕反应，多替胎宝宝着想，尽量想办法宣泄出自己的情绪。比如，可以由着性子多做一些自己喜欢的事情，只要对身体没有负面影响、不会造成过度劳累的即可，如唱歌、看电影、和闺蜜聚会、去人少的地方逛街等，通过这样的方式，帮助自己排解烦恼和忧愁，保持平静、自信的好心态。这样才能让宝宝也感受到妈妈的好心情，从而茁壮地成长。

## 孕 3 月常见不适与应对

### 阴道分泌物增多

在整个孕期，孕妈妈的体内持续分泌着雌激素和孕激素，易导致阴道分泌物增多，通常为白色，有时为淡黄色、橙色或浅褐色。因此孕妈妈要更加注意阴道的清洁工作，避免引起阴部湿疹、阴道炎、子宫颈炎等疾病，威胁胎宝宝健康。如果白带增多的同时伴随外阴瘙痒、红肿或者有特殊气味，就要引起孕妈妈的高度注意，应及时到医院进行检查。

### 头晕乏力、嗜睡

妊娠反应引起的不适在孕 3 月到达了顶峰，孕妈妈的身体承受着巨大的压力，很容易感到头晕乏力、疲倦和嗜睡，很多时候在白天就很有困意，夜间的睡眠也比平时长。因此孕妈妈在这段时间要多爱护自己的身体，想睡就睡，不要让自己过于疲惫，尽量多休息，只有养足精神，才能为胎宝宝创造更有利的成长条件。但是如果孕妈妈出现了严重的头晕眼花症状，并伴有水肿、血压增高等现象，很有可能是妊娠中毒症，要及时就医。

### 先兆性流产

先兆性流产是指有少量阴道出血，伴有轻微的间歇性子宫收缩，子宫未开大，羊膜囊未破裂，子宫大小与停经月份相符的情况。经过保胎处理，先兆性流产可以继续妊娠，但通常不能足月即分娩；若阴道流血量增多或下腹部疼痛加剧，也有可能导致流产。一旦发现上述情况，孕妈妈要及时就医，切不可耽误治疗。导致先兆性流产的原因主要有遗传基因的缺陷，环境因素，母体内分泌紊乱或患有全身性疾病、生殖器疾病，男方患有菌精症，病毒感染以及免疫因素等。因此，如果孕妈妈确诊为先兆性流产，就要在饮食、生活护理等诸方面多加注意。在饮食上可多吃一些补肾的食物，不吃辛辣刺激以及过于寒凉和温热的食物，要多吃新鲜蔬菜水果，多喝水。此时孕妈妈要多卧床休息，保持心情平静、舒畅，并严禁房事。一旦发生危机情况，孕妈妈要尽量保持冷静，否则会使症状加重，并及时就医。

## 胎儿窘迫怎么办

胎儿窘迫就是胎儿缺氧窒息的现象。正常胎儿心跳速率为每分钟 120 ~ 160 次。胎儿心跳速率过慢或过快，或是心跳有变异性不良，均要怀疑是否有潜在胎儿窘迫症状。

胎儿窘迫是因为过期妊娠、妊娠高血压综合征或糖尿病引起胎盘功能不全导致的慢性窘迫，除此之外，子宫壁肌肉收缩引起的血液循环暂时停止，也会导致急性窘迫。

产检时，一般要用多普勒胎心仪测胎心音，目的就是为了确定有没有潜在的胎心窘迫，一旦发生异常，医生会请孕妈妈接受 30 分钟的胎儿监视器检查，以决定进一步的处理方法。

大部分的胎儿窘迫，可以从改变孕妈妈的姿势做起，如以左侧卧来改善，或给予大量的点滴注射或者氧气吸入都有帮助。如果这些方法并不见效，最终办法只能是选择剖宫产了。

## 胎盘功能不全怎么办

### 1. 物质交换的功能

胎儿与母体间进行物质交换不是简单的流通式的交换，胎盘在交换中发挥了神奇的作用：母体血氧压和脐血是不一样的，可是，通过胎盘，两者的血氧却可以实现顺利交换，这是胎盘的第一个神奇之处；胎儿生长发育所需的葡萄糖、氨基酸、维生素、电解质等可经胎盘输送到胎儿血中，同时胎盘

孕前
1周
2周
3周
4周
5周
6周
7周
8周
9周
10周
11周
12周
13周
14周
15周
16周
17周
18周
19周
20周
21周
22周
23周
24周
25周
26周
27周
28周
29周
30周
31周
32周
33周
34周
35周
36周
37周
38周
39周
40周

产生各种酶，能把结构复杂的物质分解为简单的物质，或把结构简单的物质合成糖原、蛋白质、胆固醇等，供应给胎儿，这是胎盘的又一神奇之处；胎儿代谢废物，如尿素、尿酸、肌酐、肌酸等经胎盘送入母血排出。因为胎盘的神奇作用，母亲和胎儿在实现彼此的物质交换的同时，可以拥有各自完全独立的、不同血型的循环系统。

2. 防御作用

也就是胎盘屏障的作用。胎盘像一道屏障一样，挡住了母体血液里的细菌、病原体和药物成分进入到胎儿体内，保护胎儿不受侵害。当然，这种阻挡不是绝对的，比如病毒、母血中的抗体还是可以通过母血侵害胎儿，所以，孕期尤其应防范病毒感染。某些药物如巴比妥类、吗啡、氯丙嗪、乙醚、抗生素、奎宁、砷剂等，可通过胎盘进入胎儿体内，故孕妇用药时应考虑对胎儿的影响。

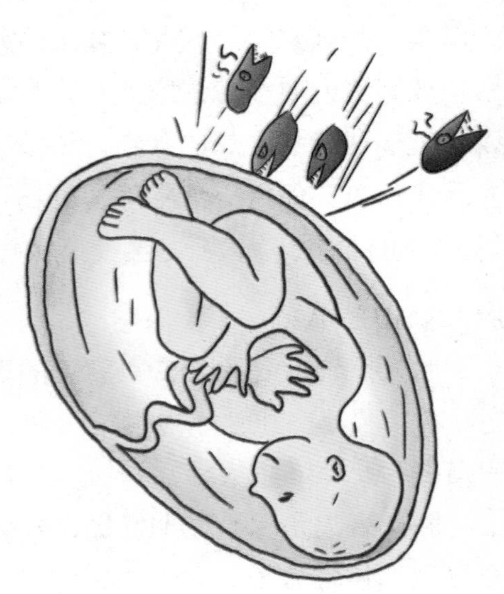

3. 内分泌作用

胎盘产生绒毛膜促性腺激素（HCG）、雌激素、孕激素、胎盘生乳素（HPL）等几种维持妊娠所需要，并为分娩和哺乳婴儿做准备的激素。

4. 免疫功能

胎儿对母体来说是个异体，它之所以不产生排斥现象，能够继续发展维持到足月分娩，与胎盘产生大量激素和特异性蛋白有关。

胎盘的上述功能保证了胎儿的发育需要，所以一旦胎盘功能不全（胎盘的作用低下、减退）就会造成胎儿缺氧、营养不良、发育迟缓以及胎儿窘迫，甚至死胎、死产、新生儿窒息等，其远期后果是造成胎儿脑细胞坏死、发育不良，最终酿成弱智儿。

过期妊娠、妊娠高血压综合征、母亲心脏病致心功能不全、重度慢性呼吸系统疾病、重度贫血、孕妇长时间仰卧、孕妇吸烟或长时间被动吸烟等均可损害胎盘功能，从而损害胎儿。因此，准妈妈应预防可能引起胎盘功能不全的疾病，到了预产期未分娩的话，应到医院做有关胎盘功能的实验室检查，及时了解胎盘的功能情况。此外孕妇也可进行自我监护，一旦出现胎动过频、过少均是危险信号，应及时采取左侧卧位，增加胎盘血流，并到医院做进一步检查和治疗。

**孕期鼻炎**

怀孕后由于雌激素水平增高，引起鼻黏膜超过敏反应，导致小血管扩张，鼻腔细胞水肿，腺体分泌旺盛，这就容易出现鼻塞、流涕、打喷嚏等症状，由于这种症状发生在妊娠期，分娩后又能自行缓解，所以叫妊娠期鼻炎。

其实，鼻子的病理变化是因为鼻腔内的血管出现舒缩障碍导致的。而且除怀孕外，只要有雌激素升高的情况，如青春期、月经期、长期服避孕药等，都有可能会引起鼻炎。所以，有些人将妊娠期鼻炎又称为血管舒缩性鼻炎。

怀孕期间由于内分泌的影响，易患鼻炎或使原有的鼻炎加重。据有关资料统计，约有 20% 的孕妈妈有发生妊娠期鼻炎的可能，尤以怀孕 3 个月时更为明显。孕妈妈不必过于担心紧张，分娩后随着致病因素雌激素下降，鼻炎也随之痊愈，愈后也不会留后遗症。

## 孕 3 月产前检查与优生

**孕期产检须知**

孕期产检是孕妈妈怀孕过程中一项非常重要的任务，在十月怀胎的漫长孕程中，孕妈妈和胎宝宝会出现很多生理变化，也可能会发生一些并发症。而怀孕后定期产检，是保证孕期孕母和胎儿健康的重要方式。它可以及早发现孕产疾病，帮助孕妈妈平安健康地度过孕期。还可以防止遗传病的发生，减少畸形儿、智能低下儿的出生。

产前检查的次数取决于孕妈妈的健康状态，比如若出现并发症、高血压、糖尿病等则需要更多的产前检查。一般来说，第一次体检大部分是在怀孕的第三个月初进行，在孕 7 月前需要每一个月做一次产前检查，孕 7 月到孕 9 月每月应做两次检查，孕 9 月后应每周做一次检查。整个孕期，孕妈妈可能需要进行 10 ~ 15 次的产前检查。

孕前
1周
2周
3周
4周
5周
6周
7周
8周
9周
10周
11周
12周
13周
14周
15周
16周
17周
18周
19周
20周
21周
22周
23周
24周
25周
26周
27周
28周
29周
30周
31周
32周
33周
34周
35周
36周
37周
38周
39周
40周

## 孕期出现这10种症状应去看医生

| | |
|---|---|
| **频繁呕吐** | 孕早期大多出现呕吐症状，几周后自愈，属正常生理现象。但如出现频繁剧烈的呕吐，吃什么吐什么，滴水不进，为防止水和电解质紊乱、危害母子健康故应及早就医 |
| **阵发腹痛** | 预产期前，孕妇如感到阵阵腹痛，且伴有下坠感和阴道出血，为防止流产、早产、胎盘早剥，要及时就医 |
| **过分显怀** | 胎儿大小与妊娠月份不符。怀孕三四个月却似五六个月大，多表明双胞胎或并发葡萄胎，应及时就诊。否则，延误了治疗将后悔莫及 |
| **阴道流血** | 孕期的任何时期出现阴道出血，均属异常；如伴有小腹痛，多为流产、宫外孕、胎盘早剥或早产，要及时就医 |
| **头晕眼花** | 孕期如出现头晕眼花，同时伴有水肿、血压增高等现象，为防止妊娠中毒应及时检查治疗 |
| **严重水肿** | 妊娠中、后期，孕妇下肢可能有轻度水肿，如无其他不适，即属正常生理现象，但如出现严重水肿，且伴有尿少、头晕、气短、尿中出现蛋白等现象，应立即到医院治疗 |
| **心慌气短** | 妊娠后期，由于胎儿增大，孕妇在从事较重的体力活动时会出现心慌气短，属正常现象。但轻度的活动或静止状态也出现明显的心慌气短，应考虑到并发心脏病的可能，应及时检查 |
| **全身发黄** | 孕期如发现皮肤及巩膜发黄、小便显浓茶色且伴有恶心、呕吐、厌食油腻及乏力等症状时，应想到并发病毒性肝炎的可能，应及早就医，以防止病情恶化 |
| **风疹感染** | 孕妇如在头4个月内与风疹或风疹患者有过密切接触则应到医院进行全面检查，因为风疹感染对胎儿危害甚大，可使30%～50%胎儿致畸。如确诊感染病毒应尽快采取补救措施，如人工流产等。在头3个月用过诸如卡那霉素等药物者也应及时就医检查 |
| **阴道流水** | 孕妇未到预产期就发生阴道流水，则可能是胎膜早破。为了防止难产，减少对胎儿的威胁，故应立即平卧，抬高臀部，并去医院住院治疗 |

## 高龄孕妈妈应该做的几项检查

根据世界卫生组织（WHO）的规定：35岁以上的初产妇为高危产妇。因此，你需要比别人多做一些产前检查，以确保孕妈妈和胎宝宝的共同健康。

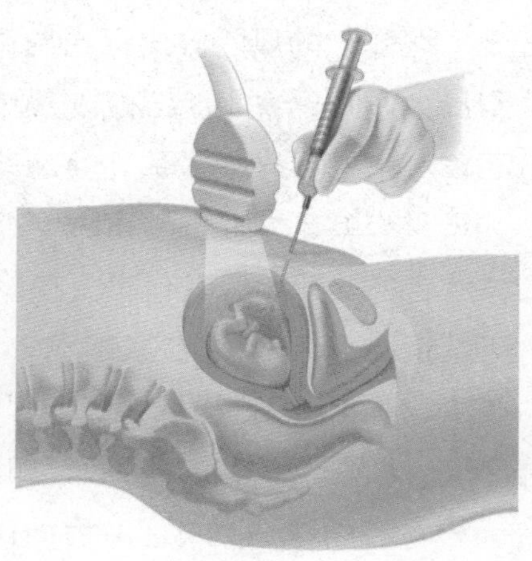

羊水穿刺可以检查出胎儿染色体是否有异常。

超声波检查：至少做两次。这项检查可用来进一步确定你的怀孕日期及任何发育异常的情况，如胎宝宝出现的腭裂、脏器异常，同时可发现多胞胎。

绒毛及羊水检查：在11周左右，用一根活检针通过宫颈或腹壁进入宫腔到达胎盘位置，取出少许绒毛组织，进行检查。也可在16周左右，在麻醉的状态下，以针头穿刺的方法，取羊水，收集胚胎脱落细胞，进行检查。此项检查一般用于高龄孕妈妈，以检查胎宝宝的发育是否正常。但此检查有引起流产的危险，需要在有经验的医生指导下进行。

脐带穿刺：20周后，在局部麻醉的情况下，用针头取胎儿脐带血进行检查，这种方法可以检测染色体是否异常和是否有遗传性血液病。此方法仅用于高危孕妈妈，引起流产的概率高于羊水检查。

甲胎蛋白检测：在16～20周进行，是一种无危险的血样检查，测定血液中的甲胎蛋白水平，可发现神经缺损、先天愚型、肾脏和肝脏疾病等。

## 怀孕后需做“母血筛查”吗

先天愚型是人体的第21号染色体增加了一条所引起的一种常染色体病。防止此类疾病发生的办法，就是在怀孕期间进行产前筛查和必要的产前诊断，尽早发现并采取相应措施（如终止妊娠）。

其实，孕妈妈都有可能生出“先天愚型儿”。它的发生具有偶然性，事前毫无征兆，没有家族史，没有明确的毒物接触史，发生率会随孕妈妈年龄的增高而升高。20岁的孕妈妈有1/1540的概率生出先天愚型儿，30岁的孕妈妈有1/960的概率，而34岁的孕妈妈则增至1/430。

母血产前筛查是通过定量测定母血中某些特异性生化指标，结合孕妈妈的孕周、年龄等参数，并运用电脑统计分析软件计算出孕妈妈是否怀有“先天愚型儿”的风险。进而再对高风险的孕妈妈采取必要的临床诊断，以期达到最大限度避免和减少“先天愚型儿”发生的可能性。通过母血产前筛查，不仅可以提示孕妈妈腹中宝宝发生先天愚型的风险率，而且还可以了解到胎儿是否有其他的情况，如神经管畸形（如无脑儿、开放性脊柱裂等）、18三体综合征、死胎等其他出生缺陷。

遗传学及优生专家建议，女性受孕后最好在第8～9孕周时去做母血筛查，尤其是35岁以上的孕妈妈。这种检查安全、无创伤，筛查率可达到60%～80%。经母血筛查后，如果怀疑胎儿是先天愚型儿，再经羊水诊断便能确诊，准确率达到99%，若存在问题则可及时终止妊娠。因此，母血产前筛查是孕妈妈必需进行的产前检查项目。

## 葡萄胎的诊断与治疗

### 葡萄胎诊断

根据停经后不规则阴道流血，子宫异常增大变软，子宫5个月妊娠大小尚摸不到胎体、听不到胎心、无胎动，应疑诊为葡萄胎。妊娠剧吐、双侧附件囊肿均支持诊断。若在阴道排出血液中查见水泡状组织，则可诊断。必要时做下列辅助检查：HCG的测定、超声波检查、X射线检查。

### 葡萄胎治疗

清除宫腔内容物。确诊后应及时清除宫腔内容物，应使用大号吸管，亦可用卵圆钳取胎块，术时使用缩宫素静脉滴注加强宫缩可减少失血及子宫穿孔，但需在宫口扩大后给药，以防滋养细胞压入宫壁血窦，诱发肺栓塞或转移。子宫大小在12周以内者尽量一次吸刮干净，子宫过大者可在1周后进行第二次刮宫，刮出物送病检。

子宫切除术。年龄超过40岁、无生育要求、子宫增大迅速者，应行预防性化疗，无化疗条件者可考虑切除子宫可减少恶变。

预防性化疗。葡萄胎恶变率为10%～25%，我国为14.5%。为防止恶变，应对高危患者进行预防性化疗：年龄大于40岁；子宫明显大于停经月份；排出物以胎盘绒毛形成的水泡为主；滋养细胞高度增生或有间变；无病灶发现，但有症状；HCG（血）稀释度较高，或在刮宫后6周内下降不明显；无条件随访者。

# 第10周 保护好你自己

## 胎宝宝的生长发育

- 身长约 4 厘米，重约 10 克；
- 到了本周，胎宝宝已经很像个小人儿了，有乒乓球那么大；
- 基本的细胞结构已经形成，身体的所有部分都已初具规模，绝大部分器官已经开始工作了；
- 心脏已经发育完全；
- 生殖器官开始生长；
- 五官已经比较清晰；
- 眼皮开始黏合在一起，要到 27 周后才能完全睁开；
- 耳朵已经成形，但是还不具备听力；
- 手腕和脚踝发育完成，手指和脚趾清晰可见，身体各处的关节也已形成；
- 胎盘已经很成熟；
- 最危险的易流产期即将过去，宝宝变得相对安全些了。

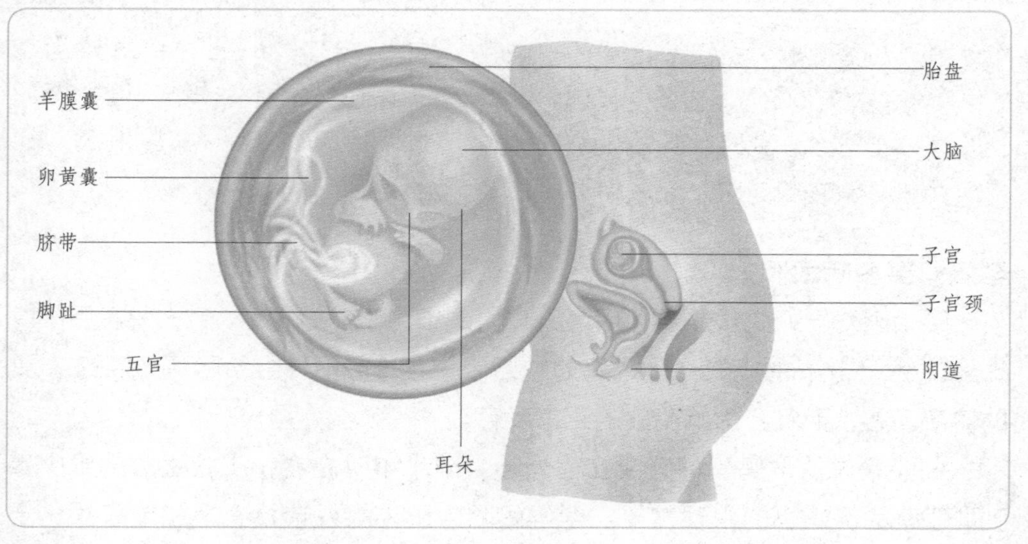

孕前
1周
2周
3周
4周
5周
6周
7周
8周
9周
10周
11周
12周
13周
14周
15周
16周
17周
18周
19周
20周
21周
22周
23周
24周
25周
26周
27周
28周
29周
30周
31周
32周
33周
34周
35周
36周
37周
38周
39周
40周

## 孕妈妈的身体变化

到了本周，孕妈妈的子宫已有拳头大小了，体重和腰围继续增加，乳房在增大，尿频、便秘、恶心、呕吐、情绪波动等严重的早孕反应还在继续。此外，孕妈妈变得更不怕冷、更易出汗了，这可能会加重孕妈妈身体的味道，因此要勤洗澡，勤换洗衣物，保持身体的干爽和清洁。

## 生活细节和孕期护理

### 孕妈妈戴上塑胶手套做家务

孕妈妈在备孕期就要停用洗衣粉、洗衣液、洗涤灵、清洁精等洗涤用品。到了孕期，闲来无事的孕妈妈如果想做些家务，洗碗，擦桌子，顺便锻炼身体，该怎么办呢？这时孕妈妈可以戴上塑胶手套，洗衣服、洗碗、擦桌子、擦柜子等，塑胶手套不仅能将有毒、有害的清洁剂与孕妈妈的皮肤隔离开，还能避免细菌和脏污侵染孕妈妈的双手，从而更加有效地保护孕妈妈的安全。

### 孕妈妈严防感冒

无论处在孕期的任何阶段，孕妈妈都要多加注意，严防感冒的发生。

1 一旦孕妈妈患上感冒，切勿自行服药，否则很有可能造成胎儿畸形，后果不堪设想。一定要及时就医，遵照医嘱用药。

2 如果症状不严重，可服用感冒冲剂、板蓝根等较安全的中成药；或者多吃柑橘等富含维生素C的食物，以及多喝水；或利用食疗的方法，食用一些主要由姜、大蒜、香菜、荸荠、白萝卜等食材烹制而成的汤羹和菜肴；同时，注意休息和保暖，就能自行痊愈。

3 但是如果症状较为严重，就不能硬扛而不用药，否则很容易因此使病毒进入胎盘，感染胎宝宝。此时可以先用物理降温法，控制体温的过快升高，然后及时就医。

### 孕妈妈要多晒太阳

晒太阳对孕妈妈很重要，因为人体内的维生素D是皮肤内7-脱氢胆固醇在紫外线照射下生成的。孕妈妈如缺乏维生素D，不仅会给孕妈妈带来严重的健康问题，而且会影响胎儿的正常发育。

一般来说，孕妈妈每天要在室外晒太阳半小时左右，皮肤生成的维生素D即可满足孕妈妈的生理需要。孕妈妈晒太阳，最好选择在上午或午后，要避开正午阳光以免晒伤皮肤。在阳台上晒太阳也可以，但必须打开玻璃窗，因为紫外线的波长为 296 ~ 310nm，不能穿透普通玻璃。

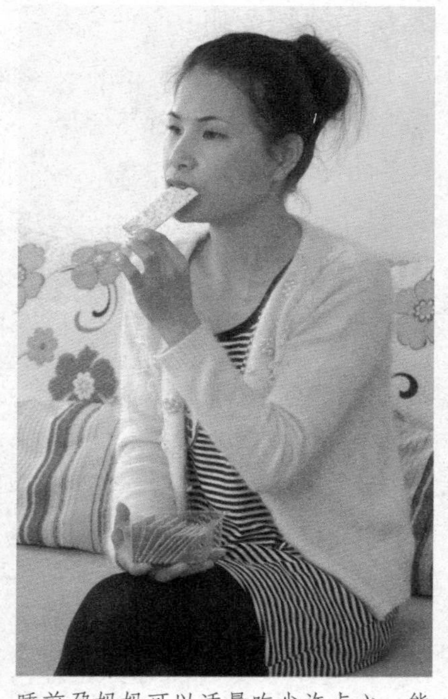
睡前孕妈妈可以适量吃少许点心，能缓解孕吐，还能预防隔日醒来头痛。

**临睡前应注意的问题**

对于孕妈妈而言，良好的睡眠质量非常重要，除了要建立有利于孕期睡眠的生物钟，孕妈妈还要注意生活中的小细节，养成有利于孕期睡眠的生活习惯。

比如，尿频严重时影响睡眠质量，所以临睡前不要喝过多的水或汤。咖啡因和酒精都会干扰睡眠，要避免食用。不要进食含高糖（包括蜂蜜、果汁）、香精、色素等的饮料，避免高盐食物。牛奶营养丰富，还有利于安眠，但注意一定要提前两小时喝。睡前吃适量的点心，能防止隔日醒来头痛。适量的运动可以缓解一些失眠症状，但切记至少要在睡觉前 3 小时结束运动。

**孕妈妈注意清洁外阴**

孕妈妈即使不能每天洗澡，也要注意每天的外阴清洁工作。在孕期，孕妈妈的外阴变得更加柔弱，分泌物增多，如果不注重清洁，很容易出现感染，进而影响到胎宝宝的健康。在清洁外阴时，最好用流动的清水，水温不要过热，不要使用阴部清洗剂，直接用水清洗即可。清洁后，要换上干净的内裤，因此内裤要每日更换。

**孕妈妈远离生活中的电磁波伤害**

电磁波污染已经在生活中无处不在。为了母体和胎宝宝的健康，准妈妈们应该对电磁波有足够的认识，并加强自我保护。

只要是电器，都会产生电磁波。电磁波包括了长波、中波、短波、超短波和微波。电磁波安全标准是：长、中、短波电磁辐射小于 10 伏 / 米，超短波电磁辐射小于 5 伏 / 米，微波电磁辐射小于 10 微瓦 / 平方厘米。

电磁波危害准妈妈：一旦受到电磁波侵害以后，可能会对肌体中枢神经系统、视觉系统、心血管系统、血液系统、生殖系统等产生不良影响，并对免疫功能也有影响。据有关调查和报道指出，在胚胎形成期，如果受到电磁辐射，可能会导致自然流产。

电磁波危害胎宝宝：在胎儿器官形成期，如果受到电磁辐射，可能会损伤胎宝宝正在发育的器官，导致宝宝智力障碍、发育畸形。在胎儿成长期，如果受到电磁辐射，可能会造成胎宝宝肌体免疫功能低下，导致宝宝身体弱，抵抗力差。因此，在日常生活中，准妈妈一定要做好防范，远离电磁波。

### 5 种隐身在家的电波隐患

| | |
|---|---|
| **微波炉** | 微波炉产生的电磁波是目前家用电器中产生电磁波最强的一种，它可导致胎宝宝先天性白内障，妨碍胎宝宝大脑发育，还会降低男宝宝生精功能。微波炉在工作时，准妈妈应远离 2 米以上或暂去别的房间 |
| **电热毯** | 电热毯通电后，会产生足以危害胎宝宝健康的电磁波。而且，电热毯太热，使用时间过长，还会引起胎宝宝中枢神经系统的畸形。所以，准妈妈应避免使用电热毯取暖 |
| **手机** | 手机在拨通和接听的一瞬间电磁波最强。所以，在孕早期准妈妈最好停用手机，孕晚期能不用尽量不用，如果必须用，可配一个分离耳机，每天通话时间最好控制在半小时以内 |
| **电视机** | 电视机屏幕也有电磁辐射，看电视时，离屏幕远一点儿，辐射会大大减少。一般来说，29 英寸电视机观看距离最好保持在 4 米左右，在观看的时间上也要有所控制，每天看电视不要超过 3 小时 |
| **电线** | 所有的电线都会产生一定的电磁波，包括埋在墙壁中看不到的电线，因为墙壁是无法挡住电磁波的，所以准妈妈的床不要靠装有电线的墙壁太近，以免因电磁波影响而睡不安稳 |

## 饮食与营养

### 吃适量水果，补充天然维生素

孕妇吃饱了饭菜，身体可获得足够的热量和蛋白质。但是，在复杂的代谢过程中，还需要维生素的帮助和催化。维生素分为两大类，一类属于脂溶性维生素，如维生素A、维生素D和维生素E。另一种属于水溶性的，其中有B族维生素和维生素C等。

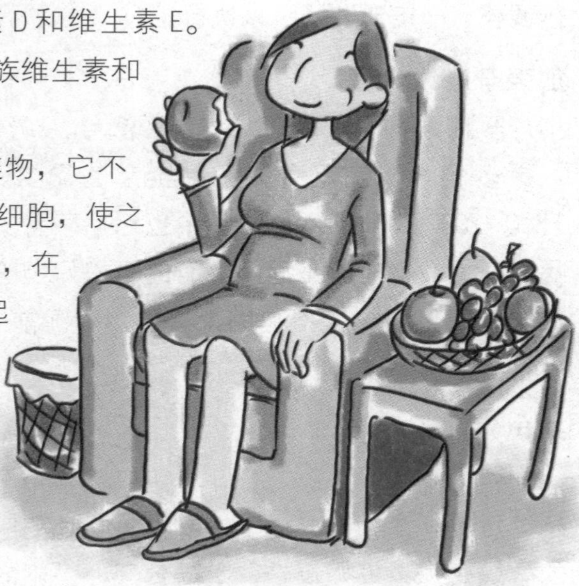

维生素C是细胞之间的粘连物，它不仅可以修补伤口，还可以激活白细胞，使之吞噬细菌，增加抗病能力。另外，在铁的运送、吸收中，维生素C也起着重要作用。维生素C缺乏时，微细血管壁黏着力差，黏膜、牙龈及消化道等容易出血，身体抵抗力下降，容易感染。

水果、蔬菜和五谷中都含维生素，但蔬菜和五谷中的维生素，在去皮、精磨和烹饪时常常受到破坏。水果中含有丰富的维生素，而且洗净或削皮后可以生吃，有益于维生素的保存、吸收和利用。因此，孕妇除一日三餐外，还应适当增加一些水果，满足自身及胎儿对维生素的需求。

孕妈妈食用水果要适量，以防变成“糖妈妈”，不少准妈妈喜欢吃水果，甚至把水果当蔬菜吃，她们相信吃大量的水果，既可以充分地补充维生素，能生个健康、漂亮、皮肤白净的宝宝。但实际上这种想法并无科学根据。虽然水果和蔬菜都含有丰富的维生素，但是两者还是有分别的。水果中的糖分往往高于膳食纤维，但是蔬菜所含的膳食纤维成分却较高。摄取过多水果，而忽略蔬菜，直接减少了膳食纤维摄取量。同时，某些水果中糖分含量很高，孕期饮食糖分含量过高，还可能引发妊娠糖尿病等其他疾病。所以，建议准妈妈应该有选择地吃各种各样的食物，均衡营养。

**你的胎宝宝缺碘吗**

本周开始，孕妈妈要注意补充碘元素，因为此时胎宝宝的大脑和骨骼在以极高的速度发育，孕妈妈提供不了足够的碘元素，就会导致生出的宝宝智力低下，身材矮小，运动功能发育不足。因此，孕妈妈每日所食用的食盐，最好是加碘盐，还要多吃海带、紫菜、鱿鱼、海鱼、虾皮、海蜇等含碘丰富的海产品。当然，碘摄入量过高或过低对母婴健康都不利，如果需要服药进行调整，一定要遵照医嘱执行。

### 加强孕期饮水量

孕期孕妈妈的身体消耗量增大，新陈代谢加快，因此需要比平时摄入更多的水以满足身体和胎宝宝的需要。一般情况下，孕妈妈每天需要1500~2000毫升的水，这其中也包括菜肴、米饭、汤羹中的水。饮水要尽量喝白开水，均时均量地喝。有的孕妈妈担心水喝多了会加重尿频的症状，其实孕妈妈只要一次不喝进太多的水，睡前3小时不喝水，就不会加重尿频，也不会影响睡眠。

### 孕妈妈别吃桂圆

除去分娩前那段时刻，孕妈妈在整个孕期不能食用桂圆。这是因为桂圆是性热大补之物，会使孕期身体一直处于阴血偏虚、滋生内热、易上火状态的孕妈妈加重妊娠反应，易导致恶心、呕吐、便秘、腹痛、水肿、妊娠高血压综合征、妊娠糖尿病，甚至是流产或早产这样的严重后果。如果孕妈妈实在是嘴馋，想吃些补品，可以适当地食用红枣、燕窝、藕粉等食物。

### 孕妈妈食用土豆要谨慎

土豆是公认的营养丰富的食物。美国人认为，每餐只吃全脂奶粉和土豆，就可以得到人体所需要的全部营养。然而，食入发芽、腐烂了的土豆却可导致人体中毒。这是怎么回事呢？原来，土豆中含有一种叫龙葵素的毒素，而且龙葵素较集中地分布在土豆发芽、变绿和溃烂的部分。

龙葵素被吸收进入血液后有溶血作用，还可麻痹运动、呼吸中枢，刺激胃黏膜，最终可使人体因呼吸中枢麻痹而死亡。此外，龙葵素的结构与人类的甾体激素如雄激素、雌激素、孕激素等性激素相类似。有人推算，有一定遗传倾向并对生物碱敏感的孕妈妈，食入44.2 ~ 252克土豆，即可能生出畸形儿。而且土豆中的生物碱并不能因常规的水浸、蒸、煮等烹调而减少。孕妈妈还是不吃或少吃土豆为好。

### 孕妈妈不宜只喝高钙奶粉

中国育龄女性缺钙是普遍现象，所以有些怀孕女性就专喝高钙奶粉，其实这样不好。一是高钙奶粉是专为补钙人群配制的，其营养素并不能保证孕期女性的全面营养需求；二是过量补钙没有好处，孕妇奶粉提供的钙已经足够了，没有必要额外补钙。

按照孕妈妈奶粉的说明，每天最好吃两次，早晚各一次。但由于每个人的饮食习惯不同，膳食结构也不同，所以对于营养素的摄入量也不完全相同。最好在营养专家或医生的指导下做一些恰当的增减。孕妈妈也不要因为怀孕就抓住孕妇奶粉大喝特喝，这样反而会增加肾脏的负担。

## 孕妈妈食谱推荐

### 凉拌海蜇丝

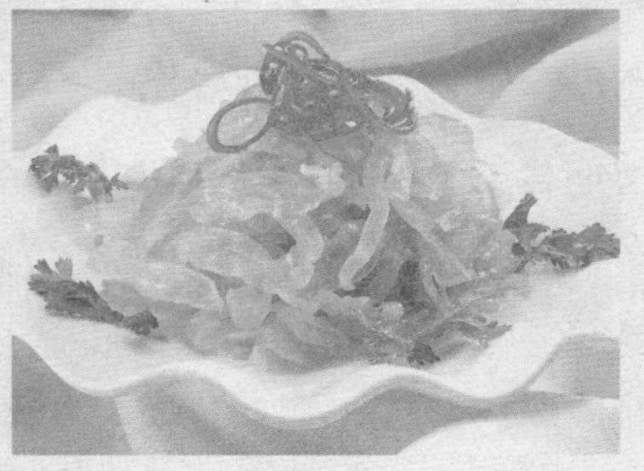

**材料** 海蜇200克，熟芝麻少许，红椒适量，盐3克，味精1克，醋8克，生抽10克，香油适量。

**做法** ❶ 海蜇洗净；红椒洗净，切丝。❷ 锅内注水烧沸，放入海蜇汆熟后，捞出沥干放凉并装入碗中。❸ 向碗中加入盐、味精、醋、生抽、香油拌匀后，撒上熟芝麻与红椒丝，再倒入盘中即可。

**推荐理由** 此道菜清凉爽口，味美健康，海蜇皮能够补充孕妈妈在早孕阶段缺乏的碘元素，还能够清热解毒，消除孕妈妈的水肿症状，降低血压，并且这道菜脂肪含量极低，却含有丰富的蛋白质和矿物质，孕妈妈食用此菜可谓一举数得。

### 双椒炒鲜鱿

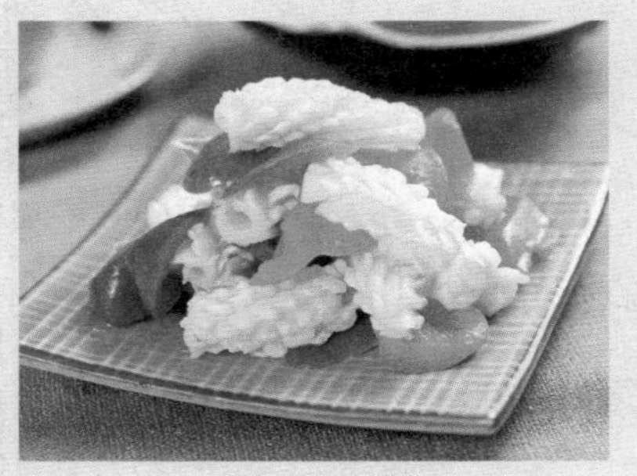

**材料** 鱿鱼400克，青椒200克，红椒100克，蒜片10克，葱段15克，盐3克，白糖、生抽各2克，淀粉3克，鸡精1克。

**做法** ❶ 将鲜鱿鱼洗净，切花刀切片，用开水汆一下；青椒、红椒去蒂去子分别切块，再用水焯至三成熟，捞出沥水。❷ 烧锅下油，将蒜片、葱段在锅中炒香，加入鲜鱿鱼、青椒块、红椒块，翻炒30秒。❸ 加入其他调味料翻炒匀，用淀粉勾芡即可。

**推荐理由** 鱿鱼含有丰富矿物质，能够补充钙、铁、锌、硒、碘、钾等物质，是孕妈妈能够食用的健康食品之一，可以促进胎宝宝的骨骼发育和造血功能。

孕前
1周
2周
3周
4周
5周
6周
7周
8周
9周
10周
11周
12周
13周
14周
15周
16周
17周
18周
19周
20周
21周
22周
23周
24周
25周
26周
27周
28周
29周
30周
31周
32周
33周
34周
35周
36周
37周
38周
39周
40周

## 阳光“孕”动

### 强健腹背肌运动

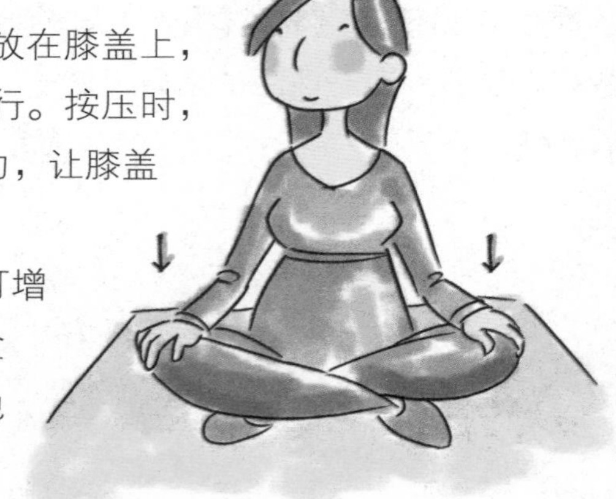

盘腿而坐，挺直背部，两手轻轻放在膝盖上，每呼吸一次，手就按压一次，反复进行。按压时，要用手腕向下按压膝盖，一点点地加力，让膝盖尽量接近床面。

这个动作每天早晚各做 3 分钟，可增强背部力量，松弛腰关节，伸展骨盆肌肉，帮助两腿在分娩时能够很好地分开，使胎宝贝顺利娩出。

### 增加骨盆和腰肌运动

仰卧在床上，两手伸直放在身体两边，右腿屈膝，右脚心平放在床上，膝盖慢慢向右侧倾倒，待膝盖从右侧恢复原位后，左腿屈膝并同样向左侧倾倒；然后，两腿屈膝，并拢，慢慢有节奏地用膝盖画半圆形，带动大小腿左右摆动，双肩要紧靠在床上。

每天早晚各做 1 次，每次 3 分钟。这个动作能够增强骨盆关节和腰部肌肉的弹性。

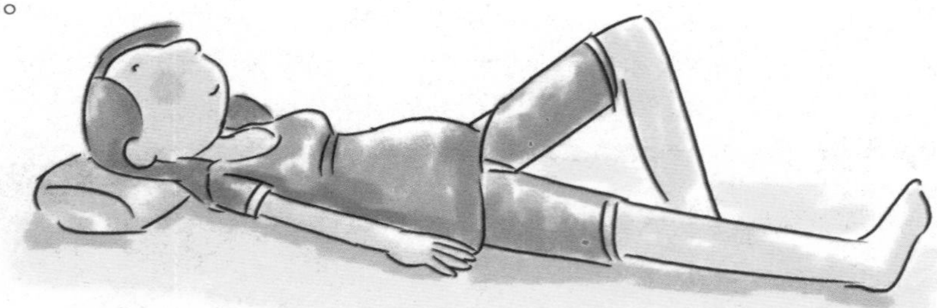

## 胎教方案

### 冥想胎教：妈妈想给你取个好名字

孕妈妈和准爸爸如果还没给胎宝宝起名字，现在可以开始了。孕妈妈可以先问问胎宝宝：宝宝，你想叫个什么好听的名字呢？告诉妈妈吧。然后回想一下自己在冥想时想象的胎宝宝的模样。宝宝有妈妈的眼睛和轮廓，爸爸的鼻子和嘴巴吗？宝宝会是什么性格的宝宝呢？像妈妈，还是像爸爸？这时可以翻出字典，夫妻俩各自想出几个自己中意的名字，再看看有没有默契，是否两人想到一块去了，看看是孕妈妈起的好听，还是准爸爸起的好听。现在不妨将所有喜欢和起好的名字记录下来，等到胎宝宝出生后再根据宝宝的情况决定，也可先起好一个乳名，在胎宝宝具备听觉后经常呼唤宝宝。

通过冥想胎宝宝模样和起名字的互动方式，可以增强三口之家的凝聚力，增进夫妻感情，增加生活情趣，愉悦孕妈妈的情绪，从而对胎宝宝产生良好的影响。

**音乐胎教:《献给爱丽丝》**

《献给爱丽丝》是贝多芬中年时期创作的一首钢琴曲，是贝多芬献给他的好朋友爱丽丝的一首明快乐曲。孕妈妈也可将这首洋溢着热情和快乐情绪的乐曲献给胎宝宝，让曲调中那些亲切、流畅、明快、取悦、畅想、分享、深情的情愫感染自己，也感染胎宝宝。其中不断反复出现的带有问候和赞赏味道的曲调，不正像是母亲对宝宝生命的赞叹，对宝宝茁壮成长的期盼的真实写照吗。

**情绪胎教：宝宝你看妈妈美不美**

孕早期孕妈妈受到早孕反应的折磨，情绪通常会很糟。这时可以通过自行扮靓的方式，给自己一个好心情，从而也让胎宝宝在腹中感到舒适。即便此时孕妈妈不能化妆，不能佩戴首饰，不能穿紧身衣和高跟鞋，还要注意衣服的材质，但是通过丝巾、帽子、发卡、墨镜、胸针，以及色彩鲜艳的棉麻混纺质地的服装，也能够打扮出一个俏皮可爱、年轻活泼，拥有自然美和青春活力的靓妈妈。

## 准爸爸的贴心守护

**帮助孕妈妈做好角色转换**

有部分孕妈妈在怀孕后，一直不能很好地融入做母亲的角色，或者有些孕妈妈因为早孕反应的加剧，感到身体十分不适，情绪焦躁，从而开始抗拒怀孕过程。面对这样的孕妈妈，准爸爸要采用迂回的方式与其沟通。首先要让孕妈妈把不满和担忧充分袒露出来，准爸爸要做好倾听者的角色。然后再针对孕妈妈的情况，安排孕妈妈与其他有过怀孕经验的女性多交流，帮助她进行调适和适应；或者准爸爸自行搜集一些实例，对孕妈妈进行劝解和开导，以劝慰和安抚为主，千万不要直接地采取埋怨、指责的态度，以免造成孕妈妈更大的心理负担而发生危险。

孕前
1周
2周
3周
4周
5周
6周
7周
8周
9周
10周
11周
12周
13周
14周
15周
16周
17周
18周
19周
20周
21周
22周
23周
24周
25周
26周
27周
28周
29周
30周
31周
32周
33周
34周
35周
36周
37周
38周
39周
40周

# 第11周 草莓那么大了

## 胎宝宝的生长发育

· 身长 4.5~6.3 厘米，重约 14 克；

· 在本周，胎宝宝的生长速度继续加快；

· 致畸的可能性降低了很多；

· 会做吸吮和吞咽动作了，能够把拇指或大脚趾放进嘴里吸吮，会吞咽羊水，还会打哈欠；

· 长出手指甲和绒毛状的头发；

· 脊柱轮廓已经可以清晰地看到；

· 耳朵的内部结构将在本周发育完成；

· 骨骼开始发育；

· 两脚交替，能够做原始行走的动作了。

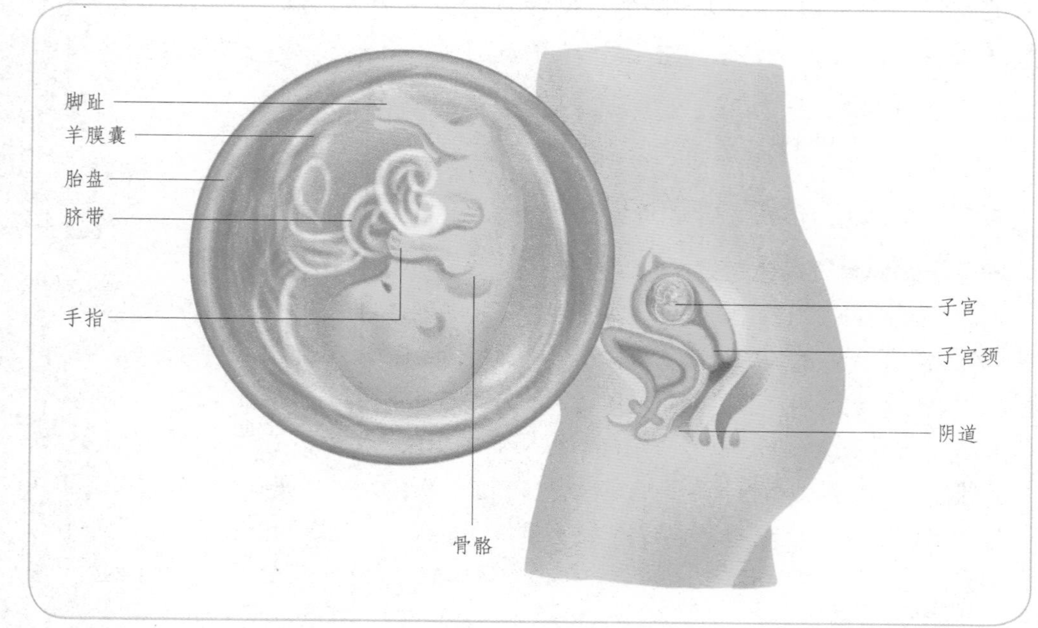

## 孕妈妈的身体变化

到了本周，孕妈妈的子宫已经像个小柚子那么大了，足以填满整个盆腔，甚至还会突出出来，用手可在耻骨中线上的下腹部摸到。此外，孕妈妈的头发和指甲依旧生长很快；小腹部竖线状的妊娠纹出现了，妊娠斑也继续增多；腰部、臀部和腿部开始变胖，肌肉变得更结实；早孕反应开始减轻，食欲不那么差了，孕妈妈可以多吃些食物补充胎宝宝所需的营养。

## 生活细节和孕期护理

### 孕妈妈提防“冰箱病”

在夏季，反复开关冰箱，易使冰箱内的温度骤热又骤冷，为细菌的大量繁殖创造了条件。孕期抵抗力下降的孕妈妈一旦吃了被细菌污染的食物，很有可能染上“冰箱病”，产生腹泻、呕吐、发热等肠炎症状。鉴于此，准爸爸及家人一定要定期对冰箱进行擦洗和消毒，为孕妈妈创造卫生的食品存放环境，要将生食和熟食分开存放，最好用保鲜膜密封后再放入冰箱，而且不要长时间储存食物，尤其是已经煮熟的食物或半成品食物，避免细菌滋生，最好给孕妈妈吃最新鲜的食物。此外，对于孕妈妈所吃食物，一定要经过高温消毒，要洗净、煮透后再让孕妈妈食用。

### 该准备更换胸罩了

持续增大的乳房越来越让孕妈妈感到不适，如果你的胸罩已经让自己不舒服，就需要及时更换了。通常孕中期和孕晚期分别需要更换一次，孕妈妈

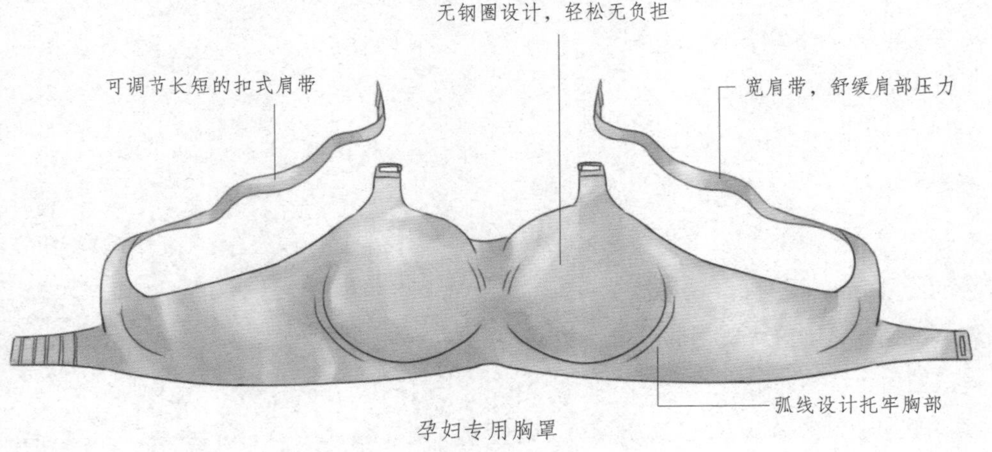


孕妇专用胸罩

孕前
1周
2周
3周
4周
5周
6周
7周
8周
9周
10周
11周
12周
13周
14周
15周
16周
17周
18周
19周
20周
21周
22周
23周
24周
25周
26周
27周
28周
29周
30周
31周
32周
33周
34周
35周
36周
37周
38周
39周
40周

一定要购买孕妇专用胸罩，否则满足不了孕妈妈乳房扩张的需要。胸罩的面料要透气、舒服，最好是纯棉质地，肩带尽量宽一些，支撑性能要好，不要装衬垫，避免让胸部受到挤压、变形、下垂的困扰，给胸部创造一个最柔软舒适、具有强大依托力的环境，避免使孕妈妈患上乳腺疾病。

## 6种方法预防妊娠纹

从本周开始，部分孕妈妈长出了恼人的妊娠纹，它一般从腹部开始长起，陆续出现在大腿、乳房等处。在孕期，绝大多数的孕妈妈身上都会出现这样的粉红色或紫红色波浪条纹，这是因为孕期脂肪和肌肉在迅速增厚，加上不断隆起的腹部，都导致了皮肤的弹力纤维与胶原纤维受到不同程度的损伤或断裂，使皮肤变薄变细，因而妊娠纹得以显现。在妊娠结束后，妊娠纹会逐渐变淡，变成白色或银白色的有光泽的浅纹，但很难彻底消失。因此爱美的孕妈妈要提早预防，尽量减少妊娠纹的出现。

1 食疗加法。皮肤弹力纤维与胶原纤维是由蛋白质构成的，因此多补充蛋白质可有助于增强皮肤弹性，减少妊娠纹。因此，孕妈妈可适当多吃鸡爪、鸭爪、猪蹄、猪蹄筋、牛蹄筋、猪皮、鸡皮、鸡翅、鱼皮、软骨等。

2 食疗减法。饮食上避免摄取过油、过咸的食物，控制糖分的摄入，少吃色素含量高的食物，

3 控制体重。避免孕期体重增长过快，并保持匀速增长，避免在某段时期的过快增长，每个月的体重增长不能超过2千克。

4 加强锻炼。从本周起胎宝宝在子宫中更加稳定，流产的可能性继续降低，孕妈妈可适当多参加一些体育活动，消耗掉多余的脂肪堆积。

5 按摩辅助。可使用安全、专业的妊娠纹修复霜，或天然植物按摩油、橄榄油、婴儿油等产品，在还未出现妊娠纹时就坚持使用，将其涂抹在腰腹部、大腿根等处，并加以适当的画圈按摩，手法一定要轻柔缓慢，以增加皮肤弹性。如果孕妈妈不放心，也可在使用这些产品前先咨询医生。

6 其他辅助手段。在孕中晚期，不断增大、下垂的腹部会使孕妈妈出现更多的妊娠纹，此时可借助托腹带等专用工具，将整个腹部支撑起来，减少下垂对皮肤的抻拉，从而减少妊娠纹。

## 孕妈妈感冒别慌张

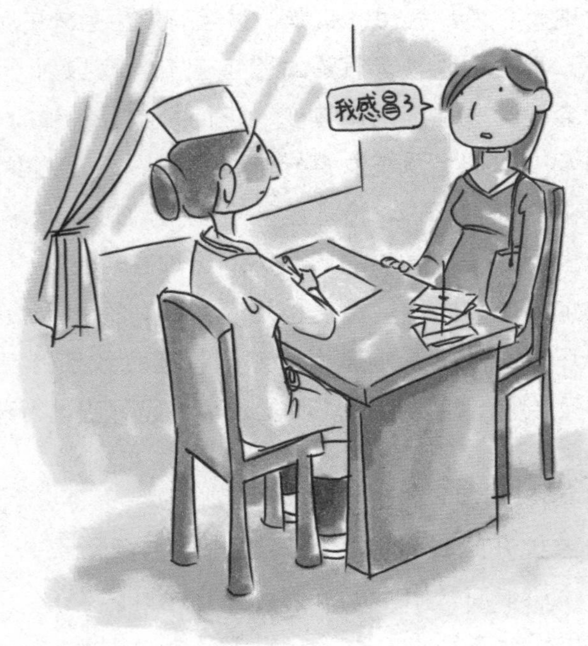


准妈妈一旦患感冒，切勿随意自行用药，尤其不能像以前感冒发热时那样服用阿司匹林类药物，一定要去医院诊治，在医生指导下，合理用药。因为妊娠后孕妇体内酶有所改变，对某些药物的代谢过程有一定的影响，药物不易解毒和排泄，易发生蓄积性中毒，而且在孕早期胎儿器官形成时，某些药物对胎儿有致畸的可能。

一些抗菌药物对胚胎也有损害，例如在妊娠晚期过多服用链霉素，会引起新生儿的听力障碍；如果大量服用了氯霉素，会引起新生儿呼吸不畅、发绀、腹胀等为特征的“灰色综合征”，氯霉素可引起新生儿造血功能的抑制；孕妇服用的磺胺类药，可以在胎儿体内积聚，促使胆红质的游离，从而造成核黄疸（胆红素脑病）。所以，准妈妈如无明显的细菌感染症状，如扁桃体炎、血压高、咳黄痰、流脓涕等，可不用抗生素。如同时伴有细菌感染，应在医生指导下，选择安全的抗生素药物。

抗病毒药对胎儿有不良影响，孕妇不宜使用，若必须使用，则应有医生指导。

轻度感冒的准妈妈可多喝开水，注意休息，保暖，口服感冒清热冲剂或板蓝根冲剂等。感冒较重有高热者，除一般处理外，应尽快控制体温。可用物理降温法，如额、颈部放置冰块等，也可在医生指导下选择用药物降温。

## 孕妈妈不宜进行蒸汽浴

蒸汽浴对一般人是有好处的，高温可使静脉扩张，身体会将杂质以流汗的形式通过皮肤排出，达到排毒的功效。而孕妈妈由于怀孕后血管的张力相对于未孕时较低，所以蒸汽浴可能会使孕妈妈出现脱水、血压过低等现象，表现为心慌、气短、头晕，甚至有发生意外的危险，会伤及自身和胎宝宝。

实验证明，蒸汽浴对胎宝宝的发育极为不利。在孕早期的3个月内，高温会使某些基因活动改变，进而影响胚胎器官发育，造成胎宝宝的神经管缺损，中枢神经系统发育异常，影响后天智力发展。而且，过高的温度会使分裂中的细胞死亡，造成胎宝宝发育畸形或发育不良。此外，蒸汽浴会使人的体表处于一个高热的环境下，这种高热会通过体表皮肤传到体内，进而使胎宝宝所处的内环境温度也相应升高，不利于胎宝宝的生长发育。孕晚期的高温环境可能会影响激素分泌，甚至会致使催产素释出，最终减缓胎盘成长，导致胎宝宝生长迟滞。所以，孕妈妈不宜进行蒸汽浴。

## 饮食与营养

### 胎宝宝开始长骨骼，妈妈多吃高钙食物

从本周开始胎宝宝的骨骼细胞开始发育，骨骼开始变硬，对此，孕妈妈要积极补充钙质，多吃一些含钙高的食物，如虾皮、豆制品、牛奶、奶制品、芝麻、银耳、黑木耳、芝麻、芝麻酱、雪里蕻、海带等食物。还可搭配一些富含维生素D的食物，以便更好地促进钙质的吸收，如鱼肝油、鸡蛋黄、黄油、动物肝脏等。此外，孕妈妈还要多晒太阳，也能促进胎宝宝的骨骼发育。

### 适量补充能量，别让体重数字太大

从本周开始，孕妈妈恢复了部分食欲，可以多吃些东西了。但是此时不能无所顾忌地盲目进食，一旦体重过重，或体重增速过快，很容易患上孕期常见的妊娠高血压综合征、妊娠糖尿病、羊水过多等症，若不能很好地将体重控制在合理范围内，还会导致胎宝宝长成巨大儿，使分娩时出现难产，或者产褥期感染，十分棘手。因此若孕妈妈发现自己体重超标，就要控制热量的摄入，减少肉类、碳水化合物和糖分的摄入量，用蔬菜和部分水果替代，并控制自己在晚间少吃水果，尽快让体重回归正常。

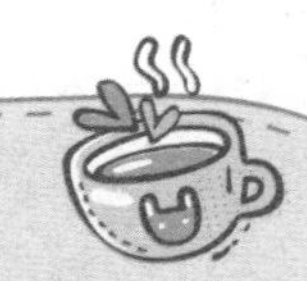

Q：孕妈妈长多少肉比较合理？

A：以孕早期增长1~2千克，孕中期增长4~5千克，孕晚期增长4~5千克，整个孕期共增长8~12千克为宜。

**防治妊娠斑应该这样吃**

为了防治初期妊娠斑，孕妈妈首先要避免食用刺激性的食物，如辣椒等，还要多吃这些食物：

1 淡化色素的食物。主要是富含维生素C的黄色和绿色食物，如橘子、橙子、柠檬、小白菜、圆白菜、雪里蕻等，以及红枣和番茄。

2 能防治黄褐斑的富含硒的食物。如大蒜、洋葱、蒜苗、菌菇类、海产品等食物。

3 富含维生素E的食物，能阻止氧化，预防黄褐斑。如菜花、豆类、海藻类食物、芝麻等。

## 孕妈妈食谱推荐

### 双色豆腐汤

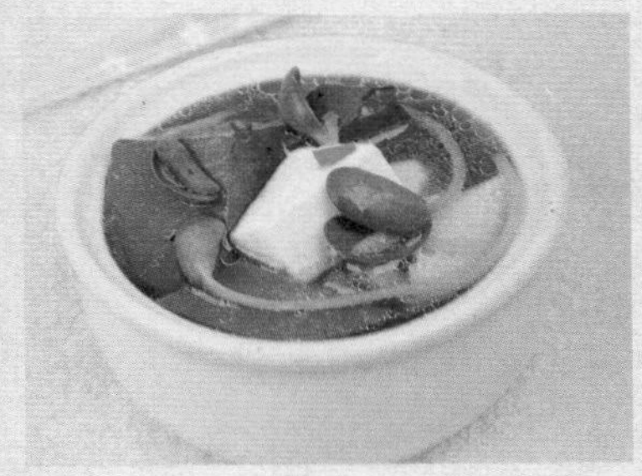

**材料** 豆腐、猪血各100克，豆苗30克，黄豆油20克，精盐4克，鸡精1克，葱、姜各2克。

**做法** ❶将豆腐、猪血洗净切块，豆苗择洗净备用。❷净锅上火倒入黄豆油，将葱、姜爆香，倒入水，调入精盐、鸡精，下入豆腐、猪血、豆苗煲至熟即可。

**推荐理由** 豆腐和猪血都富含钙质，可以满足此时孕妈妈所需，同时还能补充蛋白质，促进胎宝宝的骨骼和大脑发育。

### 荠菜花菜煮草菇

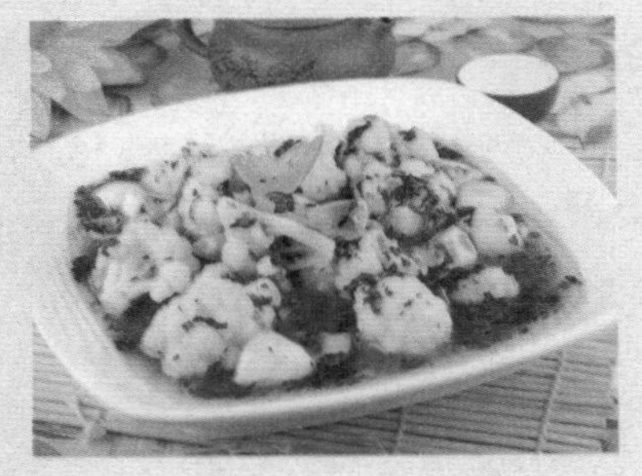

**材料** 草菇150克，花菜200克，荠菜50克，香油15克，盐3克，鸡精2克。

**做法** ❶将草菇洗净，切段；花菜洗净，掰成小朵；荠菜洗净，切碎。❷炒锅加少许油烧至七成热，下入草菇和花菜滑炒片刻，倒入适量清水煮开，加入荠菜同煮。❸加盐和鸡精调味，淋入适量香油即可。

**推荐理由** 此菜能够促进胎宝宝大脑的发育，避免孕妈妈患上妊娠抑郁症，还能健脾和胃，润肺化痰，延缓衰老。

孕前 1周 2周 3周 4周 5周 6周 7周 8周 9周 10周 11周 12周 13周 14周 15周 16周 17周 18周 19周 20周 21周 22周 23周 24周 25周 26周 27周 28周 29周 30周 31周 32周 33周 34周 35周 36周 37周 38周 39周 40周

## 阳光“孕”动

### 孕妈妈瑜伽

此时孕吐渐渐消失，孕妈妈要进入舒适的孕中期了，此时可慢慢加强瑜伽强度，但仍应以舒缓、伸展的活动为主。

#### 1. 蝴蝶式

①双脚脚掌相抵，屈膝左右分开，双手放在膝盖上方，向下轻柔地按压双膝。

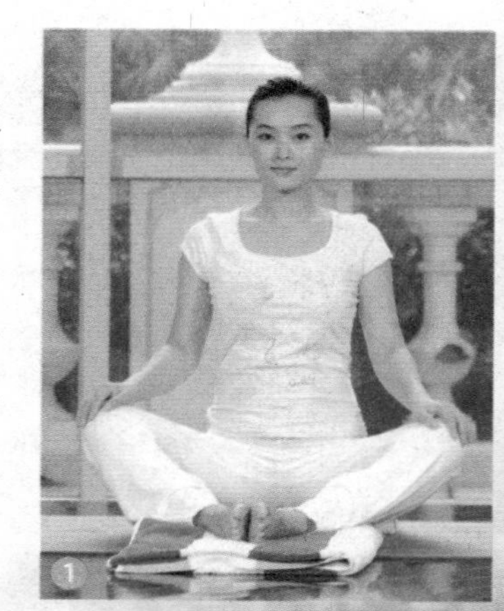

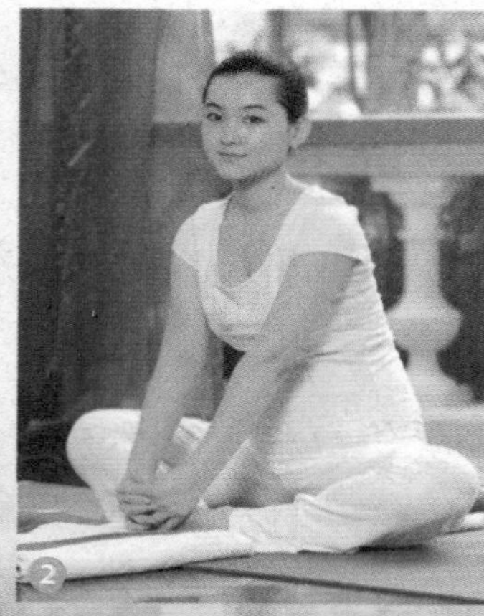

②双手抓住脚尖，膝盖同时上下摇摆，重复6～8次，再放松身体，稍作休息。

功效：此练习可以舒展髋部、骨盆和大腿内侧肌肉，有助于消除泌尿功能失调和坐骨神经痛。经常做此练习，将使分娩更为顺利，且能够减轻痛苦。

安全提示：孕妇练习此式时，不要让肌肉因过于用力而导致疲累，应循序渐进地伸展这些肌肉。

#### 2. 莲花侧坐伸展式

①挺直腰背，双腿自然散盘，双手放到膝盖上，掌心向上，示指

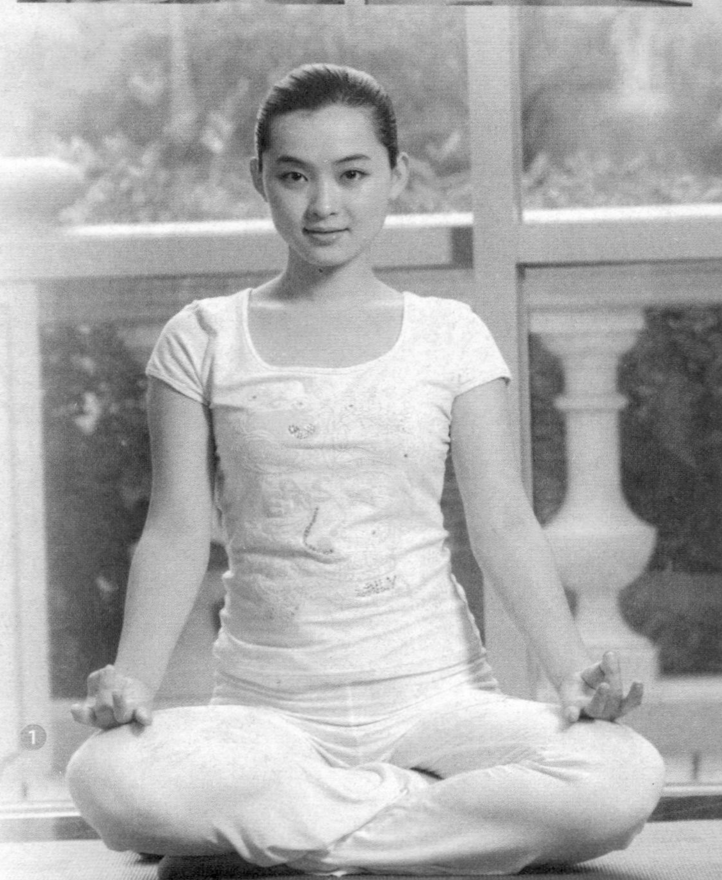

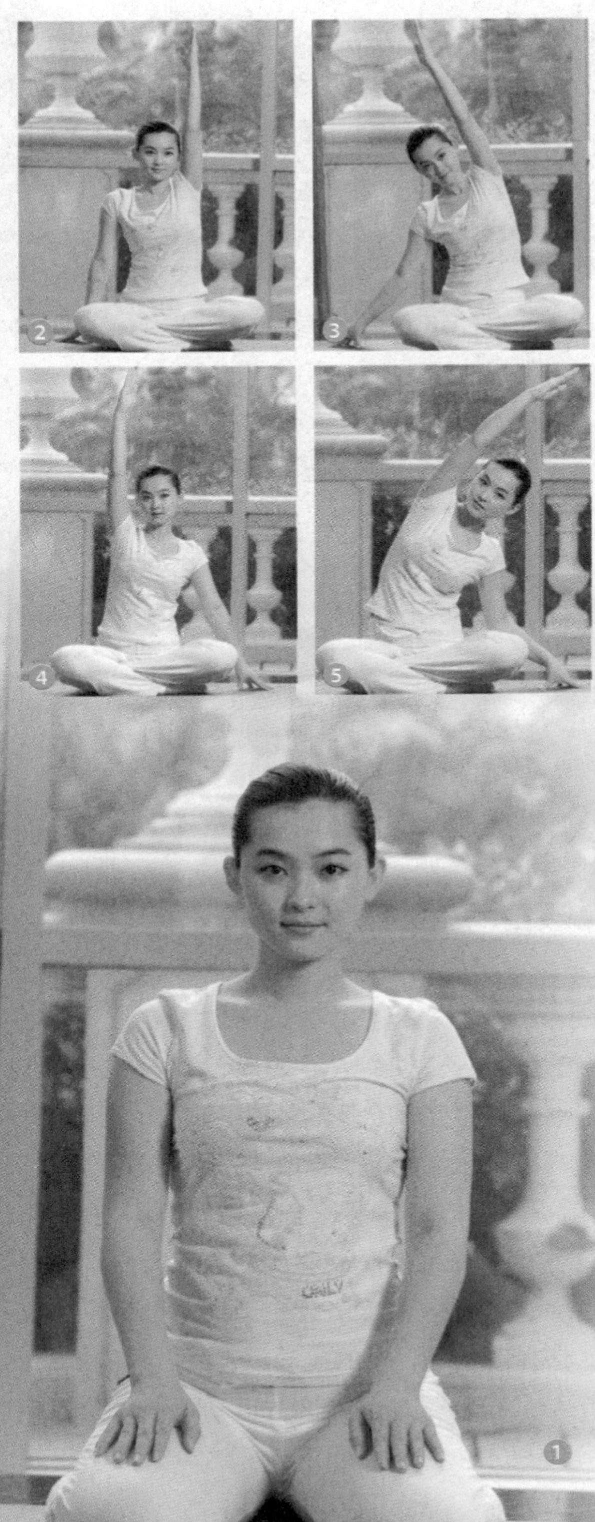

和拇指相触。

②将右手指腹撑在右臀部旁的垫子上。吸气，左手伸直高举过头顶。

③呼气，身体稍向右侧弯曲，保持3～5次呼吸；吸气抬起上半身。呼气，放下手臂，稍作休息，再做另一边。

④将左手指腹撑在左臀部旁的垫子上。吸气，右手伸直高举过头顶。

⑤呼气，身体稍向左侧弯曲，保持3～5次呼吸。吸气抬起上半身。呼气，放下手臂，稍作休息。

功效：此练习可舒展侧腰，减轻腰部疲劳。体重增加是怀孕期间重要且明显的生理变化，除了来自于胎儿、胎盘和羊水的重量外，母体本身也出现了一些变化，例如女性的脂肪随之增加、黄体素上升、准备哺乳使得泌乳素更多等。此练习可以缓解由于体重的增强而给身体带来的不适感。

3. 牛面式

①跪于垫子上方，双脚左右分开，臀部置于双脚之间，双手放于大腿上方，腰背挺直。可放一软垫或枕头于臀部下。

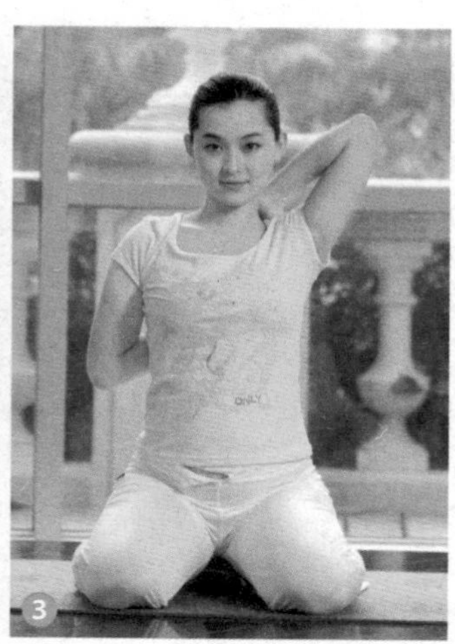

②弯曲右肘，右肘尽量放在头背后方，尽量放到两肩胛骨之间；左臂从下方，屈肘折向后背，双手尽量相扣，保持2～3次呼吸。呼气，放松双臂，回到起始姿势，稍作休息。

③弯曲左肘，左肘尽量放在头背后方，尽量放到两肩胛骨之间；右臂从下方，屈肘折向后背，双手尽量相扣，保持2～3次呼吸。呼气，放松双臂，回到起始姿势，稍作休息。

功效：此练习能够矫正脊柱，扩展胸部，灵活肩关节，改善手、脚僵硬状态，保健肾脏。

安全提示：孕妇练习此式时，若双手一时无法相扣，不要勉强，可以借助一条瑜伽带（或毛巾等物）。

**孕早期不宜剧烈运动**

孕早期，由于胚胎刚刚种植到宫腔中，胎盘尚未完全形成，所以胎宝宝和母体的连接还不稳定，此时容易发生流产，因此这个阶段的孕妈妈应该注意休息，避免剧烈的运动。但并不是说孕妈妈就不能动了，相反，适当的运动对孕妈妈和胎宝宝都是有好处的。运动能改善孕妈妈的心肺功能，促进血液循环，有助于消化和睡眠，有利于胎儿的生长，并能使孕妈妈心情愉快。另外，孕妈妈运动后体温上升，这会通过胎盘对宝宝形成“热保护机制”，这种上升的体温能消除母体过热对宝宝的影响，保证胎宝宝处于稳定的生长环境当中。

孕早期的孕妈妈在不疲劳的前提下可以做一些家务，如做饭、扫地等。适当的体力劳动要以不累、不搬重东西、振动较小、不压迫腹部为原则，这样不仅锻炼了身体，还可以调剂生活。不论是做家务还是运动，孕妈妈都应该以轻松、缓慢的方式进行，尽量选择散步等轻微的运动，避免激烈的运动，如跑步、打篮球、踢足球、打羽毛球、打乒乓球等，这些运动不但体力消耗大，而且伸背、弯腰、跳高等动作幅度大，容易引起流产。这个阶段孕妈妈还要注意不要骑自行车，因为骑自行车时腿部用力的动作过大，会引起流产。晾衣服时也要注意，因为做向上伸腰的动作，肚子要用很大的力气，这样做时间久了也有可能引起流产。

## 胎教方案

### 音乐胎教：给宝宝听德彪西的浪漫曲

《月光》是法国著名浪漫主义作曲家德彪西的代表作之一，这首作品实可称之为“曲中有画，画中有曲”，画面感很强。通过聆听这首名曲，让人仿佛看到了在静夜时分，如水般倾泻的月光缓缓流淌，充盈着整个居室，那月光又像是溢出的水银，在地面上走走停停。带着胎宝宝倾听这首美妙的乐曲，能让孕妈妈陶醉在静谧、空灵的月的世界中，展开无限的遐想，时而随着月光腾空而起，俯瞰窗外的美景，时而依偎在窗前，细细品味每一个音符所散发的浪漫和清幽，让胎宝宝在这美丽旋律的滋养中快快长大。

### 胎教策略：受过胎教的宝宝有优势

接受过胎教的胎宝宝在出生后不一定能成为天才，但是相对于未接受胎教的宝宝而言，有明显的优点。比如，受过胎教的宝宝更安静，不爱哭闹，并且能够更早地和父母形成特殊的沟通方式。例如，在感到饥饿、尿湿和身体不舒适时，宝宝会通过“嗯”“啊”“哦”等基础发声知会爸妈，或者也会进行哭闹，但一旦需求得到了满足，就会停止哭闹。此外，受过胎教的宝宝更易养成规律的睡眠和饮食时间，比没有受过胎教的宝宝更容易看护和喂养。

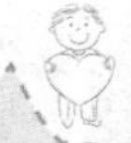

### 准爸爸的贴心守护

**孕期浪漫不能丢**

孕妈妈从本周开始会逐渐变胖，臀部变宽，全身脂肪和肌肉的含量会逐渐增多，身材会日益走形。很多孕妈妈都担心自己在准爸爸眼中不再漂亮了，不再具有吸引力了，由此会产生一连串的假想和忧虑。此时，准爸爸不能光靠解释和安慰，也要拿出一点儿“实际行动”，多制造一些甜蜜的浪漫，比如给孕妈妈写一封情书。准爸爸是否从来没给孕妈妈写过情书呢？从现在做起也不晚。准爸爸要告诉孕妈妈，她在你心目中占有什么样的地位，你对她的爱是不会因为外貌的变化而改变的，她为给你怀孕生子所付出的辛劳和代价你将用一生的爱来报答，你们的孩子将是你们爱情的最好见证，你要和她一起见证宝宝成长的每一个时刻，等等。

# 第12周 安全度过危险期

## 胎宝宝的生长发育

- 身长 6.5 ~ 8 厘米；
- 在本周，胎宝宝已初具人形；
- 大脑体积越来越大，长期占据身体的一半，大脑进入迅速增殖期；
- 已经有了完整的甲状腺和胰腺，但还不具备完整的功能；
- 五官更集中，耳朵从颈部移到了头部；
- 手指和脚趾已经完全分开；
- 开始了全身性的运动，如踢腿、伸展、打哈欠、嘴巴开合等。

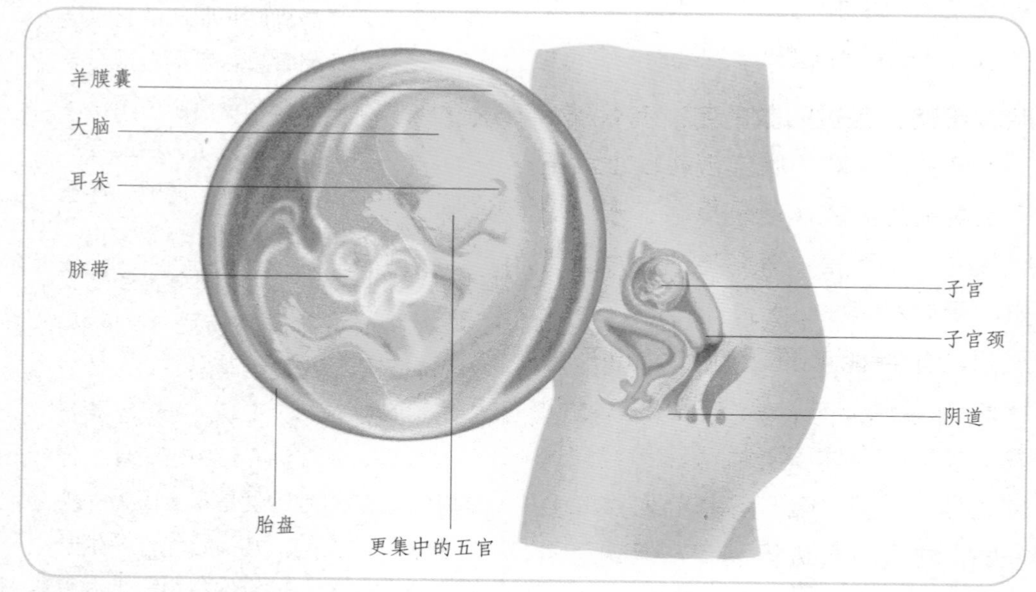


## 孕妈妈的身体变化

到本周结束时，胎盘将生长完毕，并继续增大。孕妈妈的早孕反应正在消失，流产的概率更低了，孕妈妈正在全面进入安全舒适的孕中期阶段。不过妊娠纹和妊娠斑还在继续出现，乳房也不断膨胀，乳头和乳晕的颜色加深，阴道分泌物增多；此外，皮肤表面也可能出现血管性的改变，使皮肤表面红色加深，出现手掌泛红、血管性蜘蛛痣、血管瘤或毛细血管扩张等症状，常见于面部、脖颈、胸部和手臂，这是正常的。大部分孕妈妈从本周开始能够感受到胎宝宝的存在了，宝宝是那么的真实可爱，真叫人兴奋！

## 生活细节和孕期护理

### 让办公室的生活轻松起来

孕妈妈不要怕麻烦，也不要怕张扬，尽量使自己在办公室的生活轻松惬意一些，这样对安胎较为有利。可以多在办公室准备一些靠垫、毯子、小枕头、餐盒、餐具、毛巾、呕吐袋等，还可借或买个躺椅，以便午休时能睡个好觉。只要将这些物品码放整齐，及时收起，就不会给正常的办公秩序造成不便。此外，在工作中，孕妈妈要多站起身活动，上个厕所，接点儿开水，或者做一些简单的孕期体操，都能使身体和情绪得到放松。此外，孕妈妈还可以多和身旁的同事交流孕期感受，尤其是有过生育经验的同事，让自己一吐为快，不仅能够借鉴很多经验，消除顾虑，还能使不良情绪和压力得到排遣。

### 准妈妈巧手护理皮肤

对孕妇而言，在怀孕期间皮肤缺乏水分、油分，加上妊娠期间新陈代谢功能旺盛，容易产生孕斑，使皮肤出现粗糙、脱皮的现象，因此在选择保养品上不妨选用滋润度较高的。而在清洁、保养方面，双重清洁极为重要。每周进行按摩与敷脸，可促进新陈代谢。在化妆品的选用上，可选用滋润性的粉底，干湿两用粉底不适宜干性皮肤的人。

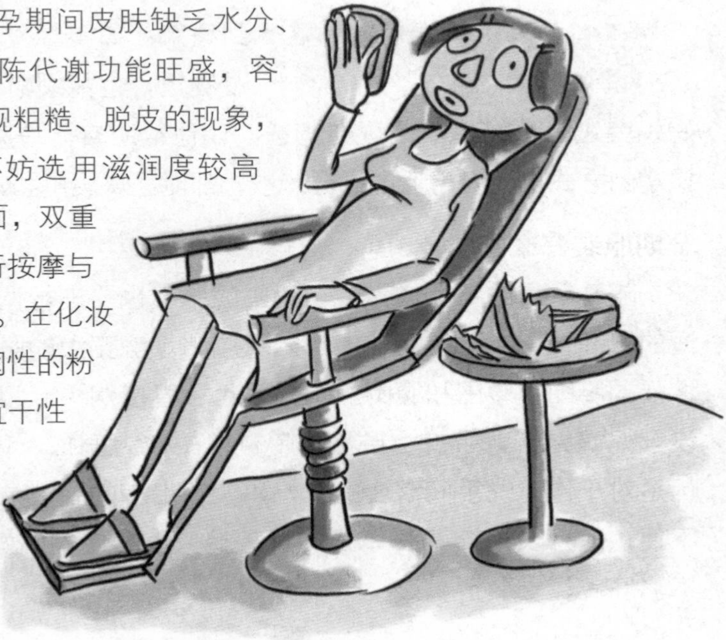

怀孕期间由于油脂分泌旺盛，皮肤表面容易沾上污染物质，

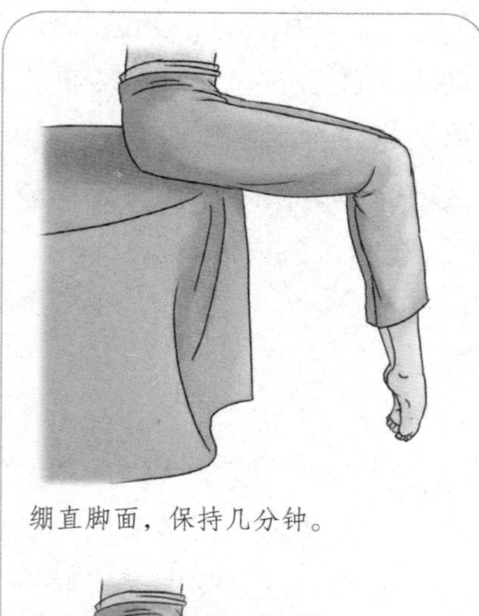

绷直脚面，保持几分钟。

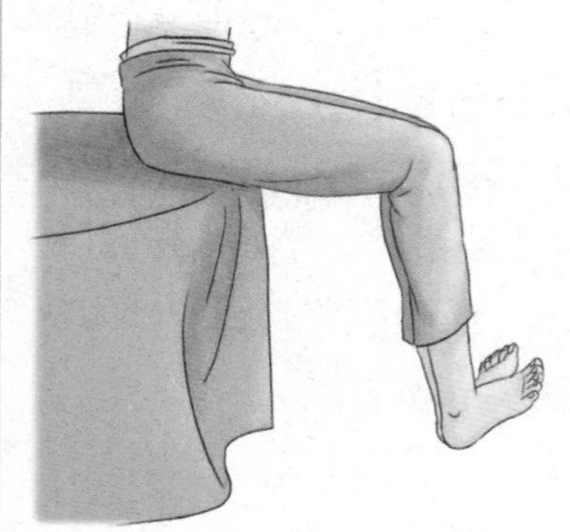

脚跟着地，抬起脚心，保持几分钟。

从而破坏水脂膜的正常工作，所以油性皮肤的孕妇更要注意保养和护理皮肤。对于油性皮肤，除了日常的清洁之外，每周还要进行 1 ～ 2 次的深层清洁，即用性质温和的深层洁面霜，以清除肌肤上老死的细胞、杂质和过多的分泌物，并选用能够平衡油脂分泌的日、夜肌肤保养品，以减少油脂的分泌。

**腿抽筋发作时的应急措施**

前面提到了孕妈妈会逐渐出现腿抽筋的现象，那么就要分清情况进行日常的食补和护理。在腿抽筋发作时，短时间内孕妈妈会感觉疼痛难忍，要如何操作才能缓解和消除抽筋的症状呢？由于抽筋多发生于夜间，所以如果是自己睡，孕妈妈这时可以把脚面竖起来，像跳芭蕾舞的姿势那样，尽量绷直脚面，保持几分钟，可以得到缓解；如不严重则可以立刻下床，使脚跟着地，也能缓解疼痛。如果准爸爸在孕妈妈旁边，孕妈妈要推醒准爸爸，让他帮助自己按摩抽筋的部位，用平推、揉搓的方式，或者用毛巾进行热敷，都能尽快缓解和消除疼痛。

**孕期服装怎么穿**

随着子宫的日渐增大，孕妈妈的服装也要进行调整了。除了穿着宽松舒适的服装，还要尽量挑选上身以及腰围足够宽大的服装，以应对孕妈妈不断增加的胸围、腰围和腹围。孕妈妈也可直接购买专门的孕妇服装。但是不建议孕妈妈穿着背带裤，虽然背带裤款式较为宽松，背带长度也能自行调节，但是对于作为洗手间常客的孕妈妈，背带裤的脱解方式烦琐，会对如厕造成不便，而且长期穿着一体式的背带裤，也会使孕妈妈更容易感到腰酸背痛，不够舒适。

## 饮食与营养

### 多吃熟透的香蕉能改善便秘

孕期便秘是孕妈妈常遇到的难题。女性怀孕后，在内分泌激素变化的影响下，胎盘分泌大量的孕激素，使胃酸分泌减少、胃肠道的肌肉张力下降及肌肉的蠕动能力减弱，这样，就使吃进去的食物在胃肠道停留的时间加长，不能像孕前那样正常排出体外。且孕后孕妈妈的身体活动要比孕前减少，致使肠道肌肉不容易推动粪便向外运行；增大的子宫又对直肠形成压迫，使粪便难以排出；加之孕妈妈腹壁的肌肉变得软弱，排便时没有足够的腹压推动。因此，孕妈妈即使有了便意，也用力收缩了腹肌，但堆积在直肠里的粪便仍很难排出去。

在出现便秘的症状时，很多人认为香蕉是润肠的，便大量吃香蕉以缓解便秘症状。但其实这是个误区，只有熟透的香蕉才有缓解便秘的功能，生的香蕉吃得太多反而会加重便秘。因为，没有熟透的香蕉多含鞣酸，会起到阻碍消化、抑制胃肠蠕动的作用。另外，香蕉吃多了也容易引起孕妈妈血糖升高，增加妊娠糖尿病的发生概率，所以即使是进食熟透的香蕉也要适可而止，不能过量。

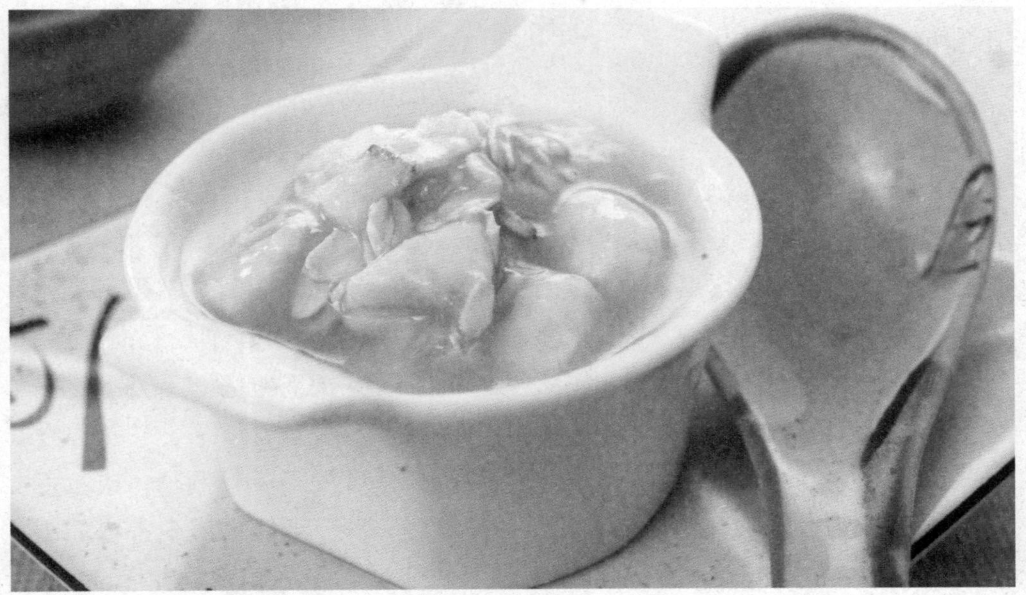

香蕉除了直接食用，还可以做成香蕉燕麦粥等小吃。

## 选对健康小零食

到了本周，孕妈妈的早孕反应逐渐消失，食欲开始旺盛起来。不少孕妈妈都喜欢随身携带一些小零食，以备不时之需。但是孕妈妈并不能再像以前一样随便吃零食了，油炸食品、膨化食品、烧烤食品、腌制食品、过甜食物等都变成了孕妈妈的饮食大忌，如锅巴、薯片、牛肉干、爆米花、熏鱼、炸鸡、糖果等。那么馋嘴的孕妈妈该怎么吃零食呢？可以适当带一些体积较小的水果或果干，以及各种坚果类食物，如葡萄干、橘子、橙子、李子、樱桃、香蕉、话梅、核桃、栗子、腰果等，也可带些面包、饼干等食物，但每日要注意摄入量，不可摄入过多，以免使体重增长过快，导致孕期疾病的发生和妊娠纹的加重。

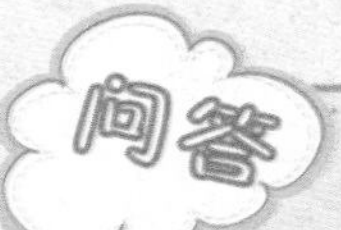


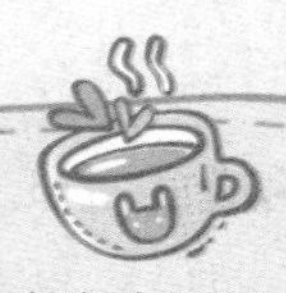

Q：从现在起，我完全安全了吗？

A：本周孕妈妈还是要保持警惕，因为致畸物还是有可能对胎宝宝造成影响。等到本周过去，到了妊娠第 13 周，胎宝宝的主要发育已完成时，基本就不会再受到致畸物的影响了，可能出现的发育问题将属于发育迟缓或器官短小的范畴，到那时，孕妈妈才能稍微放松一些，但也不能彻底放松警惕，否则还是很容易对胎宝宝的发育造成影响。

## 小腿抽筋就是缺钙吗

孕妈妈在孕 3 月末至孕 4 月之间会出现腿抽筋的现象，但是不能一抽筋就补钙，因为孕妈妈缺钙、缺镁，或者肌肉疲劳、遭受风寒时，都会出现腿抽筋的现象。因此要找对原因，“对症下药”。不过，有一半以上的孕妈妈腿抽筋是缺钙导致的，这是因为胎宝宝从孕 11 周开始发育骨骼，对钙的需求量会持续增多，如果孕妈妈体内钙质不足，就会缺钙。同时，由于钙质和骨骼肌肉的兴奋性有直接关系，孕妈妈一旦缺钙，就会引起小腿肌肉的痉挛，即俗称的腿抽筋。但是有的孕妈妈即使缺钙也不会出现腿抽筋的反应，这些孕妈妈要提高对自身微量元素缺乏的警惕性，并及时补充。

如果是缺钙导致的抽筋，孕妈妈就要按照医嘱服用补钙制剂，或者多食用上文中介绍过的富含钙质的食物；如果缺镁，除了照医嘱服用补镁的制剂外，还可以多吃绿叶蔬菜、小米、玉米、荞麦、燕麦、紫菜、土豆、豆类食物、蘑菇、核桃仁、虾米、花生、海产品、香蕉等食物；如果是因为肌肉疲劳或遭受风寒引起的抽筋，就要加强身体锻炼，注重劳逸结合，避免长时间保持同一姿势不动，并在睡前多泡脚，都能对抽筋有所缓解。

**咖啡因是胎宝宝的大敌**

孕妈妈在孕期一定要忌口，继续坚持不喝含有咖啡因的饮料的习惯，这些饮料包括可乐、咖啡、茶等。这是因为咖啡因对胎宝宝来说非常危险，一旦进入孕妈妈体内，就会迅速穿过胎盘进入胎宝宝体内，影响胎宝宝的大脑、心脏、肝脏等重要器官的发育，出现细胞变异，导致胎宝宝器官发育缓慢，甚至出现畸形或先天性疾病。

## 孕妈妈食谱推荐

### 西红柿生菜沙拉

**材料** 西红柿150克，生菜100克，奶昔、酸奶各适量。

**做法** ❶ 西红柿洗净，切片，叠放于盘中。❷ 生菜洗净撕片，下入开水中微焯，捞出沥水，入盘。❸ 加奶昔、酸奶拌匀，撒入盘内即可。

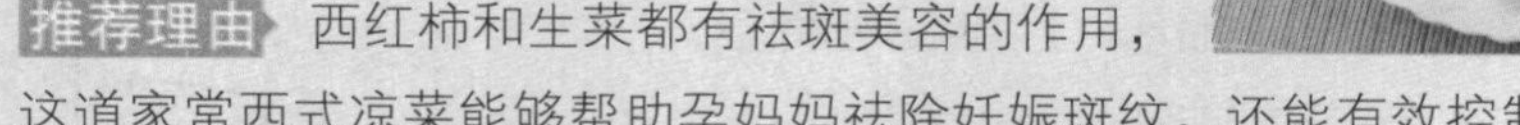

**推荐理由** 西红柿和生菜都有祛斑美容的作用，这道家常西式凉菜能够帮助孕妈妈祛除妊娠斑纹，还能有效控制体重。但是孕妈妈要注意沙拉酱的使用量，少许即可。

### 梅子拌山药

**材料** 山药300克，西梅20克，话梅15克，白糖、盐各适量。

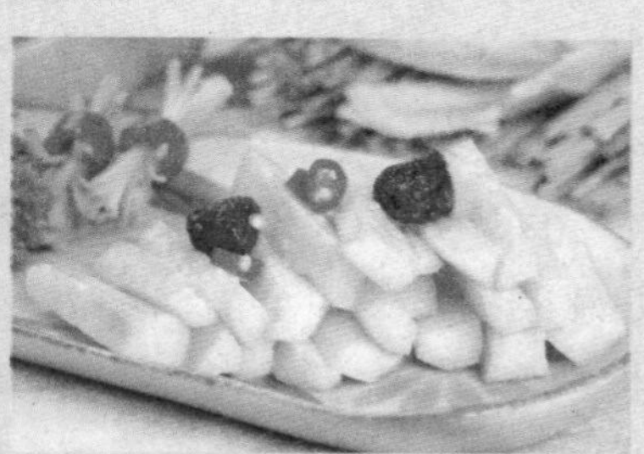

**做法** ❶ 山药去皮，洗净，切长条，放入沸水中煮至断生，捞出沥干水后码入盘中。❷ 锅中放入西梅、话梅、白糖和适量的盐，熬至汁见稠为止。❸ 汁放凉后浇在码好的山药上即可。

**推荐理由** 此款菜肴清新爽口，有利于肠胃消化吸收，还有降低血糖的作用。很适合孕妈妈食用。

# 阳光“孕”动

## 妊娠韵律操

这一节体操是配合音乐来做的，叫作韵律体操。由于音乐的作用，做起来孕妇会备感轻松愉快，增加了做此体操的兴趣。不但适合产前孕妇做，也是产后的妇女恢复身材的健美运动。

### 1. 上肢运动

腕部运动不但可促进乳腺血液之循环，而且可防止肩膀酸痛。

强化腕部的肌肉，可利用拉杆，重复前压、后伸动作。

伸展两腕，可加强两腕之力量。而旋转头部则可祛除肩膀的酸痛。

### 2. 下肢运动

肢体的锻炼非常重要，不但强化两肢之肌肉，还有助于调整身体的平衡感。

强化脚部力量，有助于强化大腱肌肉和小腿伸展，同时可强化背肌，有利生产。妊娠妇女由于要额外负担胎儿及胎盘等重量，有强健的大腱肌肉，可减少孕妇的辛苦。

这个运动最适于培养身体的平衡感，即使怀孕肚子隆大，孕妇仍可轻快走路，保持身体平衡。

高举单脚不仅锻炼大腿肌肉，且可促进骨盘底肌肉群之活动，此外，还可强化身体肌肉，使子宫保持良好状态。

## 孕妈妈不宜再参加舞会

无论是因工作需要，还是朋友聚会，怀孕的准妈妈们不能再参加舞会了。

首先，舞伴的频繁变换会增加孕妇感染病毒的机会。若孕妇感染了肝炎、风疹、流感等病毒，会通过胎盘血液循环进入胎儿体内，影响胎儿器官组织的正常分化，导致胎儿各种先天性畸形，还会造成流

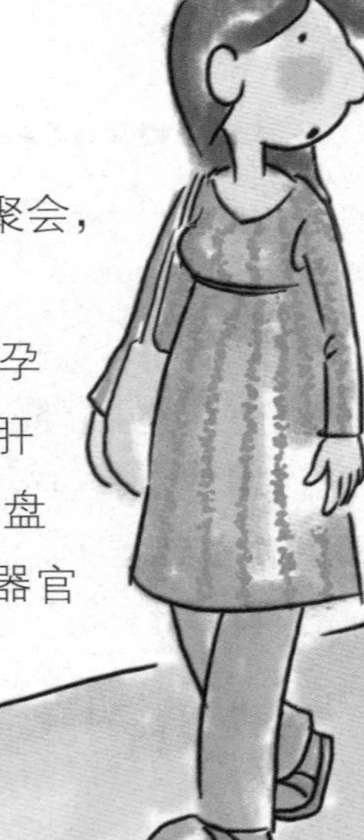

产、早产、死胎等。

其次，办舞会的场所空气中的一氧化碳、二氧化碳和尼古丁等含量很高，孕妇若常在这样空气污染严重的环境中逗留，一定会受到危害，易生痴呆儿或造成胎儿的先天性缺损。

另外，高分贝的音乐对胎儿来讲就是噪声。孕妇受噪声影响会使胎儿心跳加快，胎动增加，对胎儿的生长发育极为不利。高分贝噪声还能损害胎儿的听觉器官，并使孕妇内分泌功能紊乱，诱发子宫收缩而引起早产、流产，新生儿体重减轻及先天性畸形。

## 胎教方案

### 影音胎教：带宝宝看动画片

无论自己的胎宝宝是男还是女，孕妈妈都可以按照自己的喜好，带着胎宝宝看看那些经典的动画片，如《猫和老鼠》《狮子王》《白雪公主》《芭比故事系列》《蓝精灵》《麦兜故事》《机器猫》等，在一个个绚丽生动的故事中，展开遐想，去体验这丰富奇幻的动画世界吧，也能让宝宝跟着妈妈一起快乐起来，兴奋得手舞足蹈呢。

### 开始对宝宝进行语言胎教

语言胎教是指根据胎宝宝具有的记忆力，对宝宝进行语言训练的方法。对胎宝宝实施语言胎教很多人感到不可思议，认为胎宝宝既不会思考也不会说话，根本无法接受语言信息。其实，语言胎教是一种行之有效的胎教方法，它的训练基础并不是建立在胎宝宝说话的基础上，而是建立在胎宝宝具有记忆的科学基础上。

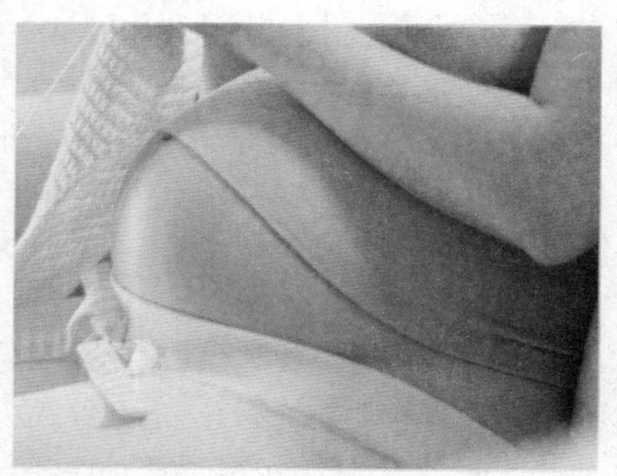

一个小生命在胎宝宝期就已经具备了语言学习的能力，从孕3月起，即可开始语言胎教。

对于胎宝宝有记忆的说法，我国宋代名医陈自明在《妇人大全良方》中就说过“子在腹中，随母听闻”。国内外不少专家、学者对此也做过许多深入研究。一所宝宝教育研究中心曾对“腹中宝宝的大脑功能会被强化吗”这一课题进行了研究，结果表明，宝宝在子宫中通过胎盘接受母体的养分和信息，胎脑细胞在分化、成熟的过程中会不断接受母体神经信息的调节和训练。研究结果证实了，胎宝宝对外界有意识的刺激行为的感知体验，将会储存在它的记忆中。

这说明了这样一个问题，一个小生命在胎宝宝期就已经具备了语言学习的能力。根据胎宝宝这种潜在的能力，只要母亲不失时机地对其进行认真、耐心的语言训练，那么等到宝宝出生后在听力、记忆力、观察力、思维能力和语言表达能力方面将会大大超过未经语言训练的宝宝。这项训练一般从孕3月即可开始。

从本周开始，孕妈妈能够感受到胎宝宝的存在了，一定还处在巨大的兴奋和喜悦中。此时的孕妈妈，是不是特别想和胎宝宝说点儿什么呢？孕妈妈最想知道的肯定是胎宝宝的样貌，可以就此问问胎宝宝：宝宝，你到底长的什么样子？像妈妈多一些，还是像爸爸多一些呢，你的眼睛是不是很大，鼻子是不是很挺，皮肤是不是雪白呢，妈妈真希望现在就能看到你的模样，无论你长什么样，都是妈妈心目中最美的人，妈妈希望你健康、平安、快乐、一切顺利，你听到妈妈的话了吗？要乖乖地听话，不要淘气哦。

**回应踢打，开展抚摸胎教**

到怀孕第三个月，孕妈妈身体已渐渐能适应怀孕后带来的种种变化，心理上也慢慢接受怀孕的事实。这时，胎儿也在母亲日臻成熟的身心教育中一天天长大。从受精卵到现在，胎儿的人类特征越来越明显，脑、胃、肠、肺、肝、肾脏等重要器官已经开始活动，因此现在的胎儿已能算是一个“人”了。

怀孕3个月时，胎儿已具人形，对外界的压、触动作可以感应到，准爸爸和孕妈妈可用轻柔的手法按摩下腹部，或在摇椅中轻轻摇动身体，通过羊水的震荡给予胎儿压、触的刺激，会促进胎儿神经系统的发育。但注意切勿使用暴力或给予过于强烈的刺激。

有一种说法认为，胎儿大部分时间都是在睡眠中度过的，就连大小便也可以闭着眼完成。而且胎儿动的时候可能只是伸个懒腰或换个睡姿，如果妈妈这时拍打胎儿，则可能导致胎儿烦躁不安，并不能起到胎教作用。但医学研究和B超等检查却发现，胎儿踢踢打打的时候是清醒的，因此这时如果妈妈给些回应，如轻轻抚摸、轻拍腹部，是可以达到和胎儿交流，使其得到愉悦的感觉这种目的的，这就像婴幼儿都喜欢受到大人的抚摸一样。

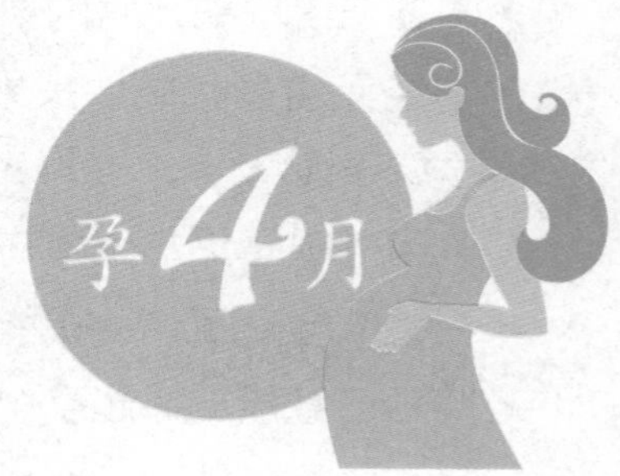


# 快乐孕中期

这个月因为胎盘已形成，所以流产的可能性明显减少。现在孕妈妈的腹部开始变大，胎动也出现了，拥有一个宝宝的梦想似乎近在咫尺。但孕妈妈仍要细心注意生活中的种种变化，准爸爸也要多多关心，做好孕期保健工作。

# 第13周 终于可以轻松些了

## 胎宝宝的生长发育

· 身长 7 ~ 9 厘米，重约 20 克；

· 本周是孕中期开始的第一周，胎宝宝已经有一颗桃子那么大了；

· 神经元增多，条件反射能力加强，通过触碰会进行蠕动，但是孕妈妈依然感觉不到胎动；

· 紧闭的眼睛更加突出；

· 指关节会动了，手指能与手掌紧握，脚趾与脚底也能弯曲了；

· 脖颈已经能支撑起整个头部；

· 最初的骨骼结构已经出现，肋骨已经可见了；

· 胎盘和脐带发育完成，胎宝宝可以通过它们汲取来自母体的营养，并排泄废物了；

· 出现乳牙牙体；

· 手指指纹和脚趾指纹开始形成。

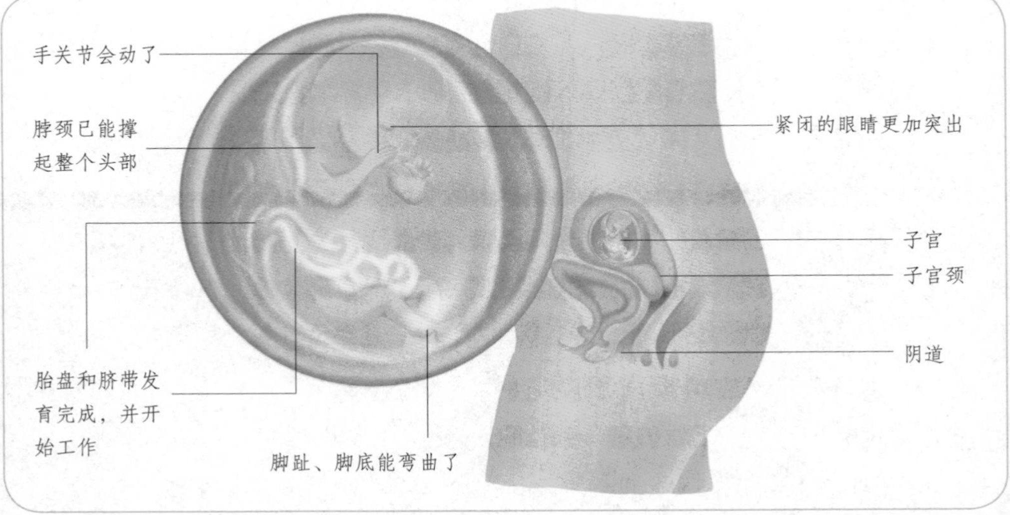

## 孕妈妈的身体变化

进入孕中期，早孕反应彻底消除，使孕妈妈感到仿佛焕然新生，舒适无比。有的孕妈妈乳房会开始分泌少许白色的乳汁，这是正常现象，不必惊慌。此外，孕妈妈的腹部继续增大，原来的一些衣服可能穿不下了，需要更换更为宽大的服装或是专门的孕妇服装了。从孕中期开始，孕妈妈的体重可能会增加得很快，孕妈妈可以每天量一次体重，将体重的增长控制在合理范围内。

## 生活细节和孕期护理

### 避免过于频繁的身体振动

这里所说的振动，是指孕妈妈在搭乘火车、公交车时所产生的长时间的较为集中的频繁身体振动，或因跑、跳以及突发的外力因素而导致的频繁的身体振动。这是因为，胎宝宝只能接受来自孕妈妈子宫的有规律的收缩振动，如果不是这样的有规律的轻微的振动，而是较重的无规律的频繁振动，这对胎宝宝来说是一种不良刺激，会致使胎宝宝的大脑发育不良。因此，孕妈妈要避免给胎宝宝长时间的振动刺激，外出旅游最好乘坐汽车和飞机，乘坐汽车也要避免较为颠簸的路途，平时上下班乘坐公交车的时间也要控制在 1 小时之内，否则就要考虑由准爸爸或家人开车接送孕妈妈上下班。

### 远离人群聚集地

即便进入了孕中期，孕妈妈也还是要注意孕期安全和护理，少去人群聚集的地方，保护好胎宝宝的健康比什么都重要。如果孕妈妈经常去人群密集地活动，孕妈妈会将很多细菌和病毒通过皮肤或衣物的接触带回家，不仅破坏了室内卫生，还会增加感染上肝炎、风疹、流感病毒、皮肤病的可能性，这些细菌和病毒会通过胎盘的血液循环进入胎宝宝体内，导致胎宝宝患上各种先天性疾病，还会造成流产、早产、死胎等严重后果；此外，在人群密集地，如车水马龙的拥挤街道、大型购物中心等场所，空气中的一氧化碳、二氧化碳和尼古丁的含量很高，孕妈妈长期吸入大量有害气体，会对胎宝宝造成先天性的损伤，容易生出痴呆儿等不健康的宝宝。

### 孕妈妈不能再留恋席梦思床

中晚期妊娠的孕妇最好不要睡席梦思床，尤其是质地较软的床垫。这是因为妊娠中晚期孕妇脊柱较正常腰部前曲更大，睡松软的席梦思床仰卧时，比一般的床更易使腹主动脉和下腔静脉受压而影响孕妇和胎儿健康。侧卧时，脊柱会不同程度地向侧面弯曲，长期下去会使脊柱结构与形态发生异常，压迫神经，加重腰肌负担，从而增加了孕妇腰痛与腿痛的发病率。这种类型的睡眠既不能消除疲劳，又影响了孕妇的生理功能。所以孕妇应睡棕绷床或硬板床，硬板床上铺 9 厘米厚的棉垫或 4 千克以上的棉被褥为宜，枕头宜松软高低适中。合并双下肢水肿的孕妇，可以在双侧小腿下垫棉被之类的松软垫以利水肿症状减轻或消失。

**孕妈妈选择内裤时的注意事项**

随着孕期逐渐推进，孕妈妈的肚子和臀部都将升级，这时候原本的内裤就不再适用了，继续长期穿着会影响孕晚期胎儿顺利入盆，所以要挑选孕妈妈专用的内裤。

孕妈妈需依据怀孕时期腹围、臀围大小的改变来选购内裤，也可购买能够调整腰围的活动腰带式内裤，以方便孕妈妈根据腹围的变化随时调整内裤的腰围大小。因为孕妈妈阴道分泌物会增多，所以孕妈妈内裤的材料以透气性好，吸水性强及触感柔和的纯棉质地为佳。纯棉材质对皮肤无刺激，不会引发皮疹。而孕妈妈内裤的款式多以高腰、中腰为主，高腰的设计可将整个腹部包裹，具有保护肚脐和保暖的作用。但有越来越多时髦的孕妈妈为了搭配流行服装，也偏好选择孕妈妈专用的低腰内裤甚至是丁字裤，就需注意保持卫生。

**科学使用托腹带**

从怀孕 4 个月起，胎儿逐渐长大，孕妈妈的肚子开始有下坠感，脊椎骨也容易不舒服，这时就可以开始穿着托腹带，给腹壁一个外在的支撑。

孕妈妈托腹带能为那些感觉肚子比较大、比较重，走路都需要用手托着肚子的孕妈妈提供帮助，它能并托住腹中胎儿，保护胎位。托腹带还可减

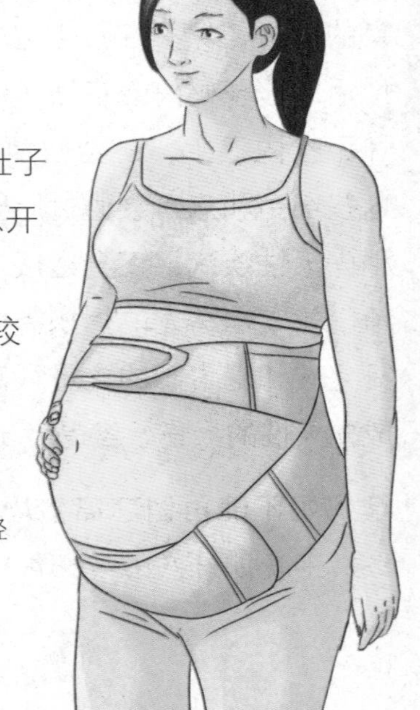

托腹带可以有力地支撑起日益隆起的腹部，保护胎儿，也减轻孕妈妈腰部的压力。

轻腹部对腰部及脊椎造成的负担，保持臀部的美丽曲线，尤其是对连接骨盆的各条韧带发生松弛性疼痛的孕妈妈，托腹带可以对背部起到支撑作用。

在使用托腹带的时候，为了不影响胎儿发育，托腹带不可包得过紧，晚上睡觉时应脱掉。托腹带的伸缩弹性应该比较强，可以从下腹部托起增大的腹部，从而阻止子宫下垂，保护胎位，减轻腰部的压力。除睡眠时间外，其余活动时皆可穿着托腹带。

### 孕妈妈要拒用消炎牙膏

怀孕已经满三个月，妊娠反应期也已过去，孕妈妈的胃口开始好转，这时你要特别注意口腔护理。千万不能因为一时懒惰而免去刷牙过程，那样只会增加患上牙周疾病的风险，对孕妈妈和胎儿都是不利的。

目前牙膏种类很多，为了避免影响胎儿发育，不建议孕妈妈随意地长时间用一些药物牙膏，特别是不要选择强消炎类的牙膏。因为这些牙膏含有化学制剂，对孕妈妈来说就像随意使用抗生素一样不安全。仍具有妊娠反应的孕妈妈可以选择含氟具有水果味的儿童牙膏，一般来说，含氟牙膏主要用于防龋齿，也有抑菌作用，没有明显牙龈发炎、肿胀、疼痛、出血的孕妈妈可用。对所有孕妈妈来说，“含盐”牙膏是最佳的选择，因为盐白牙膏中的盐分有消炎健齿的作用，只是消炎作用微弱一些，但对孕妈妈来说是最安全的弱消炎类牙膏，口腔反复出现炎症表现的孕妈妈可以长期使用。在口腔炎症比较重的时候，可以短期选择两面针、云南白药等消炎作用强的牙膏，一旦炎症好转，就可选择含盐牙膏来消炎抑菌。

## 饮食与营养

### 孕中期的 5 个营养重点

#### 1. 增加热能

孕中期，孕妇基础代谢加速，糖利用增加，能量的需要量每日比妊娠早期增加 1254 千焦。但据调查，大部分妇女在妊娠中期都调换了轻松的工作，家务劳动和其他活动也有所减少。因此，热能的增加应依据劳动强度、活动量大小因人而异，最好是观察孕妇体重的增加情况。妊娠中、晚期体重增加应控制在每周 0.3 ~ 0.5 千克。

孕前
1周
2周
3周
4周
5周
6周
7周
8周
9周
10周
11周
12周
13周
14周
15周
16周
17周
18周
19周
20周
21周
22周
23周
24周
25周
26周
27周
28周
29周
30周
31周
32周
33周
34周
35周
36周
37周
38周
39周
40周

**2. 摄入足量的蛋白质**

为了满足胎儿、子宫、胎盘、母体血液、乳房、子宫等组织迅速增加的需要，并为分娩消耗及产后乳汁分泌进行适当储备，蛋白质的摄入应足量。除了以面粉、大米为原料的主食外，肉、鱼、蛋白质和奶类等副食品的摄入也尤为重要。

**3. 保证适宜的脂肪供给**

脂肪是提供能量的重要物质。孕中期，脂肪开始在孕妇的腹壁、背部、大腿及乳房等部位存积，为分娩和产后的哺乳做必要的能量储存。妊娠 24 周时，胎儿也开始储备脂肪。脂肪是构成脑和神经组织的重要成分，若人体必需的脂肪酸缺乏时，就会推迟脑细胞的分裂增殖以及髓鞘化。植物油所含的必需脂肪酸远比动物脂肪丰富，所以，孕中期应增加烹调所用植物油的量，即豆油、花生油、菜油等。此外，还可选食花生仁、核桃仁、葵花子、芝麻等油脂含量较高的食物。另外，肉、奶、蛋也含有一定量的必需脂肪酸。

**4. 增加维生素的摄入量**

孕中期，孕妇体内热能及蛋白质代谢增快，对维生素 $B_1$、维生素 $B_2$ 及烟酸的需要量增加外，除烟酸可在肝脏内少量储存外，维生素 $B_1$、维生素 $B_2$ 均无法在体内储存，必须有充足的供给量才能满足肌体的需要。孕妇应多吃谷类、瘦肉类、动物肝脏、蛋类及豆类食品。

**5. 补充无机盐**

孕中期首先要重视铁的补充。孕中期孕妇血容量增加，血流速度加快，血液相对稀释，血红蛋白降低，贫血相对明显。加上孕妇和胎儿对铁的需求量亦增加，故为了纠正贫血不能满足孕妇及胎儿的需要，应该增加铁的摄入量。

其次是钙质。在整个妊娠期胎儿的钙储存是 25 克。孕妇从妊娠中期已开始加速钙的吸收和体内钙的储存，应注意多选择乳制品和豆制品，必要时应额外补充钙制剂。

## 重点补充蛋白质

本周为满足胎宝宝的迅速生长发育，以及孕妈妈子宫、胎盘、乳房生长的需要，孕妈妈要重点补充蛋白质。此时要比孕早期每日多补充 20 克左右，其中动物蛋白质的含量要占全部蛋白质的一半以上，因此孕妈妈要多吃鸡蛋、奶制品、禽畜肉类、鱼类等食物。但同时也要兼顾荤素搭配，不能一味吃肉，否则会导致营养失衡，引起器官的损伤。

**如何选择孕妇奶粉**

就营养元素的丰富程度来说，孕妇奶粉优于鲜奶，它专为孕妈妈而设，涵盖了孕期所需的多种营养物质，如蛋白质、维生素 A、B 族维生素、维生素 C、维生素 D、维生素 E、维生素 K、DHA、EPA、叶酸、纤维素、钙、碘、铁、锌等。因此在孕期，孕妈妈可以选择优质的孕妇奶粉代替牛奶饮用。那么如何从众多的孕妇奶粉中选择最佳的产品呢？孕妈妈要从奶粉的气味是否纯正、色泽是否正常、是否不含杂质和异物、是否不变质、配方是否均衡合理、进口奶粉是否具有进出口检疫标志等诸多方面进行考察，还可根据医生的建议进行选择。此外，孕妈妈还要结合自身的营养摄入结构以及健康状况，如果体重偏低或营养摄入不足，可以选择全脂奶粉，如果体重超重或热量摄入过多，可以选择低脂奶粉。

**孕期补钙纯牛奶、酸奶交替饮用效果佳**

孕妈妈最担心的事情之一就是怕摄取的营养不够供给腹中的胎宝宝。事实上，孕期也的确会对一些营养素有特殊的需求，比如钙。

对孕妈妈的补钙，可从食用奶制品、豆制品、虾皮、紫菜等富含钙质的食物摄入；也可以将肉骨头炖酥后，蘸点醋将骨头嚼碎吃掉补充钙质。另外，专家指出，孕期通过喝奶补钙是不错的选择，而纯牛奶和酸奶交替喝的补钙效果最佳。因为牛奶本身含钙丰富，且容易被机体吸收。而酸奶是鲜奶经过乳酸菌发酵制成的，在营养价值上不仅和鲜牛奶一样，还有抑制腐败菌繁殖，减少它在肠道中产生毒素的作用。在妊娠中后期，孕妈妈每日需要的钙摄入量又有所提高，所以建议在选择奶制品时，最好牛奶和酸奶都购买一些，并交替着喝。

**孕期应保证膳食纤维的摄取**

怀孕后由于胃酸减少，体力活动减少，胃肠蠕动缓慢，加之胎儿挤压肠部，使肠肌肉乏力，以及食物过于精细或偏食，食入粗纤维过少等原因，孕妈妈常常出现胀气和便秘的情况，严重时可发生痔疮，因此孕期摄取适量的膳食纤维，可保证孕期消化功能与吸收功能正常，从而有利于胎儿的生长发育。

膳食纤维可刺激消化液分泌，加速肠蠕动，促进肠道内代谢废物的排出，缩短食物在消化道通过的时间等作用。而且粗纤维在肠道内吸收水分，使粪便松软，容易排出，也能减轻孕期便秘症状。含有丰富纤维素的食物有糙米、全麦食品、各类果仁、干杏、豌豆、葡萄干、韭菜、芹菜、无花果等，孕妈妈可根据需要进食这类食品。

### 孕期食用油选择须知

孕产妇在挑选食用油的时候，要注意选择富含维生素和矿物质的食用油，来为自己和宝宝提供所需的营养。建议孕妈妈们食用富含不饱和脂肪酸的食用油，例如油茶籽油。油茶籽油中还含有丰富的维生素 E，并且能够促进矿剂的生成和钙的吸收，对宝宝的大脑发育和健康起着非常重要的作用。

在选择食用油时，首先将原料油分为动物油和植物油进行挑选。动物油像猪油、牛油、鸡油等，饱和脂肪酸含量高，玉米油、葵花子油、稻米油等植物油，不饱和脂肪酸较高。而含有过多饱和脂肪酸的油会增加胆固醇的合成，所以最好远离。

其次，要看油的透明度、有无沉淀物和分层。高品质油在日光和灯光下，清亮无雾状、无沉淀或悬浮物、无杂质、透明度好、黏度较小。若有分层现象，很可能是掺假的混杂油。

再次，买油时不要贪便宜，应认准正规、信誉好的企业，挑选包装完好、近期生产、品牌知名度较高的商品。此外，还要注意瓶身上有没有国家质量认证的“QS”标识。

此外，由于没有一种油是十全十美的，且都不宜久存，在选择食用油时应根据孕妈妈的健康状况、烹调习惯、经济条件等，有目的地选择，现吃现买，经常调换品种，达到油品消费多样化。

### 孕期食用油使用小妙招

食用油除了吃出健康以外，专家还给我们提供了一些用油的小妙招。

如，在怀孕期间，孕妈妈们比较容易出现皮肤瘙痒和干裂现象，用油茶籽油经常涂抹干痒部位，可预防缓解这种症状。而且涂在肚子上，还能够防止妊娠纹的产生。

另外，怀孕期间大便干燥和便秘给很多孕妈妈带来了烦恼，那么你只要每天清晨空腹生食 1 匙油茶籽油，就可以轻轻松松解决便秘问题。

产后孕妈妈若合理用油，保持身体热量的摄取平衡，还能避免产后肥胖等问题。此外，油茶籽油还可以用于婴儿尿疹、湿疹的辅助治疗，直接涂在宝宝的皮肤上，安全有效。

## 孕妈妈食谱推荐

### 荷兰豆炒木耳

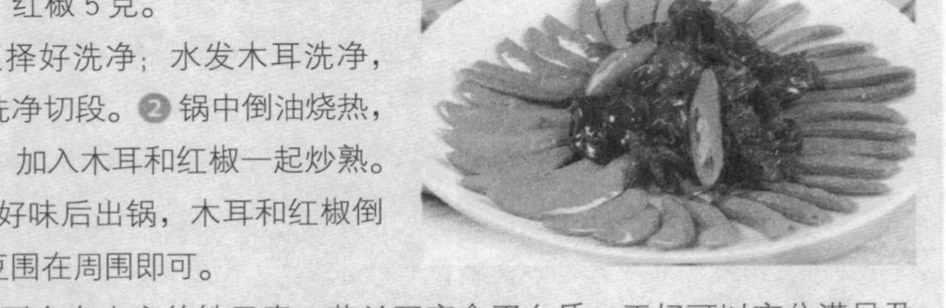

**材料** 荷兰豆 400 克，水发木耳 200 克，盐 3 克，鸡精 1 克，红椒 5 克。

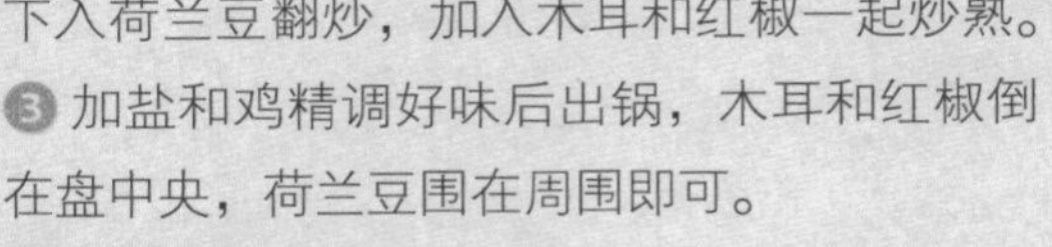

**做法** ❶ 荷兰豆择好洗净；水发木耳洗净，撕成小块；红椒洗净切段。❷ 锅中倒油烧热，下入荷兰豆翻炒，加入木耳和红椒一起炒熟。❸ 加盐和鸡精调好味后出锅，木耳和红椒倒在盘中央，荷兰豆围在周围即可。

**推荐理由** 黑木耳含有丰富的铁元素，荷兰豆富含蛋白质，正好可以充分满足孕妈妈在孕中期对铁和蛋白质的需要。

### 板栗煨鸡

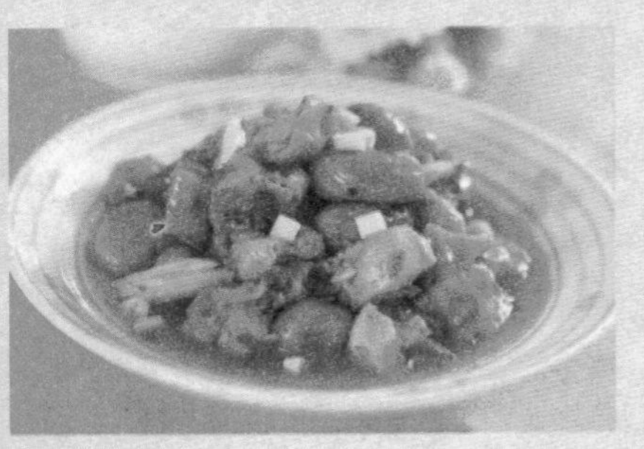

**材料** 带骨鸡肉、肉清汤各 750 克，板栗肉 150 克，葱段、姜片、酱油、料酒、盐、淀粉各适量。

**做法** ❶ 鸡肉洗净剁块；油锅烧热，入板栗炸至金黄色。❷ 再热油锅，下鸡块煸炒，烹入料酒，放姜片、盐、酱油、肉清汤焖 3 分钟，加板栗肉煨至软烂，加葱段，用淀粉勾芡即可。

**推荐理由** 板栗和鸡中均富含钙质，能够满足胎宝宝生长发育的需要，是孕中期孕妈妈增加营养的上佳选择。

# 阳光"孕"动

## 做做孕妇体操

孕妇体操可从孕中期开始，每天坚持练习，动作要温柔，运动量以不感到疲劳为宜。孕妈妈可以有选择性地进行练习，也可逐一进行。做操时可以放些优美、舒缓的音乐，帮助调节情绪。

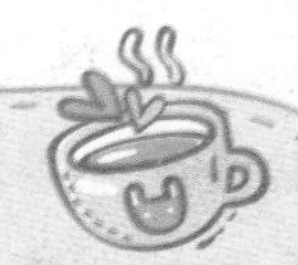

Q：哪些运动孕妈妈不能做？

A：凡是剧烈的、有危险性的运动都不适合孕妈妈，如骑马、爬山、快跑、滑雪、蹦极、潜水、跳高、跳远、跳绳、滑冰、篮球、足球、羽毛球等。

在开始做孕妇体操之前，孕妈妈要先排尿、排便，最好是在餐前或餐后2小时进行，让身体处在最松弛的状态。请量力而为，练习时间不宜过长，动作幅度要适中，不要强迫自己做最大限度的伸展，也不要敷衍了事，否则不仅会影响运动效果，还会发生危险。如果感到不适，请立即停止。

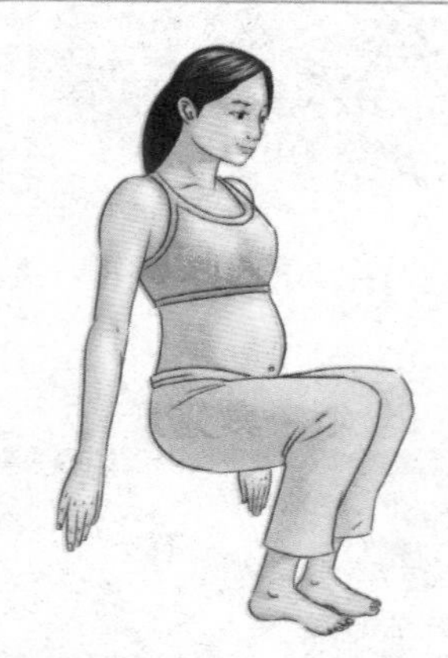

❶ 靠墙下蹲

动作分解：孕妈妈背靠墙壁站立，让全身背面紧贴墙壁，张开双脚与肩同宽，缓慢下蹲，下蹲过程中尽量减少腰部和墙壁之间的空隙，彻底蹲下后，保持姿势5秒钟，再慢慢站起恢复成原来的姿势。

动作次数：反复练习5~10次即可。

功效：预防腰痛。

❷ 压腿运动

动作分解：孕妈妈双腿前后张开站立，上身保持直立，双脚脚尖均向前，使前腿弯曲，后腿伸直，后脚跟着地，让身体做有规律的缓慢下压动作，之后再换边进行。

动作次数：每侧腿坚持1分钟即可，每侧做5次。

功效：缓解小腿压力，解除沉重感。

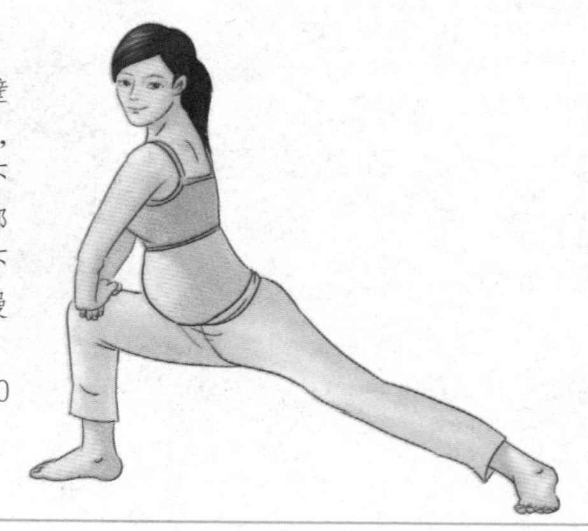

❸ 提肛运动

动作分解：孕妈妈保持站立姿势，收紧会阴肌肉和肛门处的肌肉，像同时憋住大小便，保持收紧5~10秒钟，放松。

动作次数：重复10~15次。

功效：增加肛门和会阴肌肉的弹性及控制力，预防便秘和尿失禁，孕晚期练习有利分娩。

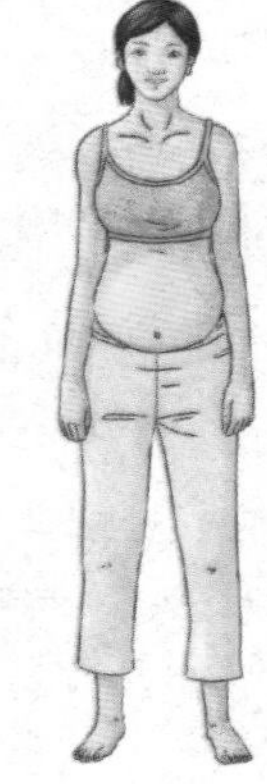

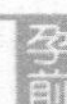



❹ 举腿动作

动作分解：孕妈妈呈仰卧姿势，蜷缩起双膝保持住，让一条腿伸直并向上高举，保持此姿势，脚尖绷紧后放松，再绷紧，再放松，重复3次，再换腿做相同动作。

动作次数：每条腿练习5~10次即可。

功效：促进腿部血液循环，消除肿胀，预防静脉瘤。

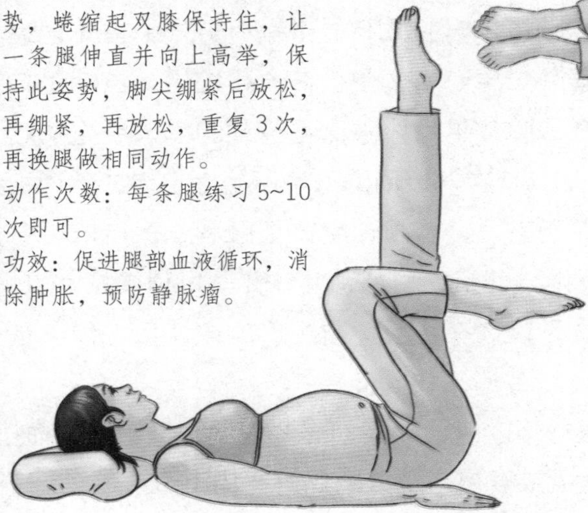

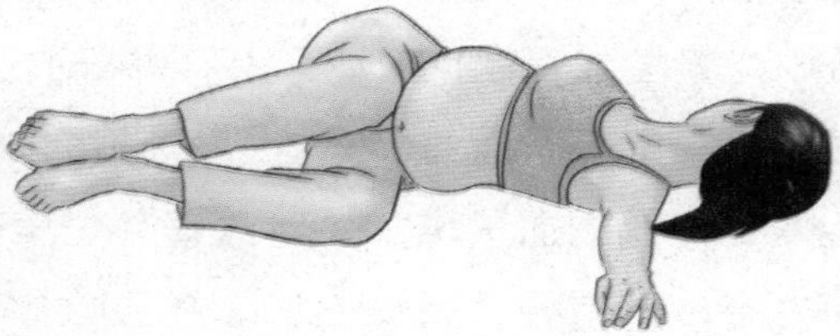

❺ 扭腰运动

动作分解：孕妈妈呈仰卧姿势，蜷缩起双膝，保持上身姿势不动，通过腰部力量，使双膝向左侧放倒，使左腿紧贴床面，保持5秒钟不动，再将双膝缓慢移至右侧做相同的动作。

动作次数：向每侧边做5~10次即可。

功效：加强骨盆关节和腰部肌肉的耐受力。

❻ 猫姿练习

动作分解：孕妈妈在床上或瑜伽垫上保持爬姿，双手和双腿距离与腰同宽，一边呼气，一边绷紧腹部肌肉，拱起后背，前倾骨盆，肘部保持绷直，吸气后，再一边呼气一边慢慢放松腹部，恢复到原来的姿势时向上抬头，尽量延伸脖颈，保持5秒钟，再放松。

动作次数：重复5~10次即可。

功效：通过倾斜骨盆的练习，有效预防腰痛，并可对分娩时所需的肌肉进行锻炼。

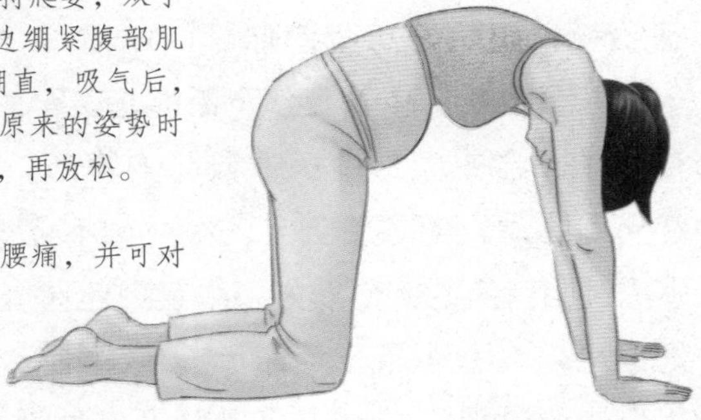

通过以上动作的练习，可以帮助孕妈妈缓解因胎宝宝不断增大而导致的腰部、骨盆和腿部压力，以及可能持续出现的便秘、尿频、尿失禁等症状，坚持练习直至产前，还能有助分娩的顺利进行。但是有过流产史、前置胎盘以及宫颈松弛症的孕妈妈不宜做这些练习，可用散步、做些简单轻松的家务劳动等方式达到锻炼身体的目的。

## 孕中期孕妈妈最需运动

孕中期，即孕4 ~ 7月。随着胎盘的形成，宫内情况相对稳定，孕妈妈已经度过了早孕流产的危险，可根据个人体质及过去的锻炼情况，适当加大

孕前
1周
2周
3周
4周
5周
6周
7周
8周
9周
10周
11周
12周
13周
14周
15周
16周
17周
18周
19周
20周
21周
22周
23周
24周
25周
26周
27周
28周
29周
30周
31周
32周
33周
34周
35周
36周
37周
38周
39周
40周

运动量，进行适度的活动，如游泳、孕妈妈体操、瑜伽等。虽然此时运动量可以适量增加，但仍应切记不可进行跑、跳等容易失去平衡的剧烈运动。

事实上怀孕时维持一定的运动量，对胎儿和母亲都有好处。首先，运动会使孕妈妈的血量增加，可改善其焦虑心情，使生产产程缩短，自然生产机会提高，也使胎儿窘迫概率降低，胎儿平均体重比不运动的妈妈所生的胎儿少 310 克左右（胎儿脂肪减少了）。其次，运动的母亲所生之宝宝，运动神经元的发育比一般新生儿更快。总而言之，若想让生产更顺利，保持产后身材与体力，建议女性在怀孕前就开始培养运动习惯，并在怀孕过程中持之以恒，这样不只胎宝宝会变得强壮，也会让你在经历怀孕生产的煎熬后，依然是美丽动人的健康妈妈。

但有妊娠并发症的妈妈在进行运动时，会受到一些限制，像患有高血压、多胞胎怀孕、心脏疾病、前置胎盘或有早产现象的妈妈，均不适合运动。

## 胎教方案

### 冥想胎教：妈妈好想摸摸你

进入孕中期，随着腹部不断隆起，孕妈妈能够更加真实地感受到胎宝宝的存在了，会更频繁地抚摸自己的腹部，现在的胎宝宝虽然还不能让孕妈妈感受到胎动，但是胎宝宝已经一刻不停地在子宫内开始了运动，有时妈妈的手掠过胎宝宝的头部上方，胎宝宝还会俏皮地躲开呢。在抚摸腹部的同时，孕妈妈可以在心中默默地跟胎宝宝对话：“宝宝，你长大了好多，妈妈特别希望日子能过得快一些，早日看见你的模样。”并想象胎宝宝此刻在做的动作，胎宝宝是打了个哈欠、踢了个腿还是伸了伸手呢，如果此时就能摸摸胎宝宝，或是感觉到他的存在，该多么美妙啊！或者想象一下，胎宝宝的生长环境好不好，胎宝宝的营养足够吗，胎宝宝还需要妈妈给他提供什么物质和帮助呢。

### 美术胎教：欣赏儿童画

带着胎宝宝看惯了成人世界里的各种事物，此时孕妈妈不妨转换下思路，多找一些儿童画欣赏一下，使自己沉浸在天真童趣的氛围中，多去看和体会一下孩子眼中世界的模样，心会变得更加柔软，更容易打破思维局限，激发新的想象力和创造力，还能够使心情得到更多的舒缓和放松，感觉仿佛回到了自己的童年时代一样，从而激起更多的温馨回忆。这种稚嫩的美的熏陶不仅能让孕妈妈更富活力和年轻气息，还能让胎宝宝受到带动，促进胎宝宝大脑的发育，让他将来更活泼，更富有想象力。

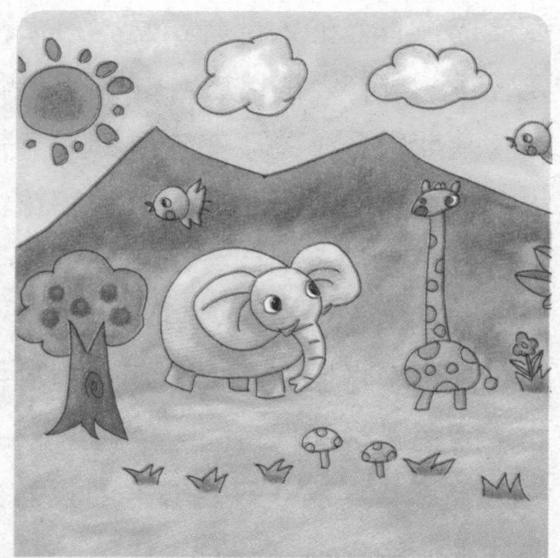

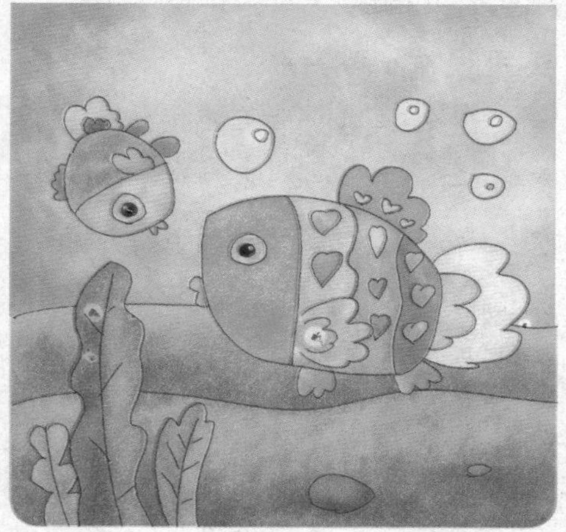

多找亲朋好友搜集一些好看的儿童画，用孩子的眼光看世界，激发灵感和创造力。

### 开始进行音乐胎教

音乐胎教是指通过音乐对母体和胎儿共同施教的过程。在生理作用方面，音乐胎教是通过悦耳怡人的音响效果对孕妈妈和胎儿听觉神经器官的刺激引起大脑细胞的兴奋，改变下丘脑递质的释放，促使母体分泌出一些有益于健康的激素如酶、乙酰胆碱等，使身体保持极佳状态，促进腹中的胎儿健康成长的。在心理作用上，音乐胎教能使孕妈妈心旷神怡，浮想联翩，从而改善不良情绪，产生良好的心境，并将这种信息传递给腹中的胎儿，使其深受感染。

## 孕4月常见不适与应对

### 腰酸背痛

进入孕中期，孕妈妈由于腹部不断增大，压迫神经，加重腰椎负担，很容易产生腰酸背痛的毛病。这样的不适症状是无法预防的，几乎大部分的孕妈妈都会出现这种情况。因此孕妈妈在生活中要避免长久地保持同一个姿势不变，至少每30分钟要变换一下姿势；或做一些腰腹部、背部的伸展运动，避免长久站立和坐卧，也不要提重物；在变换姿势的时候，尽量先找寻支撑点支撑住身体的大部分重量，再进行姿势的变换，因此孕期的身体动作一定要轻缓；或者经常用热毛巾热敷腰部和背部，都能缓解腰酸背痛。

孕期内分泌的改变使腰部关节韧带或筋膜松弛，体重的增加也加重了腰椎负担，若此时发生腰肌劳损和扭伤，就很容易导致腰椎间盘突出，从而引起坐骨神经痛。对此，孕妈妈不可随意使用一些药膏或中成药，否则会影响胎宝宝的安全。孕妈妈要多休息，不能劳累，尽量睡较硬的床，睡觉时将腿部垫高，多做腰背肌肉和韧带的放松运动，保持坐姿和站姿时要尽量放松腰椎，避免长时间保持同一个姿势，经常游泳，这些办法都能缓解坐骨神经痛。在分娩后，疼痛一般能够得到较大缓解，如未能缓解，孕妈妈可采取常规的方法进行治疗。

### 头晕眼花

在孕中期，孕妈妈依然会出现头晕眼花的症状。由于睡眠不足、睡眠质量不好、自主神经系统失调、血糖偏低、贫血、血压降低、过度疲劳、环境嘈杂等原因，都可导致头晕眼花。一旦发生此症状，孕妈妈要立刻停止正在做的事，就地蹲下，或平躺一会儿，待症状缓解或消失后再活动。对此，孕妈妈要多注意休息，适当增加运动时间，在室内时要多注意开窗通风，保证早餐的足量供应，多吃含铁丰富的食物。如果头晕眼花的现象频繁出现，孕妈妈就要考虑去医院进行详细的检查，看看是否是严重的妊娠贫血、妊娠高血压综合征、妊娠低血压、营养不良、妊娠水肿、心脏病、妊娠中毒症等病症，并及时进行治疗。

### 失眠

在孕 4 月，胎动首次出现，并越发频繁起来。有的孕妈妈会因为频繁的胎动、尿频、腹部膨大而产生的睡眠不适等原因，导致失眠。首先是入睡困难，然后是醒来后很难再次入睡，有的孕妈妈还会做关于胎宝宝样貌以及分娩情况的噩梦，造成睡眠困扰。对此，孕妈妈要放轻松，晚餐喝一些小米粥，多吃一些富含铜的食物，参照前述办法进行调理，或喝杯牛奶，看看书，听听《摇篮曲》等温柔舒缓的音乐，能有效缓解失眠。

怀孕期间，很多孕妈妈都会因各种各样的原因遭遇失眠，如尿频、胎动、日益膨胀的腹部等，都会令你在床上感到不舒服。有些孕妈妈还会围绕着分娩或胎宝宝不断做噩梦。参照以下方法可以促进孕妈妈的睡眠：

1 闭目入静法。孕妈妈上床后先合上双眼，然后把眼睛微微张开一条缝。此时精神活动仍在运作，但交感神经活动的张力已大大下降，可诱导人体渐渐进入睡意蒙眬状态。

2 鸣天鼓法。孕妈妈移开枕头躺在床上，仰卧闭目，以左掌掩左耳，右掌掩右耳，用指头弹击后脑勺，使之听到呼呼的响声，弹击到感觉微累时停止。再将头部慢慢移至枕头上，保持自然睡姿，即可很快入睡。

3 搓搓脚心。先用温水洗脚，擦干后分别将一条腿盘在另外一条腿上，脚心向外，用左手轻搓右脚心，用右手轻搓左脚心至发热。再用拇指和示指逐个按摩脚趾，用力不要过大。结束后要用温水将手洗净。需要注意的是，在揉搓按摩的时候不要轻易使用按摩精油，以免其中的化学物质渗透至肌肤，造成不良影响。

4 睡眠诱导。孕妈妈在睡前聆听平静而有节律的声音，如蟋蟀叫、流水声、滴水声以及春雨淅沥淅沥的声音，或专门的催眠音乐，都有助于睡眠，还可以建立诱导睡眠的条件反射。

有些孕妈妈失眠可能是由于某种疾病引起的，如果失眠严重且试过多种方法都不见效，这时候要及时就医，以免延误治疗。

**孕期牙龈炎和蛀牙怎么办**

孕期牙龈炎和蛀牙依旧容易困扰着孕妈妈，孕期不注重口腔清洁卫生，或孕前就患有牙齿疾病的孕妈妈更容易患上牙龈炎和蛀牙。对此，孕妈妈要坚持做好定期的口腔清洁工作，夜间不要进食，每次进食后都要刷牙漱口，刷牙时力道要轻柔，以免碰伤脆弱的牙龈。

孕期牙龈出血是一种妊娠反应，主要是由于孕期的激素水平变化，牙龈出现增生或是牙周病所致。这一疾病大多发生在孕中期，不过有些孕妈妈在早期也会出现这一问题。

由于孕期是一个非常特殊的时期，不能乱用药物，药物对胎儿有一定的影响。所以，解决孕期牙龈出血，预防是关键。在怀孕过程中，孕妈妈需要保持良好的口腔卫生，并且定期进行预防性的牙齿护理。

在牙刷的选择上，最好换一个软毛质地的儿童牙刷。因为儿童牙刷的刷头较小，而软毛的质地可以减轻牙刷对牙龈的伤害，有效解决牙龈出血的问题。或者将牙刷换成电动牙刷，它能有效按摩牙龈，并减少六成左右的刷牙力度，令牙龈炎出血程度下降62%。在牙膏的选择上，最好使用含有氟化物的牙膏，且每次用量不要超过 1 厘米。刷牙时最好采用竖刷刷牙法，力道宜轻柔，不要用力过猛，太使劲会损害脆弱的牙龈，引起牙龈出血。一天至少要刷两次牙，尽量每顿饭后都刷牙，最好是在吃完或喝完东西 20 分钟内刷牙。如果刷牙后有牙龈出血现象，可在温水中溶入一些海盐来漱口。尽量少用牙签。孕妈妈的牙周组织本来就脆弱，如果所用的牙签质料太粗或者使用的方法不当，就容易对牙龈造成损伤，引起出血和牙齿周围组织的疾病。注意均衡营养，补充维生素和钙质。

**阴道分泌物增多**

阴道分泌物增多的问题也在持续困扰着孕妈妈。对此，孕妈妈一定要保持每天清洁外阴的习惯，不要使用偏酸性或碱性的化学制剂，直接用流动的清水清洗，坚持每天更换内裤，清洗内裤时要用消毒液进行消毒，再放在阳光下晾晒，以彻底消除附着在内裤上的细菌。如果分泌物出现异常，孕妈妈要及时就医，采取治疗措施。

**尿频、夜尿频多**

这段时间尿频的症状依旧如影随形，而且还有加剧的趋势，并且孕妈妈起夜的次数也增多了，这是由于胎宝宝的代谢能力在不断加强，产生出的代谢物增多而导致的。对此，孕妈妈要放平心态，逐渐适应就好了，同时要保证适当的饮水量，不可过量，否则会加重尿频症状，也不能因为尿频而摄入不足，否则会使胎宝宝在宫内的发育受阻。

**妊娠便秘，重在预防**

一般来说，妊娠期不主张使用泻药，以免诱发流产或早产。因此，准妈妈及早预防便秘发生显得尤为重要。主要有以下预防措施。

（1）养成良好的排便习惯，每日定时排便一次：蹲式坐便器使准妈妈腹部受压，尤其是妊娠晚期腹部增大，准妈妈下蹲更困难，因此最好使用坐式马桶，以减轻下腹部血液的淤滞和痔疮的形成。还有就是一有便意就去厕所排便，切忌忍着不排便。因为粪便在体内积存久了，不但造成排便不易，也会影响食欲。

（2）充足睡眠，适量活动：睡觉时应尽量取左侧卧位，以减轻子宫对直肠的压迫。每天要有足够的户内户外活动，多活动可增强胃肠蠕动。另外，睡眠充足、心情愉快、精神压力得到缓解等都是减轻便秘的好方法。

（3）一定要吃早餐：在饮食方面，应注意增加膳食纤维的摄取、三餐饮食应定时定量，一定要吃早餐。多吃新鲜蔬菜和水果，尽量少吃有刺激性、辛辣食品，少喝碳酸饮料。

**7种有助通便的食物**

（1）蔬菜：含有较多的粗纤维、维生素和矿物质，具有利五脏、通血脉、润肠的作用，如竹笋、芹菜等，蔬菜的梗、茎。

（2）未加工的豆类：如黄豆及其制品、绿豆、红豆等。

（3）含高纤维的水果：如梨、哈密瓜、桃子、苹果、黑枣等。另外，香蕉含钠量低，且不含胆固醇，具有养阴润肺、清热生津、润肠通便的作用。

（4）全谷类及其制品：如米糠、糙米、麦麸、燕麦、玉米、全麦面包、黑面包、麸皮面包等。

（5）含不饱和脂肪酸较多的各种坚果和植物种子：如杏仁、核桃、腰果仁、各种瓜子仁、芝麻等，能减少肠道对胆固醇的吸收。

（6）酸奶：饮用后，肠内的有益菌的数量会增加，这些有益菌分解酸奶形成的有机酸同样能刺激肠道蠕动，利于排便。

（7）蜂蜜：能清热、补中、解毒、润燥止痛。服用蜂蜜可以润肺止咳，润肠通便，滋养补中，增强脑力，强壮身体。

**谨慎治疗便秘与痔疮**

得了便秘的准妈妈可以在早晨起床后喝1杯凉开水或牛奶，并多进食能促进肠蠕动的食物，如香蕉、蜂蜜、果酱、麦芽糖等，排便困难时可外用开塞露等。如便秘情况严重，上述办法无效时，应到医院就诊，切忌自行服药或灌肠。另外，便秘期间少吃或不吃难消化的食物，如莲藕、蚕豆、荷包蛋、糯米粽子、糯米汤圆等，暂时禁食苹果，因为苹果鞣酸含量较高，会加重便秘的发生，不宜进食的水果还有菠萝、柿子、桂圆、橘子等。

患痔疮的准妈妈必须停止吃辛辣有刺激的食品，如酒、辣椒、花椒、胡椒、姜、葱、蒜等；少吃不易消化的食物，以免引起便秘，加重痔疮；多吃有助预防便秘的食品。避免长期站立或坐着，适当活动让血液循环更顺畅。其次，可用大黄、黄檗、黄芩、苦参煎水，每日便后或早晚两次，趁热先熏后洗患处，每次 15 ~ 20 分钟；还可用艾叶、花椒、八角或槐花、马齿苋、无花果、侧柏叶等煎汤熏洗坐浴。此外孕妇还可做一些促进肛门局部血液循环的运动：自行收缩肛门 1 分钟，放松后再收缩，连续 3 次，每日 3 ~ 7 次。以上这些办法对痔疮都能起到一定的缓解作用。

### 警惕宫外孕破裂

如果孕妈妈及早进行孕期检查，就能及早确定宫外孕，排除异常情况。在孕 1 月没有检查发现时，一般情况下宫外孕会在怀孕后第 6 ~ 8 周的时候破裂，也能及早解决这一疾病。但是在极少数情况下，进入妊娠第 4 个月时，也有可能会发生宫外孕破裂。

宫外孕是比流产更严重的疾病，随着胎儿长大，输卵管会破裂而引起大流血。不仅是胎儿，更重要的是威胁着母亲的生命。当宫外孕发生在输卵管向质部（在子宫壁内的一段输卵管）时，由于管腔周围有子宫肌肉包绕，胎儿发育到 3 ~ 4 个月时才破裂。因此，孕 4 月，如果孕妈妈出现下腹剧烈腹痛、大量出血等情况，就要考虑宫外孕破裂可能，必须马上叫救护车。因为这时候宫外孕一旦破裂，不迅速抢救，孕妈妈就会有生命危险。

在救护车来到之前，应当让孕妈妈保持头低、脚高的姿势，保持周围环境安静，防止出血加重。同时，用毛毯等保温也很重要。

### 应对孕期抑郁症有方法

抑郁的心境是一种忧伤、悲哀或沮丧情绪的体验，有将近 10% 的女性在孕期会感觉到不同程度的抑郁。孕期抑郁症与产后抑郁症一样普遍，但往往容易被忽视。

一般来说，孕期抑郁症的病因主要有两个因素：身体上的变化和精神上的压力。怀孕期间激素分泌增多，冲击着包括神经系统在内的整个身体，使孕妈妈易于感到疲劳，情绪容易出现波动。从精神上来说，有的孕妈妈对怀孕和生育抱有本能的恐惧和焦虑，或者由于面对生活的压力，对未来感到担心和悲观等，这些孕妈妈本身精神上的问题都是可能导致抑郁症的直接原因。

### 抑郁症的几大表现

如果孕妈妈在一段时间（至少是两周内）有以下 4 种或以上的症状，就说明可能已患有孕期抑郁症，此时要引起注意了。

| | |
|---|---|
| 无法集中注意力，记忆力减退 | 总是感到焦虑、迷茫 |
| 极端易怒，脾气变得很暴躁 | 睡眠不好，爱做梦，醒来后仍会感到疲倦 |
| 非常容易疲劳，或有持续的疲劳感 | 不停地想吃东西或是毫无食欲 |
| 对什么都不感兴趣，总是提不起精神 | 持续的情绪低落，莫名其妙地想哭 |
| 情绪起伏很大，喜怒无常 | |

### 抑郁情绪的调整方法

孕期的抑郁情绪得不到及时调整，可增加产后抑郁症的概率。如果孕妈妈在孕期长期抑郁，可导致胎盘血液循环不良，影响胎儿发育，诱发妊高征，还可引起胎儿畸形，导致难产等。孕期抑郁情绪还会使孕妈妈照料自己和胎儿的能力受到影响，出生的婴儿问题也更多。因此，孕妈妈一定要学会调节自己的情绪。

（1）尽量使自己放松。孕妈妈要尽量通过各种方式来使自己放松，多做一些使你感觉愉快的事情，也可以暂时离开令你郁闷的环境，培养一些积极的兴趣爱好，转移自己的注意力。孕妈妈可以选择性地参加文娱活动，通过游戏、休闲、娱乐等来减轻压力，充实自己的孕期生活，使自己的生活更积极、更充满乐趣。孕妈妈还要放弃那种想要在宝宝出生以前把一切打点周全的想法，照顾好你自己，是孕育一个健康可爱宝宝的首要条件。

（2）和准爸爸及朋友多交流。孕期生活中会遇到各种难题，所以孕妈妈要注意和准爸爸多沟通，和准爸爸保持良好、亲密的关系，让准爸爸成为你坚强的后盾。孕妈妈还可以向亲密的朋友倾诉，让他们给予你更多的理解和帮助。处在怀孕的非常时期的你，需要爱人和朋友的精神支持，而只有当他们明了你的一切感受时，才能给予你想要的安慰。

（3）和压力做斗争。孕妈妈不要让自己的生活布满挫败感，时时留意调整你的情绪，深呼吸，充分睡眠，多做运动，保证营养。如果你仍然时时感觉焦虑不安，可以考虑参加孕期瑜伽练习班，有助于你保持心神安定。孕妈妈还可以幻想一下胎儿出生后的美好生活，这样，当前的困难就变得不那么难解决了，一切的付出都会得到回报。

（4）去看医生。如果孕妈妈做了种种努力，情况仍不见好转，或者有伤害自己和他人的冲动，就应该立即寻求医生的帮助，以免病情延误，给自己和胎儿带来不良后果。医生会指导孕妈妈服用一些对自身和胎儿没有不良反应的抗抑郁药物。有的孕妈妈害怕去见医生，以为这会使自己与精神病挂上钩，其实完全不必担心，你可以理智客观地把它看作是保证你和胎儿健康而采取的一项必要措施。

**肚皮瘙痒**

由于妊娠纹的出现，孕妈妈的肚皮在皮肤弹性纤维断裂处容易发生瘙痒，有时甚至还会有疼痛感。这时千万不可用手抓挠，以免抓破造成感染。孕妈妈可用润肤霜或者橄榄油进行按摩，缓解瘙痒和疼痛感，同时不要用过热的水洗澡，也不要用碱性的香皂清洁肌肤，要使用婴儿沐浴露或者孕妈妈专用的沐浴露，以避免让皮肤过于干燥而更容易发生瘙痒。

**妊娠贫血**

怀孕后，孕妈妈的血容量相对孕前平均增加 50%；妊娠早期呕吐、食欲不振等因素均可能导致血液中的血红蛋白相对降低，或铁、叶酸、维生素等营养物质摄入不足引起血红蛋白不足，造成贫血。

患有妊娠贫血的孕妈妈大部分会感觉疲劳、头晕，并出现脸色苍白、指甲变薄易折断、呼吸困难、心悸、胸口疼痛等症状。

要预防妊娠贫血，至少要在孕中期和后期检查两次血色素，及早发现贫血，采取相应措施纠正。通常如果孕妈妈的血色素在 100 克以上，通过食物的补充就可以解决。如多吃富含铁的食物，多吃富含叶酸的食物等。如果血色素低于 100 克，则应按照医生的指示在食补的基础上增加药物治疗。

**静脉曲张**

孕妈妈由于子宫增大，后倾及腹腔内压增高，对腹腔静脉形成压迫，使静脉内压升高，阻碍下肢静脉回流。妊娠中晚期血量增加，活动减少，使得静脉壁变薄，易扩张，尤以下肢浅静脉变化为主。这些不利因素使得孕妈妈成为下肢静脉曲张的好发对象，患病率明显高于普通妇女。

妊娠期下肢静脉曲张的病变，多以踝部和小腿部浅静脉曲张为主。为预防和减轻孕期静脉曲张的问题，孕妈妈可适当增加妊娠期活动，避免过久站立、久坐少动，以改善下肢血液循环，预防及减轻静脉曲张。另一项重要措施是应用循序减压弹力袜，可以改善下肢血液循环，使下肢水肿减轻。

怀孕期间分泌的性激素导致肌肉松弛，而体内增加的血液却为血管增添了额外的压力，使血管扩张，静脉内的瓣膜异常而导致回流障碍，血管扩张扭曲，甚至高出皮肤而呈静脉曲张，这时如果再不注意，依然过多站立，就会导致下肢水肿。静脉曲张与遗传因素有很大关系，但是能通过减少站立时间（即不要用一种姿势站立很长时间）来预防静脉曲张。坐下时最好不要跷二郎腿，一有机会就把脚抬高，放在椅子或者桌子上，以此减轻对血管的压力。孕期专用长筒袜对预防静脉曲张也有一定帮助。

## 孕 4 月产前检查与优生

### 孕妈妈产检注意事项

整个孕中期，即孕 13~28 周，孕妈妈要每月进行一次产前检查，即应在孕 16、20、24、28 周时分别进行一次产前检查，检测胎宝宝的发育情况和孕妈妈的健康状况。每次产检时，孕妈妈都要注意穿上宽松易脱的衣服，带上母婴手册、医保卡、诊疗卡等，医生会将每一次的产检情况都记录在母婴手册上。在每次产检时，孕妈妈都要和医生确定好下次产检的时间和注意事项，严格遵从医生的意见，及时调整不良的饮食和生活习惯。在孕中期的 4 次产检中，除去常规的身高、体重、血压、胎心音、宫高、腹围、血常规、尿常规、肝肾功能等检查之外，还应注意超声波检查、唐氏儿筛查、妊娠糖尿病检查、白带检查、性病检查、骨盆检查、乳房检查等重点检查，以尽早检测出胎儿可能患有的各种疾病。

### 筛查唐氏综合征患儿

对于 35 岁以内的孕妈妈，在孕 16 或 20 周所进行的产前检查中，应有 B 超筛查唐氏综合征患儿的检查。唐氏综合征是指由染色体异常所导致的婴儿疾病，可造成先天性发育畸形、运动和语言能力发育迟缓、智力障碍，并伴随心脏病、传染病、弱视、弱听等多种疾病，一般生活不能自理，在孩子长大后，男性患者多为不育，女性患者遗传给下一代的概率可高达 50%。唐氏

孕前 1周 2周 3周 4周 5周 6周 7周 8周 9周 10周 11周 12周 13周 14周 15周 16周 17周 18周 19周 20周 21周 22周 23周 24周 25周 26周 27周 28周 29周 30周 31周 32周 33周 34周 35周 36周 37周 38周 39周 40周

综合征的检测结果是用危险性的数值来表示的，通常需要 1 周的时间才能得出，如果危险性数值低于 1 ∶ 270，就表示胎宝宝患唐氏综合征的概率较低，基本是安全的，否则就表示高度危险。如果孕妈妈处在高度危险中，还可以选择进行羊膜穿刺，来更准确地评估危险性。但是羊膜穿刺有可能造成流产，孕妈妈要慎重对待。

年龄在 35 岁以上或有过异常分娩史的孕妈妈，则要咨询医生，是否要做羊膜穿刺进行更准确的唐氏儿筛查。

### 羊膜腔穿刺术

羊膜腔穿刺术即简称的“羊膜穿刺”，可用于筛查唐氏综合征、胎儿染色体数目异常、胎儿神经管畸形、先天性代谢异常以及一些基因遗传病。羊膜穿刺应在 16 或 20 周所进行的产前检查中进行。其操作过程是，医生在超声波探头的引导下，用一根细长的穿刺针穿过孕妈妈的腹壁、子宫肌层及羊膜进入羊膜腔，抽取 20~30 毫升的羊水，以检查羊水中胎儿细胞的染色体、DNA 以及生化成分等。羊膜穿刺术的操作过程简单，穿刺前不需麻醉，也不需要住院，孕妈妈一般在穿刺结束后休息 1~2 小时即可回家，但应在术后一两天内减少活动量，尽量卧床休息，以免发生流产。化验结果通常需要 3~4 周的时间才能得出。

### 白带检查

白带是阴道黏膜渗出物、宫颈管及子宫内膜腺体分泌物。白带检查的项目包括清洁度、滴虫、霉菌、白细胞、上皮细胞、细菌性阴道病检测等项目，一旦发现患有阴道炎，应立即采取治疗手段，否则易引起新生儿患霉菌性口腔炎、霉菌性肺炎、淋菌性眼结膜炎、败血症，以及流产、早产、宫内感染、胎死宫内、产褥感染等多种危险情况。这项检查在孕中期的每次检查中都要进行。

### 子宫颈闭锁不全的防治

般孕妈妈的子宫颈在怀孕期间几乎是闭锁的，等到怀孕足月进入产程开始有阵痛时，子宫颈才逐渐张开。而少数孕妈妈的子宫颈在子宫日渐膨胀与胎儿的压力下，不到成熟期便扩张开来，这种情形称作“子宫颈闭锁不全”。子宫颈闭锁不全，是子宫颈因“无痛性扩张”而无法锁紧，使得羊膜脱出导致破水而流产。这种情况多发生在妊娠中期，且会造成妊娠中期重复性流产。

子宫颈闭锁不全主要是因为先天性子宫颈发育异常和后天子宫颈伤害而引起。其中，后天性原因占 30% ~ 50%；后天性原因，大部分与做过人工流产手术或经历过子宫颈癌初期的子宫颈锥状切除有关。

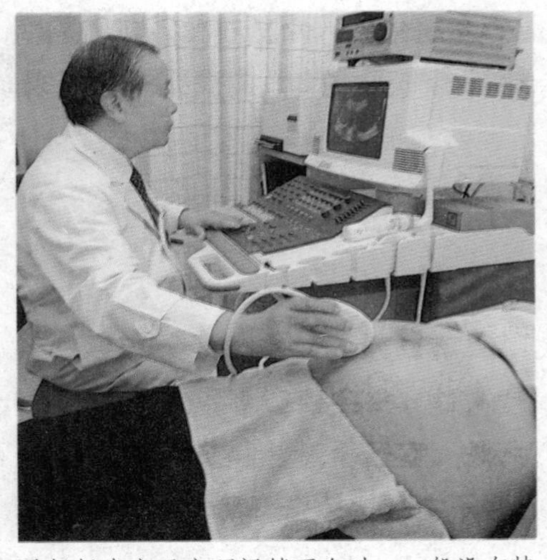

孕妈妈患上子宫颈闭锁不全时，一般没有特殊不适，需通过 B 超来诊断。

孕妈妈患上子宫颈闭锁不全时，一般没有特殊不适，需通过 B 超来诊断。对要求生育的妇女，可采用手术治疗。子宫颈闭锁不全主要的治疗方法是在妊娠 4 ~ 5 个月时，麻醉下后施行宫颈缝扎术，使宫颈闭锁，以保证继续妊娠，直到妊娠足月，将缝合线拆除，自阴道分娩。这种手术的效果是比较好的，但也可能引起妊娠中途流产。所以，一有临产先兆，应及时拆除缝线。

**及时治疗胎儿宫内发育迟缓**

凡有妊娠并发症、不良分娩史的孕妇，如发现胎儿大小与妊娠月份不相符合，应请医生检查，是否胎儿宫内发育迟缓。通过以下几种方法，可以判断胎儿的生产状况。

测量子宫底高度。如果宫底的高度连续 4 周一直在正常限度下，应怀疑生长不良。

测量孕妇体重。孕妇体重应随妊娠月份的增加而增加，到妊娠中后期平均每周增加 350 ~ 400 克。如果你每周称一次体重，连续 3 次没有明显增加，表示有胎儿生长异常的可能。

用超声波检查胎儿身高、胸部、胎头等，推算胎儿体重，是比较可靠的方法。

检查孕妇尿中雌三醇含量。如果胎儿宫内发育迟缓，经检查没有先天性疾病，应给予及时的治疗。

胎儿宫内发育迟缓的孕妇，要密切观察自己宝宝的情况，出现胎儿应激状况及时救治。但也不用考虑流产，虽然宫内发育迟缓的胎儿出生以后，生长和发育通常较同龄婴儿差，但经过精心科学的喂养，大多是能赶上同龄婴儿的。

孕前
1周
2周
3周
4周
5周
6周
7周
8周
9周
10周
11周
12周
13周
14周
15周
16周
17周
18周
19周
20周
21周
22周
23周
24周
25周
26周
27周
28周
29周
30周
31周
32周
33周
34周
35周
36周
37周
38周
39周
40周

# 第14周 胃口大开

## 胎宝宝的生长发育

• 顶臀长 8.5~9.2 厘米，重 30~43 克；

• 手指指纹和脚趾指纹形成完毕；

• 软骨形成，骨骼迅速发育；

• 胃内消化腺和口腔内唾液腺形成；

• 身体的生长速度将超过头部的发育速度，进而改善头重脚轻的状况；

• 胳膊的生长速度和灵活性会超过腿部，会做出抓或握的动作，或将手指放入口中吸吮；

• 脖颈伸长，下巴能够抬起来，不再靠在前胸了；

• 出现面颊和鼻梁，耳朵移动到头部两侧的上方了；

• 外生殖器基本成型，已经能够分辨出胎宝宝的性别了，如果是女孩，

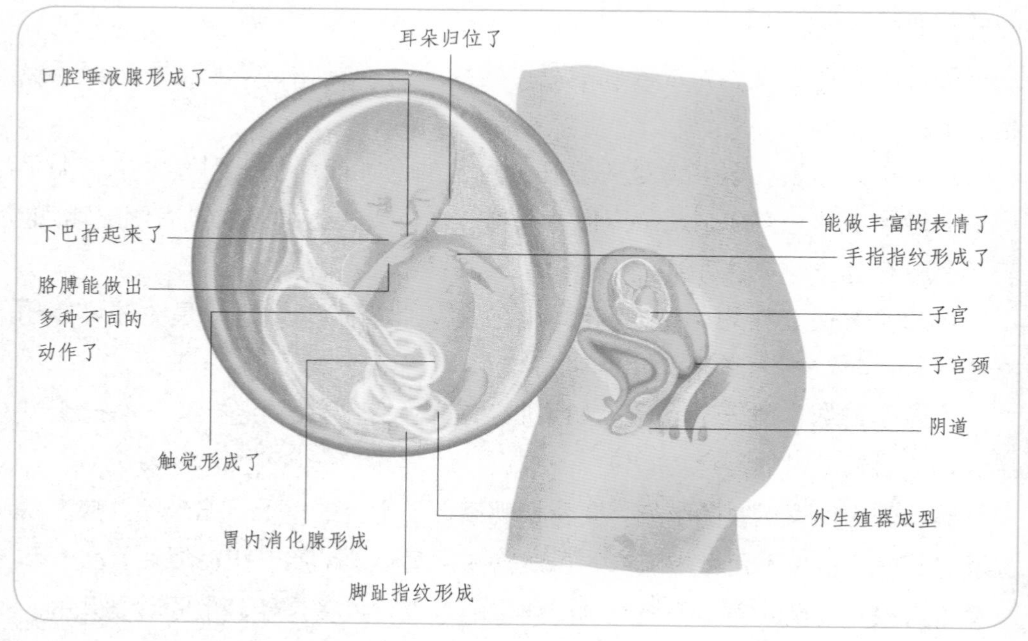

她体内的卵巢已经生长了约200万个卵子；

· 身上覆盖了一层细细的胎毛，具有调节体温的作用，这层胎毛会在出生后消失；

· 能够做丰富的表情了，如做鬼脸、皱眉等，这些动作都能够促进大脑发育；

· 触觉基本形成，可以进行抚摸胎教了。

## 孕妈妈的身体变化

在本周，这些变化会一直持续：白带增多，子宫增大，腹部隆起，体重增加，乳房增大，乳房下端向两侧扩张，乳晕面积加大，颜色加深，乳头周围凸出一些小点点，分泌“初乳”，等等。还会出现皮肤瘙痒，而且孕妈妈的体重也明显增加，身材变得更加丰满，此时可以适当地进行性生活，但要注意不要使孕妈妈过度疲劳，并注重性生活前后的阴道清洁工作。

## 生活细节和孕期护理

**孕中期要持续运动**

在孕中期，胎宝宝更加稳固，孕妈妈的运动量和运动方式也可以适当增加。除了前面提到的孕妇体操，孕妈妈还可以通过散步、游泳、瑜伽等方式进行锻炼，不拘泥于运动的方式、场合和时间，最重要的是要养成规律的运动习惯，最好每天都能坚持运动，每次半小时左右，也可逐步增加运动量和运动时间。在运动中若感到不适，要立即停止，以免发生危险。

**孕期腹泻要小心**

若孕妈妈出现了大便次数增多，便稀，伴有肠鸣或腹痛，就很有可能发生了孕期腹泻。一旦发生腹泻，孕妈妈千万不可轻视，要尽快查明原因，及早进行治疗，以避免因肠道感染、食物中毒引起的腹泻导致子宫强烈收缩，或毒素入侵胎儿，引发流产或胎儿死亡。即便是单纯性的腹泻，孕妈妈也不可随意用药或听之任之、不采取任何措施，一定要咨询医生，用最合适的方式使自己尽快痊愈。

**孕期打鼾不可忽视**

研究发现，怀孕后，孕妈妈的上呼吸道变得较为狭窄，这可能是造成孕妈妈易打鼾的原因。有关专家指出，体重超重的孕妈妈更易打鼾，这对孕妈妈和胎宝宝都是十分不利的。

孕妈妈打鼾时，可能出现呼吸暂停现象，使血压上升，阻止血液从胎盘流向胎宝宝，可能导致胎宝宝缺氧，影响其生长发育；还增加了孕妈妈发生中风或心脏病的危险，并且促发或加重妊娠期并发症的症状。

对此，孕妈妈要积极锻炼身体，增加自己肺活量，控制好体重，减少和杜绝孕期并发症的发生，使用正确的睡姿，不要让白天过分疲劳，适当增加睡眠时间，提高睡眠质量，以此来应对孕期打鼾的威胁。

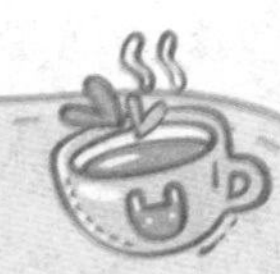

Q：有什么办法能预测宝宝长大后的身高？

A：有这样两个公式可以分别预测男孩和女孩长大后的身高，不过这只是理论上的一个参考值，并不能做到准确预测。男孩身高 =（父亲身高 + 母亲身高）×0.54，女孩身高 =（父亲身高 ×0.923+ 母亲身高）÷2。

**适度进行性生活**

怀孕中期，胎盘已形成，妊娠较稳定，早孕反应也过去了，孕妈妈性欲也会相应地增强，这时可以适度地过性生活了。国内外的研究都表明，孕期夫妻感情和睦恩爱，性生活和谐，孕妈妈心情愉悦，能有效促进胎儿的生长和发育，生下来的孩子反应敏捷，而且身体健康。但性生活也不是多多益善，须合理安排，对性交姿势与频率也要加以注意，避免对胎儿产生不良影响。

孕中期适度的性生活可以使夫妻双方精神和躯体得到放松，需要注意的是，方式不要过于激烈甚至剧烈，要有节制，动作要轻柔，不要刺激乳头。孕中期性生活以每周 1 ~ 2 次为宜，性交时可采取夫妻双方习惯和舒适的姿势，但要注意不要压迫腹部，体位可采用前侧体位、侧卧体位、前坐体位或后背体位。孕妈妈也要注意自我调节，不要过度兴奋，以免诱发流产。

**怀孕了也可以留长发**

怀孕后，很多孕妈妈担心留长发会对胎儿摄取营养造成影响，而将头发剪得很短。其实，这完全是没有必要的。因为头发的长短完全不会影响胎宝宝对营养的摄取，事实上头发的生长只需要少量蛋白质、维生素、矿物质等即可。孕妈妈只要适量增加蛋白质，摄取均衡饮食，就不必担心留长发会造成胎宝宝营养吸收不足；反倒是头发是否整洁，看起来是否清爽，这对孕妈妈心理才有重要影响。

不过，春夏季的孕妈妈可以考虑将长发修成短发。这是因为春夏季天气炎热，如果孕妈妈剪了短发，不仅散热较快，还可使孕妈妈的体温不致过高，有助于孕妈妈保持舒适的心态。此外，孕妈妈在怀孕期间抵抗力较差，把头发剪短了，洗发后头发比较容易干，就不容易受风寒感冒。特别是孕妈妈晚上洗头，又没有擦干就睡觉，会使水分滞留于头皮上，夜而冷凝。长期如此，会导致气滞血瘀，经络阻闭，郁疾成患。

因此，从生活的舒适度来说，孕妈妈怀孕后短发比长发有利。但是从营养的消耗上来说，两者没有区别，孕妈妈可根据个人爱好选择留长发还是短发。

## 饮食与营养

### 孕中期需要哪些营养

进入孕中期，除了要注意补充蛋白质和铁元素外，还要注意补充锌、碘、钙和维生素 D，以促进胎宝宝神经、大脑、骨骼和牙齿的发育。孕妈妈每天要保证摄入 20 毫克左右的锌，180 微克左右的碘，以及 1000 毫克的钙。此外，孕妈妈也可以在医生的指导下，通过服用孕妇多种维生素制剂和微量元素制剂来补充营养。当然，如果经过检测孕妈妈不缺乏营养，就不必再补充。

### 红枣是养胎佳品

红枣被称为“天然维生素”，对于孕期的孕妈妈而言，它更是非常好的滋补佳品。每 100 克红枣含有高达 243 毫克的维生素 C，还含有较多的维生素 A、B 族维生素、维生素 P 等物质，能帮助孕妈妈补充足量的维生素，促进胎宝宝的生长发育。此外，红枣中还含有叶酸，能够保证胎宝宝的大脑发育；红枣还是补虚强身的佳品，能增强孕妈妈的抵抗力；红枣还具有静心安神、健脾和胃、补气血的作用，促进孕妈妈对铁元素的吸收。但是在食用红枣时，孕妈妈要注意不可过量，否则易产生身体隐患；要洗净红枣上的残留农药再食用，不要食用已经腐烂的红枣。

### 方便食品要少吃

处在孕期的孕妈妈最好不要吃方便面、方便饭、罐头、冷冻水饺、冷冻比萨等食物。这是因为这些食物中通常都含有大量的添加剂、防腐剂、甜味素等人工合成的化学成分，会对胎宝宝的身体发育产生不良影响。此外，方便食品中普遍缺乏孕妈妈所必需的营养物质，如脂肪酸、维生素、蛋白质、钙等物质。因此，在孕期，孕妈妈要避免图省事，不能再像以前一样只求填饱肚子，应多吃新鲜的刚烹制好的菜肴，以求营养的均衡摄入。

### 孕期失眠吃什么

对于受到失眠困扰的孕妈妈来说，因不能使用药物治疗，食物疗法成了最佳选择。这种方法没有丝毫的副作用，还能顺便补充缺失的营养，只要方法得当，还是十分有效的。失眠的孕妈妈不妨可以根据自身情况尝试以下食疗方法：

1 睡前喝一杯热牛奶。据研究表明，睡前喝一杯加少量白糖的热牛奶，能增加人体胰岛素的分泌，促进色氨酸进入脑细胞，促使大脑分泌有助于睡眠的血清素。同时牛奶中还含有微量吗啡式物质，具有镇定安神的作用，能够促使孕妈妈安稳入睡。

2 晚餐喝些小米粥。将小米熬成稍微黏稠的粥，在睡前半小时适量进食，有助于睡眠。小米中的色氨酸含量极高，具有安神催眠的作用。并且小米中富含淀粉，进食后可以促进胰岛素的分泌，进而增加进入大脑的色氨酸含量，使大脑分泌更多有助于睡眠的血清素。

3 适当嗑瓜子。瓜子中含有多种氨基酸和维生素，有助于调节脑细胞的新陈代谢，提高脑细胞的功能。孕妈妈睡前适当嗑些瓜子，可促进消化液分泌，有利于睡眠。

4 多吃含铜食物。铜和人体神经系统的正常活动有着密切的关系，当人体中铜缺少时，会使神经系统的抑制过程失调，内分泌系统处于兴奋状态，从而导致失眠。因此孕妈妈要多吃富含铜的食物，如玉米、豌豆、蚕豆、鱿鱼、虾、动物肝脏等。

5 临睡前吃一个苹果。中医认为，苹果具有补脑养血、安眠养神的作用，并且其浓郁的芳香气味，有很强的镇静作用，能催人入眠。文学巨匠大仲马曾依靠此法成功治愈失眠。

6 在床头放一个剥开或切开的柑橘。孕妈妈吸闻柑橘的芳香气味，可以镇静中枢神经，帮助入眠。

## 孕妈妈食谱推荐

### 红白丸子汤

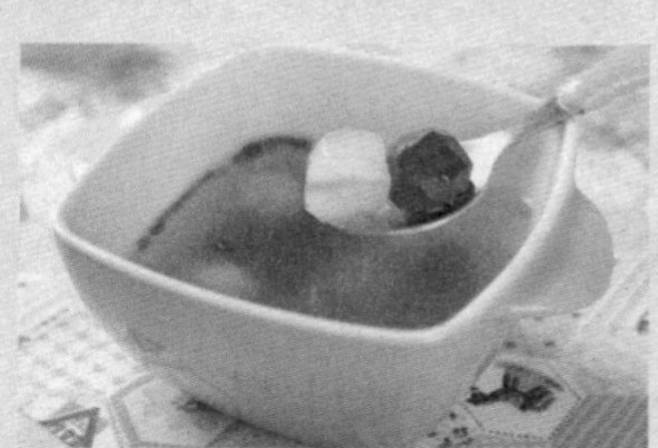

**材料** 冬瓜、鸭血豆腐、小葱和香菜各适量。

**做法** ❶冬瓜切削成小球状，鸭血豆腐也切削成小球状。❷小葱和香菜取嫩叶少许剁成末。❸用炖好的鸡汤煮两种主料，小火15分钟。❹加入小葱和香菜末，可适当调味。

**推荐理由** 此汤能够清热安胎、滋阴补虚，增强孕妈妈抵抗力，消除孕妈妈的水肿现象，还能够促进胎宝宝的发育。

### 鲜马蹄炒虾仁

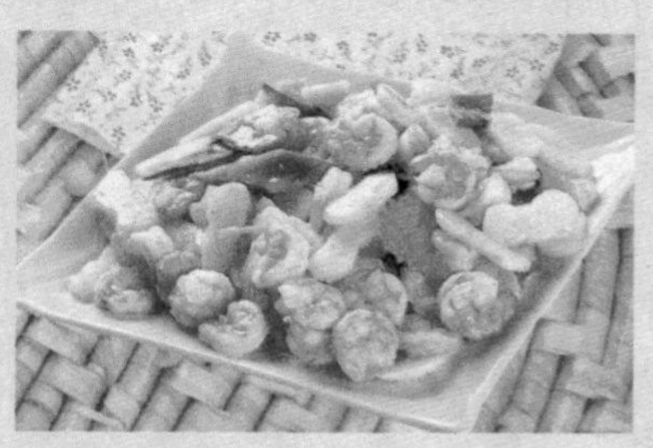

**材料** 虾仁250克，马蹄200克，荷兰豆适量，盐、味精各2克，水淀粉适量。

**做法** ❶虾仁洗净备用；马蹄去皮洗净，切片；荷兰豆去头尾洗净，切段。❷热锅下油烧热，入虾仁、马蹄、荷兰豆炒至五成熟时，加盐、味精调味。❸起锅前，用水淀粉勾芡即可装盘。

**推荐理由** 马蹄能够清热健体，虾仁能够补充丰富的钙质，非常适合孕妈妈食用。

## 阳光“孕”动

### 孕中期可适当增加运动频率

孕妈妈适合做哪种运动、运动量的大小，都要根据个人的身体状况而定，不能一概而论。如果孕妈妈怀孕前就一直有锻炼的习惯，在孕期可以继续锻炼，但开始的时候一定要慢慢来。

在此阶段可以适当增加运动频率，是因为怀孕中期胎盘已经形成，不太容易造成流产。孕妈妈可以每天早晚散散步，既可以增加耐力，促进肠胃功能，还能刺激腹中宝宝的活动，尤其是在温和的阳光下散步还能促进胎宝宝对钙质的吸收。

不过，这个时期由于体重增加，身体容易失衡，孕妈妈尽量不要再做需要登高、弯腰的家务活动，如擦高处玻璃、弯腰擦地等。

**孕妈妈外出锻炼注意事项**

现在孕妈妈的身心稳健，浑身的细胞都在喊叫着要出去透透气。不过在出发之前，必须通过医生确认你和胎宝宝都安全，适宜进行户外运动才行。

进行户外运动，最好选在清晨和傍晚。上午是8点到10点，下午是4点到7点。在这段时间内，植物经过了几个小时的光合作用，空气中氧气含量非常高，而且紫外线也不是很强烈，空气质量也比较高，最适合户外运动了。如果是室内运动，不要选择刚吃饱或是空腹时运动。也不要在晚上10点后运动，因为这时候你和宝宝都要睡觉了。

此外，人体产生的热量主要通过皮肤散发，胎儿产生的热量也要通过孕妈妈的皮肤散发，因此，孕妈妈的体温会比正常略高些。这种体温升高会让孕妈妈在锻炼时更容易发热、疲劳和脱水。因此我们要做好充分的锻炼前准备。如，穿浅色棉质衣服。因为浅色衣服能减少热量的吸收，棉质的衣服透气性强，易散热，也比较吸汗，可以让皮肤自由地呼吸。衣服应该宽松或者有弹性，可以让肢体自由地舒展。

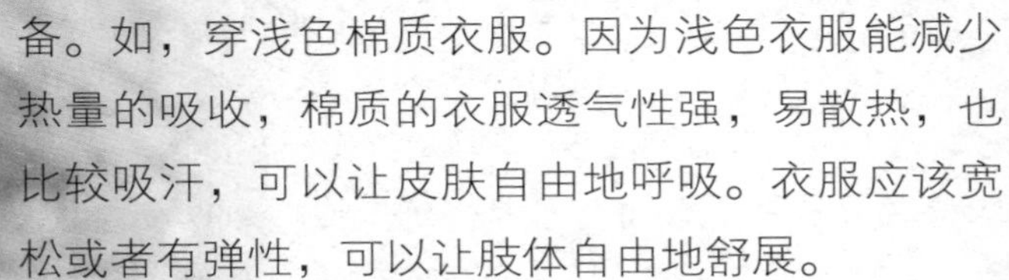

挑选合脚的鞋子。这点也非常重要，而且至少要准备两双，每天轮换着穿。休息的那双鞋子每天最好在阳光下晒晒，在风里透透气，这样就可以防止脚气病的产生。因为真菌容易在温暖和潮湿的环境里生长繁殖，而孕妈妈的脚又特别容易出汗。

准备一条干净和吸汗的毛巾。散步和爬山时可以用它来擦汗，游泳时可以用它来吸水和保温，练习瑜伽时可以用它来当坐垫或者覆盖身体。

准备充足的水。在锻炼的整个过程中，适当地出汗是没有问题的，但是如果汗水把整件背心

孕妈妈在进行户外运动时，最好选在清晨和傍晚，这样可以避免接触过多的紫外线。

都打湿了，那就要休息一下。运动前 10 ~ 15 分钟，要适当喝水，控制在 450 ~ 600 毫升。

## 胎教方案

### 抚摸胎教：条件反射的游戏

从本周开始，胎宝宝的触觉基本形成，而且会做更多的面部和肢体动作，孕妈妈可以进行抚摸胎教了。通过孕妈妈的抚摸，胎宝宝会条件反射一样地做出很多动作和表情，如做鬼脸、皱眉、踢腿、伸手等，十分有趣。虽然孕妈妈还是感受不到胎动，但是只要一想到胎宝宝能够和自己进行互动了，有了回应，自然是一件特别值得高兴的事情。此时的抚摸胎教需要在床上进行，孕妈妈先排空小便，仰卧在床上，屈膝，用脚面支撑住双腿，开始用手轻柔地在腹部朝着同一方向抚过，再在胎宝宝身体的位置轻轻按压一下，给予胎宝宝触觉上的刺激。每次的抚摸胎教以不超过 10 分钟为宜，每天 2 次左右。这样的抚摸胎教能够使胎宝宝成长得更加迅速，出生后能够具备更加敏捷的肢体和聪明的大脑。

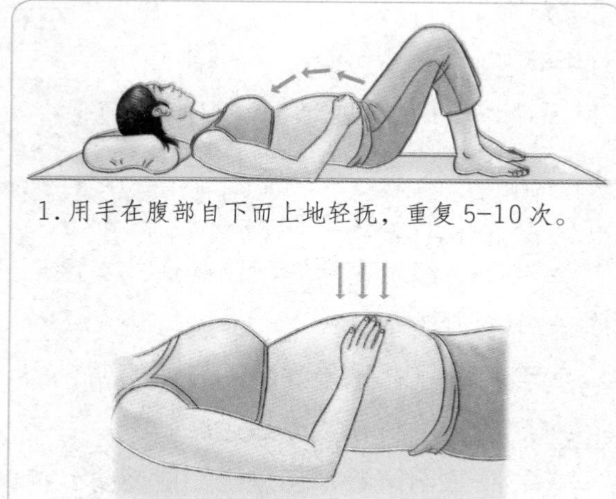

1. 用手在腹部自下而上地轻抚，重复 5-10 次。

2. 在胎宝宝身体所在位置轻轻向下按。

### 运动胎教：全家一起去郊游

进入孕中期，孕妈妈可以适当地多到户外走一走，活动活动了。那就选一个天气晴好的日子，带着胎宝宝全家去郊游吧。孕妈妈可以把这一路的见闻都讲给宝宝听，看到了什么样的山、什么样的水和树林，树林里是不是真的有童话故事中的小木屋呢，前面那片神秘的地方到底隐藏着什么有趣的东西呢，赶快带着胎宝宝过去探险吧。通过郊游，孕妈妈能够呼吸到“难得一闻”的新鲜空气，看到大片的绿色林地，还能通过步行锻炼身体，心情舒畅之余，对胎宝宝的健康成长和孕妈妈身体功能的增长都是大有裨益的。

# 第15周 开始留心体重

## 胎宝宝的生长发育

- 顶臀长约10厘米，重60~70克；
- 本周的生长速度将会加快；
- 头发和眉毛长出来了；
- 关节已经发育完毕，手腕更加灵活；
- 小手会握拳了；
- 会打嗝了，这是呼吸的先兆；
- 腿的长度将在本周超过胳膊；
- 眼睛依旧闭着，但是已经能感觉到光线的强弱了。

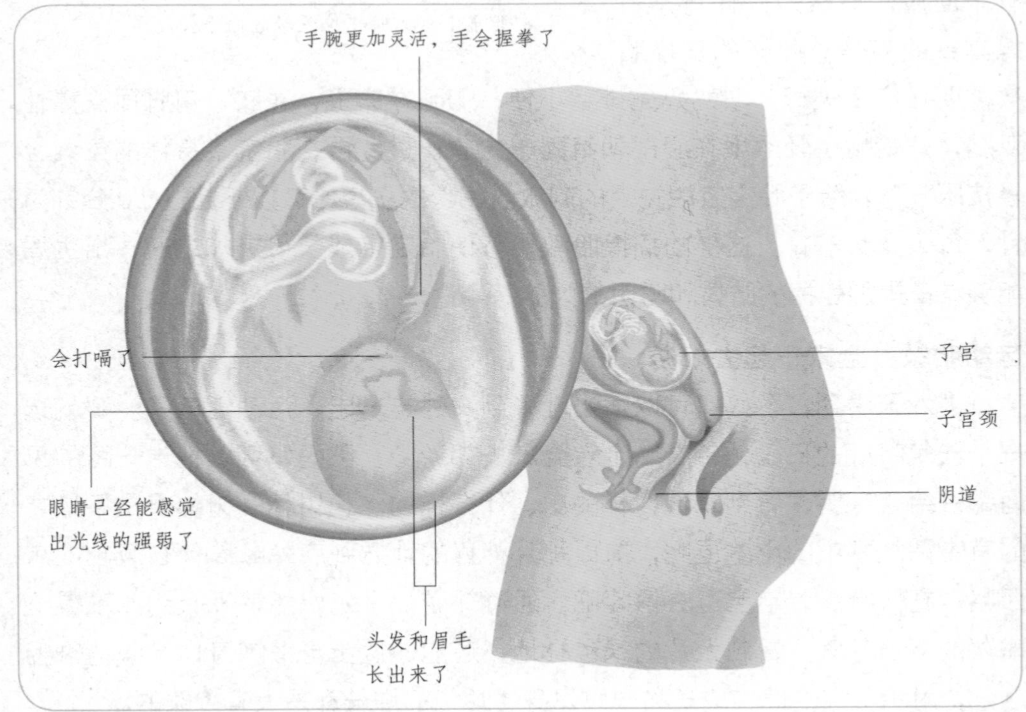

## 孕妈妈的身体变化

到了本周，孕妈妈还是感觉不到胎动。但是现在的子宫已经有一个初生婴儿的头那么大了，子宫底上升到肚脐下四横指的位置。子宫的逐渐变大会引起孕妈妈经常性的腰酸背痛。此外，由于胎宝宝在本周的迅速成长，产生的代谢物增多，易导致孕妈妈尿频更加严重，起夜更加频繁，会影响到孕妈妈的睡眠质量。

## 生活细节和孕期护理

### 孕妈妈请摘掉隐形眼镜

在孕期，由于孕激素的作用，会使孕妈妈的角膜含水量增高，不适宜再佩戴隐形眼镜，否则很容易造成角膜水肿，一旦患上此症，必定要进行药物治疗，这就会对胎宝宝的安全造成威胁。此外，隐形眼镜很容易滋生细菌，还会导致孕妈妈患上其他眼科疾病，如角膜炎等，十分不利于眼睛的健康。因此，在孕期孕妈妈要佩戴镜片眼镜，不能使用隐形眼镜。

### 孕妈妈不宜开着灯睡觉

有的孕妈妈一直有开着灯睡觉的习惯，觉得更有安全感，更易入睡，这样的习惯应该尽快戒掉，否则会影响孕妈妈的睡眠质量，使孕妈妈休息不够，从而影响到胎宝宝的成长和发育。尤其是当孕妈妈处在浅层睡眠中时，光线的照射很容易让孕妈妈醒来，中断的睡眠破坏了睡眠质量；此外，长时间的灯光照射还会使孕妈妈更容易生出可怕的妊娠斑。因此孕妈妈一定要尽早戒掉开着灯睡觉的习惯，可以用睡前播放音乐、看书、泡脚、按摩等方式使自己尽快入睡。

### 远离二手烟

二手烟对正常人的危害都是十分

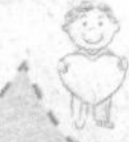

**准爸爸的贴心守护**

**别让孕妈妈看见自己抽烟**

严格来讲，对于孕期一直守护在孕妈妈身边的准爸爸，应在孕前6个月就开始戒烟，一直到孕妈妈分娩。但是如果部分准爸爸一直没能将烟戒掉，就要注意在孕期一定要避免让孕妈妈吸入自己制造的二手烟，以免对胎宝宝造成无法挽回的严重影响。准爸爸如果要抽烟，一定要坚持到室外抽，抽完后待自己身上的烟味消散再回到室内。千万不可因为疲惫、懒得动弹，或者图省事、钻空子，就当着孕妈妈的面吸烟，这样很有可能给胎宝宝造成终生的遗憾。

巨大的，更何况处在孕期需要全方位呵护的孕妈妈。二手烟不仅容易使孕妈妈患上胃病或者厌食、恶心等病症，还会对胎宝宝的大脑神经发育造成影响，甚至引发胎宝宝宫内缺氧、营养不良、畸形，或者导致流产等严重后果。因此，孕妈妈一定要时刻警惕二手烟的侵袭。

1 远离有烟味污染的公共场所，远离吸烟人群。

2 如果不便离开，要戴上口罩，并示意吸烟者自己是孕妇，请他把烟掐掉，或者走到远离自己的地方吸烟。

3 请家人以及家中客人不要吸烟。

4 如果每天无法避免要吸入二手烟，孕妈妈要尽可能地抽时间多去空气清新的地方走动。

5 职场孕妈妈可以多放一些具有净化空气功能的植物在自己周围，如吊兰、绿萝、常春藤等，并经常开窗通风。

**使用空调和电扇应注意的问题**

在夏季，由于怀孕而体热增加的孕妈妈更容易出汗和感到闷热，此时空调和电扇的使用频率很高。孕妈妈并不是不能使用这两样电器，但是吹风方式、温度和时间一定要控制好。使用电扇时一定要不对着孕妈妈直吹，这样很容易造成疲劳、肌肉和关节酸痛等症，如果对着面部直吹，还容易导致孕妈妈出现面瘫，对胎宝宝成长十分不利。使用空调时也要避免直吹，同时空调的温度要控制好，不宜太凉，以24~28℃为宜，否则很容易使孕妈妈感冒着凉，或者感到头晕和头痛。一旦孕妈妈感到凉爽下来，就应及时关掉电扇或空调，使用时间不能过长，否则很容易使孕妈妈患病或感到不适，吹空调的房间还要经常开窗通风。

**孕妈妈看电影须知**

进入平稳的孕中期，孕妈妈可以适当外出，进行一些休闲娱乐活动，如看电影。不过考虑到孕妈妈特殊的身体状态，且目前大部分的影院对孕妈妈没有特殊的保障措施，还是需要孕妈妈自己多多注意，以确保安全。

首先，在选择电影场次上，最好选择非周末的白天的场次。这个时间段的场次人通常比较少，这样可以预防孕妈妈被挤着、碰着。

其次，在选择影片上，最好不要选择太具刺激性的影片，如惊悚片、恐怖片等，比较适合选择家庭伦理片、爱情片，也可看点轻喜剧，以保持轻松舒适的情绪，避免大悲大喜。

再次，在选择位置上，孕妈妈最好选择最后一排靠近过道的位置，这个位置一般人少，避免人来回穿行造成不便。同时影厅应急通道一般靠近最后排，遇到紧急情况可以从后门出去。

此外，影院内空调温度一般比较低，观影时孕妈妈要么自己携带一件外套，或向影院询问是否有小毯子可以防寒，以免感冒。

**孕期如何祛除色斑**

孕期的色斑主要是由激素的变化和日照引起的。妊娠中后期，孕妈妈的皮肤会变得更加敏感，对紫外线的抵抗力减弱，皮肤很容易晒黑，脸上也容易长黄褐斑、蝴蝶斑。然而祛斑霜、美白膏等含有一些化学刺激成分的美肤产品又万万不能使用，那么，孕妈妈该如何对抗这些色斑呢？

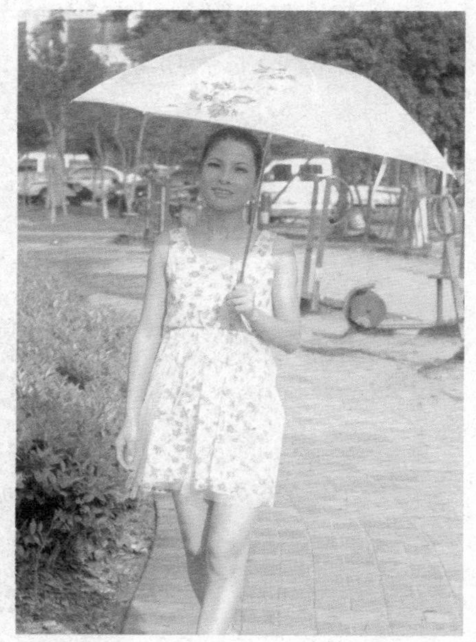

孕妈妈要做好防晒工作，除了涂抹安全的防晒品，外出时还要记得打伞，遮挡紫外线。

首先，孕妈妈不能忽视防晒的作用。要知道，紫外线不分阴天、晴天都存在，而已经长了斑点的肌肤受紫外线刺激后产生黑色素的概率更高，所以孕妈妈每次出门前都要记得涂抹无害的防晒品并戴遮阳帽、打遮阳伞。

其次，要保持良好的情绪。这是因为除日晒以外，激素的分泌变化也会影响色素的沉积。长斑的孕妈妈常伴有情绪的变化，如易怒、抑郁、神经衰弱等，而情绪的变化又会加重皮肤的症状。特别是压力过大时很容易产生色斑。因此，孕妈妈在平日里要多注意调节你的情绪，试着找到适合自己的减压方法，让抑郁的情绪得到舒散和宣泄，扫除情绪斑点危机。

此外，孕妈妈的美白抗斑行动宜持之以恒地进行。这是因为已经长斑的皮肤，其皮肤功能还处于紊乱中时，即使没有紫外线，也会不断产生黑色素自我保护，所以一停止美白护理，皮肤很快就变黑了，也会令斑点加深。因此，日常生活中除了要做好斑点预防工作外，还要坚持进行美白工程，如坚持使用对孕妈妈无害的美白晚霜和精华素，可实现对抗色素沉积、淡化已有斑点和预防老化等目的。

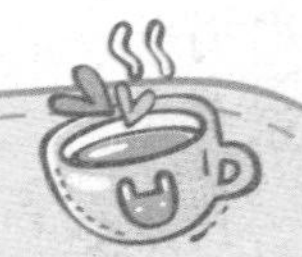

Q：不爱吃肉的孕妈妈能不能用蛋白质粉来补充蛋白质呢？

A：最好不要以服用蛋白质粉的方式来补充动物蛋白质的不足。这是因为孕妈妈一旦服用蛋白质粉超标，很容易导致水肿、高血压、头疼、头晕等症状，这是加重了肾脏负担的结果，对母婴健康都十分不利。若一定要服用，须遵照医嘱行事。

## 饮食与营养

### 不爱吃肉的孕妈妈怎么补充蛋白质

肉类食物能够提供给孕妈妈最容易被人体吸收的优质动物性蛋白质。对于平素不爱吃肉，或者由于孕期口味的转变而厌恶吃肉的孕妈妈，可以用下列这些方法补充自己摄取不足的动物蛋白。

1 选择近似动物蛋白的植物蛋白。这类食物主要是指豆类及其制品。豆类食物中的植物蛋白质中的氨基酸组成成分与动物蛋白十分近似，也能使人体较易吸收利用，孕妈妈可以适当多吃一些黄豆、绿豆、红豆、豆芽、扁豆、豆腐、豆浆等食物。

2 选择含有动物蛋白的奶制品和蛋类食物。奶制品和蛋类中含有的蛋白质也属于动物蛋白，能够帮助孕妈妈补充所缺乏的动物蛋白，孕妈妈每天可以喝2~3杯牛奶，以每天摄入量不超过250毫升为准，可以用孕妇奶粉代替鲜牛奶；同时再喝一杯酸奶，也可少量吃一些奶酪；每天吃1~2个鸡蛋，或者3~5个鹌鹑蛋。

3 多补充些其他蛋白质。除上述所列食物外，其他富含蛋白质的食物主要包括谷物类食物和坚果类食物，这两种都属于植物性蛋白，孕妈妈每天也可以适当进食，以补充缺乏的蛋白质。

### 你是否缺乏维生素 $B_{12}$

维生素 $B_{12}$ 又叫钴胺素，广泛存在于动物性食物中，植物性食物中基本上没有维生素 $B_{12}$。维生素 $B_{12}$ 的主要功能是参与制造骨髓红细胞，是人体的三大造血原料之一，防止恶性贫血和大脑神经受到破坏。如果孕妈妈缺乏维

生素 $B_{12}$，容易导致妊娠恶性贫血，伴随恶心、头痛、记忆力减退、精神忧郁、食欲不振、消化不良、反应迟钝等症，这种疾病还会引起胎宝宝极为严重的先天性缺陷。长期吃素以及先天性缺乏维生素 $B_{12}$ 的孕妈妈容易患上这类疾病。因此在孕期，孕妈妈不可挑食，不能再保持吃素的习惯，一定要保证饮食结构的全面性和合理性，一旦查出自己缺乏这种营养物质，就要及时补充。尤其是不爱吃肉的孕妈妈，一定要注意补充奶制品和蛋类食物，或者遵照医嘱服用维生素 $B_{12}$ 制剂片，不可轻视维生素 $B_{12}$ 的缺乏问题。

### 不宜常吃精制主食

孕妈妈要多吃粗粮，少吃精致主食。所谓精制主食，就是将米、面粉等食物经过多道加工程序，制成精制米或精制面粉，比如免淘米，而米和面的加工越细，出粉率就越低，谷物的营养物质无机盐及 B 族维生素的损耗就越多，所含的营养成分就越少，会导致维生素 $B_1$ 缺乏症。而维生素 $B_1$ 是参与人体物质和能量代谢的重要物质，如果孕妈妈缺乏维生素 $B_1$，就会使胎儿易患上先天性的脚气病，以及吸吮无力、嗜睡、心脏扩大、心衰、强制性痉挛，还会导致出生后的死亡。摄入足量的维生素 $B_1$，还能缓解早孕反应的恶心呕吐症状。

### 孕妈妈吃甘蔗要注意

甘蔗是深受人们喜爱的水果之一，其含糖量十分丰富，很多孕妈妈非常喜爱。这时，很多人就有这样的疑问了：孕妈妈可以吃甘蔗吗？下面我们就来为大家解答这个问题。

现代医学研究表明，甘蔗中含有丰富的糖分、水分。此外，还含有对人体新陈代谢非常有益的各种维生素、脂肪、蛋白质、有机酸、钙、铁等物质。甘蔗不但能给食物增添甜味，而且还可以提供人体所需的营养和热量。一般人群均可食用，但脾胃虚寒、胃腹寒疼者不宜食用。

另外，要注意的是孕妈妈不宜常吃甘蔗。因为甘蔗含有大量糖分，吃得越多血糖就越高，处于特殊时期的各位孕妈妈当然要提高警惕，谨防妊娠糖尿病的发生。孕妈妈吃甘蔗时，当血糖超过正常限度时，会促进皮肤上的葡萄球菌生长繁殖，容易引发皮肤起小疖子或疖肿。如果病菌侵入皮肤深部，则可能引起菌血症而威胁胎儿生存的内环境。过多摄入糖分还可能使身体内的酸性代谢产物产生过多，使血液变成酸性，也容易导致胎儿发生畸形。即使分娩后婴儿正常，但也有可能在成年后引发糖尿病。所以，孕妈妈对于甘蔗这样含糖高的食物不要食之过多。

通过对以上内容的了解，大家对于孕妈妈是否可以吃甘蔗是不是已经心中有数了呢？其实在孕期完全可以食用甘蔗，但要注意甘蔗的质量。甘蔗如生虫变坏，或被真菌污染有酒糟味时也不能食用，以防引起呕吐、昏迷等中毒现象。

## 孕妈妈食谱推荐

### 洋葱猪排

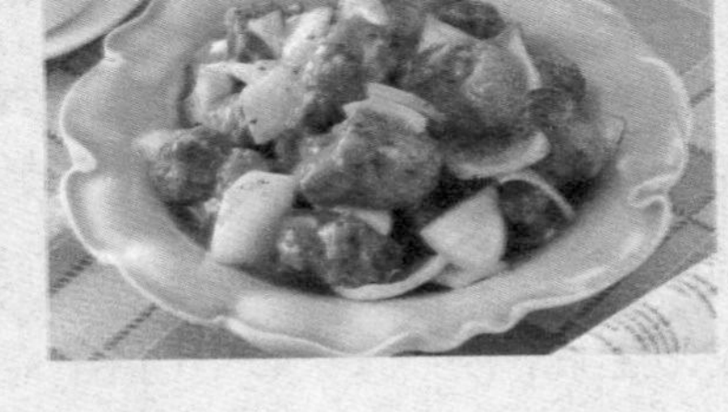

**材料** 猪小排450克，洋葱100克，盐、番茄酱、酱油、白糖、淀粉各适量。

**做法** ❶猪小排洗净切块，用盐、酱油、淀粉腌渍；洋葱洗净切片。❷油烧热，放猪小排炸至呈金黄色，捞出。❸另起油锅，放入洋葱炒软，加番茄酱、酱油、白糖、水炒匀，加猪小排煮至汁干即可。

**推荐理由** 洋葱富含纤维素、蛋白质、B族维生素、维生素E和多种矿物质，排骨能够提供孕妈妈所需的优质动物蛋白质，以及丰富的矿物质，这道菜营养丰富而全面，非常适合孕妈妈在胎宝宝的快速成长期食用。

### 鱼头豆腐菜心煲

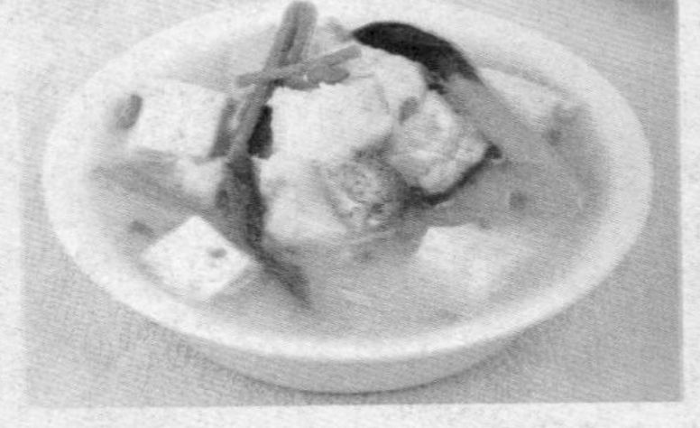

**材料** 鲢鱼头400克，豆腐150克，菜心50克，花生油40克，盐适量，味精2克，葱段、姜片各4克，香菜末3克。

**做法** ❶将鲢鱼头去鳞、去鳃，洗净剁块，豆腐切块，菜心洗净备用。❷锅上火倒入油，将葱、姜炝香，下入鲢鱼头煸炒，倒入水，加入豆腐、菜心煲至熟，调入盐、味精，撒入香菜即可。

**推荐理由** 豆腐富含钙和蛋白质，鱼头富含孕妈妈所必需的动物蛋白质和维生素D，二者搭配食用，不仅能够保证动植物蛋白质的全面供应，还能提高孕妈妈对钙质的吸收率，可谓一举两得。

## 阳光“孕”动

### 适合孕中期的运动方式

孕中期孕妈妈的腹部已经很明显，行动也变得不便，那么此时做什么样的运动更合适呢？

**散步**

天气适宜时，在亲友陪同下到空气清新的公园、郊外田间小道上或树林里散步，每周3～5次。散步时间的多少和距离的长短以不觉劳累为宜。孕中期是胎宝宝长肉的时期，此时孕妈妈可以在不疲劳的前提下多走动，有助于胎宝宝肌肉坚实有力。

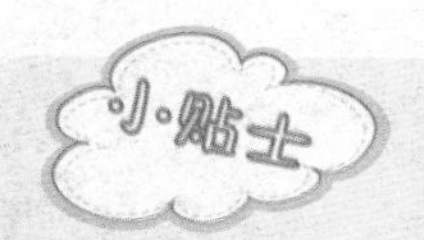


患有糖尿病的孕妈妈可适当加大运动量以控制血糖；患有高血压的孕妈妈则要限制运动量；有习惯性流产史的孕妈妈在妊娠早期要卧床休息；多胎妊娠的孕妈妈最好选择散步之类的轻缓运动。总之，各人情况不同，最好在资讯产科医生后，再安排适当的活动。

**游泳**

游泳是比较适合孕妈妈的运动之一，它安全、舒适，活动量适中，能锻炼孕妈妈的腹部、腰部和腿部力量，增加肺活量，提高身体的协调性。同陆上运动相比，游泳还具有减轻腰部压力的优点，但要注意游泳池水的卫生。

**每天坚持做孕妇体操**

每日可在散步之后或工作之余做几节广播操。孕中期可做全套广播操，但弯腰和跳跃要少做或是不做。做操之前排尽大小便能减轻腰腿疼痛，松弛腰部和骨盆的肌肉。做操时动作要轻，要柔和，运动量以不感到疲劳为宜。

### 孕中期运动的注意事项

孕早期的时候很多孕妈妈怕宝宝不稳定，不敢怎么运动，怕出意外，因此行动一直都很小心，到了孕中期胎儿比较稳定了，可以进行适当的运动。那么孕中期孕妈妈做运动时要注意些什么呢？

首先，要适度运动。准妈妈运动时心率不能过快，尽量不超过最大心率。最大心率＝（220－年龄）×60%。运动中准妈妈如出现晕眩、恶心或疲劳等情况，应立即停止运动；如发生腹痛或阴道出血等情况，要及时上医院检查。

可通过了解你的体能极限来判断运动是否过量。

（1）脉搏：在运动时自测脉搏，控制在140次/分钟以下。

（2）语速：若说话时上气不接下气，立即减缓运动，至语速正常。

（3）体感：在运动中出现头晕目眩、头疼、呼吸困难、心慌、子宫收缩、阴道出血或某部位疼痛，应立即停止运动。

其次，运动时除了注意一些细节和时间外，在衣服上也要注意。在运动的时候，选对衣服才能方便运动，否则运动起来不舒服下次也就不想运动了。运动时衣服不能穿得太紧，最好是穿比较宽松，弹性比较好的。此外，衣服颜色的选择也很重要，明亮鲜艳的衣服会让孕妈妈有一个好心情，从而增加孕妈妈运动的积极性。

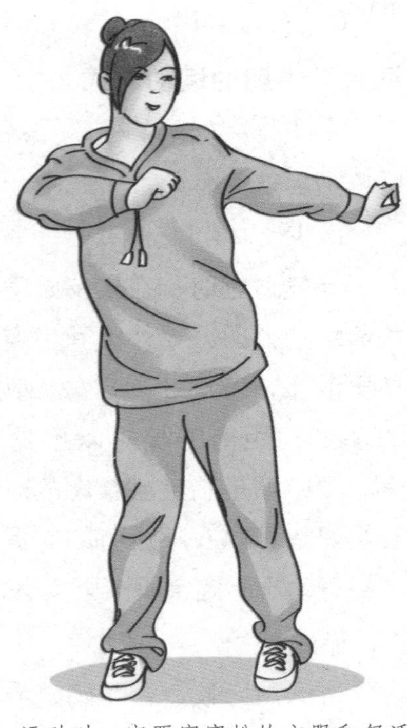

运动时一定要穿宽松的衣服和舒适的鞋子。

最后，由于怀孕后心跳速度加快，所以孕期运动后，心脏可能需要15分钟才能回到平常安静的速度（静息心率）。所以，运动结束时，花几分钟走动一下，再做做伸展动作。

运动前中后三个阶段都要尽量补充水分。补充水分除了能避免脱水之外，也可以控制体温上升的速度，确保胎宝宝的安全。一般而言，补水原则是运动前喝一杯（大约230毫升）；运动中，每20分钟喝一杯；运动结束后，再喝一杯。如果天气较热（或者潮湿），准妈妈还需要多喝一些。

## 胎教方案

**语言胎教：妈妈听过的故事**

孕妈妈可以开始给宝宝讲故事了，可以先从自己最熟悉的幼儿故事开始讲起。如龟兔赛跑、小红帽的故事、丑小鸭、乌鸦和狐狸、小鲤鱼跳龙门、阿凡提的故事等。这些应该都是孕妈妈小时候常听的故事，通过声情并茂地讲述，不仅能带来愉悦感，还能使孕妈妈回想起自己的童年生活，让孕妈妈感到特别温暖，仿佛一下子回到了自己小时候，躺在爸妈怀里，听着那一个个熟悉亲切、植入记忆的小故事。而如今，自己也变成妈妈了，也将要抱着一个小宝贝，给他讲那些同样的故事，将来在宝宝的记忆里，也会承载着和妈妈一样的最初的爱的讲述。

**抚摸胎教：来自准爸爸的轻柔抚摸**

抚摸胎教不能少了爸爸的参与。在每晚睡觉前，准爸爸都可以轻柔地抚摸胎宝宝身体和头部所在的位置，不仅能使夫妻双方增进亲密感，使感情得到滋润和升华，培养更加浓厚的亲子感情，更重要的是能对胎宝宝的神经和大脑发育产生非常积极的影响。通过对胎宝宝身体或头部的抚摸，能够刺激胎宝宝的运动积极性，促进神经系统的发育，促进大脑网络的拓展，使生出的宝宝更具有运动天赋，更加敏锐和聪慧。

**美术胎教：做一幅独具创意的剪贴画**

感到无聊的孕妈妈，现在动手制作一幅剪贴画吧，不用大费周章，只需要一本彩色杂志，一把剪刀，一瓶胶水，几张白纸，就能让自己的大脑转动起来，制作出一幅独具创意的剪贴画。记得不可以太简单哦，要尽量复杂，新颖，有创意。制作完毕之后，别忘了给胎宝宝讲一讲，妈妈的剪贴画中都包含了哪些元素，妈妈是怎么想出这个小创意的，它具有什么样的创意点，它还欠缺什么。通过这样的小型艺术创作，调动了孕妈妈脑中的想象力和创造力，能够对胎宝宝起到十分积极的影响。

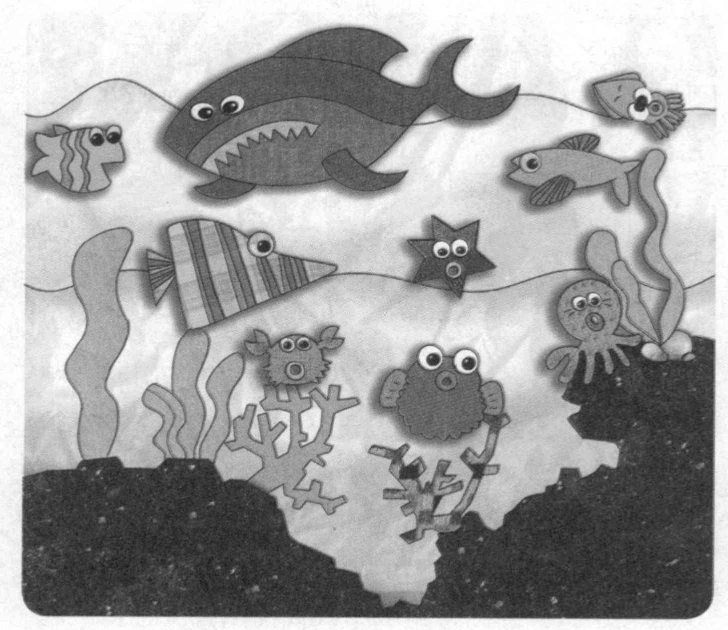

孕前
1周
2周
3周
4周
5周
6周
7周
8周
9周
10周
11周
12周
13周
14周
15周
16周
17周
18周
19周
20周
21周
22周
23周
24周
25周
26周
27周
28周
29周
30周
31周
32周
33周
34周
35周
36周
37周
38周
39周
40周

# 第16周 准备孕妇装

## 胎宝宝的生长发育

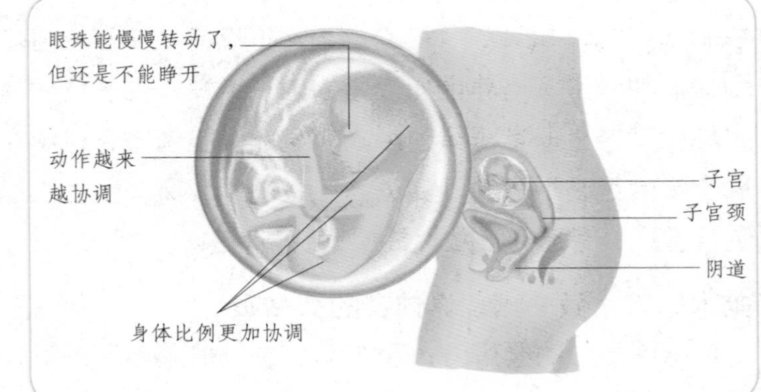


·身长12～15厘米，重120~150克；

·胎宝宝有接近妈妈手掌那么大了；

·神经系统开始工作，肌肉能够因大脑的刺激做出反应了，且动作十分协调；

·循环系统开始正常工作，能够把自己的尿液排到羊水中，但由于尿液是干净无毒的，因此还是会吞咽羊水，进行呼吸练习；

·眼珠开始慢慢转动，但是依旧不能睁开；

·身体比例更加协调，头部只占身体的三分之一了。

## 孕妈妈的身体变化

从本周开始，孕妈妈的子宫将全部软化，富有弹性，重量约有250克了。现在，孕妈妈很容易在肚脐下约8厘米的地方摸到自己的子宫。此时发生流产和死产的概率已经非常低。孕妈妈的体重一共增加了2~4.5千克，不断增大的子宫会使孕妈妈一直感到腰酸背痛，睡眠持续受到影响。从本周起一直到孕20周的这段时间，终于可以让孕妈妈感受到胎宝宝的首次胎动了！所有的孕妈妈都会在这一刻激动不已，并永生难忘。孕妈妈在激动之余，别忘了要记录下首次胎动发生的日期和时间，并在下次产前检查时及时告诉医生，以便使医生对胎宝宝的成长情况进行判断。身体较为敏感的孕妈妈和非首次怀孕的孕妈妈能够较早感受到首次胎动，其他的孕妈妈如果在本周还没发现动静，也不要着急，其实小宝宝早就在子宫内开始频繁动弹了，只是时机未到，宝宝还不想让你那么早就“听”到。

## 生活细节和孕期护理

### 注重乳房清洁

进入孕中期，有的孕妈妈乳头开始出现分泌物了，这时要更加注重对乳房的清洁工作，从而保持乳腺的畅通，增加乳头的韧性，避免患上乳腺炎等疾病。在每天的清洗中，不能用肥皂、沐浴露、酒精等用品，应直接用温水清洁乳房，对于乳头，可以使用较为柔软的毛巾进行轻轻擦拭，祛除乳头表面的死皮，预防乳头过于干燥而发生皲裂。

### 孕妈妈睡觉姿势不当会危害健康

怀孕后，胎儿在母体内不断生长发育。为了满足和适应胎儿的需要，孕妇全身生理功能和解剖结构都会发生一些变化。特别是子宫逐渐增大，子宫的血流量也大大增加。到了临产前，整个腹部几乎都被子宫所占据，这必然对心脏、肺、泌尿器官产生不同程度的推移或挤压。

如果孕妇这时仰卧睡觉，增大的子宫压在子宫后方的下腔静脉上，回心血量减少，造成子宫的供血量明显不足，直接影响胎儿的营养和发育。如果孕妇患妊娠高血压综合征，仰卧位睡觉会影响肾脏的血液供应。如果血流量明显减少，排尿量也会随之减少，孕妇身体内的钠盐及新陈代谢过程产生的有毒物质不能及时排出，将加重妊娠中毒征的病情，出现血压升高、蛋白尿、下肢及外阴部水肿，甚至发生抽搐、昏迷，医学上叫作“子痫”，如果处理不当，将威胁母子的生命安全。

孕妇仰卧，增大的子宫还可能压迫下腔静脉，使回流到心脏的血流量急剧减少，大脑的血液和氧供应也会随之减少，对全身各器官的供血量也明显减少。这时孕妇会出现胸闷、头晕、恶心、呕吐、血压下降等现象，医学上称为“仰卧位低血压综合征”。

同时，孕妇仰卧睡觉还有其他危害，如可能会造成下肢及外阴部静脉曲张、水肿、溃破出血，诱发胎盘早期剥离，突然出现腹痛、阴道及子宫内出血，甚至发生产妇休克，威胁生命或造成胎儿死亡。

孕妇仰卧还会因子宫压迫输尿管，影响尿路的通畅，增加孕妇患肾盂肾炎的机会，有损孕妇的身体健康。

怀孕期间，经常右侧卧也不利于胎儿发育。由于子宫不断增大，使腹内其他器官受到挤压。有时，下腹腔内乙状结肠受挤压，使孕妇的子宫不同程度地向右旋转，从而使维护子宫正常位置的韧带一直处于紧张状态。系膜中营养子宫的血管受到牵拉会影响胎儿的氧气供应，造成胎儿慢性缺氧，严重的还会引起胎儿窒息或死亡。

**孕妈妈左卧位睡眠的 3 个好处**

许多医学专家就孕妇睡姿进行了长期的临床研究后证实：孕妇在妊娠期，特别是妊娠晚期，采取左侧卧位是孕妇的最佳睡眠姿势。

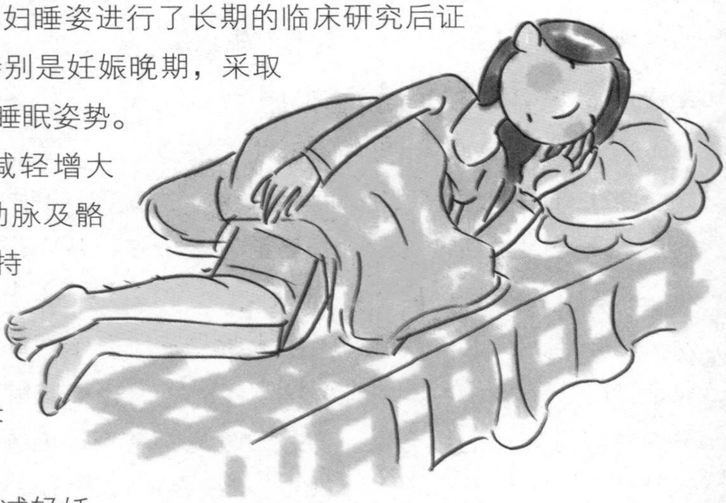

（1）左卧位可以减轻增大的妊娠子宫对孕妇主动脉及髂动脉的压迫，可以维持正常子宫动脉的血流量，保证胎盘的血液供给，给胎儿提供生长发育所需的营养物质。

（2）左侧卧位可以减轻妊娠子宫对下腔静脉的压迫，增加回到心脏的血流量。回心血量的增加，可使肾脏血流量增多，改善脑组织的血液供给，有利于避免妊娠高血压综合征的发生。

（3）在妊娠晚期，子宫呈右旋转程度，由此可减轻子宫血管张力，增加胎盘血流量，改善子宫内胎儿的供氧状态，有利于胎儿的生长发育，这对于减少低体重儿的出生和降低围产儿死亡率有重要意义。特别是在胎儿发育迟缓时，采取左侧卧位可使治疗取得更好效果。

**胎动知多少**

从本周起胎动会陆续出现，最晚到 20 周必会出现，否则就要到医院进行检查，看看是否是胎宝宝的发育出现了问题。通常情况下，在孕 18~20 周，每天的胎动次数开始明显增加，到了孕 28~32 周，是胎动最频繁的时期，过了 32 周，胎动次数又会降低，这是由于胎宝宝的活动空间变小所导致的。胎动次数的多少与胎宝宝的健康状况无关，只要出现得有规律，不过分激烈，也不过分轻柔，就是正常的。如果胎动出现了异常，如突然很激烈和急促，又突然停止，或者突然减少甚至超过 12 小时无胎动，就要及时就医，很有可能是孕妈妈腹部受到强烈撞击、妊娠高血压、脐带绕颈或打结、发育迟缓等情况所导致。现在孕妈妈并不用每日 3 次监测胎动，这是到了孕晚期才要开始进行的工作，除非胎动出现了异常，才需要通过监测胎动次数为诊断提供依据。

**学会区别胎心音和其他的杂音**

一般在孕 16 周的末期即可听到胎心音，这个艰巨任务当仁不让地落在了准爸爸头上。妻子排尿后仰卧床上，两腿伸直，丈夫可直接用耳朵或木听筒贴在医生指定的听胎心部位，仔细地听，即可听到一种节律规则。那种近似钟摆振动的“滴答、滴答”声，就是胎心音。一般每分钟可听到胎心跳动 120 ~ 160 次。每天听一次或数次，每次数 1 ~ 2 分钟胎心音。如发现胎心跳动过快、过慢或不规则，则为胎儿缺氧的警报，应立即就医。

学会区别其他几种声音

（1）脐带杂音：倘若胎儿脐带的血液循环受到某种因素影响受阻时，会引起一种酷似吹风样的声音，即为脐带杂音。它是一种单音，速率与胎心相同，约 15% 的孕妇能听到。

（2）子宫杂音：当血流经过胀大的子宫血管时，可出现一种性质为吹风样，但音调低沉有力的响声。这种子宫血管杂音的速率与孕妇的脉搏速率相同。

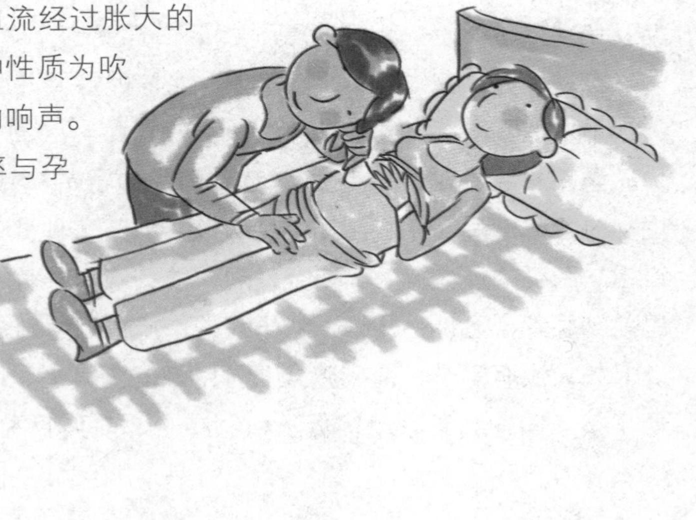

（3）腹主动脉音：孕妇的腹主动脉搏动，亦能产生一种与子宫血管杂音相似

的声音，但这种动脉血管音似敲鼓一样的“咯咯”响，速率与孕妇脉搏相同。

（4）胎动音：胎儿肢体撞击子宫壁时，可引起一种没有一定规律的杂音，且部位多变，时有时无。

**准爸爸与孕妈妈亲密有讲究**

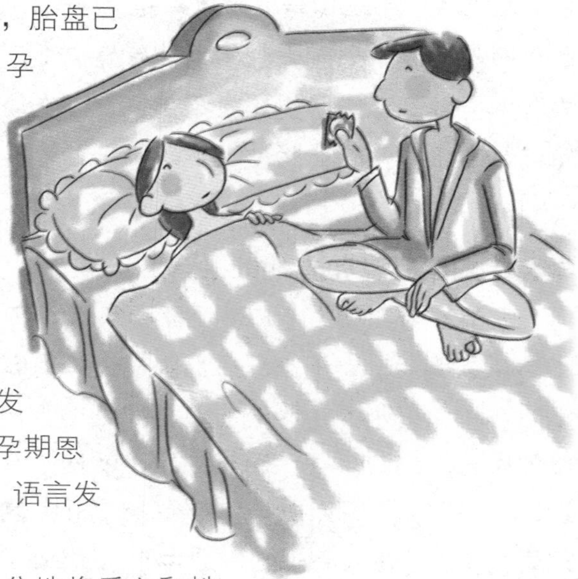

妊娠中期，早孕反应过去了，胎盘已经比较牢固，妊娠进入稳定期，孕妇的心情开始变得舒畅。由于激素的作用，孕妇的性欲有所提高。加上胎盘和羊水的屏障作用，可缓冲外界的刺激，使胎儿得到有效的保护。因此，妊娠中期可适度地进行性生活，这也有益于夫妻恩爱和胎儿的健康发育。国内外的研究表明：夫妻在孕期恩爱与共，生下来的孩子反应敏捷，语言发育早而且身体健康。

妊娠期，舒心的性生活能充分地将爱心和性欲融为一体。丈夫给妻子或者妻子给丈夫亲吻与抚摸，爱的暖流就会传到对方的心田。体贴的性生活又能促进夫妻白天的恩爱，使孕妇的心情愉快，情绪饱满。无形中又起到了情绪胎教的作用。

在妊娠早期一段时间的禁止性交之后，恢复性生活时，丈夫务必将包皮垢及龟头冲洗干净，以避免妻子的阴道遭受病原微生物的侵袭，从而诱发宫内感染。因为，宫内感染是危及胎儿生命的重要诱因。

最后提醒你，妊娠中期的性生活以每周 1 ~ 2 次为宜，切忌让准妈妈劳累。

孕期性生活必须使用避孕套，因为男子的精液中含有大量的前列腺素，性交时可以通过女性的阴道黏膜吸收，参与多种代谢活动，影响局部的循环，产生一系列的反应。医学研究发现，前列腺素共有 13 种，在人体内各种类型的前列腺素含量也不一样，对子宫的作用也因为妊娠而有所区别。

如果没有受孕，前列腺素 E 可以抑制子宫生理性收缩，使子宫肌肉松弛，便于精子向输卵管移动，促进精卵结合，前列腺素 F 对子宫虽然也有收缩作用，但含量较少。而女子受孕期间，情况就不一样了，有资料显示无论是前列腺素 E 还是前列腺素 F 对子宫的收缩作用都明显增强，使子宫发生剧烈收缩，所以不少孕妇在性交后会有腹痛的现象。如果孕中期频繁进行性交，则子宫经常收缩，就有导致流产的危险。

因此，医学家告诫人们：在妊娠中期孕妇要注意节制性生活，而且为了进一步安全，最好使用避孕套，避免精液流入阴道，既可以防止男性将一些病菌传染给孕妇，又可以避免前列腺素引起的子宫收缩。

**孕妈妈乳头内陷的护理好矫正**

一对丰满挺拔的乳房是孩子出生后能够得到充分乳汁的健康保障。如果乳头已经凹陷，怀孕后不采取措施，分娩后乳房胀满，婴儿吮吸困难，乳汁大量积聚在乳房中，很容易引起乳腺炎。

正常的乳头为圆柱形，突出于乳房平面。如果乳头内陷，产后哺乳可能发生困难，甚至无法哺乳，乳汁淤积，引发感染而发生乳腺炎。故乳头内陷者，应该于妊娠 18 ~ 24 周时开始设法纠正。

做法是以双手大拇指置于靠近凹陷乳头的部位，用力下压乳房组织，然后逐渐向乳晕的位置向外推，每日清晨或入睡前做 4 ~ 5 次，待乳头稍稍突起后，再捏住乳头颈部向外来回牵拉，使乳头凸起，每日 2 ~ 3 次，每次 10 ~ 15 分钟，一般经过 1 ~ 3 个月的矫正即可治愈。

在做上述治疗时，还要注意将双手和乳房清洗干净，手法宜轻柔，以免造成乳头感染和损伤。对乳头短小者，可每日按摩乳头 2 ~ 3 次，每次 10 ~ 15 分钟，通过增加局部血液循环而促使乳头发育。矫治初期以每次 5 ~ 10 分钟为宜，之后逐渐增加按摩时间。按摩时一旦出现腹部明显疼痛或不适，应及时停止按摩，这种现象的发生可能与按摩刺激引发的子宫收缩有关。为防止发生早产，妊娠36周后应避免过度刺激乳头。通过适时矫治，大多数妈妈都能在分娩后为宝宝进行母乳喂养。

## 饮食与营养

### 对胎宝宝大脑有益的特殊物质

进入孕中期，胎宝宝的大脑开始加速发展，对胎宝宝大脑功能起着特殊作用的三种营养物质，需要开始进入孕妈妈的视野，适当地对这三种物质进行补充，能让胎宝宝具备更加优秀的脑功能。

1 DHA和EPA。即二十二碳六烯酸和二十碳五烯酸，有优化胎宝宝大脑锥体细胞膜磷脂构成成分的作用，随着胎宝宝神经元的增长，对这两种物质的需求也会不断增多。因此孕妈妈要多吃海产品；或直接遵照医嘱服用专门的DHA和EPA营养制剂，同时搭配一些含有高蛋白和钙质的食物，如豆腐、牛奶、豆浆、鸡蛋等，可以提高吸收率。

2 GA。即神经节苷脂，具有促使大脑在记忆和认知过程中能够更快、更多地储存信息的作用，使胎宝宝出生后的感觉更加灵敏，思维更加敏捷，记忆系统的容量扩大，记忆时间也更长久。因此孕妈妈多吃海鱼、牡蛎、蛏子等食物，或含有GA的营养制剂或孕妇奶粉等，均能有效补充GA。

### 孕中期孕妈妈每日膳食构成

进入孕中期，孕妈妈的营养需求在不断增加，每日摄入的食物总量也随之增加，到底该怎么吃，吃什么，吃多少，才能满足每日的营养所需，又不让自己增重过快呢？请孕妈妈参看下面这个表格。

| 食物种类 | 每日摄入量参考 | 举例 |
|---|---|---|
| 主食类食物 | 300~500克 | 大米、小米、糙米、紫米、黑米、馒头、面条、包子、饺子等 |
| 蔬菜类食物 | 500~750克 | 大白菜、小白菜、油菜、洋葱、菜花、萝卜、胡萝卜、山药、南瓜、冬瓜、莲藕、芹菜、番茄、青椒、莴笋、绿豆芽、扁豆、蘑菇等 |

| 食物种类 | 每日摄入量参考 | 举例 |
| --- | --- | --- |
| 水果类食物 | 100~200克 | 苹果、橘子、橙子、葡萄、草莓、西瓜、木瓜、香蕉、甘蔗、菠萝、枣、石榴、李子、杨梅、乌梅等 |
| 肉蛋类食物 | 100克左右 | 猪肉、羊肉、牛肉、鸡肉、鹌鹑肉、鹅肉、鱼肉、鸡蛋、鸭蛋、鹌鹑蛋等 |
| 豆类食物及其制品 | 50克左右 | 黄豆、红豆、绿豆、青豆、黑豆、豆腐、豆浆、豆制品等 |
| 奶类及其制品 | 250~500克 | 牛奶、酸奶、奶粉、奶酪等 |
| 动物肝脏 | 50克左右，每周食用1~2次 | 猪肝、羊肝、鸡肝、鹅肝等 |

## 胎宝宝视力发育的关键营养素

1 维生素A。众所周知，维生素A是维护人体视力正常的最主要的营养物质，对胎宝宝也一样，孕妈妈多补充维生素A，可避免胎宝宝眼部畸形，或患上先天性白内障。孕妈妈可以通过多吃苹果、胡萝卜、南瓜、牛奶、动物肝脏、鱼类等食物补充维生素A。同时可以搭配摄入一些脂肪、维生素E和卵磷脂，以提高维生素A的吸收率。但也要注意不可摄入过量，否则容易导致胎儿出现先天性异常，如唇裂、腭裂、脊柱裂、无脑、脑积水、血管异常或耳部、眼部、泌尿系统出现异常等。

2 B族维生素。其中的维生素$B_1$和维生素$B_2$是视觉神经的营养来源之一，孕妈妈可以主要从谷物类食物和海鲜类食物中补充。

3 α-亚麻酸。它是组成胎宝宝视网膜细胞的重要物质，能促进视网膜中视紫红质的生成，提高胎宝宝的视力水平，孕妈妈可从坚果类食物中摄取。

4 牛磺酸。能提高视觉功能，促进视网膜发育并保护视网膜，孕妈妈可通过牡蛎、海带等食物进行补充。

## 孕妈妈补血饮食推荐

### 1. 黑豆

我国古时向来认为吃豆有益，多数书上会介绍黑豆可以让人头发变黑，其实黑豆也可以生血。黑豆的吃法随个人喜好，如果是在产后，建议用黑豆煮乌鸡。

### 2. 发菜

发菜的颜色很黑，不好看，但发菜内所含的铁质较高，用发菜煮汤做菜，可以补血。

### 3. 胡萝卜

胡萝卜含有很高的 B 族维生素、维生素 C，同时又含有一种特别的营养素——胡萝卜素，胡萝卜素对补血很有益处，用胡萝卜煮汤，是很好的补血汤饮。不过许多人不爱吃胡萝卜，那就把胡萝卜榨汁，加入蜂蜜当饮料喝。

### 4. 面筋

这是种民间食品。一般的素食馆、卤味摊都有供应，面筋的铁质含量相当丰富，而补血必须先补铁。

### 5. 金针菜

金针菜含铁数量最大，比大家熟悉的菠菜高了 20 倍，铁质含量丰富，同时金针菜还含有丰富的维生素 A、维生素 $B_1$、维生素 C、蛋白质、脂肪等营养素。

### 6. 龙眼肉

龙眼肉就是桂圆肉，任何一家超市都有售。龙眼肉除了含丰富的铁质外还含有维生素 A、B 族维生素和葡萄糖、蔗糖等。补血的同时还能治疗健忘、心悸、神经衰弱和失眠症。龙眼汤、龙眼酒之类也是很好的补血食物。

### 7. 萝卜干

萝卜干本来就是有益的蔬菜，它所含的 B 族维生素极为丰富，铁质含量也很高。所以它是最不起眼、最便宜，但却是最好的养生食物，它的铁质含量除了金针菜之外超过一切食物。

| 妊娠贫血的7道食疗粥品 | |
|---|---|
| 牛乳粥 | 粳米100克煮粥，将熟时加入鲜牛奶约200毫升，食之。可辅助防治妊娠贫血 |
| 甜浆粥 | 用鲜豆浆与粳米100克煮粥，熟后加冰糖少许，可辅助治疗贫血 |
| 鸡汁粥 | 先将母鸡一只煮汤汁，取汤汁适量与粳米100克煮粥食。孕妇常食，可辅助防治贫血症 |
| 香菇红枣 | 取水发香菇20克，红枣20枚，鸡肉（或猪瘦肉）150克，加姜末、葱末、细盐、料酒、白糖等，隔水蒸熟，每日1次。常食，可辅助治疗妊娠贫血 |
| 大枣粥 | 大枣10枚、粳米100克，煮粥常食，对防治妊娠贫血有一定作用 |
| 芝麻粥 | 黑芝麻30克，炒熟研末，同粳米100克煮粥食之。孕妇常食，能辅助治疗妊娠贫血 |
| 枸杞粥 | 枸杞子30克，粳米100克，煮粥。孕妇常食，可辅助治疗妊娠贫血 |

## 孕期几种有益食物

1. 鹌鹑

俗话说："要吃飞禽，鸽子鹌鹑"。鹌鹑肉、蛋，味道鲜美、营养丰富。鹌鹑肉是典型的高蛋白、低脂肪、低胆固醇食物，适合孕妇和中老年人以及高血压、肥胖症患者食用。鹌鹑的药用价值也很显著，其中所富含的卵磷脂和脑磷脂是高级神经活动不可缺少的营养物质，具有健脑的作用。因此准妈妈食用这种食物，有助于胎儿大脑发育。枸杞子和鹌鹑同时炖熟服用，具有养神益智的功效。

2. 海产品

海产品可为人体提供易被吸收的钙、碘、磷、铁等无机盐和微量元素，对于大脑的生长、发育及防治神经衰弱症，有着极好的效用。紫菜可以烧制各种配料的汤，海带则可以烧、炒、煮，以及与各种肉食、蔬菜同时烹调，味道鲜美。

3. 芝麻

芝麻，特别是黑芝麻，可通肠胃、舒血脉、润肌肉，具有补气、强筋、健脑的效果。黑芝麻含有丰富的钙、磷、铁，同时含有19.7％的优质蛋白质和近10种重要的氨基酸，这些氨基酸均是构成脑神经细胞的主要成分，必须随时进行补充。芝麻的食用方式较多，炒熟后研末，加入盐和焙过的花椒粉后可夹馍、调面条，还可拌凉菜或蒸成花卷，制成芝麻酱。经常食用，具有补血、养发、润肠、生津、通乳等功效。

4.黑木耳

每100克黑木耳含糖量高达65.5克，含钙量高于紫菜，含铁量高于海带。所含胶质可以把残留在消化系统的灰尘和杂质吸附集中起来排出体外，从而起到清胃涤肠的作用，还具有消化膳食纤维一类物质的特殊辅助功能。黑木耳具有滋补、益气、养血、健胃、止血、润燥、清肺、强智等疗效，可用于滋补大脑和强身，还可以和其他菜肴配合烹调。黑木耳炖红枣，具有止血、养血的功效，是孕、产妇的极佳补养品。黑木耳和黄花菜共炒，可收到补上加补之效。

## 维生素制剂和蔬菜不能互相代替

蔬菜是人体所需维生素的主要来源之一，有色蔬菜含有丰富的维生素。然而，生活中很多人吃蔬菜比较少，企图通过吃维生素制剂来补充，也有人认为蔬菜中含有丰富的维生素，只要多吃蔬菜就没必要吃维生素制剂。

一方面，维生素制剂不能代替蔬菜。因为蔬菜中的维生素是按照一定比例存在的天然成分，而维生素制剂大多是人工合成，两者在性质上有所差别。蔬菜是多种维生素的集合体，而维生素制剂多是成分单一。蔬菜中还含有一些不是维生素，但对人体的作用与维生素类似，如生物类黄酮、叶绿素等，且蔬菜中还含有矿物质、微量元素、碳水化合物、膳食纤维等非维生素类营养成分，所以蔬菜对健康的作用更全面。因此，想用维生素制剂代替蔬菜几乎是不可能的。在吃蔬菜比较少时，服用维生素C或同时服用其他维生素的做法，只是权宜之计，就获得全面均衡营养而言，吃蔬菜水果远比吃维生素制剂重要。

另一方面，蔬菜也不能代替维生素制剂。这是因为：第一，不是所有蔬菜都富含维生素C，除非你精心选择绿色、红色、紫色的蔬菜和水果，否则就很难满足每天需要的100毫克维生素C。第二，维生素C是水溶性的，所以在洗菜时，很容易丢失；维生素C怕高温，烹调时温度过高或加热时间过长，蔬菜中的维生素C就会被大量破坏；维生素C还容易被空气中的氧气氧化，蔬菜水果存放的时间越长，维生素C受损就越多。所以除非用精确的烹调方法，否则即使选择上述有色蔬菜，也很难满足每天的人体需要。所以除依赖蔬菜、水果之外，适量摄入维生素制剂还是有益的。

## 孕妈妈食谱推荐

### 牡蛎南瓜羹

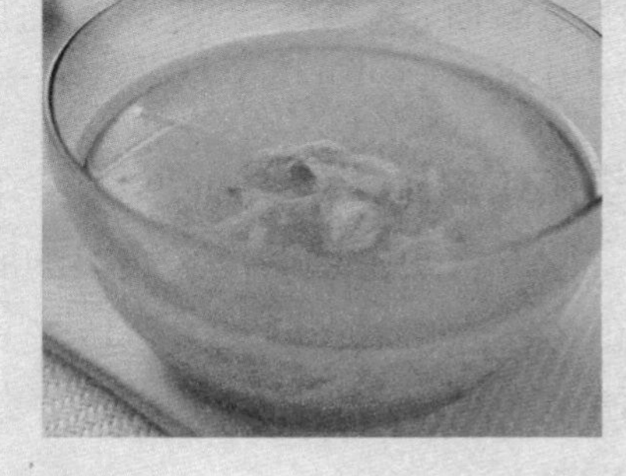

**材料** 南瓜400克，鲜牡蛎250克，盐、味精、葱、姜各适量。

**做法** ❶ 南瓜去皮、瓤，洗净，切成细丝；牡蛎洗净，切成丝；葱、姜分别洗净，切丝。❷ 汤锅置火上，加入适量清水，放入南瓜丝、牡蛎丝、葱丝、姜丝，加入盐调味，大火烧沸，改小火煮，盖上盖熬至羹状关火，放入味精搅匀即可。

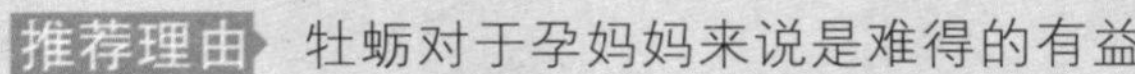

**推荐理由** 牡蛎对于孕妈妈来说是难得的有益食品，富含大量的锌、铁等营养物质，能够对胎宝宝的重要器官——大脑和视神经的生长起到非常有益的促进作用。

### 红薯蛋奶粥

**材料** 大米、红薯各50克，鸡蛋1个，牛奶100克，白糖3克，葱花少许。

**做法** ❶ 大米洗净，用清水浸泡；红薯洗净切小丁；鸡蛋煮熟后切碎。❷ 锅置火上，注入清水，放入大米、红薯煮至粥将成。❸ 放入鸡蛋、牛奶煮至粥稠，加白糖调匀，撒上葱花即可。

**推荐理由** 蛋黄对胎宝宝非常有益，含有卵磷脂、维生素A、维生素$B_2$、维生素$B_{12}$、维生素E和铁等物质，能够促进胎宝宝的大脑和视神经发育；红薯则能够帮助孕妈妈静心安神，去火，降低血压。

## 阳光“孕”动

### 孕中期适度游泳好处多

此时，孕妈妈可以选择更多的运动方式了，游泳就是一个不错的选择，不但能够帮助孕妈妈达到有氧健身的目的，消耗掉身体中更多的热量，还能够使孕妈妈的身体得到放松，情绪得以释放，减轻诸多孕期不适感，如腰酸背痛、便秘、腹中、静脉曲张等，并能对胎宝宝的发育起到促进作用。孕妈妈可以每周进行 1~2 次游泳运动，每次不超过 1000 米，运动强度一定要控制好，不宜过大，以运动结束后 10 分钟内能够恢复到锻炼前的心跳速度为宜。此外，孕妈妈还要注意游泳池及周边环境的卫生条件和温度，一定要选择定期消毒的泳池，最好是恒温的室内游泳池。有流产史和患有习惯性流产、阴道出血、心脏病、妊娠高血压综合征、腹痛等病症的孕妈妈不适合游泳，可以选择其他更为平缓的运动方式。

### 孕妈妈瑜伽

进入孕中期后，孕妈妈的肚子会迅速开始增大，此时，孕妈妈宜多进行训练下肢、腰背肌肉量，以及身体平衡性的体位练习，以增强对日益增大的腹部的支撑力。

1. 手臂伸展式

①挺直腰背，双腿自然散盘，双手放到膝盖上，掌心向上，示指和拇指相触。吸气，双手前平举，掌心向下。

②呼气，双臂左右打开，侧平举，指尖向上翘起。

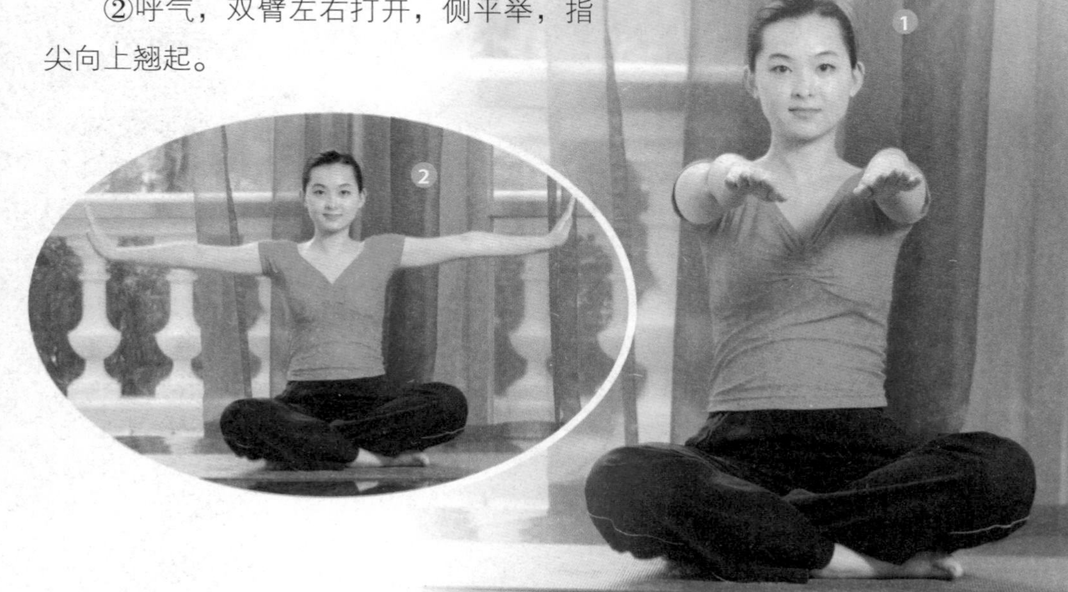

③保持自然的腹式呼吸，将手臂伸直，从前向后旋转3圈，再从后向前旋转3圈。呼气，恢复到起始姿势，稍作休息。

功效：此练习可灵活肩部，扩张胸部，增加氧气的吸入量。同时可使手臂的肌肉紧实，使身体更为强壮，为孕中期体重增加做好准备。

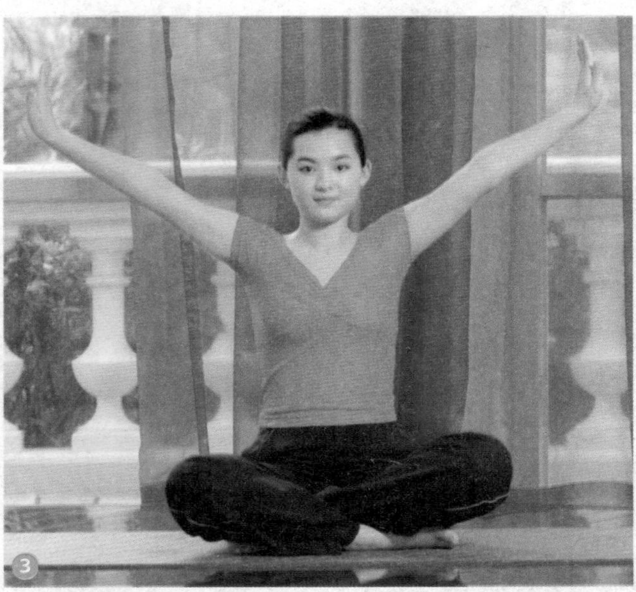

2. 树式

①直立，两脚并拢，两手掌心向内，自然下垂。

②将右脚脚掌贴在左小腿内侧，膝盖向右侧打开，挺直腰背，保持平衡。

③双手合十在胸前。

④吸气，双手高举过头顶，保持此姿势2～3个呼吸；再呼气时，恢复到起始姿势，稍作休息，做另一边。

功效：此练习可放松髋部，补养和加强腿部、背部的肌肉，改善体态，锻炼小脑，加强稳定性。

安全提示：孕妇在做此练习时一定要保持身体的平衡，以免摔倒发生意外。

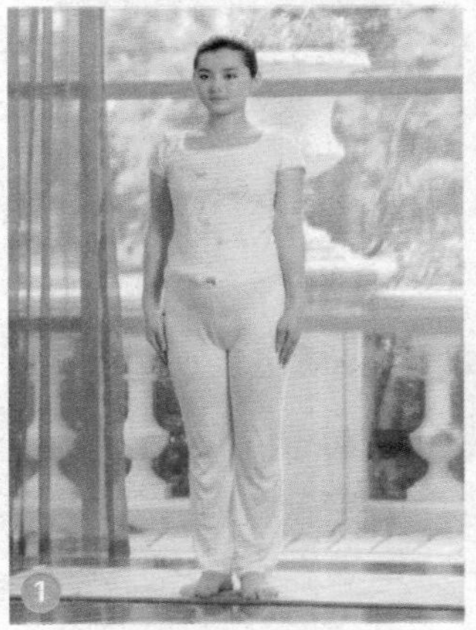

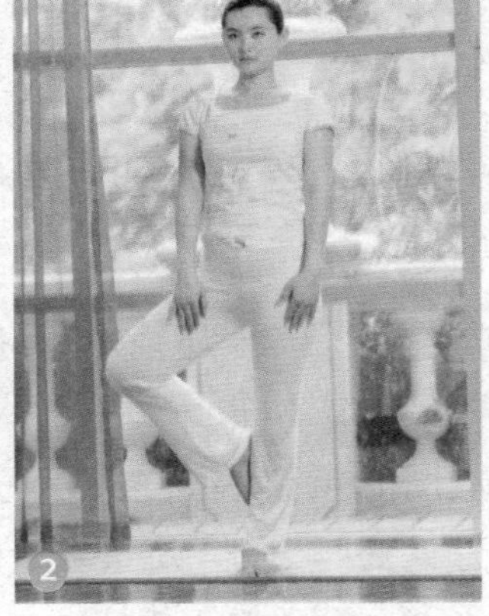

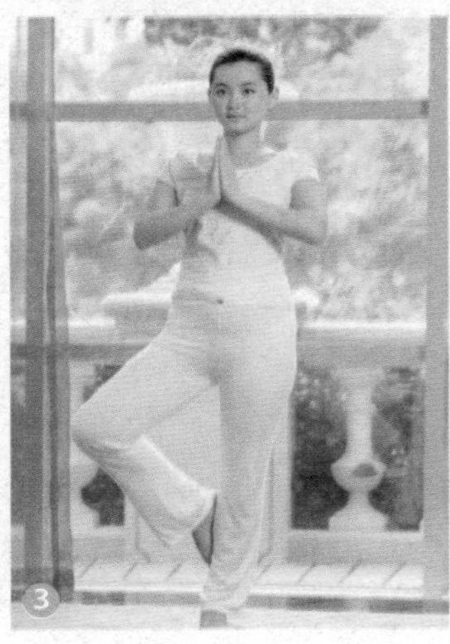

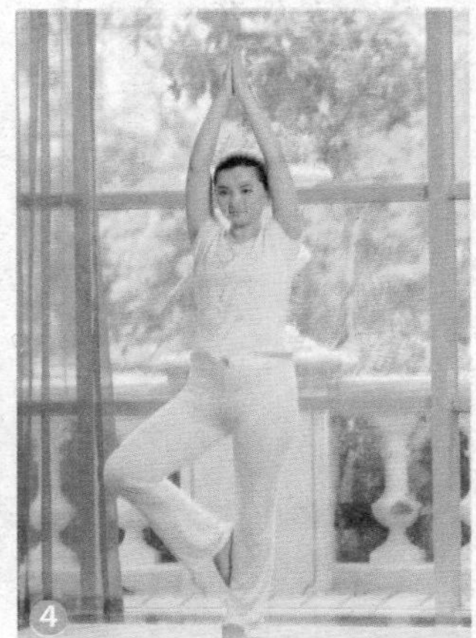

## 胎教方案

### 美术胎教：拿笔画画胎宝宝

孕妈妈是否无数次在梦中和冥想中勾画过胎宝宝的模样呢，现在就拿起画笔，画一画你认为可能的胎宝宝的长相吧。可以画一幅，也可以画多幅，顺便拿给准爸爸参考一下，看看他觉得哪个最像他心目中的宝宝。当然，孕妈妈最好从实际出发，结合自己和准爸爸的相貌特征，进行较为实际的描绘。无论画得多么简单抽象，或多么活灵活现，这都是孕妈妈的杰作。画好以后，再给这幅画上一上色，然后张贴在房间里，孕妈妈每天可以多看看画上宝宝的样子，没准儿生出来的宝宝真的就和妈妈想象的一样呢！

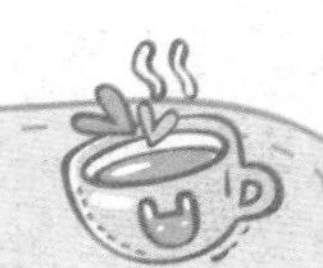

Q：去拍“孕味艺术照”时，孕妈妈能化妆吗？

A：最好不要化妆，最多稍稍上一点儿淡妆即可。如果要化妆，最好使用自带的化妆品，避免将影楼化妆品中的有毒化学物质，以及经多人使用后所沾染的细菌带入孕妈妈体内，危害胎宝宝的健康。此外，孕妈妈最好使用孕妇专用的化妆品。

### 情绪胎教：把高兴事儿拿出来跟宝宝分享

孕妈妈每天要尽量保持好心情，以免糟糕的情绪在体内产生有害物质，威胁胎宝宝的健康。为了让胎宝宝能够更多地感受到妈妈的好心情，从而更加健康茁壮地成长，孕妈妈要尽可能地把一天中遇到的所有高兴事儿都拿出来跟宝宝分享一番，可以用冥想的方式细细在心中回味，也可以用讲述的方式，声情并茂、手舞足蹈地讲给宝宝听，妈妈的心情越是发自内心地愉悦，胎宝宝的大脑就越能受到更多的积极因素的刺激，从而发育得更好。

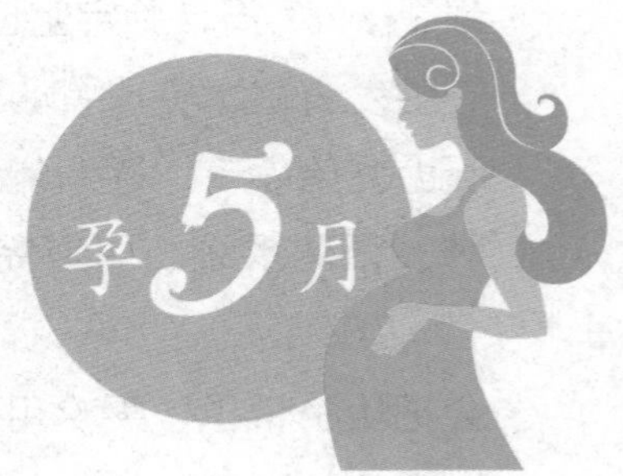


# 宝宝胎动妈妈心动

孕 5 月，辛苦的孕程已经过去了差不多一半的时间。这个时期，孕妈妈的肚子越来越大，接近典型孕妈妈的体形，身心也都处于稳定期。旅游、探亲等计划孕妈妈都可以开始进行，但仍要注意体形变化给生活带来的不利，做好孕期保健工作。

孕前
1周
2周
3周
4周
5周
6周
7周
8周
9周
10周
11周
12周
13周
14周
15周
16周
17周
18周
19周
20周
21周
22周
23周
24周
25周
26周
27周
28周
29周
30周
31周
32周
33周
34周
35周
36周
37周
38周
39周
40周

# 第17周 肚子越来越明显

## 胎宝宝的生长发育

- 身长12~15厘米，重140~170克；
- 到了孕17周，胎宝宝已经有一只梨那么大了，本周生长速度有所减慢；
- 心脏发育基本完成，心跳每分钟约140次；
- 听力开始发育，逐渐能够听到宫内和外界的声音了；
- 肺、循环系统、尿道完全进入正常工作状态，能够不断地吸入和呼出羊水了；
- 会把玩脐带了，喜欢用手拉或抓住脐带玩耍；
- 出现褐色脂肪；
- 动作幅度加大，胎动越来越强烈。

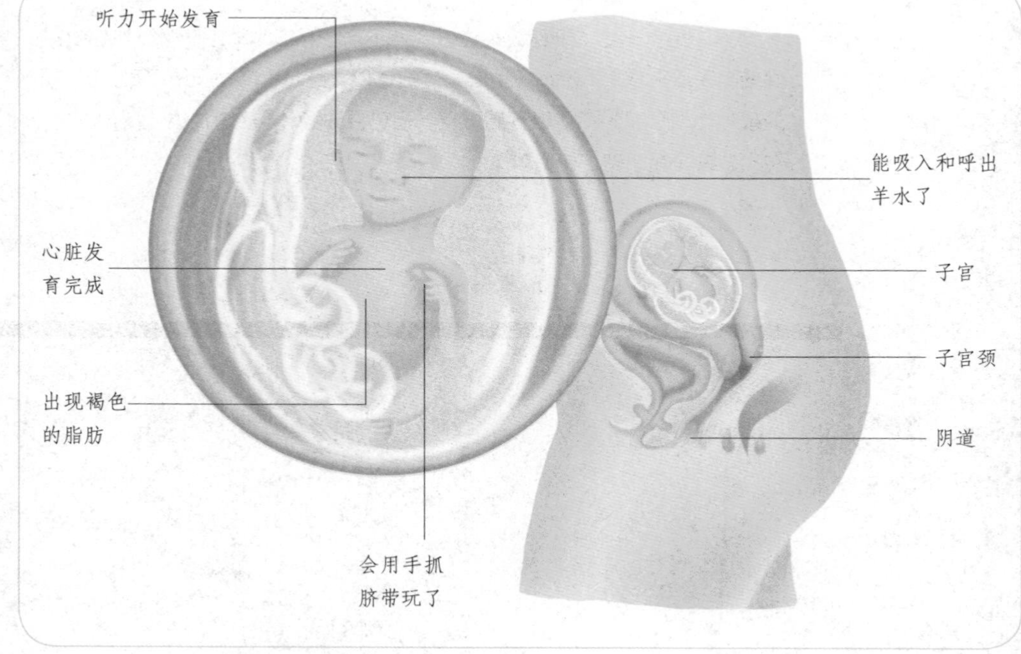

## 孕妈妈的身体变化

到了本周，子宫开始变得近似球形，已经达到腹腔并开始向上、向侧边推挤肠道。现在孕妈妈已经可以在肚脐下方 4~5 厘米处摸到子宫了。子宫并不总固定在同一个位置上，它是依附在子宫颈周围的，会做较小幅度地移动。

在本周，孕妈妈的腹部突出得更加厉害，孕妈妈必须穿上有弹性的衣服或宽松的孕妇装才会觉得舒适。部分孕妈妈的胎动逐渐增多，胎宝宝的活动能力增强了，让孕妈妈感到欣喜。孕妈妈有时会感到腹部一侧有轻微的触痛，这是正常的，因为随着子宫的迅速增大，子宫两侧的韧带以及骨盆也在生长变化，以适应胎宝宝的成长。此外，孕妈妈还会出现鼻塞、鼻黏膜充血或出血等症状，这是由内分泌所导致的，孕妈妈不要自行滥用药物，这种不适会随着妊娠月份的增长而逐渐减轻。但若是严重的鼻出血，则可能是妊娠高血压综合征导致的，孕妈妈要及时到医院进行检查和治疗。

## 生活细节和孕期护理

### 每天都睡个午觉

进入孕中期，越来越重的“腹”担以及各种不适，容易造成孕妈妈睡眠质量下降，甚至是失眠。即使是睡眠正常的孕妈妈，也应保证每日中午半小时至 1 小时的睡眠时间。这样能够补充更多的精力和能量，给胎宝宝创造更有利的生长环境。无论孕妈妈处在哪个季节，都要保证睡个舒舒服服的午觉，平时感到困乏了，即便不到午睡时间，也可以稍微眯一会儿，适时解除疲劳。

### 情绪和胎动的关系

在正常情况下，胎宝宝的胎动过多并不是坏事，还预示着孩子在出生后能够更快地掌握坐、爬、抓、握等能力。但是，如果是由于孕妈妈情绪紧张、不安、愤怒、消极、抑郁等因素而造成的胎动过多，则会对胎宝宝造成很大影响，使胎宝宝的体能消耗过多，长此以往，很容易造成身体发育不足，出生时体重较轻，并容易产生消化系统等方面的功能紊乱。因此孕妈妈一定要调整好自己的情绪，千万不要忽视自己的情绪问题，以免追悔莫及。

### 准爸爸可以开始听胎心音了

从本周开始，准爸爸可以每天通过听诊器或胎心仪测听胎心音了。首先，孕妈妈要将尿液排空，仰卧躺在床上，准爸爸将听诊器或胎心仪的听筒放在孕妈妈肚脐与耻骨之间，就能听到类似钟表所发出的“滴答”声，那就是胎心音了。如果没能在本周听到胎心音，准爸爸和孕妈妈也不要着急，过两周再试试。准爸爸听到的心跳应在每分钟 120~160 次之间，若超出这个范围，或是跳动不规则，则说明胎宝宝情况异常，应马上就医进行诊断，很有可能出现了宫内缺氧等问题。到了 24 周以后，测听胎心音的位置就会变得不固定起来，需要准爸爸四处寻找。如果胎宝宝头朝上，就要在孕妈妈腹部中间的两侧寻找，如果头朝下，则可在下腹部的两侧找到。

**孕期如何挑选护肤品**

专家提出，孕妈妈要想实现胎儿的健康，并让自己拥有完美肌肤并非不可兼得。因为孕期的皮肤问题会有很多，况且孕妈妈的年龄一般都在 30 岁左右，皮肤的质量已开始走“下坡路”，如果此时不能好好护理，皮肤很可能借机下滑。鉴于孕期的特殊性，孕妈妈在选择护肤产品时一定要慎重，孕期选择的护肤品一定不要含有激素类的和对胎儿有害的化学成分。所以最好选择性质温和的纯植物的产品。中医上又讲凉性植物不适合孕妈妈，所以在选择时也要注意。另外，含有维生素 E 的护肤品对孕妈妈比较好。

另外，怀孕期间肌肤黑色素本来就比较活跃，孕妈妈的肌肤又对光特别敏感，因此防晒就成为孕期护肤的一项必修课，所以即使在秋冬季节也要涂抹无刺激性的防晒霜，出门最好有遮阳伞。选择防晒产品时应选择纯物理防晒产品，比如含有二氧化钛或氧化锌成分的防晒产品。这类产品通常不会造成皮肤过敏，安全性高，效果也好。

**孕妈妈可以坐飞机吗**

根据航空公司的乘机规定，以下孕妈妈也是可以乘坐飞机的。

怀孕不足 8 个月的孕妈妈，除医生诊断不适应者外，均可以与一般旅客一样乘机。

怀孕超过 8 个月但不足 9 个月的孕妈妈乘机，应办理乘机医疗许可。该乘机医疗许可应在乘机前 7 天内签发有效。

另外因为高空有电离辐射，有气压的改变，这些可能会导致早产的发生。所以下面几种孕妈妈航空公司一般不予承运。具体包括：怀孕 35 周及以上

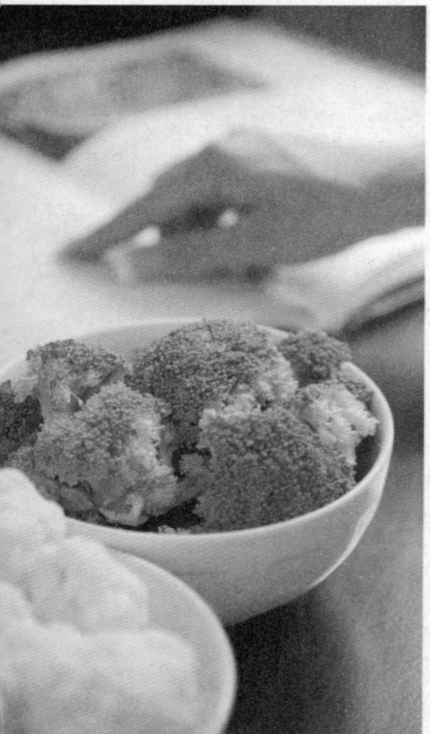

虽然怀孕后孕妈妈对营养的需求增大，但也不宜摄取过多的热量，以免引起肥胖，注意对多种蔬菜的摄入。

者；预产日期在4周以内者；预产期临近但无法确定准确日期者；已知为多胎分娩或预计有分娩并发症者。

## 饮食与营养

### 孕妈妈不要进食两个人的饭

因为孕妈妈每天需要满足自身和胎宝宝的双重营养需求，所以，一些人就片面地理解为孕妈妈是“一人吃两人的饭”，更有一些孕妈妈以“填鸭式”进食，其实这是不正确的。

有些孕妈妈认为蛋白质的摄取十分重要，于是在均衡膳食的基础上盲目补充蛋白质粉。结果，过多的蛋白质摄入后容易转换成脂肪，从而造成孕妈妈肥胖，而且蛋白质的过度分解和排出也加重了肾脏负担。

有些孕妈妈在怀孕期间猛吃水果，以为可以补充各种维生素，还能让孩子皮肤变白，实际上这会使孕妈妈过胖，而且影响其他食物的吸收，造成营养不良。

孕妈妈应在充足营养但不过剩的前提下保持膳食的平衡。而且孕妈妈的膳食要多样化，尽可能食用天然食品，少食高盐、高糖及刺激性食物。另外，孕妈妈适当多吃点富含维生素和叶酸的新鲜果蔬，不仅是自身和胎儿营养所需，而且可防新生儿神经管畸形。

### 全面补钙

胎宝宝即将迎来高速成长期，因此孕妈妈要提早开始补钙的工作。如果孕妈妈缺钙，易导致骨质软化、腿抽筋、牙齿松动、四肢无力、关节疼痛、风湿痛、头晕、骨盆疼痛、盆骨畸形、妊娠高血压综合征等不适病症，还会使胎宝宝的智力、神经系统、骨骼等处发育不全，造成天生的缺陷。

在孕中期，孕妈妈每天需要摄取1000毫克左右的钙质，可以主要从牛奶或酸奶中摄取，也可多吃富含钙质的食物。但是要注意，不要空腹饮用牛奶或酸奶，以免造成胃部不适。如果钙质特别缺乏，可以遵照医嘱服用适量的钙片，但切不可过量补充，否则容易造成分娩时难产。此外，在补钙的过程中也要注意影响钙质吸收的一些因素。如补钙同时要注重补磷，能够促进钙质的吸收；补钙和补铁要分开，否则会相互影响吸收率，最好间隔 1 小时以上；多晒太阳，得到足够的维生素 D，促进钙质吸收；不将富含钙的食物与富含草酸的食物一同食用，如菠菜、茭白、竹笋、葱等，这些食物容易造成钙质的流失。

### 补充卵磷脂

卵磷脂的营养价值和蛋白质、维生素齐名，它是脑神经细胞间信息传递介质的重要来源，能够促进胎宝宝大脑细胞和神经系统的健康发育，扩充脑容量，是胎宝宝成长中必需的健脑营养素。孕妈妈每天需要补充 500 毫克左右的卵磷脂，可以通过食用黄豆、蛋黄、核桃、芋头、蘑菇、山药、黑木耳、谷物类食物、芝麻、葵花子、动物肝脏和骨髓等食物摄取。

### 营养制剂无法取代天然食材

蔬菜、水果、肉类、鱼类、蛋类、谷物类、菌菇类等新鲜、天然的食材，是孕妈妈摄取营养物质的主要来源，它们是不能被营养制剂所取代的。因为人工合成的营养元素远远不能取代天然的营养物质，二者的活性和利用率有很大区别，孕妈妈若光靠某种、某几种甚至全部的营养制剂进行机械地补充，很容易降低吸收率，影响营养结构的全面性，反而更易造成营养不良。比如，蔬菜和水果，除富含维生素外，还含有类黄酮、叶酸、矿物质、纤维素等多种营养物质，可以同时补充多种营养，而维生素制剂品种单一，不能保证营养的全面。当然，在孕妈妈食用天然食材补充营养的同时，若发现自身缺乏个别种类的营养素，可以通过营养制剂进行查缺补漏式的补充。但是营养制剂是决不能取代天然食材而被用来食用的。

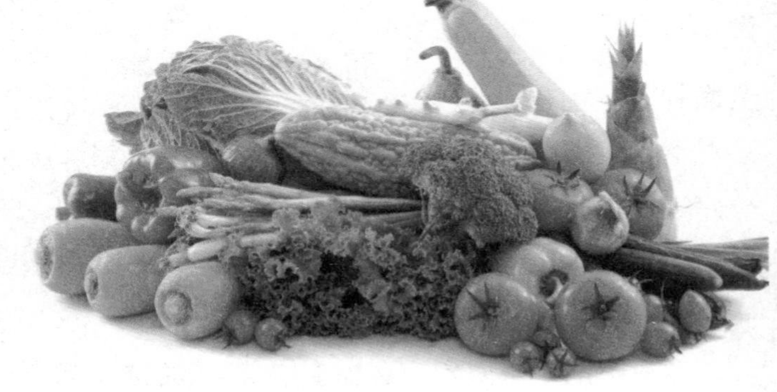

## 孕妈妈食谱推荐

### 松仁玉米

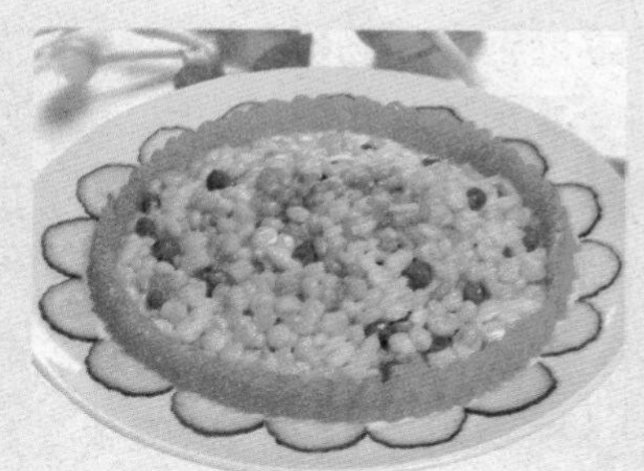

**材料** 熟松子仁100克，熟葵花子仁50克，甜玉米200克，胡萝卜50克，青豆50克，盐、油、蜂蜜、水淀粉各适量。

**做法** ❶将胡萝卜洗净切成小丁，青豆洗净备用。❷将水倒入锅中烧沸，放入甜玉米焯至熟，捞出沥干水分备用。❸将油倒入锅中烧热，放入松子、葵花子炒香。❹放入甜玉米、胡萝卜、青豆炒熟，放入盐炒匀。❺最后将蜂蜜和水淀粉混合，倒入锅中勾芡，再稍翻炒即可。

**推荐理由** 松子仁富含钙质和蛋白质，葵花子仁富含卵磷脂、钙质和蛋白质，二者都能够促进胎宝宝大脑和骨骼的发育，玉米能够有助减退孕妈妈的妊娠斑，还能开胃通便，预防妊娠便秘。

### 醋香猪蹄

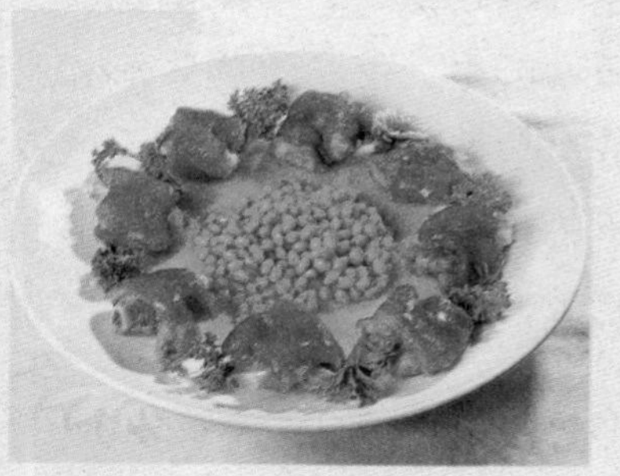

**材料** 猪蹄200克，黄豆150克，醋80毫升，葱段、姜丝、盐各适量。

**做法** ❶猪蹄处理干净，剁成小块；黄豆泡好备用。❷锅置火上，注水适量，放入猪蹄大火煮至熟烂。❸放入黄豆、姜丝、葱段，倒入醋，调入盐，续煮5分钟即可。

**推荐理由** 猪蹄和黄豆都富含蛋白质和钙质，此菜不仅能够满足胎宝宝生长发育所需，还能帮助孕妈妈增强抗病能力，养护肌肤，祛除妊娠斑。

## 阳光“孕”动

### 孕中期宜进行慢跑运动

进入怀孕中期，孕妈妈根据自己的体质、平时锻炼习惯和孕期具体情况，选择合适的运动方式，并适度加大运动量。

慢跑就是一项非常适合孕中期孕妈妈进行的运动方式。这是因为慢跑属于有氧运动，它有一定强度、需要持续一定时间，而不会过度消耗摄入氧气，能起到加强孕妈妈心肺功能的作用，还能促进身体对氧气的吸收，对孕妈妈及胎儿都有直接的益处。另外它还能加强血液循环，增加肌肉力量，消除背痛、腰痛、增加身体耐力而为分娩做准备；还可起到调节血压、血糖、控制体重过度增加等作用。

孕中期慢跑还可以抑制脂肪的产生，在传统的“养胎”宝典里面，很多都提倡孕妈妈多休息，由此造成孕妈妈超重。而慢跑就可以适当地减少这样的现象，让胎宝宝不会因为母亲体内能量多而过分吸收导致胖宝宝的出生。

需要注意的是，孕妈妈运动时，应控制运动量的大小，以稍感劳累为限。如果怀孕前没有运动习惯的孕妈妈不要勉强自己去运动。同时应避免挤压和剧烈震动腹部，如急跑、跳跃、举重等剧烈运动要绝对禁止，以免引起早产或流产。

**孕妈妈舞动起来**

在整个孕中期，孕妈妈都可以将轻松的舞蹈练习作为自己的运动项目之一。任何舞蹈动作，只要不过于激烈，动作幅度不过大，孕妈妈都可以采纳。通过舞蹈练习，孕妈妈身体的柔韧性得到了锻炼，使全身都随着音乐的节拍舞动起来，使紧张的关节和肌肉得到放松。如果有条件的话，还可以请准爸爸与孕妈妈一起跳跳舒缓的双人舞蹈。通过这样的舞蹈练习，能够有助孕妈妈的顺利分娩，还能陶冶情操，增进夫妻感情，又能顺便对胎宝宝进行音乐胎教，可谓一举数得。

## 胎教方案

**胎教策略：全面开始语言胎教**

胎宝宝从本周开始已经具备了接近成熟的听力系统，因此孕妈妈和准爸爸可以全面展开每天的语言胎教了。语言胎教是促进宝宝后天语言能力和智力发展的重要一环。所谓语言胎教，就是给胎宝宝的大脑皮质层输入最初的语言印记，激发胎宝宝大脑的听觉神经的发育，为宝宝出生后的语言学习打下基础。需要注意的是，语言胎教要在出生后继续进行持续的巩固，一直到宝宝的婴幼儿期结束，才能实现对宝宝语言能力、智力和潜能的开发。如果在出生后就停止了语言胎教，使胎教的效果无法得到延续，也就前功尽弃了。

### 语言胎教：对话小小“窃听者”

胎宝宝如今变成了妈妈肚子里的小“窃听者”，宝宝总是不无好奇地四处倾听着外界的声音。这时激动的孕妈妈和准爸爸肯定有很多话想说，还会把前 4 个月跟宝宝所说过的重要的内容再重复一遍。此时爸妈想说什么就说什么吧，只要是快乐的、乐观的、积极向上的，都可以说给宝宝听。只是语言胎教持续的时间要控制好，不要过于频繁，以免打扰胎宝宝休息，每天的语言胎教不要超过 5 次，每次不要超过 20 分钟。

### 美术胎教：年画中的胖娃娃

说起中国民间历史悠久的年画传统，孕妈妈和准爸爸脑中浮现的是什么画面呢？其中最有意思的题材，并寓意着多子多福、美满祥和的，就要数那个喜庆白净的胖娃娃了。他要么穿着色彩鲜艳的童衣，要么只穿一件肚兜儿裸露着四肢，胖墩墩的小脸上笑逐颜开，用丰富憨厚的肢体动作，与“年年有余”的鲤鱼、“万寿无疆”的寿桃、“虎虎生威”的小老虎枕头等器物紧密依偎在一起。看着这个健康、活泼、充满生命力的胖娃娃，孕妈妈和准爸爸是否希望自己的宝宝出生后也能像他一样那么讨人喜欢呢？那就多找几幅这样的彩色年画看一看吧，不仅让孕妈妈得到了中国传统绘画艺术的熏陶，还能让孕妈妈“望子成龙”，生出和那个胖娃娃一样漂亮的宝贝。

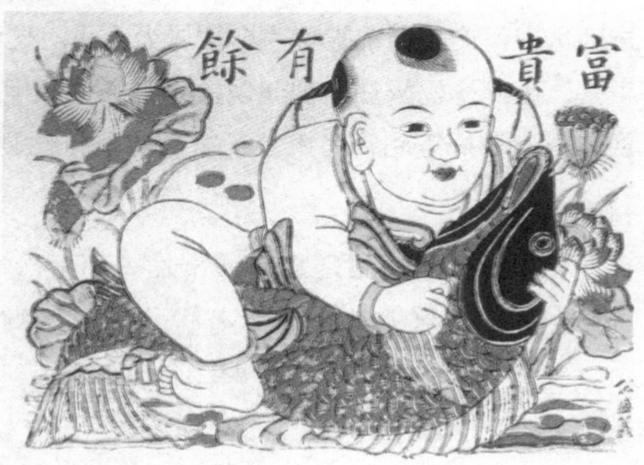


这是一张象征着年年有余、富贵吉祥的年画，画中人物憨态可掬，充满喜庆祥和的气氛。

## 孕 5 月常见不适与应对

### 小腿抽筋

小腿抽筋是孕妈妈在孕中后期最常见的毛病，有 30% 以上的孕妈妈会发生这种情况。小腿抽筋半数以上发生在夜间，有时也发生在运动中，一般都是突然发作，属于痉挛状的剧烈疼痛，持续 3~5 分钟。由于缺钙、电解质不平衡、血液循环差、肌肉疲乏、睡姿不正确、受寒、代谢疾病、神经系统疾病等原因导致。如前所述，孕妈妈要先分清致病原因，再进行具体的治疗和护理，在发作时也可让准爸爸按摩进行缓解。

孕妈妈小腿抽筋会一直持续到孕晚期，而且会越来越严重，建议孕妈妈在小腿抽筋发作时请准爸爸帮忙按摩或稍微走动活动一下，改善一下血液循环，这样能减轻疼痛。同时要注意钙质的合理补充。

### 屈光不正

孕妈妈的视力在孕期可能会出现 0.25~1.25 屈光度的改变，近视加深，或导致远视，这种情况被称为孕期屈光不正。这种现象会在分娩后的 5~6 周恢复正常，因此孕妈妈在出现此现象时不必过分担心。也不要一发生视力变化就更换眼镜，最好等到视力恢复正常后再重新检测，如果近视加深再进行更换。

### 骨盆疼痛

孕妈妈出现骨盆疼痛，通常是由韧带松弛和牵拉所引起的。遇到这种情况，孕妈妈最好能立即躺下休息一会儿，进行适当按摩，洗个热水澡，或进行一些轻柔的骨盆运动，都能够有所缓解。

### 乳头出水

在进入孕 5 月后，有的孕妈妈会出现乳头出水的现象，这是最初的乳汁分泌，量很少，有的黏稠，有的清淡如水，通过触碰和挤压乳头，就会分泌出来，这是非常正常的妊娠现象。孕妈妈平时要避免用手挤压乳房和乳头，尤其是在性生活中要避免对乳房和乳头的刺激，并及时更换胸罩，注重乳房清洁，以免造成乳腺炎等乳房疾病。

### 孕中期见红后怎么办

见红，是指阴道出现少量血性分泌物，类似于月经初期或末期的出血量，出血的颜色可能呈粉色、红色或褐色。孕中期见红是指孕妈妈于常会有少量的阴道出血和腹部下坠感，但因为此症状常发生在怀孕中期，且你并不会感到强烈的子宫收缩，所以疼痛感也不明显。孕中期阴道发生出血情况的原因有：前置（或低置）胎盘、胎盘早剥、先兆流产、宫颈炎症出血及凝血异常等。

阴道出血量视流产类型而异，多数孕妈妈伴有下腹阵发性坠痛；随着病情的发展，阴道出血可逐渐增多，同时会出现腹痛次数增加，程度加重，腹部感到寒冷，有时感觉不到胎动等症状。

出现见红情况时，你应该及时到医院进行检查，不可随便买保胎药，因为一些保胎药容易引起流产。此外，在生活上也要进行调整，忌过度的性生活，忌过食巧克力、辣椒、桂圆等热性、刺激性食物或火锅。

**水肿**

妊娠期的水肿是十分普遍的现象，大部分孕妈妈都会出现，主要出现于下肢远端，手压水肿部位会出现局部凹陷。这是由于孕期内分泌的改变，致使体内组织中水分及盐类潴留，以及子宫增大导致血液回流受阻，使下肢静脉压升高所致。轻度的水肿一般在出现 6 小时内就会通过休息和护理得到缓解或消失。若并未消退，并且继续发展，使大腿以上也出现水肿，如手部水肿，就要引起孕妈妈的高度关注了，很有可能伴随或导致诸如心脏病、高血压、肾病、肝病、营养不良，这些病症极易对孕妈妈和胎宝宝造成严重影响，须立刻就医。对于轻度水肿，孕妈妈可以遵照上文中介绍的食疗和生活护理方式进行调理。

水肿的困扰逐渐袭来，孕妈妈除了要通过饮食缓解，还可以通过以下几种运动和护理方式进行自我治疗：

1 水中运动。孕妈妈可以经常泡泡温泉，最好是选择水位在胸部以上的泉池，进行 30 分钟左右的行走和漂浮交替运动。

2 每天泡脚。泡脚能够促进血液循环，有助减轻水肿的症状，但是孕妈妈要注意，不要使用过热的热水，否则会加重身体负担。

3 每天按摩。孕妈妈可以每天在睡前请准爸爸按摩双脚和小腿。

4 举高双腿。孕妈妈坐在办公室时，可以用一个稍低于座椅的小凳子将双腿垫高，回家躺在床上时，用一些靠垫、被褥或枕头将双腿垫高。

5 经常活动。孕妈妈要保持频繁的身体活动，不能长久保持坐姿或站姿，经常走一走，活动一下，做一些伸展运动，但运动量不要太大。

6 避免劳累。身体过度劳累会加重水肿症状。

孕妈妈只要多采取以上的措施，持之以恒，就能有效预防和减轻水肿，让孕期的生活更加舒适。

孕妈妈水肿会持续到孕晚期，而且孕晚期有些孕妈妈腿部水肿严重，可采取以上方法缓解水肿，症状严重的要及时就医。

## 孕 5 月产前检查与优生

### 帮你看懂孕期 B 超

B 超是目前妇产科常用的一种检查方法，B 超成像的基本原理就是：向人体发射一组超声波，按一定的方向进行扫描。根据监测其回声的延迟时间、强弱就可以判断脏器的距离及性质。经过电子电路和计算机的处理，形成了我们今天的 B 超图像。

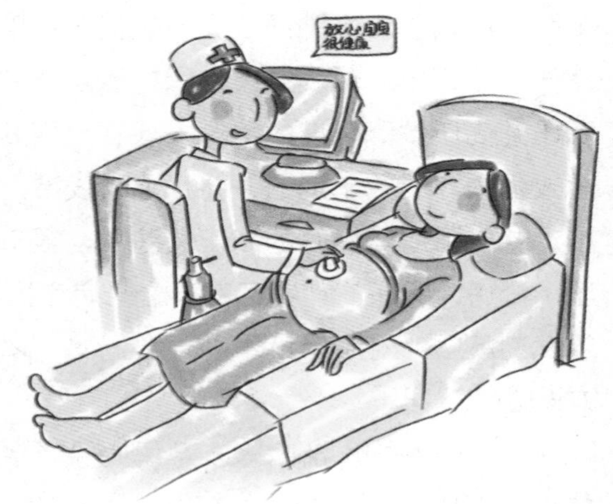


孕检时，通过 B 超可判断出胎儿的月龄、胎位、是否为多胎、性别鉴定、胎盘的位置、脐带及胎儿有无异常等。下面介绍一下 B 超单的数据代表的内容，以方便孕妈妈看懂 B 超单。

| | |
|---|---|
| **CRL** | 从胎儿头部到臀部的长度，又称为“头臀长”。妊娠 8 ~ 11 周期间，每个胎儿发育状况还没有太大差异，因此医院往往通过测量 CRL 来预测预产日期 |
| **BPD** | 头部左右两侧之间最长部位的长度，又称为“头部双顶径”。当初期无法通过 CRL 来确定预产期时，往往通过 BPD 来预测；中期以后，在推定胎儿体重时，往往也需要测量该数据 |
| **FL** | 胎儿的大腿骨的长度，又称为“股骨长”。大腿骨是指大腿根部到膝部的长度。一般在妊娠 20 周左右，通过测量 FL 来检查胎儿的发育状况 |
| **APTD** | 腹部前后间的厚度，又称为“腹部前后径”。在检查胎儿腹部的发育状况以及推定胎儿体重时，需要测量该数据 |

### 羊水诊断，检测异常胎儿

羊水诊断主要是检测遗传病症，如果你有遗传病或染色体异常等家族病史，或超声波扫描等检测发现异常，年龄超过 35 岁，医生通常会建议你进行羊水诊断。有些孕妈妈虽然没有以上提到的情况，为了消除顾虑，也会要求进行羊水诊断。

检查时，医生会抽取少量的羊水（大约 20 克），通过检测羊水中胎儿的细胞，主要是胎儿的皮肤细胞、肾细胞和气管细胞，来筛查胎儿的各种异常。一般而言，羊水诊断最好能在怀孕 16 ~ 20 周的时候进行（特殊情况除外），因为这时胎儿的细胞已经开始在羊水中流动，可以检查出染色体在数量和形状方面所有的异常。

羊水诊断过程总体来说是安全的，但也有风险，可能会增加母体损伤、损伤胎儿、胎盘及脐带、羊水渗漏、流产或早产、宫内感染的危险性。因此，羊水诊断仅限于染色体或基因疾病高危孕妈妈。对于其他孕妈妈，超声波和血清筛查试验已经可以给出极好的指标。

### 产前筛查，筛检三种先天缺陷

产前筛查是预防大多数先天缺陷儿出生的一种手段。目前世界上许多国家和地区已大规模地开展了先天愚型和开放性神经管缺陷的筛查工作。我们大多选择发病率比较高的三种先天缺陷进行筛查：先天愚型、18 三体和开放性神经管缺陷。主要是通过化验孕妈妈血液中的某些特异性指标，从外表正常的孕妈妈中查找出怀有先天缺陷的高危个体。妊娠 14 ~ 20 周的孕妈妈本着知情自愿的原则，抽取静脉血 2 毫克，筛查胎儿有无 21 三体（先天愚型）、18 三体和开放性神经管缺陷的患病风险。筛查并不是确诊，只是一种风险预测。筛查结果有高风险和低风险两种。鉴于当今医学技术水平的限制，由于孕妈妈间存在着个体差异或有些已知和无法预知的原因，该项检查仍有一定的局限性。在低风险人群中有可能遗漏个别患儿，但发生的概率极低。而高风险人群也不一定都怀的是患儿，需要做进一步的产前诊断排查。如进行 B 超检查或羊水细胞染色体核型分析确诊。

可能会有孕妈妈说，我们家庭中从来没有人患过这类病，我在怀孕中也很正常，是否需要参加产前筛查？这里要告诉大家的是，有些先天性缺陷如神经管畸形、先天愚型，虽属遗传性疾病，但受环境因素影响较大，它的发

孕前
1周
2周
3周
4周
5周
6周
7周
8周
9周
10周
11周
12周
13周
14周
15周
16周
17周
18周
19周
20周
21周
22周
23周
24周
25周
26周
27周
28周
29周
30周
31周
32周
33周
34周
35周
36周
37周
38周
39周
40周

生有一定的随机性，所以仅根据家族史、妊娠史难以排除发生的可能性，因此，所有有条件的孕妈妈都应参加产前筛查。

在接到产前筛查报告单后，应该立即与相关医生联系，以明确筛查结果，排除异常情况。

**如何测量宫高和腹围**

自孕中期开始，孕妈妈需定期进行产前检查，测量子宫高度和腹围大小是每次检查时医生必须要做的项目。所谓宫高是指孕妈妈耻骨联合上缘中点距离子宫底部最高点的长度，腹围是指孕妈妈经肚脐绕腹部一周的长度。前者反应的是子宫的纵径长度，后者反应的是子宫的横径和前后径的大小。因此，宫高和腹围可以间接地反应孕妈妈子宫的大小。医生可以根据孕妈妈的宫高和腹围判断孕周，了解胎宝宝的生长发育情况，估计胎宝宝的体重等。通过每次检查宫高和腹围，可以及时发现胎宝宝发育迟缓、巨大儿或者羊水过多等异常情况，并采取措施予以纠正。

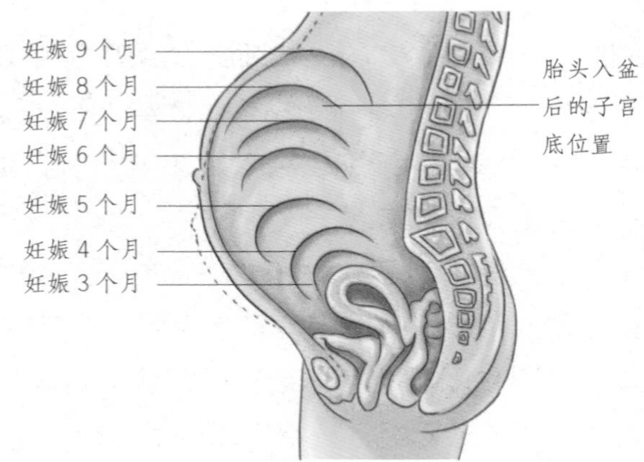

不同时期子宫底的高度。

测量宫高的方法：孕妈妈先排尿，平卧于床上，用软尺测量耻骨联合上缘中点至宫底的距离。一般从怀孕 20 周开始，每 4 周测量 1 次；怀孕 28 ~ 35 周每 2 周测量一次；怀孕 36 周后每周测量一次。并将每次的测量结果记录下来或者绘制在妊娠图上，以观察胎宝宝的发育状况。若发现宫高在两周内没有发生变化，就要做进一步检查。

测腹围的方法：孕妈妈先排尿，然后平卧于床上，用软尺经肚脐绕腹部一周，这个长度就是腹围。测量腹围时测量工具不要勒得过紧，而且每次测量的松紧要尽量一致，以确保数据的准确。腹围的测量与宫高是同步的，测量结果也应记录下来或绘制在妊娠图上进行比对。若有增长过慢或过快的情况，应做进一步检查。

# 第18周 感觉到了胎宝宝

## 胎宝宝的生长发育

· 顶臀长13~15厘米，重160~198克；

· 全身呈透明状，可以看见皮下血管甚至骨骼；

· 骨骼软软的，质地似橡胶；

· 一种裹在脊髓上能够保护骨骼的“髓磷脂”开始生长；

· 眼睛已经移到了正确的位置；

· 肺泡开始发育；

· 肠道内堆积着未被消化道排泄掉的羊水，它形成了早期的胎便，胎便要到出生后才会排出体外；

· 大脑发育趋于完善，具备了原始的意识能力，但还不具备支配动作的能力；

· 听力发育得更加完善，能够听到更多的外界声音；

· 身体比例更加协调，胎动越发频繁起来。

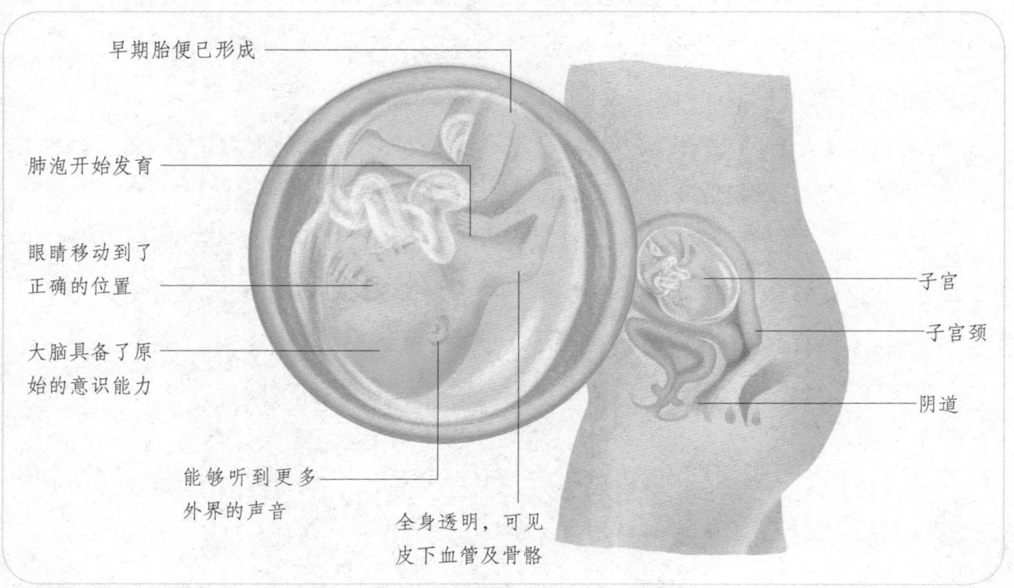

孕前
1周
2周
3周
4周
5周
6周
7周
8周
9周
10周
11周
12周
13周
14周
15周
16周
17周
18周
19周
20周
21周
22周
23周
24周
25周
26周
27周
28周
29周
30周
31周
32周
33周
34周
35周
36周
37周
38周
39周
40周

## 孕妈妈的身体变化

在本周，孕妈妈在自己脐下两指的位置就能摸到子宫了，它有一个香瓜那么大。现在孕妈妈的食欲越来越旺盛，想吃什么就吃什么吧，但要注意营养的均衡摄入以及控制体重避免增速过快。本周孕妈妈的乳房增大得非常快，臀部浑圆起来，体态明显丰满。有时孕妈妈的胃部有蠕动感，这是胎动造成的，是正常现象。从本周开始孕妈妈可以每周测量宫高和体重了，做好孕期的家庭监测工作。

## 生活细节和孕期护理

### 孕妈妈旅行要考虑周全

在孕中期，孕妈妈可以进行少量的远途旅行。但是在出行前，孕妈妈要对下列情况考虑周全，做好行前准备，以保护自身和胎宝宝的安全。

1 先产检再走。在出行前1~2天，孕妈妈应先到医院进行一次全面的产前检查，如一切正常，在医生的允许下方能出行。医生会根据整个出行计划，要求孕妈妈携带一些药品和防护用品，以及列出一些注意事项，孕妈妈一定要严格遵照行事。

2 提前准备好孕期情况说明材料。孕妈妈要带上母婴健康手册及病例的复印件，记下产前检查的医院名称和医生的联络方式，以便在外地就医时使用。还要请医生写一份孕妈妈可以乘坐飞机出行的证明书，以便提供给航空公司。

3 了解旅行目的地情况。孕妈妈的旅行目的地一定要具有现代医疗条件，如大中型医院等，不能到医疗水平落后的地方去，旅行目的地也不能是传染病流行区，以策安全。

4 带足日用品和衣物。孕妈妈在孕期需要勤换洗衣服，还要保证绝对的卫生条件，因此要准备足够的换洗衣服、纸巾、毛巾、牙刷、牙膏、餐具、护肤品、衣架等用品，以及医生要求必须携带的药品。

5 安排好行程。无论孕妈妈是外出旅游、探亲还是出差办事，都要将自己的行程安排好，不要过于紧凑，要有足够的休息时间，避免让自己过于劳累。如果是旅游，最好选择自由行的方式，旅行团行程都较为紧凑，不适合孕妈妈。

6 选择合适的交通方式。孕妈妈如果长途旅行，交通工具最好选择飞机，避免长时间的颠簸造成危险。此外，无论孕妈妈选择何种交通方式，最好都能时常站起来走动一下，避免长时间保持同一种姿势造成不适。

7 注意饮食安全。孕妈妈出门在外，很容易因为食用了不洁的食物，而导致肠炎、腹泻、发热甚至是痢疾的发生，这样会严重危害到胎宝宝的健康，因此孕妈妈一定要严格注意饮食卫生。此外，在外出期间，孕妈妈的营养无法保证，可以遵照医嘱携带一些营养补充制剂进行补充。

8 注意出行安全。在孕中期，孕妈妈虽然还没到大腹便便的地步，但是也不像孕前那般灵巧轻便了，因此出行一定要小心，尤其是走到较为拥挤、狭窄、颠簸、路障多的地方，要当心摔跤，或发生碰撞和挤压。在机场、火车站等地进行安检时，孕妈妈要远离带有X射线的行李检查设备，放行李和取行李要交给准爸爸或其他家人负责，也最好避免安检门和手持金属探测器的检查，孕妈妈可以向安检人员说明情况，要求进行贴身检查。此外，孕妈妈还要掌握一定的应急措施，发生意外或出现意外征兆时，要立即就医，以免耽误治疗。

**练习孕妇瑜伽**

孕前热爱练习瑜伽的孕妈妈，可以在孕中期多做一些为孕妇专门设计的瑜伽动作，通过几个简单轻松的动作，就能起到控制体重、放松身体、强健体魄的作用，何乐而不为呢。孕妈妈可以从自己的身体状况入手，如患有超重、水肿、腰酸背痛、便秘、妊娠高血压综合征、妊娠糖尿病等疾病，就要选择适合自己的动作，练习一段时间

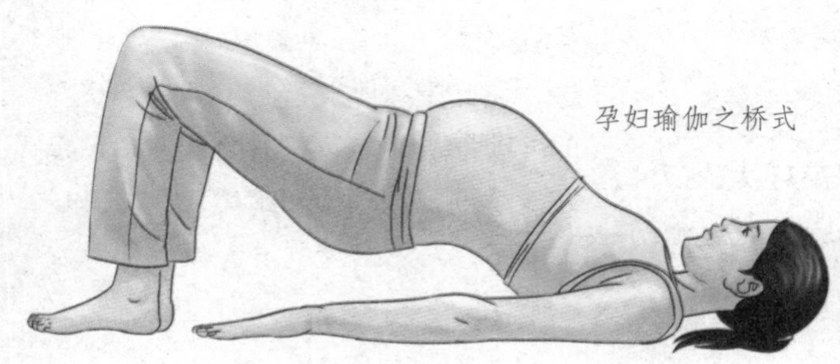

孕妇瑜伽之桥式

孕妇瑜伽之树式

之后，可以更换新的动作，使全身都得到适当的锻炼。在练习过程中，如果孕妈妈出现了不适感，就要立即调整姿势，保持能让自己一边放松一边伸展的动作，避免做高难度的动作，避免产生窘迫感。孕妈妈可以购买书籍或光盘自行选择动作进行练习，也可以报名参加专门的孕妇瑜伽训练班，在专业教练的指导下进行。一旦选择了孕妇瑜伽练习，孕妈妈就要持之以恒，以每日 30~60 分钟为宜。

### 容易被忽视的卫生细节

孕妈妈在日常生活中要高度重视自身的卫生问题，所用的衣物和用具要及时清洗和更换，避免接触含有大量细菌、病菌和化学物质的物品，尽量使自己处在一个“无菌”的环境中，以免发生疾病。在卫生防护中，孕妈妈容易忽略这样几个易携带大量“污物”的环节。首先，孕妈妈每天回家后一定要第一时间更换衣服，最好除内衣外全部更换，一定不要穿着外出时所穿的服装在家里走动，要有自己专门的家居服装，以免将在户外所沾染的细菌和病菌带回家。相应的，准爸爸也要进门后立即更换居家服。再有，孕妈妈要定期清洁自己的手机，因为手机是孕妈妈形影不离的物品，在任何场合、任何卫生条件下，孕妈妈都有可能使用它，如拿完钱以后、摸完公交车的扶手后、戴着脏手套时等，手机上面附着了大量用肉眼看不到的细菌。孕妈妈一定要每周用消毒湿巾进行擦拭，不要将手机放在靠近床的位置，尤其是床头柜、枕边等处，避免遭受细菌侵害。

此外，孕妈妈一定要经常洗手，尤其是拿完钱、吃完饭、上完厕所、拿完多人触摸过的工作文件等，还要随身携带一些具有专业消毒功能的湿巾，以备不时之需。

### 孕妈妈外出购物要小心

在较为安全的孕中期，孕妈妈可以适当地出行，比如去超市或大型购物中心购物。同时还能通过步行锻炼身体，增加活动量。但是，孕妈妈的

**准爸爸的贴心守护**

**尽量少出差**

在孕期，孕妈妈需要准爸爸的贴身相伴和呵护，在这段时间，准爸爸最好能征得上司的同意，将出差的任务交给他人，避免离开孕妈妈的身边，尤其是在比较容易出现意外状况的孕晚期。有准爸爸的陪伴，孕妈妈才能感到更加放心和踏实，保持舒畅的心情，对胎宝宝的发育极为有利。

出门购物要掌握好以下几条原则：

1 不要在恶劣的天气条件下出行。遇到大风、下雨、下雪、大雾等天气时，孕妈妈一定不要出门，以免不慎摔跤，或发生交通意外。

2 错开出行高峰。孕妈妈不要在周末下午及晚上、平时的上下班时间出门购物，避开拥挤的交通和人群，别让自己吸入太多污浊的空气，也不要和人群频繁接触，以免遭到碰撞或感染疾病。此外，孕妈妈最好不要单独出行，应有家人或朋友的陪伴，可以帮忙拎东西，减轻孕妈妈的负担，还能避免孕妈妈发生意外。

3 孕妈妈的购物时间不宜过长。每次在超市或商场的停留时间不要超过3小时，最好直奔主题，时间到了就要离开，避免停留时间过长造成缺氧，感染病菌，或过于劳累。

4 注意规避商店的装修污染。有些大型购物中心刚刚开业，或者商场内的某家专卖店重新装修，改头换面，都会使装修产生的有毒有害物质长久地停留在商场内，挥之不去。孕妈妈遇到这样的商店，要及时避开，以免吸入有毒有害物质伤害到胎宝宝。

5 孕妈妈回家后要进行全方位地卫生护理。孕妈妈在回家后，要立即洗手，更换衣服，睡前要洗澡，彻底清洁身体和头发，避免将致病菌带入家中。

## 孕中期乳房的变化及护理

进入孕中期，孕妈妈的乳房会持续增大，不适感消失。孕期乳头护理对产后泌乳、哺乳有重要作用。第一次怀孕的孕妈妈，乳头会比较娇嫩、敏感，在哺乳的时候往往经受不住婴儿的反复吮吸，会感到疼痛或者奇痒无比。为了预防这种情况的发生，可以从怀孕5～6个月开始，就做一些预防的工作。

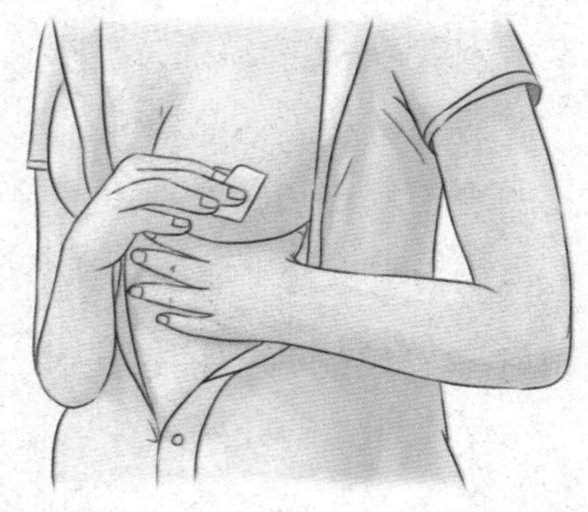

从怀孕5个月时起，就应该护理乳房，每天晚上用温水轻轻擦洗干净。

首先，可以每天用肥皂水和软毛巾轻轻揉搓乳头1～2分钟，然后用清水洗净，注意要将乳头上积聚的积垢和痂皮分别擦洗干净。

然后，用植物油或矿物油涂敷乳头，使积垢和痂皮变软，再用温水和软毛巾轻轻擦洗进行清除，并在乳头上涂防裂油，这样可以增强皮肤的弹性和接受刺激的能力。

此外，经常进行乳头按摩使乳头能够适应外部的刺激，可以使乳头皮肤变得坚韧，预防因哺乳而造成的乳头龟裂等疾病。乳头按摩操的具体操作方法是，先用示指和中指，稍微用力按压乳头的根部，移动手指，转圈按压乳头。再用示指和中指，移动手指，像搓绳一样向左右方向均匀按摩乳头。最后向乳头内侧按压，同时揉搓按摩，不要只按摩乳头，而是向乳房内侧按摩。

**孕妈妈如何预防中暑**

孕妈妈由于体质特殊，代谢旺盛，比正常人更怕热，如果不注意，中暑的概率更大。那么应该如何预防中暑呢？

衣着宽松。孕妈妈穿的衣服要宽大、松软，尽量穿透气、散热的棉质衣服，不要穿紧身衣裤。

睡眠充足。中暑的发生与睡眠有一定关系，孕妈妈要保证充分的休息和睡眠时间，以增强身体抵抗力，中午最好休息 1 个小时左右。

饮食合理。在合理调配饮食，保证身体需要的营养的同时，夏季孕妈妈应少吃油腻食物，多吃新鲜蔬菜、豆制品等。可以经常食用绿豆粥、西瓜等解暑食物，避免发生中暑。还要多喝水，如凉开水或淡盐水，可起到预防中暑的作用，也可饮水果汁、酸牛奶、茶水等，但要注意不要贪食冷饮。

保持通风。由于种种限制，孕妈妈在家休养的时间相对较多，因此一定要注意通风。感觉热时可以吹空调或电扇，但不宜长时间使用空调，空调温度也别调得太低，一般设置为 27℃为佳。

适当运动。怀孕期间，孕妈妈坚持进行适当的运动是十分必要的，对胎儿的生长发育和顺产都有很好的作用。整个孕期孕妈妈都可在上午或者傍晚不太热的时候外出散步，在怀孕的中期还可适当游泳。

**做好孕妈妈的脚部护理**

孕中期，胎儿的迅速生长使得孕妈妈的负担也越来越重，双脚更不堪重负，肿胀、干燥甚至疼痛现象时有发生。因此，孕期做好脚部护理工作，既能让孕妈妈保持玉足美丽，还能为孕妈妈舒缓不适，给她一个舒适的孕期

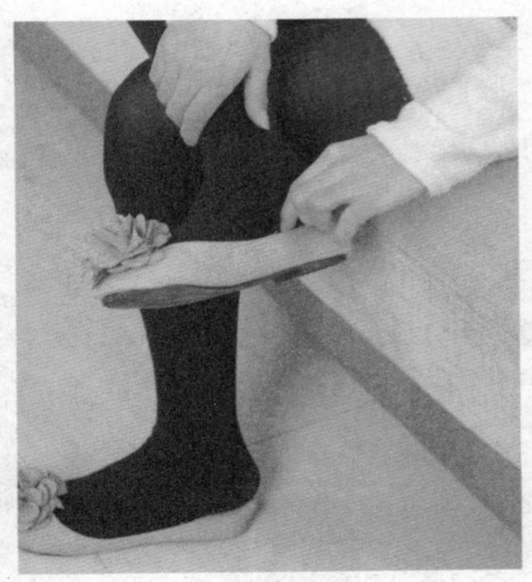
进入孕中期后，孕妈妈的脚容易浮肿，宜选择宽松、舒适的鞋。

旅程。

首先，选一双宽松、舒适的鞋，前后留有 1 厘米余地。鞋底防滑，鞋后跟以 2 厘米为好。孕妈妈的脚容易浮肿，最好选择柔软的天然材质的软皮或布鞋，可有效减少脚的疲劳。合成革或不透气的劣质旅游鞋，沉重且不透气，会使浮肿加重。

其次，每天做好脚部的清洁工作，一方面能及时洗去皮表污垢、角化脱落物及微生物，让血管膨胀，促进血液循环，另一方面可以弥补皮肤散失的水分。洗脚的水水温控制在 40℃以下为宜。

再次，进行适度的脚部按摩。按摩的力度要适中，不应太大，否则会擦伤皮肤。可进行干刷按摩，以画圈方式从上往下按摩。脚部按摩具有加速血液循环，加强皮肤营养，促进皮下脂肪均匀分布等作用，准爸爸可多为孕妈妈提供这项服务。

## 饮食与营养

### 不可贪吃鸡蛋

鸡蛋的营养价值很高，含有丰富的蛋白质、脂肪、维生素以及钙、磷、铁等营养物质，是十分适合孕妈妈食用的食物。但是孕妈妈不能因此而大量吃鸡蛋，一天最多不可超过 2 个。因为吃得过多，很容易危害孕妈妈的健康。

第一，鸡蛋尤其是蛋黄中含有大量的胆固醇，吃太多鸡蛋会使孕妈妈胆固醇过高，引发动脉粥样硬化和心脑血管疾病，从而威胁到胎宝宝的健康。

第二，鸡蛋吃得太多，会造成大量的脂肪和热量堆积，从而使孕妈妈体重超标。

第三，容易加重肾脏的负担，引发肾脏疾病。

第四，容易造成营养失衡，鸡蛋中几乎不含维生素 C 和碳水化合物，若用鸡蛋代替其他食物大量食用，必然会造成孕妈妈营养失衡，某几种营养过剩，而某几种营养却缺失，影响对胎宝宝的营养供应。

孕前 1周 2周 3周 4周 5周 6周 7周 8周 9周 10周 11周 12周 13周 14周 15周 16周 17周 18周 19周 20周 21周 22周 23周 24周 25周 26周 27周 28周 29周 30周 31周 32周 33周 34周 35周 36周 37周 38周 39周 40周

## 这样吃避免胃胀气

在孕期，孕妈妈为了补充足够的营养，以应对胎宝宝生长发育的需要，而大量进食，很容易造成消化不良，出现胃胀气、胃痛等不适症状。孕妈妈要想缓解胃胀气，就要遵循以下的饮食方式：

1 细嚼慢咽。孕妈妈吃东西时不要狼吞虎咽，要增加对每一口食物的咀嚼次数，通过反复地缓慢地咀嚼，能够刺激更多消化液的分泌，帮助消化，还能促进孕妈妈对营养物质的吸收，而狼吞虎咽不仅无法促进吸收，还会加重孕妈妈的消化负担。

2 少食多餐。不要一次进食太多的食物，否则会加重肠胃负担，使胃胀气更严重。孕妈妈只要吃进了一定量的食物，即使没有产生饱腹感，也要停下来，不要恋战，过 2~3 小时再吃较为合适。

3 少吃易产气的食物。土豆、苏打水、碳酸饮料、油炸食品、糯米以及黄豆、红豆、绿豆、黑豆、蚕豆等豆类食物，都属于产气食物，孕妈妈一次不要吃太多，否则很容易导致和加重胃胀气。此外，孕妈妈还可以用豆腐代替黄豆，用酸奶代替牛奶食用。

4 多吃富含纤维素的食物。孕妈妈多吃水果、绿叶蔬菜等富含纤维素的食物，能够促进胃肠蠕动，帮助排气。

## 孕妈妈不宜吃田鸡

吃田鸡不仅是不利于生态平衡的行为，还会对孕妈妈健康造成危害。有人剖检 267 只虎斑蛙，发现在 160 只蛙的肌肉中就有 383 条裂头绦虫的蚴虫。这些蚴虫进入人体后容易寄生在软组织内脏，它们具有极强的活动能力，善于钻孔，破坏性极大。裂头绦虫的蚴虫进入人体组织后，能引起局部组织发炎、溶解、坏死，形成脓肿和肉芽肿等。如寄生于要害部位便会导致失明、瘫痪、抽搐、癫痫发作等并发症，严重时还可引起死亡。孕妈妈被感染蚴虫，还能穿过胎盘侵害胎儿，造成胎儿畸形。

此外，农田长期施用各种农药，随着耐药性的提高，不少昆虫未被杀灭，田鸡捕食了这些昆虫后，体内积聚有大量残留的农药。据有关部门检验发现，田鸡肉内含有机农药的残留量是猪肉的 31 倍。所以孕妈妈大量吃田鸡肉，危害较大。

## 吃冷饮要节制

很多孕妈妈在怀孕后很爱吃冰棍、冰激凌、奶昔、冰镇饮料等冷饮类食物，即便是在冬天也照吃不误。这样的饮食方式对孕妈妈的身体危害很大，从而使胎宝宝也跟着遭受影响。这是因为，孕妈妈脆弱的肠胃对刺激非常敏感，过冷的食物会导致孕妈妈消化功能减退，引起食欲不振、消化不良、腹痛、腹泻、胃痉挛等不良反应，从而波及胎宝宝。此外，经常吃冷饮，还会造成孕妈妈出现咽痛、扁桃体炎、咳嗽、头痛、感冒等疾病，同样会威胁到胎宝宝的安全。孕妈妈吃过冷的食物，还会对胎宝宝造成非常直接的刺激，使宝宝出现躁动不安、胎动过频的现象，影响了宝宝的休息和生长发育。因此孕妈妈吃冷饮一定要节制，每周最多吃 1 次，最好少吃或不吃。

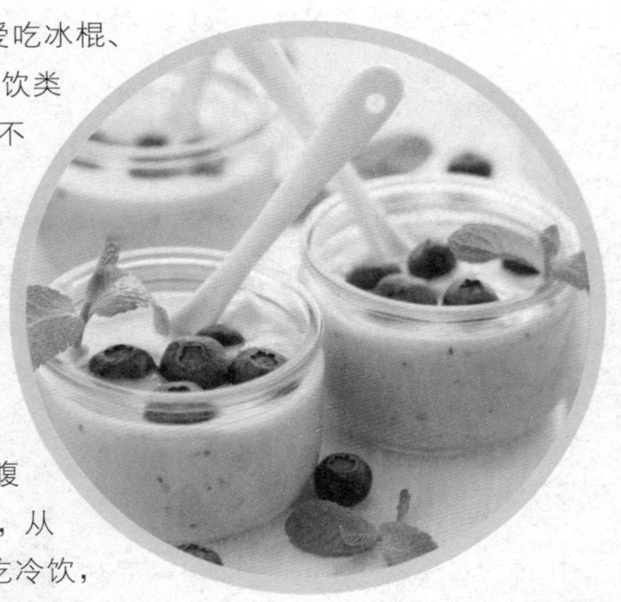

孕妈妈在怀孕期胃肠对冷热的刺激极其敏感，孕后不宜多吃冷饮。

## 孕妈妈及产妇不宜多吃月饼

中秋时，人们都习惯吃月饼庆祝节日。但专家提醒，孕妈妈及产妇不适宜多吃月饼。这是因为从中医营养学角度来说，月饼多为“重油重糖”之品，制作程序多有煎炸烘烤，容易产生“热气”，或者引起胃肠积滞。而妊娠期孕妈妈如果大量食用辛温燥火的食物，很容易伤阴耗液和影响胎孕。因此，孕妈妈吃油润甘香的月饼并非多多益善。

此外，不同体质的孕妇在食用月饼时有不同的禁忌。虚寒盛的孕妈妈，忌生冷、寒凉馅料制作的月饼。阴虚、热盛的孕妈妈，忌辛燥动火馅料制作的月饼。孕期水肿很严重的孕妈妈，忌咸馅的月饼。患有糖尿病的孕妈妈，忌糖馅的月饼。患有热证、疮疡、风疹、癣疥等的孕妈妈，忌食辛辣香燥馅

孕前
1周
2周
3周
4周
5周
6周
7周
8周
9周
10周
11周
12周
13周
14周
15周
16周
17周
18周
19周
20周
21周
22周
23周
24周
25周
26周
27周
28周
29周
30周
31周
32周
33周
34周
35周
36周
37周
38周
39周
40周

料制作的月饼。

专家同时提醒，孕妈妈在食用“热气”月饼时，配着吃些柚子、桃子、柿子和梨等清淡水果同食，可减少月饼对身体造成的不良影响。

## 孕妈妈食谱推荐

### 爽口莴笋丝

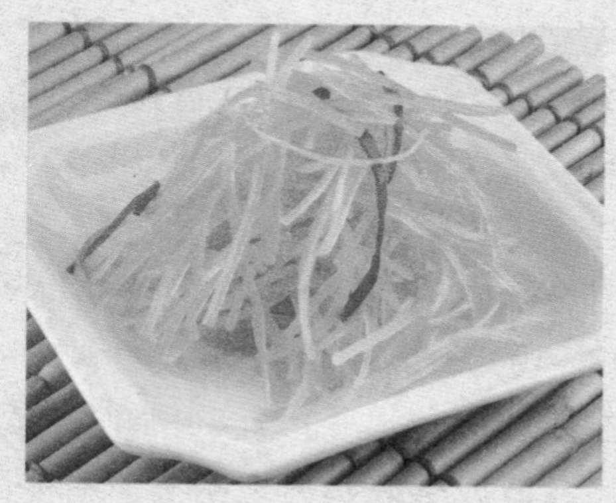

**材料** 莴笋180克，红椒3克，盐3克，鸡精5克，醋5克，生抽10克。

**做法** ❶莴笋洗净，去皮，切成细丝，放入开水中焯熟，沥干装盘；红椒洗净，去子，切成细丝。❷将盐、鸡精、醋、生抽调成味汁。❸将味汁淋在莴笋上，撒上红椒即可。

**推荐理由** 莴笋富含纤维素、叶酸和胡萝卜素，具有开胃、促进消化、利尿消肿、补血、镇痛、催眠、促进生长发育、降低血糖、治疗糖尿病等作用，不仅能够补充胎宝宝的营养所需，还能防治孕期便秘、消化不良、水肿、失眠、贫血、妊娠高血压综合征及妊娠糖尿病等病症，功能可谓十分全面，是适合孕妈妈的上佳食物。

### 润肺鱼片汤

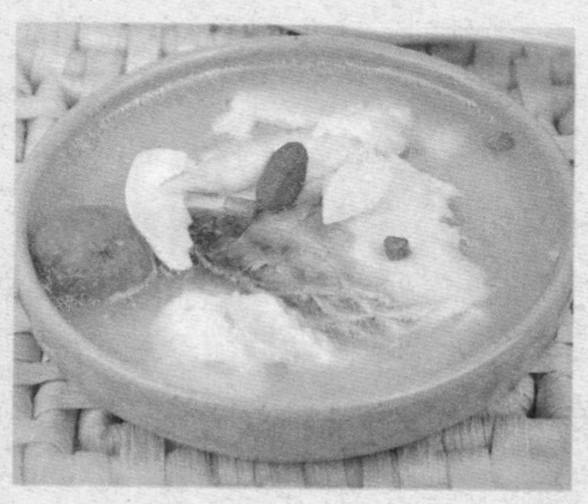

**材料** 草鱼肉200克，水发百合10克，干无花果4颗，马蹄（罐装）5颗，盐5克，香油3克。

**做法** ❶将草鱼肉洗净切片，水发百合洗净，干无花果浸泡洗净，马蹄稍洗切片备用。❷净锅上火倒入水，调入盐，下入草鱼肉、水发百合、干无花果、马蹄煲至熟，淋入香油即可。

**推荐理由** 百合清心安神、润肺止咳，草鱼暖胃补虚，马蹄利尿通便，此汤想爽可口、开胃健食非常适合孕妈妈食用。

## 阳光“孕”动

### 孕中期适宜的办公室运动

身体状况良好的准妈妈可以每天保持15~20分钟的运动量。即使坐在办公室工作的准妈妈，只要适当安排，就可以轻松达到这个运动量。

（1）留出适当的散步时间。准妈妈可以在上下班时，留出15~20分钟的散步路程。如在时间和身体条件允许的前提下，提前一站下车，或者下班后稍微绕远一点路程，慢慢溜达回家，即可以保证每天的运动量。准妈妈也可以利用午饭后的时间出去走走，不但能达到运动的目的，同时也能借此机会放松工作带来的压力。尤其是在阳光下散步，不仅可以借助紫外线杀菌，还能促进钙、磷的吸收。

（2）将上下楼梯当作运动。上楼梯能锻炼准妈妈腿部的力量，促进顺利分娩。如果公司处在大厦高层，准妈妈可以选择爬两层楼梯后再坐电梯，保证运动量。但爬楼梯也有注意事项，上楼时拉住楼梯的扶手，借助手臂的力量来减轻腿部的负担，并注意量力而行，如果感到腰酸腿疼就不要走楼梯了。随着腹部的隆起，导致准妈妈下楼不便，准妈妈可以只爬楼，下楼全部坐电梯。

### 运动要合理适量

一般来说，怀孕是正常的生理过程，健康的孕妇可根据情况选择一种让自己既愉快又轻松的活动。可是，有些孕妇不适宜做运动，如先兆早产、阴道出血以及在某些情况下医生建议你不要运动时，一定要听医生的话。开始锻炼时，运动量要小，逐渐增加到最适合的量。运动的时间以每天1 次，每次半小时为宜；如果感到疼痛、抽搐或气短，应停止锻炼；怀孕的最后2 个月，胎儿生长迅速，运动量应适当减少，可做些放松肌肉的运动。

## 胎教方案

### 音乐胎教：听听莫扎特

在进行音乐胎教时，不妨给胎宝宝放一放莫扎特的音乐。莫扎特是古典主义时期的代表音乐人物，他的音乐极其纯净，有的活泼清新，有的悠扬动人，其音乐被誉为“美好”的代名词。相信胎宝宝也一定会喜欢上他的音乐，可以多听《G大调弦乐小夜曲》《第四十一交响曲》《第20钢琴协奏曲》《A大

孕前
1周
2周
3周
4周
5周
6周
7周
8周
9周
10周
11周
12周
13周
14周
15周
16周
17周
18周
19周
20周
21周
22周
23周
24周
25周
26周
27周
28周
29周
30周
31周
32周
33周
34周
35周
36周
37周
38周
39周
40周

调单簧管协奏曲》等曲目，让胎宝宝在悠扬、流畅、跳跃又不失恬静的曲调中，时而好奇倾听，时而随声舞动，时而顽皮地做着鬼脸，这对胎宝宝听觉的训练以及乐感的熏陶，都有极好的效果。

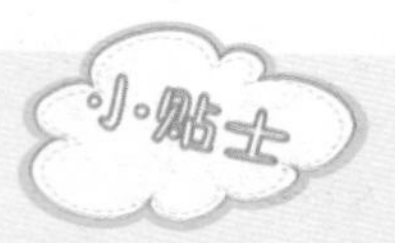


莫扎特出生于德国罗马帝国时期，是欧洲最伟大的古典音乐作曲家兼演奏家之一，他在短促的一生中共创作了七十五部作品，留下了《费加罗的婚礼》《唐璜》《后宫诱逃》《魔笛》等著名歌剧，使歌剧成为具有市民特点的新体裁。并作有大量交响曲、协奏曲、钢琴曲和室内乐重奏。

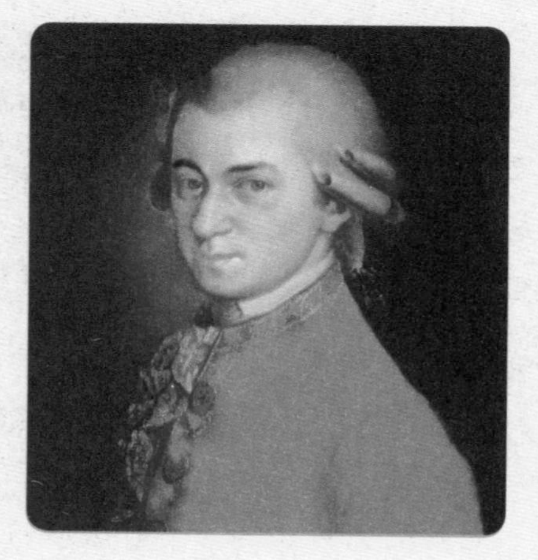

**运动胎教：全家一起做胎宝宝体操**

在孕中期，孕妈妈和准爸爸可以一起多做专门针对胎宝宝大脑刺激和神经反应能力训练的体操，此举可使胎宝宝在出生后具有更强的肌肉反应能力，更早地掌握爬、站、走等动作，肢体更加灵活轻便。这种体操可以每日进行，以每次不超过 10 分钟。每日不超过 2 次为宜。

首先，孕妈妈要仰卧在床上，全身放松，孕妈妈自己或由准爸爸用手抚摸孕妈妈的腹部，不要画圈，而是要从上到下、从左到右地反复轻抚，然后再用一根手指反复轻压胎宝宝。做完这个动作之后，再用手轻轻推动胎宝宝，胎宝宝会做出反应，踢打孕妈妈的肚子，这时用手轻拍宝宝踢过的地方，待胎宝宝再次踢打妈妈的肚子，就再用手轻拍他踢过的地方。每天这样反复练习，就会帮助胎宝宝形成条件反射，以后妈妈再主动用手推动胎宝宝，他就会直接踢打妈妈拍过的地方。每次拍打的地方不要相隔太远，以免无法使胎宝宝形成较好的条件反射。

当胎宝宝形成了良好的条件反射之后，准爸爸就可以上场了，开始前要先跟宝宝打声招呼："宝宝，我是爸爸呀，咱们来做体操啦。"此时，孕妈妈和准爸爸可以轮番上场，每一次换人都要跟胎宝宝先打声招呼，孕妈妈和准爸爸会惊喜地发现，对于不同的对象，胎宝宝的反应是不一样的。

# 第19周 换上了孕妇装

## 胎宝宝的生长发育

· 顶臀长 13~15 厘米，重 200~240 克；

· 皮脂腺开始分泌皮脂，长出白色、黏稠的胎儿皮脂了，简称胎脂，它是由皮脂和脱落的上皮细胞结合而成的，具有防水作用，能够防止皮肤在羊水中被过度浸泡；

· 保护大脑神经的另一种脂肪物质“髓鞘”产生，使神经能够更加顺畅和迅速地传递信息，保证动作的协调和灵活，此后这种物质会不断增加；

· 胃肠开始分泌消化液了，帮助吸收羊水，并将其输送到循环系统；

· 乳头开始出现；

· 视觉、听觉、触觉、嗅觉、味觉五大感官在大脑中迅速发展。

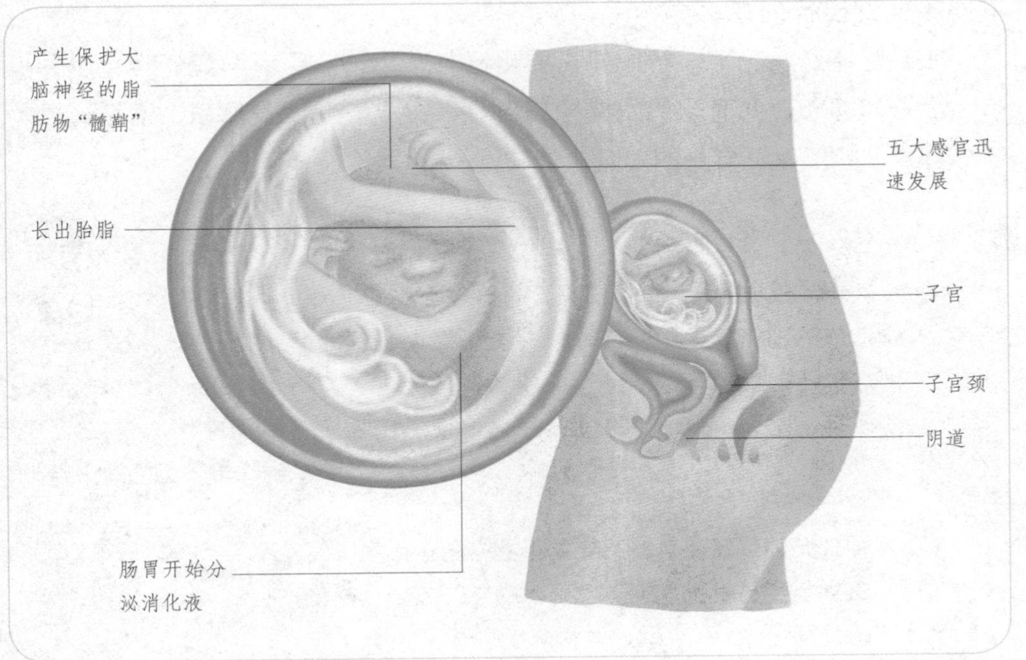

孕前 1周 2周 3周 4周 5周 6周 7周 8周 9周 10周 11周 12周 13周 14周 15周 16周 17周 18周 19周 20周 21周 22周 23周 24周 25周 26周 27周 28周 29周 30周 31周 32周 33周 34周 35周 36周 37周 38周 39周 40周

## 孕妈妈的身体变化

到了本周，孕妈妈在脐下一指的位置就能摸到子宫了，此时体重增加了5千克左右。随着胎宝宝的不断增重，体重的不断增加，孕妈妈的身体负担加重了，疲倦感会经常来报到，孕妈妈要多注意休息。乳房也在持续增大，孕妈妈要避免刺激乳房，以免引起强烈宫缩，导致流产。此外，水肿和静脉曲张的症状也在不断加重，孕妈妈要避免久坐或久站，多运动，不要让这些身体不适影响到自己的情绪。

## 生活细节和孕期护理

### 孕妈妈暂时告别吹风机

很多孕妈妈都有在洗头后用吹风机吹头发的习惯，每次去做头发，发型师也一定会要求孕妈妈每天吹头发，这样才能保证漂亮发型最大限度地得以呈现。但是，吹风机对孕妈妈是有害的，在孕期最好不使用它。长时间使用吹风功能够使孕妈妈感到头痛、头晕和精神不振，长期使用吹风机，还有可能导致胎宝宝畸形。因此在孕期，孕妈妈要暂时收起吹风机，即使没有时髦的发型，孕妈妈在准爸爸心中也是最美丽的。

### 不得不自驾出行时怎么办

在某些特殊情况下，孕妈妈需要自己驾车出行。这时孕妈妈难免感到孤单、慌张和惶恐，此时孕妈妈要相信自己，提高安全驾驶意识，遵循谨慎的驾车方式，就能保证自身的安全。

1 孕妈妈开车时要尽量放慢车速，避免急刹车对身体造成的冲击，进而引起破水，还能避免车辆之间的碰撞、剐蹭事故的发生。

2 孕妈妈不要长时间开车，最多不超过1小时，避免长时间保持同一个姿势，造成身体的过度疲劳，使胎宝宝受到影响。

3 一定要系上安全带，以策安全。系安全带的松紧要适中，避免压迫肚子，但也不宜过松，否则起不到保护孕妈妈的作用。

4 要保持端正的驾驶姿势，不要单手握方向盘，座椅间距不要太大，也不能过小，否则都容易发生危险。也可以在腰部放一个靠垫，起到支撑的作用，缓解坐姿产生的不适。

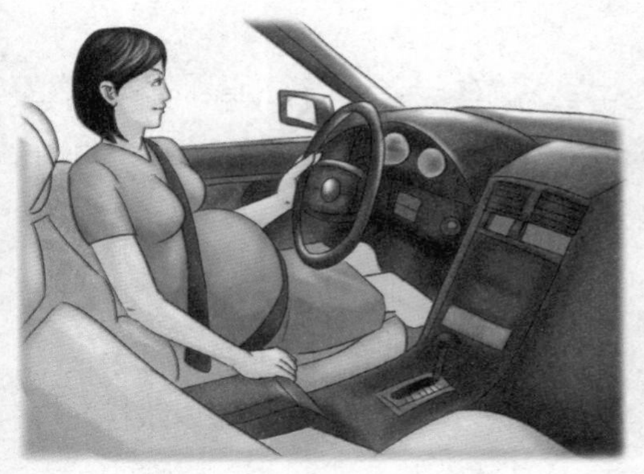

5 控制好情绪，尽量不要让自己长时间处在紧张和焦虑中，否则会影响胎宝宝的生长发育。

驾车时，调节安全带至舒适的位置。下部安全带系于腹部下方，抵住大腿；上部安全带应斜穿过双乳之间，以不勒着脖子或下滑到手臂处为准。

如果车程过长，道路过于颠簸，或者孕妈妈对路线、路况不熟悉，抑或是驾驶技术不熟练、不过关，孕妈妈都不要自行开车，一定要请人代驾，或者乘坐出租车或公交车出行。

### 脸上为什么总有红血丝

孕妈妈脸上出现红血丝，是由于怀孕期间血管敏感，遇热或遇冷扩张、收缩加剧，毛细血管遭到破坏所造成的。对于这种现象，孕妈妈要用平和的心态对待，不要刻意用有毒有害的化妆品进行遮盖。

在日常生活中，孕妈妈可以使用更加柔和的护肤品，如孕期敏感肌肤专用的护肤品等；洗脸时的水温应避免过冷或过热，以35℃为宜；在昼夜温差、室内外温差较大的季节，要注意在出门和进屋时及时增减衣物，避免皮肤受到骤冷和骤热的交替刺激，这些方法都能够有效改善面部红血丝现象。

### 孕产妇乘飞机的注意事项

影响孕妇乘飞机的因素主要是低气压、低氧、客舱内空间狭小等条件。通常规定怀孕8个月以内的健康孕妇乘机没有限制，只是在购票时需要出示预产期证明。

怀孕超过8个月的孕妇一般情况下不允许乘机，如有特殊情况，应在乘机前72小时内提交由医生签字、医疗单位盖章的“诊断证明书”一式两份，内容包括旅客姓名、年龄、怀孕日期、预产期、旅行航程和日期，适宜于乘机及在机上需要的特殊照顾等，同时填写《特殊旅客乘机申请书》一式两份，经航空公司同意后才可以购票乘机。

## 孕妈妈旅行前要知道的 8 个细节

孕妇因就医、探亲、旅游等原因外出，要做好充分准备，以保护母胎的安全健康。如果计划外出旅行，那么就把外出的时间放在怀孕 4 ~ 6 个月时。这段时间怀孕初期的不适已渐消失，而孕晚期的身体沉重等还未开始。另外，这段时间也不易发生流产。

（1）在出发前应到进行产前检查的医院就诊一次，向医生介绍整个行程计划，然后征求医生的意见，看是否能够出行。如果医生认为孕妇健康状况可以旅行，应请医生指导准备出行必须携带的药品。

（2）孕妇外出旅行要选择有现代医疗条件的地区，而不要到医疗水平落后的地区去，以免发生意外无法及时就医。

（3）孕妇外出前要对将去的地区进行了解，避免前往传染病流行地区。孕妇患传染病，往往对胎儿健康影响极大。

（4）孕妇外出，要多带宽松的衣物，常洗常换，讲究个人卫生。

（5）在旅途中，孕妇不可过度劳累。行程不要安排得太紧凑，要多安排停留时间，使孕妇有充分的休息时间。

（6）长途旅行，8 个月以内的健康孕妇最好乘飞机，可减少长时间的颠簸。

（7）不论在汽车、火车，还是在飞机上，孕妇最好能每 15 分钟站起来走动走动，但要注意安全。这样做可以促进血液循环。

（8）孕妇外出要注意饮食营养及饮食卫生。在旅途中，饮食营养不易均衡，特别是饮水、蔬菜往往无法保障。因此，孕妇外出前应做好充分准备。因痢疾、肠炎而导致的高热、腹泻脱水对孕妇来说危害很大。严禁吃包装不合格或过期食品，不随便饮用无商标的饮料。

虽然周全的准备可以降低孕妇出游时的风险，减少不必要的伤害，但谁都无法保证意外绝对不会发生。

如果孕妇出游发生意外时，需立即就医。如果是与怀孕有关的意外，例如流产、早产、妊娠并发症等问题，应先稳定病情，之后家属可以请妇产科医师协助与当地医疗机构联系，以专业为考量决定留在当地或转回来治疗。如果是与怀孕无关的意外，如发生感染疾病或受伤等状况，家属的处理方式没有太大差异。

## 饮食与营养

### “重口味”的孕妈妈要忌口

孕妈妈的水肿情况越来越严重，这是大部分准妈妈都会出现的症状。因此孕妈妈每日的饮食要尽量清淡，多喝粥，多吃青菜，尤其是平日口重的孕妈妈，一定要注意忌口，以免加重水肿，甚至引发妊娠高血压综合征。孕妈妈平日要控制盐分的摄入量，以不超过 6 克为宜，如果已经患有严重水肿、高血压等病症，则要摄入得更低，以每日不超过 2 克为宜。因此孕妈妈不要吃含盐量高的过咸的食物，也不要吃难以消化的食物和冷冻食物，否则都会加重症状。对于出现水肿的孕妈妈，无论平日自己口味的咸淡程度如何，只要吃得更加清淡和易消化，就能有助缓解水肿症状。

### 多吃黄豆好处多

细心的孕妈妈可能发现了，凡是讲到孕期饮食的时候，黄豆的出现频率是最高的。黄豆不仅是富含植物性蛋白质最丰富的食物之一，还富含对孕妈妈同样重要的钙、铁、锌、碘、镁、硒等矿物质，以及 B 族维生素和维生素 E 等营养物质，可谓集多种营养素于一身，且均含量丰富。而且黄豆中富含高质量的不饱和脂肪酸，易被人体吸收。因此，对孕妈妈来说，黄豆是最不可多得的营养补充品之一，功能强大，而且价格低廉，孕妈妈可以适当多吃一些黄豆。

### 补充维生素 E

维生素 E 具有超强的抗氧化、防衰老的功能，对于孕妈妈来说，它还具

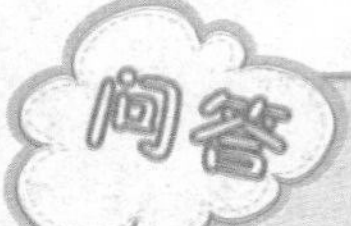


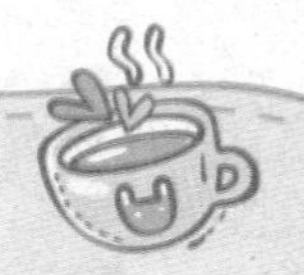

Q：工作餐或在外就餐吃得太咸怎么办？

A：孕妈妈要尽量避免在外就餐，否则难以避免高热量、高油、过咸等问题。因此孕妈妈要管住嘴，尽量少吃这样的不健康食物。如果遇到工作餐中的部分食物不健康，孕妈妈可以自带一些蔬菜沙拉等口味清淡的食物。如果已经吃了较多过咸的食物，孕妈妈要增大日间饮水量，尽量析出体内的盐分，也可喝一些牛奶，但是不要在晚饭后过多饮水，以免加重水肿。

有特殊的预防流产和早产的功能，还能够防止胎宝宝的身体和大脑发育不足，预防新生儿贫血。因此孕妈妈每天要保证摄入14毫克左右的维生素E，但也要注意不要过度补充，否则会使孕妈妈出现头晕、呕吐、腹泻等中毒症状。孕妈妈可以通过食用植物油脂、黄花菜、莴笋、圆白菜、土豆、红薯、山药、榛子、核桃、花生、芝麻、核桃、瘦肉、奶类、蛋类、豆类、花生、核桃、谷物类等食物进行补充。

### 健康吃猪腰

中医有“以脏养脏”的说法，即常吃动物的某些脏器可以滋补人的同种脏器。怀孕期间，孕妈妈的肾脏负担加重，因此可以适当吃些猪腰，但孕妈妈食用猪腰也有讲究。一定要仔细清洗猪腰，去掉其白色纤维膜内的浅褐色腺体——肾上腺，它会使孕妈妈体内的钠增高，诱发妊娠水肿；还会加快心跳速度，容易诱发妊娠高血压或高血糖等症，严重时还可能出现恶心、呕吐、手足麻木、肌无力等中毒症状。

### 高脂肪高蛋白不利于母婴健康

大量医学研究资料证实，乳腺癌、卵巢癌和宫颈癌具有家族遗传倾向。如果孕妇长期大量食用高脂肪食物，会使大肠内的胆酸和中性胆固醇浓度增加，这些物质的蓄积能诱发结肠癌。同时，高脂肪食物会增加催乳激素的合成，促使发生乳腺癌，不利于母婴健康。

蛋白质供应不足，易使孕妇体力衰弱，胎儿生长缓慢，产后恢复健康迟缓，乳汁分泌稀少。故孕妇每日蛋白质的需求量应达90～100克。但是，孕期经常高蛋白饮食，则会影响孕妇的食欲，增加胃肠道的负担，并影响其他营养物质摄入，使饮食营养失去平衡。过多地摄入蛋白质，人体内可产生大量的硫化氢、组胺等有害物质，容易引起腹胀、食欲减退、头晕、疲倦等现象。同时，蛋白质摄入过量，不仅可造成血中的氮质增高，而且也易导致胆固醇增高，加重肾脏的肾小球过滤的压力。另外，蛋白质过多地积存于人体结缔组织内，可引起组织和器官的变异，使人易患癌症。

由于口服铁剂对胃肠刺激比较大，所以服用铁剂最好放在两餐之间或者饭后半小时。

## 孕妈妈食谱推荐

### 西红柿焖豆腐

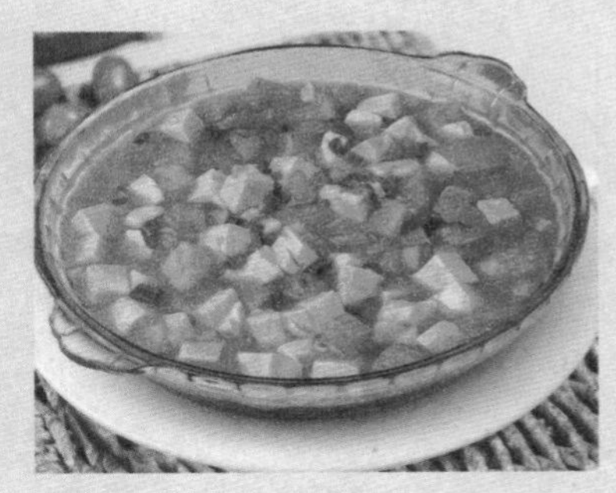

**材料** 豆腐100克，西红柿150克，白糖、盐、酱油、葱各少许。

**做法** ❶豆腐切丁；西红柿去皮后切块；葱切末。❷锅放油，倒入西红柿小炒，放入白糖、盐、水烧开；加入豆腐、酱油再烧5分钟。❸撒上葱末即可。

**推荐理由** 西红柿富含多种维生素，豆腐富含钙质，二者搭配食用，口味清淡，酸甜可口，很适合胃口不佳的孕妈妈，还能补充孕妈妈的营养所需，并且不会使孕妈妈摄入过多的热量。

### 葱烧蹄筋海参

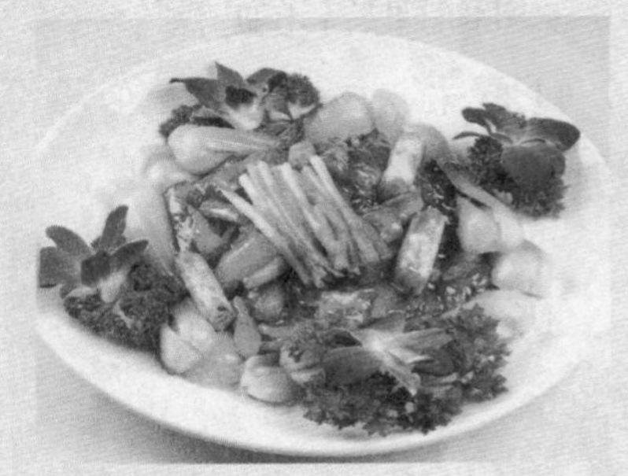

**材料** 蹄筋、海参各200克，葱50克，上海青150克，盐3克，鸡精2克，酱油、水淀粉各适量。

**做法** ❶蹄筋、海参均洗净，切段；葱洗净，切段；上海青洗净，对半切开。❷起油锅，放入蹄筋、海参翻炒片刻，加盐、鸡精、酱油调味，加适量清水焖烧至熟，放入葱段略炒，用水淀粉勾芡出锅，装盘。❸将上海青入沸水中焯熟，摆盘即可。

**推荐理由** 海参是高蛋白低脂肪的食物，含钙量极高，还富含维生素E和多种矿物质，能够补肾养血；蹄筋能够补虚健体，生肌健力，孕妈妈食用此菜，既能够强健体魄，还能补充营养，一举两得。

## 阳光“孕”动

### 加强肩颈和踝关节运动

孕中期孕妈妈负担开始加重，需进行一些增强关节力量和灵活性的练习，减轻孕妈妈的负担，提升孕妈妈的承受力。

1. 训练肩颈的方法

①盘腿，两手放在膝盖上，伸直腰板，脸朝前方。然后脖子向左向右歪

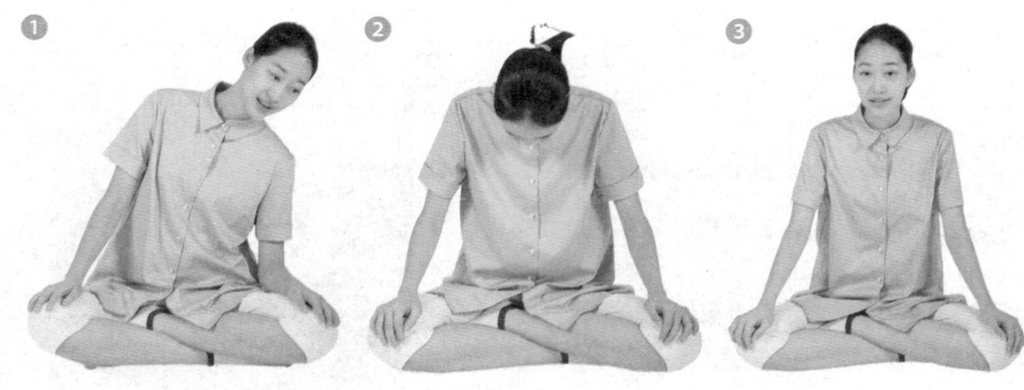

至 45 度，使其颈部和腰部有紧绷感。

②以①为基本姿势，背部和头部向前倾，使其颈部和腰部有紧绷感。

③结束前面两个动作后，伸直腰板，双手不离膝盖。及时调整呼吸，反复地吸气、呼气。

**2. 训练踝关节的方法**

①双手向后撑地，重心移至双手，两腿并拢伸直。这时伸直背部和颈部，脸朝前方，脚趾使劲往下压。

②保持①的基本姿势，脚趾朝腿方向伸直。反复做①的动作。

功效：加强关节的灵活性，以及关节韧带的弹性和力量，减轻肩颈劳累，避免足、脚踝扭伤。

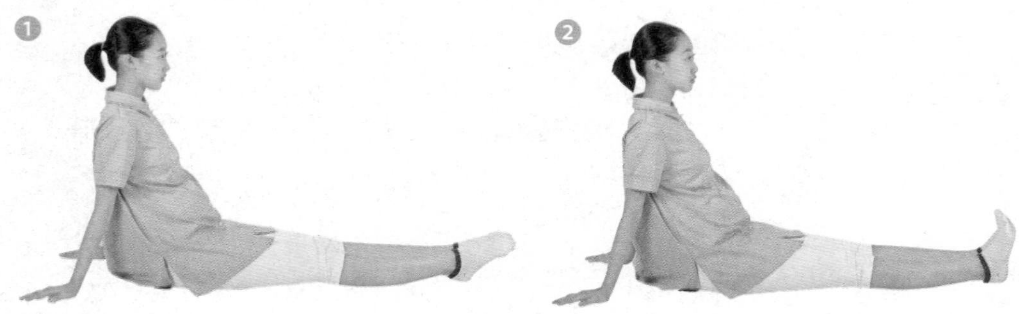

## 孕妈妈瑜伽 2 式

孕 5 月，受不断增大的肚子影响，很多孕妈妈出现髋部、腰腿酸痛的情况，坚持练习瑜伽，不仅能有效缓解身体的各种酸痛，还能增加肌肉力量，为顺产做好准备。

### 1. 开胯式

①跪在垫子上，双手向前伸开放在垫子上，双腿膝盖分开，双脚脚尖靠拢。臀部放在脚跟上。

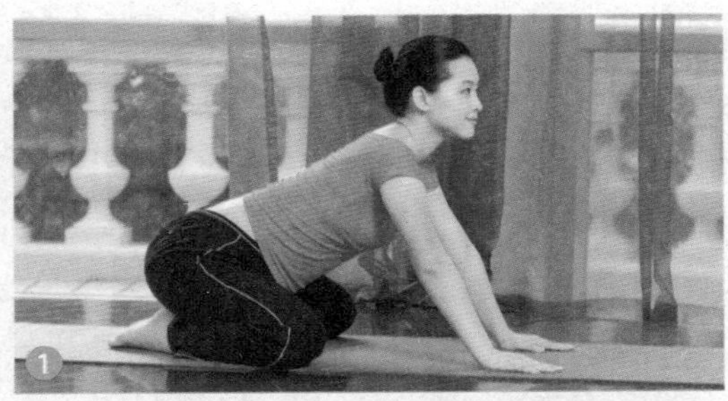

②将双手手肘放在垫子上，托住下巴。每次呼气时，胯部轻轻向下按压，保持6～8个呼吸；再呼气时，恢复到起始姿势，稍作休息。

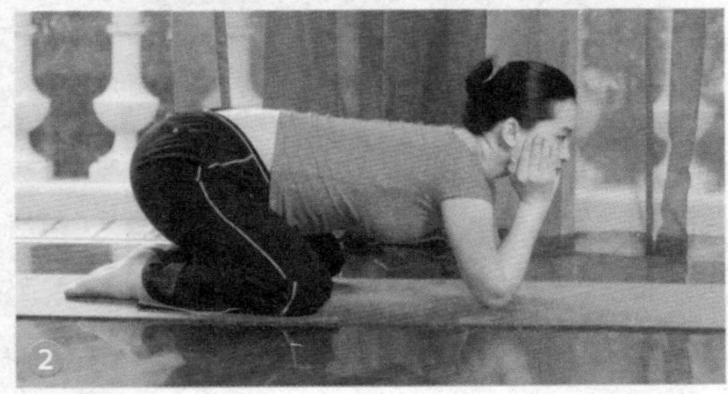

功效：此练习可按摩胯部，帮助顺产；还可以帮助预防髋部、膝盖和脚踝僵硬，按摩臀部，分解脂肪组织，改善下肢血液循环，按摩腹部，缓解便秘症状。

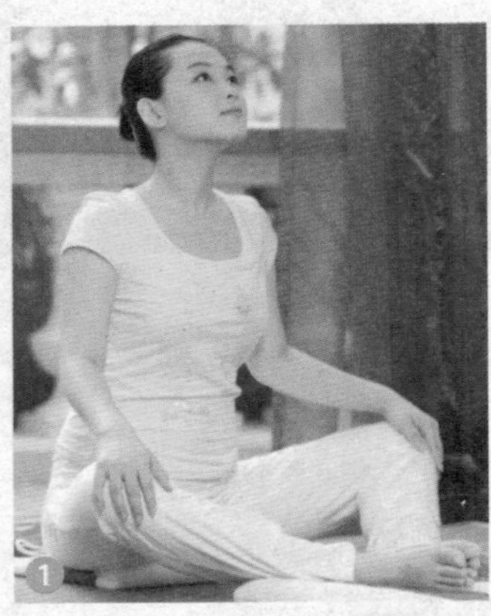

### 2. 波浪式

①双腿膝盖弯曲，双脚脚掌相抵坐于垫子上，双手放在膝盖上。吸气，挺胸抬头，眼睛看向斜上方。

②呼气，身体向后移动。

③继续呼气，身体再向前移动，双手抓住脚尖。

④继续呼气，身体向后移动。重复此式3～5次后，稍作休息。

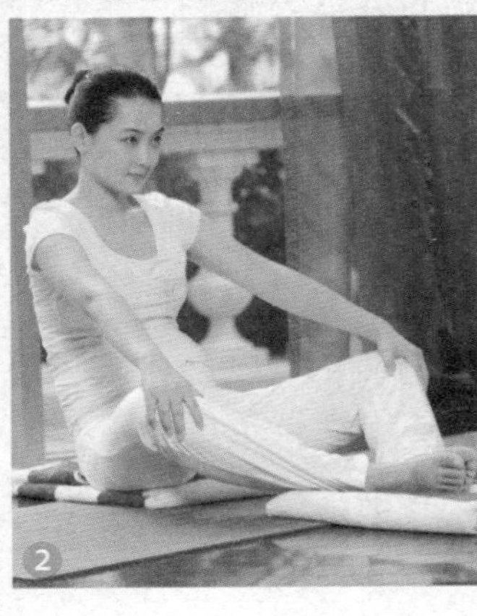

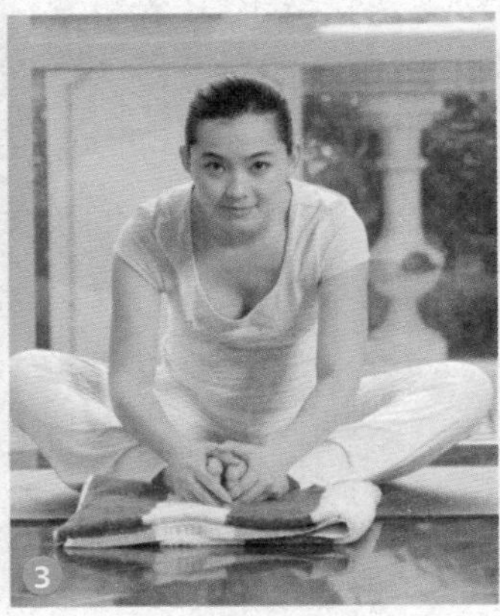

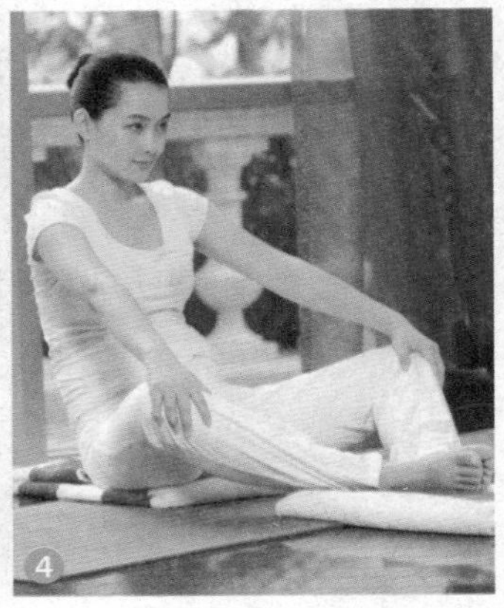

孕前
1周
2周
3周
4周
5周
6周
7周
8周
9周
10周
11周
12周
13周
14周
15周
16周
17周
18周
19周
20周
21周
22周
23周
24周
25周
26周
27周
28周
29周
30周
31周
32周
33周
34周
35周
36周
37周
38周
39周
40周

功效：此练习可按摩盆腔，促进盆腔血液循环，营养下腹部器官，对胎儿的发育和母亲的身体保养都很有帮助。

## 胎教方案

**影音胎教：最温馨的胎教电影**

闲来无事，孕妈妈和准爸爸可以在家播放几部电影，最好不要去电影院观影，以免使孕妈妈遭受环境污染。可以选择那些最为经典温馨的、表现美好感情的、充满柔情和浪漫的电影或动画片，比如《音乐之声》《阿甘正传》《人鬼情未了》《罗马假日》《小上校》《小公主》《美女与野兽》《狮子王》《爱丽丝梦游仙境》《小美人鱼》《睡美人》等，让孕妈妈沉浸在电影所营造的温暖动人的氛围中，使胎宝宝也被妈妈身体里流淌的无限柔情所感染，从而更加充满活力，促进宝宝身体内各种功能的生长。

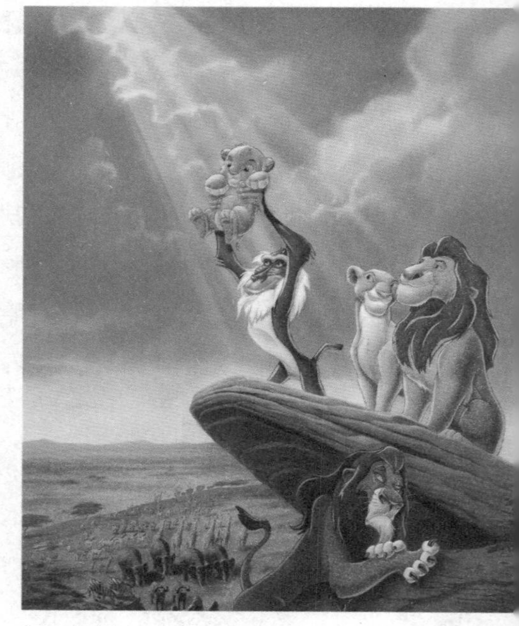

《狮子王》

**语言胎教：爸爸每天的见闻汇报**

准爸爸是不是有时会觉得自己的胎教参与比较少呢？或者很羡慕孕妈妈每天可以随时随地跟胎宝宝对话，把自己的音频信息传达给胎宝宝，植入他的记忆中，这是件多么有荣耀感的事情。准爸爸不妨养成每天跟胎宝宝说说话的习惯。那么说些什么呢，如果准爸爸每天的工作生活千篇一律，没有丰富的与胎宝宝有关的见闻和趣事的话，也可以说一说社会上的新闻和大事小情，今天又有什么有意思的消息了，科学家们又发明什么先进的器具了，又发生什么爱心救助的善行了，国家大事又有什么值得关注的了，爸爸今天又买了什么有意思的东西了，等等，只要准爸爸觉得有趣、值得诉说，是积极向上并让人感到愉悦的事情，就都可以说给宝宝听。如果准爸爸能将这种爱好延续到宝宝出生，甚至贯穿宝宝成长的始终，就会对宝宝产生极大的积极影响，让他更聪明，更博学。

# 第20周 绰约孕生活

## 胎宝宝的生长发育

· 身长 16~18 厘米，重 250~300 克；

· 大脑具备了记忆功能，形成记忆与思维功能的大脑神经元之间的相互连通开始增多；

· 头发在继续增长，胎脂和皮肤继续增厚，皮肤发育为 4 层；

· 骨骼发育加快，四肢和脊柱已经进入骨化阶段，需要更多的钙质；

· 消化道功能进一步完善；

· 胎宝宝如果是女孩，她卵巢里的卵子增长至 600 万个，若是男孩，他的外生殖器也有了明显特征；

· 嘴变小了，两眼距离更近了，五官看起来更漂亮了；

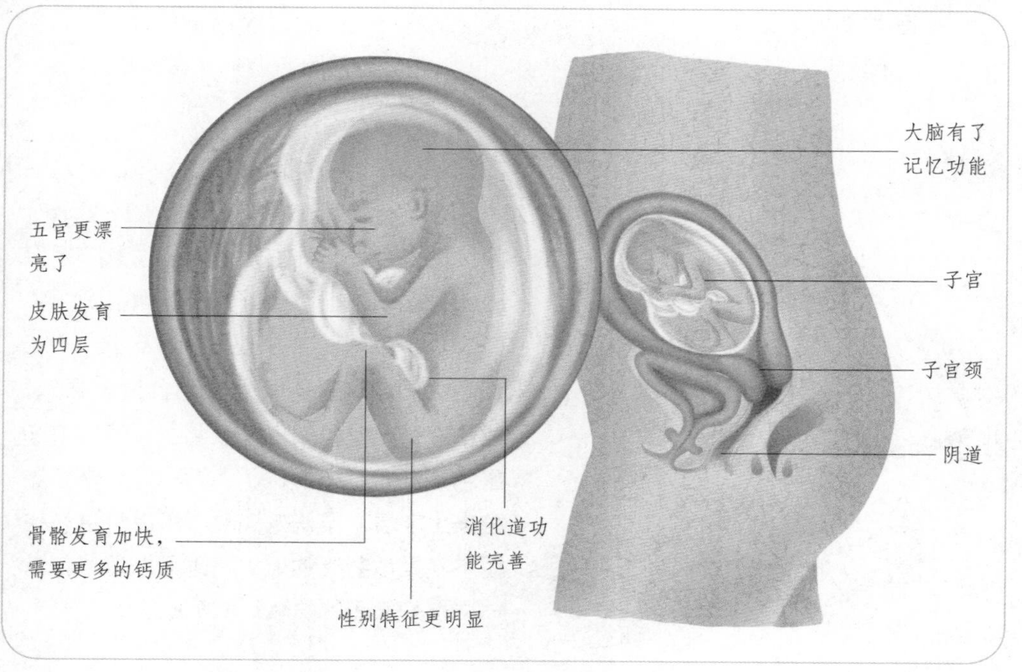

## 孕妈妈的身体变化

孕妈妈的子宫底已经升高到与肚脐齐平的位置，子宫的增大会逐渐有规律起来，增长较为稳定，宫底每周增高 1 厘米左右。现在的子宫有一个成年人的头部那么大了，宫高 16~20 厘米，羊水量约 400 毫升。从本周开始，孕妈妈能感到胎宝宝的翻滚动作了，此后胎动会更加频繁，直到把子宫撑满为止，那时的胎动次数才会逐渐降低。

从外观上看，孕妈妈已经接近典型的孕妇体形了，体重会增加得更快，身体更易疲劳，平衡感开始下降，因此孕妈妈出行要更加小心。此外，水肿、腿抽筋、静脉曲张等现象依然存在。

## 生活细节和孕期护理

### 每天都要晒太阳

1 不要隔着玻璃晒太阳。太阳光线中的紫外线无法穿透室内的玻璃，孕妈妈若隔着玻璃晒太阳，只能起到暖身的作用，皮肤吸收不到紫外线，无法转化维生素 D，即使晒再多的太阳也起不到补钙的作用。因此，孕妈妈一定要到户外晒太阳。

2 晒太阳的时长要适中。孕妈妈应保证夏季不少于半小时，冬季不少于 1 小时的晒太阳时间，才能促进身体对钙质的吸收利用。但是晒太阳的时间也不宜过长，否则也会影响胎宝宝的正常发育。

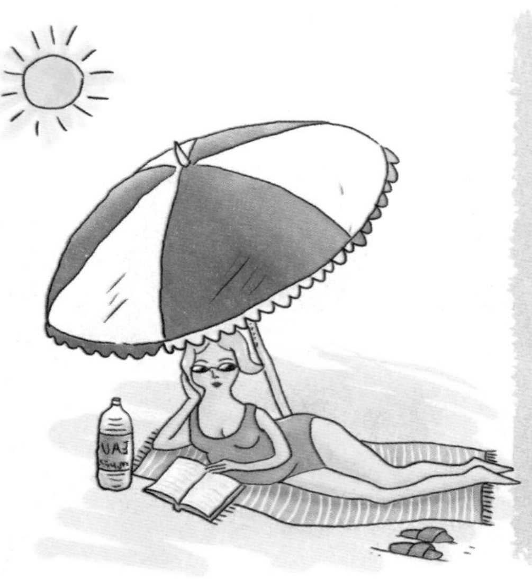

3 晒太阳的最佳时刻。在冬季，孕妈妈可以利用午休时间，进行 1~2 小时的“日光浴”，外出晒太阳要注意防寒保暖；在夏季，则需要避开日照最强烈的午间时刻，改在上午 9~10 点以及下午 4~5 点晒太阳，这时的紫外线不会过于强烈，能够避免孕妈妈的皮肤被晒伤，造成或加重色素沉着，如雀斑、色素痣等，还能避免发生中暑。孕妈妈在夏季可以尽量在树荫下享受散射光的照射，也可以适当使用一些孕妇专用的防晒品保护肌肤。

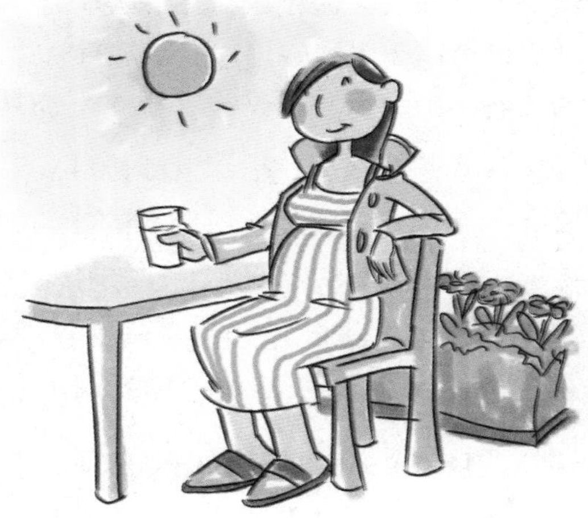

妈妈不晒太阳，就会使宝宝患有先天性佝偻病的可能性大大增加。近年来我国办公、居住、交通条件大为改善，患儿的母亲在“准妈妈”期间四季都待在房间内，怕晒太阳、户外活动极少。她们中有的妊娠反应强烈，食欲低下，却不注意在饮食中补充维生素D和钙剂。

先天性佝偻病主要发生在寒冷日照少的地区，如我国东北，在南方则十分罕见。它的病因是孕妇母体内维生素D、钙缺乏或者代谢障碍，这就直接影响胎儿钙和维生素D的吸收。

医生对患儿采取肌内注射维生素D和每天服用钙剂的方法进行治疗，并告诫孕妇必须保证小儿每天到户外晒1～2个小时的太阳。

## 职场孕妈妈要注意的事

1 开窗通风。由于办公室内的空气不流通，空气质量不好，容易让孕妈妈感到憋闷，因此孕妈妈要经常站起来开窗通风换气，既活动了身体，又能呼吸到新鲜空气。如果孕妈妈在没有窗户的办公室办公，则要经常去室外或户外走动一下，以免因吸入污浊的空气导致身体不适。

2 不要憋尿。尿频是孕期最普遍的不适之一，孕妈妈如果总想上厕所，不要憋着，也不要因为怕影响工作就不去，否则会对身体产生诸多不利影响。

3 调整好工作情绪。孕妈妈如果在工作中钻牛角尖，或经常处在愤怒、焦虑中，或长时间沉溺于工作而疏于与胎宝宝交流和互动，都会使胎宝宝受到影响，使他出生后带有偏执气质，或是容易产生孤独感，严重者还会导致胎宝宝先天发育不足。

4 注重工作形象。孕妈妈不能因为自己处在孕期，伴随有诸多身体不适，就忽略自己干净整洁的职业形象，懒得打扮，甚至很邋遢地就去上班了。这样不仅不能使自己有一个良好的工作状态和情绪，还容易招致上司的不满。

孕前
1周
2周
3周
4周
5周
6周
7周
8周
9周
10周
11周
12周
13周
14周
15周
16周
17周
18周
19周
20周
21周
22周
23周
24周
25周
26周
27周
28周
29周
30周
31周
32周
33周
34周
35周
36周
37周
38周
39周
40周

## 做好生活安排积极预防肥胖妈妈

早孕期由于妊娠反应，孕妇进食少，随着早孕反应消失，孕妇食欲增加，为了胎儿能长得健康结实，许多孕妇尽量多吃；妊娠中后期孕妇往往胃口大开，活动逐渐减少，很易造成肥胖。专家认为，妊娠初期肥胖，常可导致妊娠高血压综合征的发生；肥胖的产妇，流产率及难产概率增加，所以，在妊娠期应积极控制肥胖的发生。

孕妇的体重变化是观察孕妇身体状况的标准，为了母体和胎儿在最好的状态下度过妊娠期，孕妇要注意体重变化，避免孕期肥胖。

## 怀有双胞胎的孕妈妈该如何护理

怀有双胞胎的孕妈妈比怀有单胞胎的孕妈妈更容易患上妊娠高血压综合征，表现为不明原因的高血压、水肿、蛋白尿、子痫等病症，非常危险。因此怀有双胞胎的孕妈妈必须要加强产前检查工作。

此外，这样的孕妈妈还要保证更加充分的睡眠和休息时间，每天的睡眠时间应不少于 10 小时，以应对比普通孕妈妈更加严重的妊娠反应以及更易疲劳的身体，而且只有充分的身体修养和护理，才能保证怀双胞胎的孕妈妈不会出现早产，减少危险。

## 按摩穴位缓解眼睛疲劳

怀孕期间，孕妈妈的泪液分泌会减少，同时泪液中的黏液成分增多，这些变化会让孕妈妈经常性地感到眼睛干涩、疲劳、不舒服，孕妈妈可以通过穴位按摩来缓解症状。按摩正确的穴位可以刺激容易老化的眼睛肌肉，有助于孕妈妈消除眼部疲劳。

1 按压眉间法。将拇指指腹贴在眉毛根部下方凹处，轻轻按压或转动，重复做 3 次。然后使眼睛看向远处，眼球依照右—上—左—下的顺序转动，不要晃动头部。

2 按压眼球法。闭上眼睛，用示指、中指、无名指的指端轻轻地按压眼球，也可以旋转轻揉。不可持续太久或用力揉压，20 秒钟左右即可。

3 按压额头法。用双手的中间三个手指从额头中央，向左右太阳穴的方向转动搓揉，再用力按压太阳穴，可用指尖施力。这样会使眼底部有舒服的感觉。重复做 3~5 次。

除上述方法外，用力眨眼、闭眼休息片刻等方法也有助于消除眼睛疲劳。

## 饮食与营养

### 不宜过量吃的几种水果

| | |
|---|---|
| **柿子** | 柿子性寒，孕妈妈不宜过量食用，尤其是在空腹的情况下，否则会使孕妈妈感到腹部疼痛，甚至出现恶心、呕吐、便秘等症状，还很容易在胃中形成结石，对孕妈妈来说十分危险 |
| **苹果** | 孕妈妈适量吃苹果有助于生津健胃、降低血压、润肺化痰、促进消化，但是如果大量食用，则会损害孕妈妈的肾脏，造成较为严重的肾脏负担；还会因苹果中含有的具较强腐蚀性的发酵糖类，容易使孕妈妈出现龋齿，危害口腔健康 |
| **葡萄** | 葡萄本身具有补血、消除疲劳、补脑养神、抗氧化等作用，但若孕妈妈大量食用，易产生内热，导致腹泻等症状；而且葡萄的含糖量很高，易使血糖升高，甚至导致妊娠糖尿病 |
| **梨** | 孕妈妈适当吃梨能够生津止渴、降火润燥、清热润肺、祛痰止咳、保护心血管，但食梨过多会伤脾胃，助阴湿，使孕妈妈胃肠功能失调，引起腹泻等疾病的发生 |
| **香蕉** | 香蕉性寒，所含钠盐及糖分均很高，若孕妈妈过多食用，易导致妊娠高血压、妊娠糖尿病的发生，危及胎宝宝的安全和健康 |

### 甜食少吃为妙

一向嗜吃甜食的孕妈妈注意了，在孕期一定要少吃含糖量过高的食物，以免患上高危的妊娠糖尿病。糖果、蛋糕、甜点，以及碳水化合物含量高的食物，都属于高糖食品，孕妈妈一定要严格控制每日的摄入量。此外，孕妈妈不能根据食物标签上的“无糖”标志，就断定该种食物不含糖，可以放心食用。所谓的“无糖”食品，只是表示其中没有添加精制糖，如蔗糖、葡萄糖、麦芽糖、果糖等，但是却含有木糖醇、山梨醇、麦芽糖醇、甘露醇等糖类元素作为替代。因此对于含糖量高的食物，以及带有“无糖”标志的食物，孕妈妈还是少碰为妙，但这并不表示孕妈妈一点儿糖都不能吃，孕妈妈可以适当吃一些主食，或含糖量较低的水果等食物。

孕前
1周
2周
3周
4周
5周
6周
7周
8周
9周
10周
11周
12周
13周
14周
15周
16周
17周
18周
19周
20周
21周
22周
23周
24周
25周
26周
27周
28周
29周
30周
31周
32周
33周
34周
35周
36周
37周
38周
39周
40周

## 孕妈妈食谱推荐

### 干煸牛肉丝

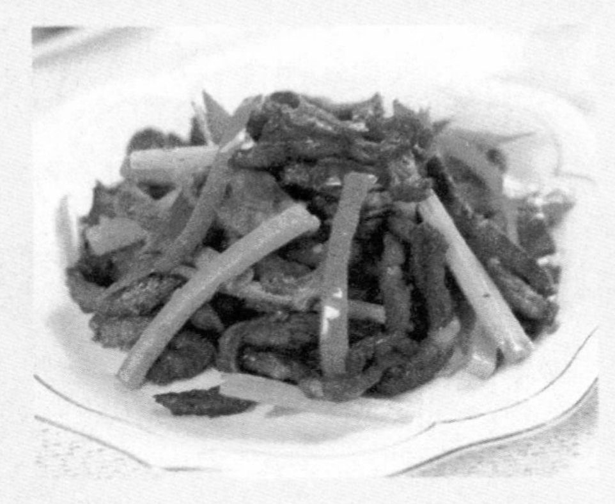

**材料** 牛肉300克，芹菜150克，红辣椒2个，胡萝卜50克，蒜苗1棵，姜1块，辣豆瓣酱10克，酱油5克，香油6克，糖4克，花椒粉3克，水适量。

**做法** ❶芹菜洗净，择去叶片洗净切长段；蒜苗洗净切长段；红辣椒去蒂、子，洗净切丝；胡萝卜去皮洗净切丝；姜去皮切末；牛肉洗净逆纹切片，再切细丝。❷锅中倒入适量油烧热，放入牛肉丝，小火煸成焦褐色，盛出。❸油锅烧热，爆香辣豆瓣酱，放入全部材料及调味料，煸炒至水分收干出锅即可。

**推荐理由** 此菜能够帮助孕妈妈强筋健骨，益气补血，开胃通便，经常食用能够预防腿抽筋，促进胎宝宝的发育。

### 豆腐鲜虾丸

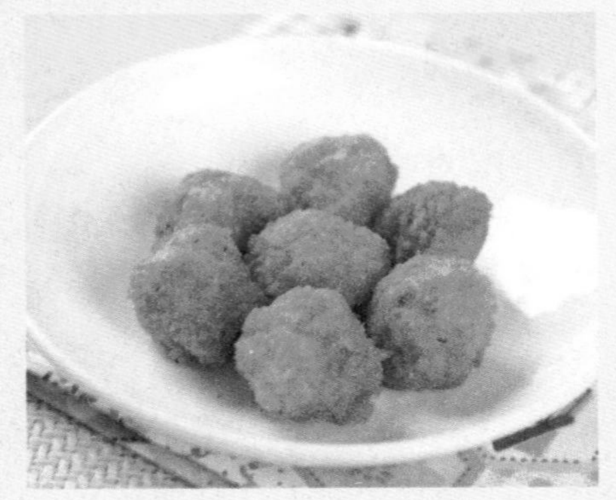

**材料** 嫩豆腐2块，鲜虾仁250克，鸡蛋1个，猪肥肉30克，葱末、精盐、淀粉、胡椒粉、味精各适量，花生油500克。

**做法** ❶将豆腐放锅内，注入清水、精盐，煮沸，取出，沥去水分。❷虾仁洗净，剁成虾蓉；猪肥肉剁碎。❸将豆腐、虾蓉、肥猪肉一同放入大碗内，加入葱末、鸡蛋、淀粉、胡椒粉、味精，调味后，搅拌上劲，成为豆腐泥。❹锅置火上，倒入花生油，烧至五成热后，将豆腐肉泥挤成小丸子放入油锅，用中火炸至金黄色，捞出，沥油，装盘即可。

**推荐理由** 此粥不仅味道鲜美，还能够补充大量的蛋白质和钙，同时具有清热解毒、利水消肿、降血脂、降血糖、降胆固醇、润肠通便的作用，对孕妈妈和胎宝宝都非常好。

# 阳光"孕"动

## 孕期瑜伽5式

### 1. 骆驼式

①跪地，两腿与肩宽，椅子放在身后。

②两手向后扶椅子。吸气，向后伸展身体，扩胸，头向后。

③吸气，起身，转身，双臂放在椅子上，头枕在手臂上做放松状。

目的：滋养喉部和胸部；促进面部的血液循环。

注意：两腿和臀部肌肉收紧。

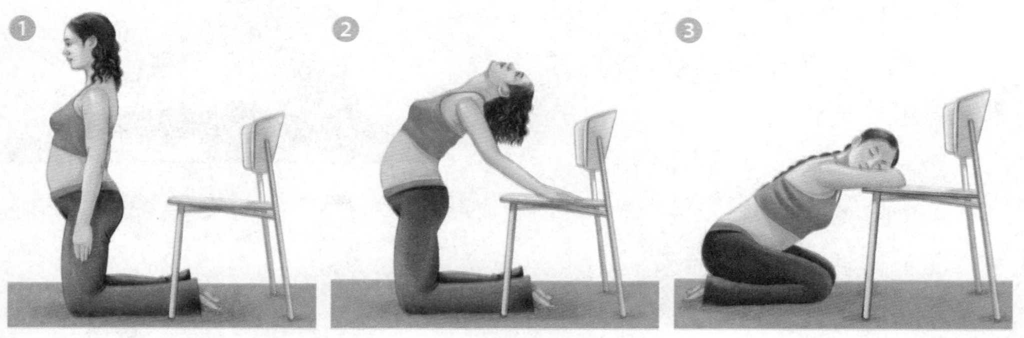

### 2. 树式

①山式站立。

②弯曲右腿，脚心靠在左腿内侧。右腿可靠在椅子上，帮助保持平衡。两手合十于胸前。

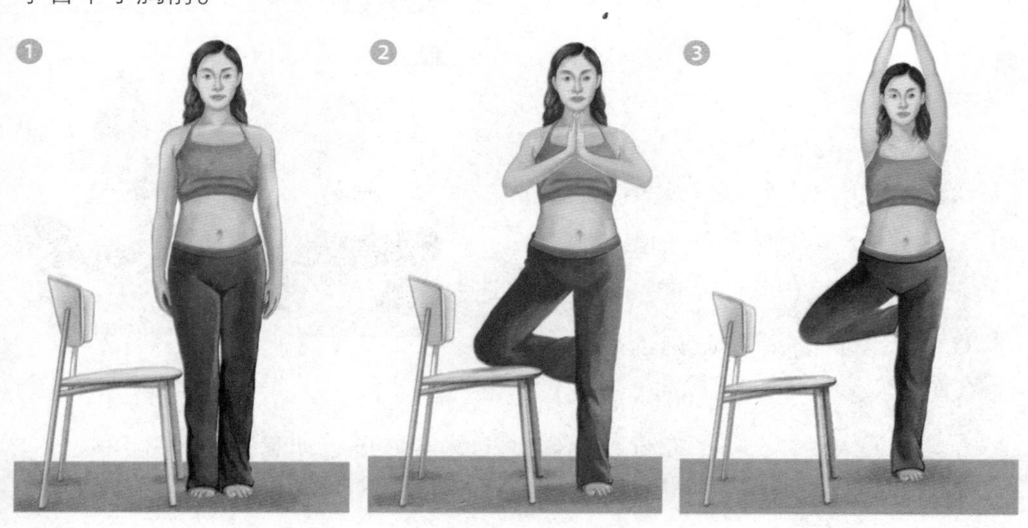

③吸气，两臂向上伸展。保持呼吸。呼气时手部放松下落。

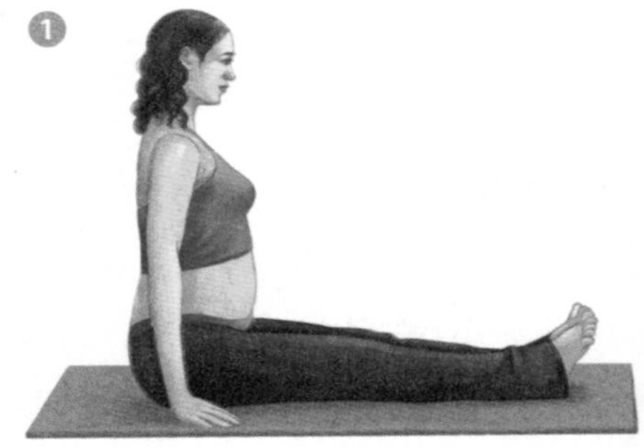

目的：培养专注力；平静情绪；防止便秘。

注意：两腿力量要向内和向上汇聚。

### 3. 拉弓式

①取坐姿，两腿并拢向前伸直。

②弯曲右腿，上身向前，右臂弯曲置于腿上或地上。

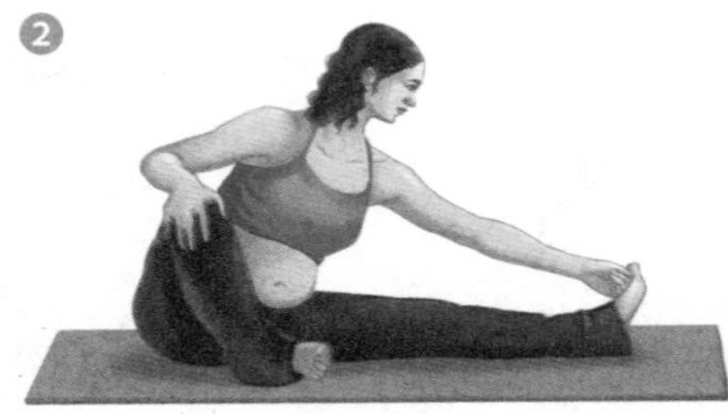

目的：锻炼腿部力量；帮助打开髋部，缓解静脉曲张。

注意：不要过分用力。

### 4. 下蹲式

①两腿打开，脚尖向外，两手十指相交放于体前，靠墙站立。

②吸气，伸展脊椎向上。呼气，缓缓下蹲。

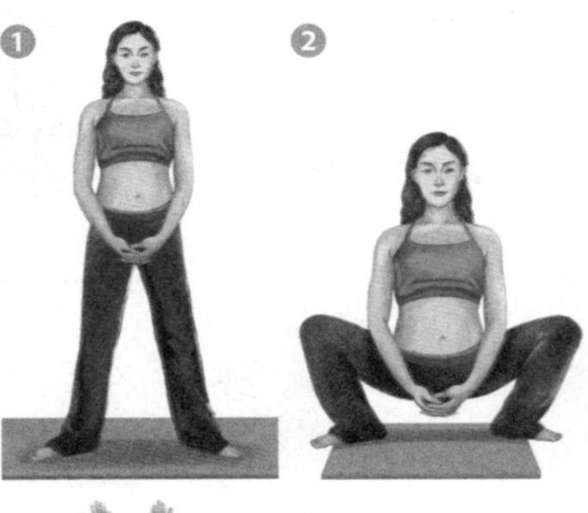

③吸气，伸展手臂向上贴墙（可以把瑜伽砖放在臀部下方）。

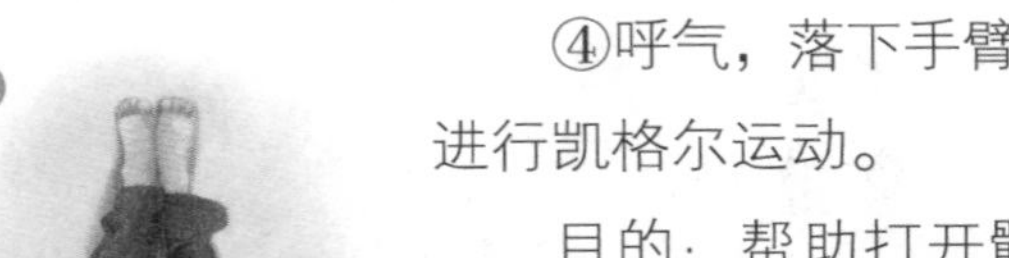

④呼气，落下手臂。进行凯格尔运动。

目的：帮助打开髋部，锻炼骨盆底肌肉的弹性和力量。

注意：不要让自己感觉吃力，不要屏息。

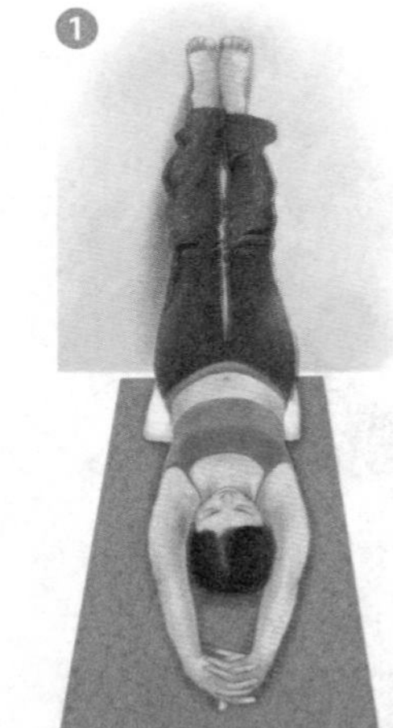

### 5. 仰卧靠墙

①躺地，两腿向上伸展靠墙，两臂置于头上方，十指相交。

②打开两腿，手放大腿内侧。

③脚心相对，膝盖向旁打开，两臂放于体侧，手心向上。

④向左侧翻转，放松。

目的：放松全身，打开髋部，防止腿部水肿；缓解下背部酸疼。

注意：时间不要超过5分钟。在怀孕后期，任何时候感觉不舒服，都要侧身休息。

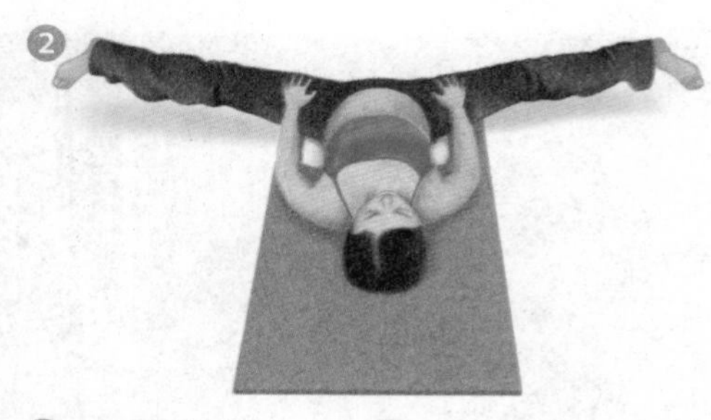

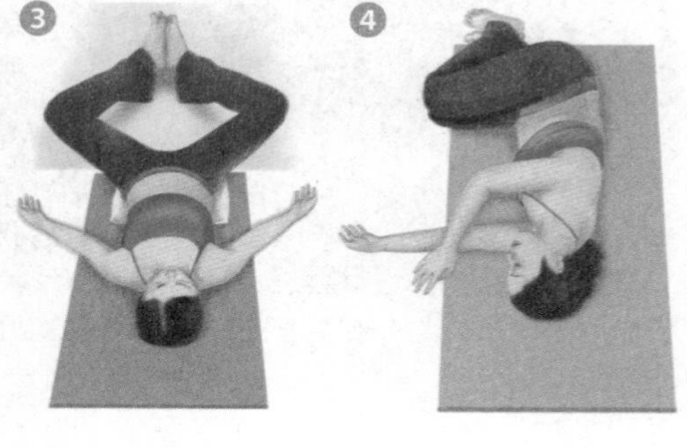

## 加强腹背肌运动

孕5月胎儿重量增加，直接会加强腹背肌的承重，使得孕妈妈出现腰背痛等不适，还能增强腹背肌力，帮助生产过程顺利进行。

### 训练腹背肌的方法

①挺直背部，盘腿而坐，两臂上举，掌心相对，深呼吸，手臂向上伸展。

②十指交叉，手臂向外翻转，掌心朝外，身体向右侧弯曲伸展。

③身体再向左侧弯曲伸展。每天早晚各做3分钟。

功效：加强腹背肌运动，可松弛腰关节，增强背部力量，伸展盆骨肌肉，帮助两腿在分娩时能很好地分开，顺利娩出胎儿。

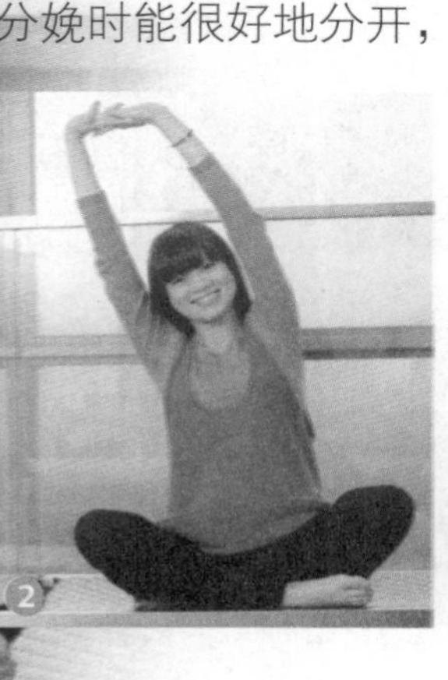

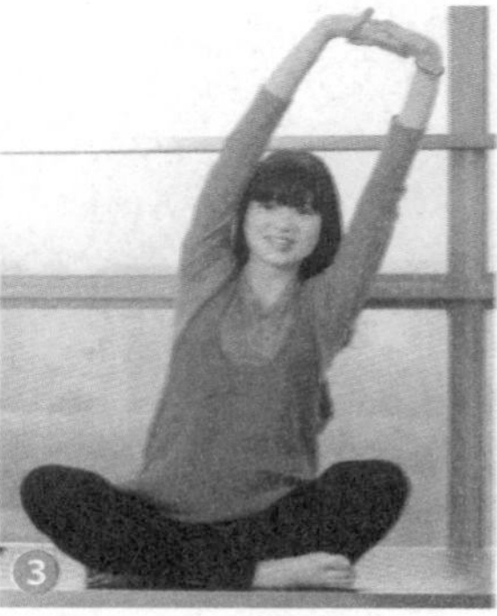

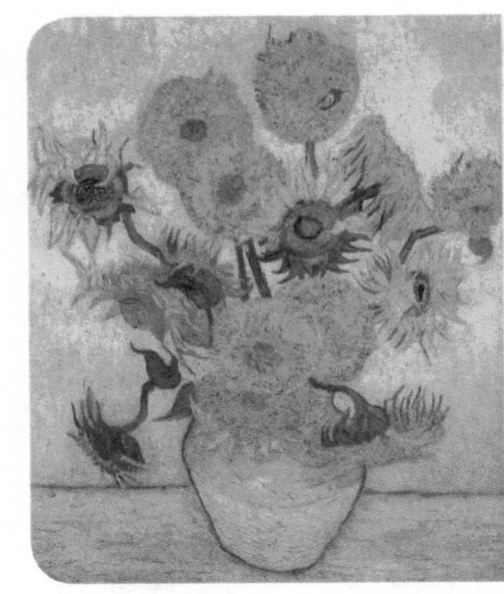

《向日葵》创作于 1888 年 8 月

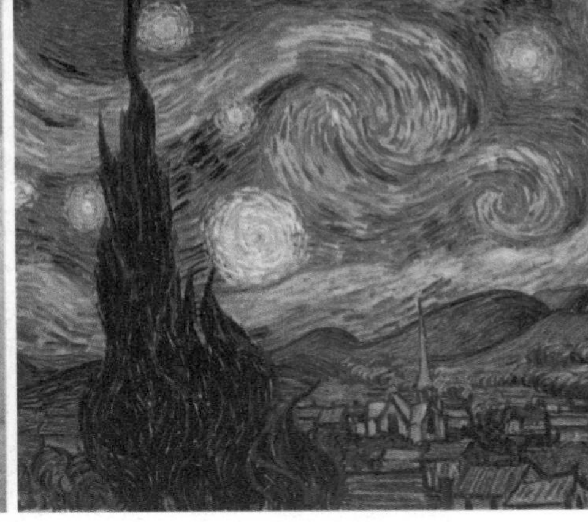

《星空》创作于 1889 年 6 月

## 胎教方案

### 美术胎教：带宝宝欣赏梵高名画

梵高是十九世纪最伟大的画家之一，他有著名的《向日葵》《星夜》《有乌鸦的麦田》等多部名画存世。他的大部分画作都色彩明亮、强烈，有着简洁的线条，色调温暖感人，感情色彩浓烈。对梵高来说，一切事物都具有表情、迫切性和吸引力，一切形式、一切面容都具有一种惊人的诗意。他善于捕捉，热情洋溢，总是能通过画作表达他的奔放与活力，但是却又不失亲切感。他的画作并非要表达真实的视觉形象，而是着意于情感的表达。孕妈妈通过欣赏这一幅幅真挚、生动、热情的画作，是不是也感受到了一种动静皆宜的美呢？

### 知识胎教：给宝宝讲百科

从本周开始，胎宝宝的大脑逐渐具备了记忆功能，孕妈妈和准爸爸可以开展知识胎教的工作了。知识胎教以对图形、数字、文字、颜色、拼音、字母、物体和百科知识的认知为主。从现在起，孕妈妈可以每天给胎宝宝讲一个百科知识，如人从哪里来、地球是什么样子、时间是什么、我国的五十六个民族都有哪些等，从最基础、最根本的知识点开始讲起，孕妈妈或准爸爸在讲解时要保持轻松愉快的情绪和抑扬顿挫的语调，让胎宝宝听着开心，爸妈也讲得尽兴。

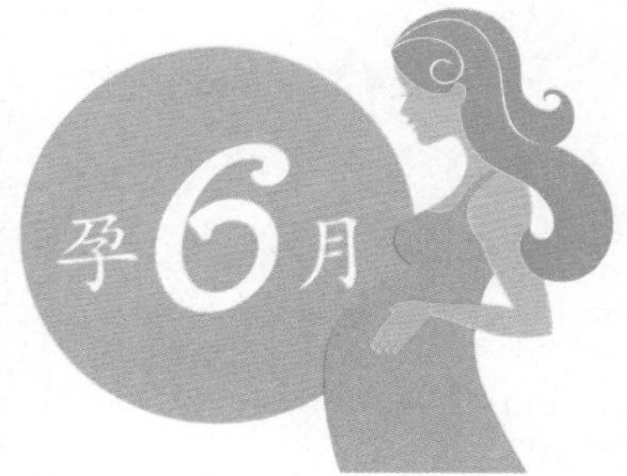


# 孕味十足靓妈妈

孕6月，孕妈妈的子宫变得更大，进入了安全的孕中期。此时，孕妈妈要好好利用这段时间，加强营养，增强体质，为将来分娩和产后哺乳做准备。另外，不管现在孕妈妈感觉有多好，都不可对自己和胎宝宝的健康掉以轻心，以免因小失大。

# 第21周 宝宝有半斤重了

## 胎宝宝的生长发育

· 身长 18~20 厘米，重 300~350 克；

· 头部只占到身体的四分之一了；

· 身体的基本构造进入最后的完成阶段，五官已经各归各位；

· 肾脏已经能够排出一些体内废液，但是大多数废液仍旧从胎盘输送到母体血液中，由母体肾脏帮助过滤；

· 味蕾开始在舌面上形成；

· 大脑褶皱出现，小脑后叶发育，出现海马沟；

· 更易受到外界噪声的影响。

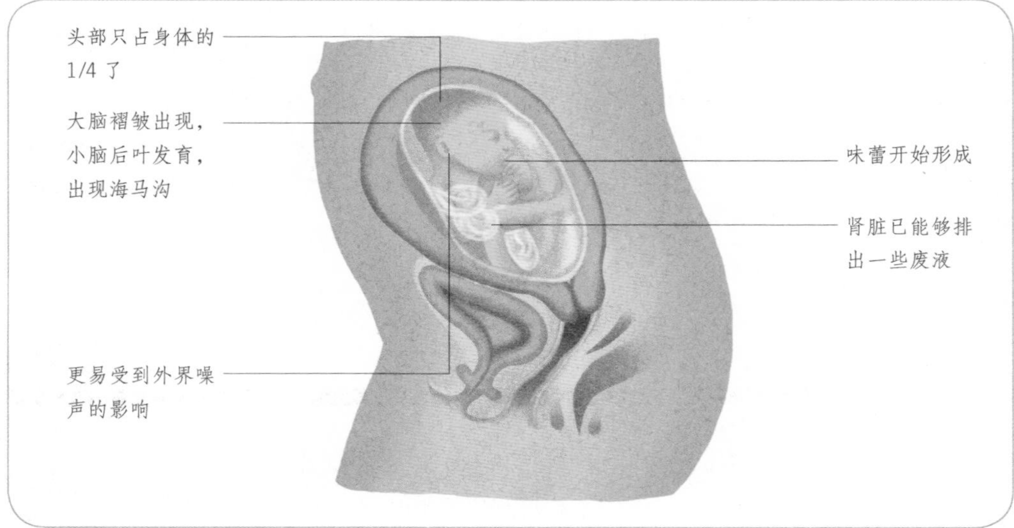


## 孕妈妈的身体变化

到了本周，孕妈妈已经完全失去了腰部曲线，旁人一眼就能看出你是标准的孕妇了。同时由于子宫逐渐向上扩大，压迫到了肺部，因此孕妈妈在爬楼梯时容易出现呼吸急促和气喘。此外，孕妈妈的汗液和油脂的分泌更加旺盛，体重此时已经增加了 4~6 千克。

## 生活细节和孕期护理

### 身高较矮的孕妈妈提早预防难产

进入孕 6 月，身高低于 1.55 米的孕妈妈要展开预防难产的生活护理工作了，因为这样的孕妈妈普遍骨盆较窄，发生难产的概率比一般的孕妈妈要高。因此身高较矮的孕妈妈要持之以恒地参加体育锻炼，增强身体肌肉的力量和耐受力，为分娩提早做好身体准备。还要避免营养过剩，以免胎宝宝体形过大，增加难产的风险。此外，这样的孕妈妈还要认真对待产前检查，若发现胎儿生长过快或过大，就要在医生的建议下及时进行饮食调整。

### 孕期可以接种哪些疫苗

1 流感病毒疫苗。在流感病毒流行期间，患有慢性疾病的孕妈妈可以接种流感病毒疫苗，但一定要在进入孕中期以后接种，否则会对胎宝宝产生不良影响。

2 狂犬病疫苗。当孕妈妈被猫、狗等动物咬伤时，需要注射狂犬疫苗，以免发生危险。但是在孕早期应避免注射。

3 乙型肝炎灭活疫苗。孕妈妈可以在孕期分三次进行接种，即孕期的第 2、3、9 月，可提供较高的保护率。

4 破伤风类毒素疫苗。此种疫苗适合在孕前从未接种过，或近 10 年未接种过的孕妈妈。接种的次数和时间同乙型肝炎灭活疫苗。

### 认识和了解羊水

羊水是怀孕时子宫羊膜腔内的液体，它是整个怀孕过程中维持胎儿生命所不可缺少的重要成分。羊水中 98% ~ 99% 是水，1% ~ 2% 是溶质，也含有葡萄糖、脂肪和有机物等。羊水的数量一般来说会随着怀孕周数的增加而增多，在孕 32~36 周时最多，之后又逐渐减少，临床上以 300~2000 毫升为正常范围，超过了这个标准称为“羊水过多症”，达不到这个标准则称为“羊水过少症”，这两种状况都是需要特别注意的。在正常情况下，羊水更新较快，一般每 3 小时就会更新一次，羊水在胎儿的生理代谢方面起着非常重要的作

孕前
1周
2周
3周
4周
5周
6周
7周
8周
9周
10周
11周
12周
13周
14周
15周
16周
17周
18周
19周
20周
21周
22周
23周
24周
25周
26周
27周
28周
29周
30周
31周
32周
33周
34周
35周
36周
37周
38周
39周
40周

用。医生常常依据羊水的性状，间接了解胎儿在宫内的生长情况是否正常，反之也可以通过胎儿的健康状况来了解羊水的情况。

### 孕妈妈脸部按摩小秘诀

孕妈妈由于生理上的变化，孕中很可能出现面部皮肤粗糙、松弛，长黑斑和皱纹等现象。为了避免这种现象，你可以进行脸部按摩。

眼角按摩：用两手的手指自两边眼角沿着下眼眶按摩6圈，然后绕过眼眶，回到眼角处轻轻按一下。

脸颊部按摩：用双手的两指分别沿脸颊四周做大圈按摩，共按摩8圈，然后至太阳穴轻轻按一下。

## 饮食与营养

### 罐头食品要少吃

鱼罐头、午餐肉、水果罐头等罐头食品，对孕妈妈来说虽然味美又方便，开罐即食，但是却不适合孕妈妈食用，否则会对母婴健康产生诸多不利影响。

第一，罐头食品中普遍添加了许多人工合成的化学添加剂，如防腐剂、色素、香精等，这些物质会对胎儿的发育造成影响，导致胎儿畸形，或是发育不良。

第二，罐头食品在制作、运输和存放的过程中，由于消毒不彻底、密封不严等原因，极易使罐内食品被细菌污染，易产生有毒物质，孕妈妈食用后很可能会造成食物中毒，严重危害母婴健康。

第三，罐头食品的保质期一般为半年至一年，但是它们往往在被存放较长时间之后才得以售卖，在孕妈妈食用时，很有可能已经接近或超过保质期，这样的食品十分不安全，孕妈妈切不可食用。

### 营养不良的孕妈妈怎么吃

孕妈妈若在孕期出现营养不良的情况，会导致胎儿宫内发育迟缓，从而易生出低体重儿，即出生时体重不足2.5千克的新生儿。这样的孩子皮下脂肪偏少，自我保温能力差，呼吸和代谢功能较弱，更容易感染疾病，其死亡率比正常体重的新生儿要高很多，且日后的智力也可能偏低。

因此，营养不良的孕妈妈不要再保持孕前节食的习惯，不要再为了保持身材和体形，而不顾胎宝宝的生长发育所需，从而影响宝宝一生的健康。孕妈妈要在孕中期及时补充所需营养，避免使胎宝宝出生后体重过轻。

### 少吃刺激性食物

进入孕中期以后，孕妈妈的饮食中要少放辣椒、葱、姜、蒜、芥末、咖喱、胡椒等具有辛辣刺激味道的调味品。一旦大量食用，这些物质进入孕妈妈体内后，会随着血液循环进入胎宝宝体内，容易给胎宝宝带来不良的刺激，影响正常的生长发育。此外，在孕期，孕妈妈的身体大多呈现血热阳盛的状态，这些辛辣刺激性的食物会加重孕妈妈体内的燥热，出现口干舌燥、口舌生疮、情绪躁动不安等症状，影响了孕妈妈的健康。

### 高效为宝宝提供营养

1 重点补充维生素、蛋白质和钙；

2 纠正挑食、偏食的毛病，合理膳食，保证每日摄入足量各类的营养物质；

3 适量补充叶酸，能够促进胎宝宝的生长发育；

4 将坚果作为零食并适当多吃一些；

5 不能盲目吃甜食，否则易导致妊娠糖尿病；

6 维持良好的生活作息习惯，保持良好的心态；

7 坚持定期进行产前检查，掌握胎宝宝的生长发育情况，一旦发现异常，就要遵照医嘱及时进行护理和治疗。

### 改善宝宝将来偏黑肤色的饮食

有的父母肤色偏黑，生出来的宝宝通常也会偏黑。如果孕期孕妈妈多吃一些富含维生素 C 的食物，将会对宝宝的肤色有一定的改善作用。因为维生素 C 对皮肤黑色素的生成有干扰作用，从而可以减少黑色素的沉淀，日后生下的婴儿皮肤会白嫩细腻。

这类含维生素 C 丰富的食物有西红柿、葡萄、柑橘、菜花、冬瓜、洋葱、大蒜、苹果、刺梨、鲜枣等蔬菜和水果，其中尤以苹果为最佳。

### 改善宝宝粗糙肤质的饮食

如果父母皮肤粗糙，为了改善肚子里胎宝宝的肤质，孕妈妈可以尝试多食用一些富含维生素 A 的食物。因为维生素 A 能保护皮肤上皮细胞，使日后孩子的皮肤细腻有光泽。

富含维生素 A 的食物有动物的肝脏、蛋黄、牛奶、胡萝卜、西红柿以及

孕前
1周
2周
3周
4周
5周
6周
7周
8周
9周
10周
11周
12周
13周
14周
15周
16周
17周
18周
19周
20周
21周
22周
23周
24周
25周
26周
27周
28周
29周
30周
31周
32周
33周
34周
35周
36周
37周
38周
39周
40周

绿色蔬菜、水果、干果和植物油等。

### 改善宝宝发质的饮食

如果父母头发早白或者略见枯黄、脱落，孕妈妈可适量多吃些含有B族维生素的食物，以改善胎宝宝的头发状况。

富含B族维生素的食物有瘦肉、鱼、动物肝脏、牛奶、面包、豆类、鸡蛋、紫菜、核桃、芝麻、玉米以及绿色蔬菜，这些食物可以使孩子发质得到改善，不仅浓密、乌黑而且光泽油亮。

## 孕妈妈食谱推荐

### 红豆小米粥

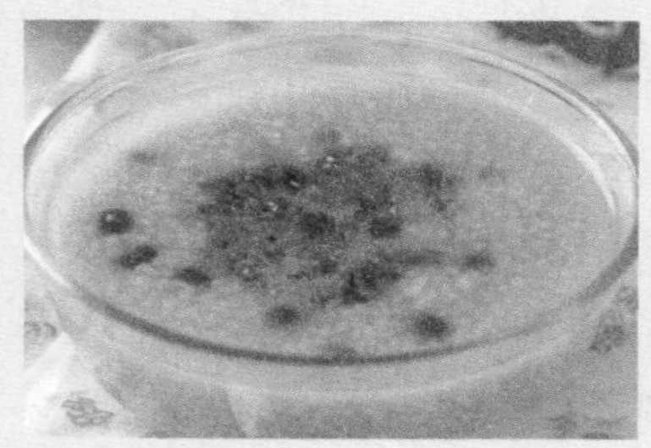

**材料** 小米50克，红豆15克，红糖适量，糖桂花少许。

**做法** ❶将红豆、小米分别淘洗干净。❷红豆放入锅内，加适量清水，大火烧开后转小火煮至烂熟。❸加入水和小米一起煮，煮至黏稠为止，在粥内加入适量红糖，烧开后盛入碗内，撒上少许糖桂花即成。

**推荐理由** 此粥色泽红润，香甜爽口。红豆含有丰富的钙质、蛋白质、赖氨酸，其中赖氨酸是人体8种必需氨基酸之一，小米含有丰富维生素$B_1$、维生素A以及一定量蛋氨酸。

### 猪腰黑米花生粥

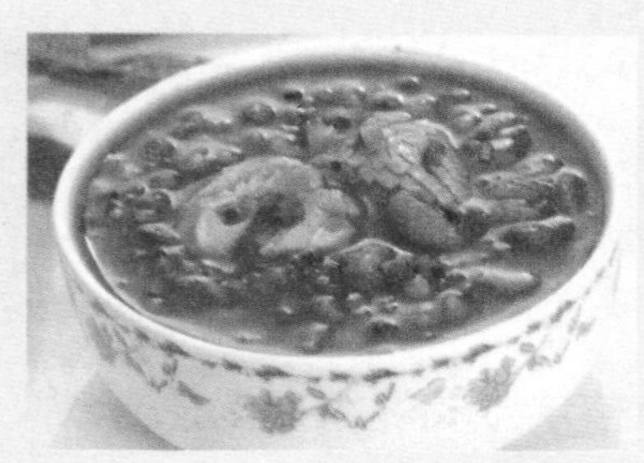

**材料** 猪腰50克，黑米30克，花生米、薏米、红豆、绿豆各20克，盐3克，葱花5克。

**做法** ❶猪腰洗净，去腰臊，切花刀；花生米洗净；其他原材料淘净，泡3小时。❷将泡好的原材料入锅，加水，煮沸，下入花生米，中火熬煮半小时。❸等黑米煮至开花，放入猪腰，待猪腰变熟，调入盐调味，撒上葱花即可。

**推荐理由** 此粥可以补充大量铁元素，以及维生素A、维生素E、钙、锌、铜等营养物质，能够为孕妈妈提供足够的营养物质，还不会导致孕期肥胖。

## 阳光“孕动”

### 开始进行凯格尔运动

凯格尔运动，又称会阴收缩运动。它以美国洛杉矶医生阿诺德·凯格尔的名字命名，是他在20世纪40年代推广了这项训练。

凯格尔运动是专门针对盆腔底部肌肉的加强运动，这些肌肉从耻骨后方向前方伸展，并包围阴道口和直肠，加强训练盆腔底部肌肉可以促进尿道和肛门括约肌的功能。这样做的结果，不但可以预防或治疗小便失禁，而且可以避免分娩时阴道组织撕裂，使分娩更轻松顺利。另外，凯格尔运动可以增加阴道肌肉的弹性与敏感度，让性生活更美满，还可防止大小便失禁。

盆底肌肉弹性是否良好，可以这样判断：小便时尿到一半的时候，试着看看能否忍住，停止排尿，如果能够很轻易、快速地做到，表示这部分的肌肉弹性很好。如果做不到，孕妈妈就可以试做几周凯格尔运动，就会看到成效显著。

### 凯格尔运动的自我练习要诀

凯格尔运动既是一种运动方式，也是一种物理治疗方法。自我进行凯格尔运动的练习，虽然不会产生严重的副作用，但是在学习运动前，最好还是先向医生或专业运动理疗师进行咨询，以免有不正确的适应证及其他需要先治疗的孕期疾病受到延误。

需要注意的是：患有神经性膀胱（上、下神经元受损而造成的尿失禁）、下尿路口阻塞、严重骨盆器官脱垂、余尿过多、失智、精神病等疾病的孕妈妈，不适合进行凯格尔运动。

正确的修炼凯格尔运动的修炼方法是：

（1）第一阶段

①站立，双手交叉置于肩上，脚尖呈90度，脚跟内侧与腋窝同宽，用力夹紧。保持5秒钟，然后放松。重复此动作20次以上。

②简易的骨盆底肌肉运动可以随时随地进行，如在步行时、乘车时、办公时都可进行。

（2）第二阶段

①仰卧在床上，身体放松，双膝弯曲，专注于提肛收缩的动作；特别要

注意的是双腿、双臀以及腹肌都不能用力。

②收缩臀部的肌肉向上提肛。

③紧闭尿道、阴道及肛门，感觉像憋尿。

④保持骨盆底肌肉收缩5秒钟，然后慢慢地放松,5～10秒后，重复收缩。

每天做骨盆底肌运动1～2回，每回10分钟。运动的过程中，照常呼吸、保持身体其他部分的放松。可以用手触摸腹部，如果腹部有紧缩的现象，则运动的肌肉有误。

## 胎教方案

**冥想胎教：依据诱导词展开无限想象**

孕妈妈可以躺下来，依据一片诱导词，展开冥想，这种方式有些类似于瑜伽中的休息术。孕妈妈可以使用音频诱导词；也可以自己先找到一篇诱导词，然后请准爸爸缓缓朗诵出来，在准爸爸那低沉的熟悉的男低音中，可以让孕妈妈更快地放松自己，更易接受这种冥想方式，更快进入冥想状态。在开始冥想之前，孕妈妈一定要摒除杂念，专心聆听，认真地一一做到诱导词中的要求，比如：

现在你看到了一片宁静的湖水，如镜般安宁，一只美丽的白天鹅掠过湖面。这时洁白的雪花轻轻地飘落到湖面，金灿灿的太阳也突然升起。湖边的田野里，一个农民在犁地……现在，你感到身体从头到脚都变得很热、很热，好像要出汗一样，这是为什么呢，原来你到了一片沙漠里，一片很热、很热的沙漠里，太阳高悬头上，毫无遮蔽……

又如：

现在我要讲出你身体的各个部位，我提到哪个部位，你心里也默念这个部位，将意识和注意力全部倾注到这里，然后努力使这个部位放松。……现在注意背部，感到背部在放松、休息。然后是后脑勺，头的两侧，头顶，头皮在放松。现在放松的感觉从上而下传遍了整根脊柱，要非常注意脊柱，感到脊柱正在放松……

通过这样的冥想胎教方式，能够提升孕妈妈的感知能力，从而促进胎宝宝的大脑发育，还能提高孕妈妈的免疫力，缓解压力和神经紧张，有助于增加孕妈妈身体的柔韧度和协调性，帮助恢复体力，治疗失眠。

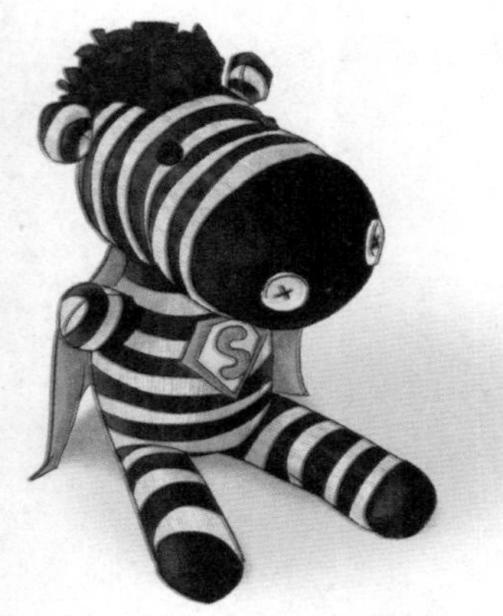

孕妈妈可以挑选一些自己喜欢的卡通人物形象，找到简单可行的制作方法，轻松愉快地为宝宝打造一个独一无二的玩偶。

**情绪胎教：孕妈妈亲手做玩偶**

在孕妈妈较为空闲又有好心情时候，不妨动手给胎宝宝做几个玩偶，以便在他出生后能够把玩。孕妈妈亲手做的玩偶不仅比买来的更干净、卫生，还能作为第一份礼物送给宝宝，等宝宝长大后，这些玩偶还能成为珍贵的纪念物。孕妈妈可以先从网上或书中寻找一些简单易行的制作方案，以帮助孕妈妈做出可爱、美观又不失趣味性的玩偶。熟练之后，孕妈妈可以创作出一些自己喜欢的玩偶形象。布料、针、线、填充物、剪刀等必备用品，要先准备好，布料和填充物一定要安全环保，无毒无害。在制作过程中，孕妈妈要避免劳累，注意不要让剪刀和针扎伤自己。这种胎教方式能够使孕妈妈动手又动脑，保持较高的热情和良好的情绪，这些因素都会对胎宝宝起到积极的影响。

**语言胎教：每天读安徒生童话**

安徒生童话是每个孩子从小必读的童话故事之一，孕妈妈和准爸爸小时候想必也不例外。孕妈妈可以每天给胎宝宝读一则安徒生的童话故事，一边阅读，一边可以将故事中的各种人物形象以及故事情节反复在脑海中进行想象和回放，在讲完后，还可以进行一些故事的延伸，解释一下故事中某些难懂的词语或情节，或者孕妈妈自己为故事编一些后续情节，孕妈妈还可以动手将故事中的人物形象以及情节画出来，再给它们涂上颜色，这样还能顺便进行《美术胎教》。安徒生最著名的童话故事有《小锡兵》《冰雪女王》《拇指姑娘》《卖火柴的小女孩》《丑小鸭》《红鞋》《海的女儿》《野天鹅》《打火匣》《小克劳斯和大克劳斯》《豌豆上的公主》《小意达的花儿》等。

## 孕6月常见不适与应对

**气喘**

从本月开始，孕妈妈会逐渐出现气喘的现象，一直到分娩前。之所以会出现气喘，是由于生长中的胎儿压迫了孕妈妈的横膈膜，妨碍了孕妈妈的自由呼吸。此外，贫血也容易引发气喘。除了行走和运动时易发生气喘，孕妈妈在用力或者讲话时偶尔也会感到喘不过气。对此，孕妈妈只能尽量多休息，在发生气喘时尽量坐下或蹲下，能够使气喘有所缓解；也可在晚上睡觉时多加一个枕头。如果情况较为严重，孕妈妈应尽快就医。

**贫血**

在孕6月，孕妈妈依旧可能出现贫血的症状。孕妈妈要按照上文中提及的要求和方法，尽量多补充铁元素，加强休息，尽快摆脱贫血状况。

**流鼻血**

孕期流鼻血的现象是在激素的作用下，由于鼻腔内的毛细血管破裂而引起出血的一种常见孕期症状。轻者涕中带血，重者甚至会出现休克，如果反复出血还会导致贫血。如果出现了后两种情况，孕妈妈要立刻就医。尤其在气候干燥或鼻腔局部受损时，更易发生鼻出血。在日常生活中，孕妈妈要避免待在空气较为干燥的房间或地区，尽量增加室内空气湿度，少吃易上火的热性食物，如巧克力、羊肉、辣椒等，如果反复流鼻血，则要多补充铁元素。

如果经处理仍不能止血，应及时到医院诊治。孕妇反复多次发生鼻出血，应到医院做详细检查，排除局部及全身疾病，以便做有针对性的治疗。

孕期流鼻血的是一种常见孕期症状，孕妈妈要避免待在空气较为干燥的房间或地区，少吃易上火的热性食物。

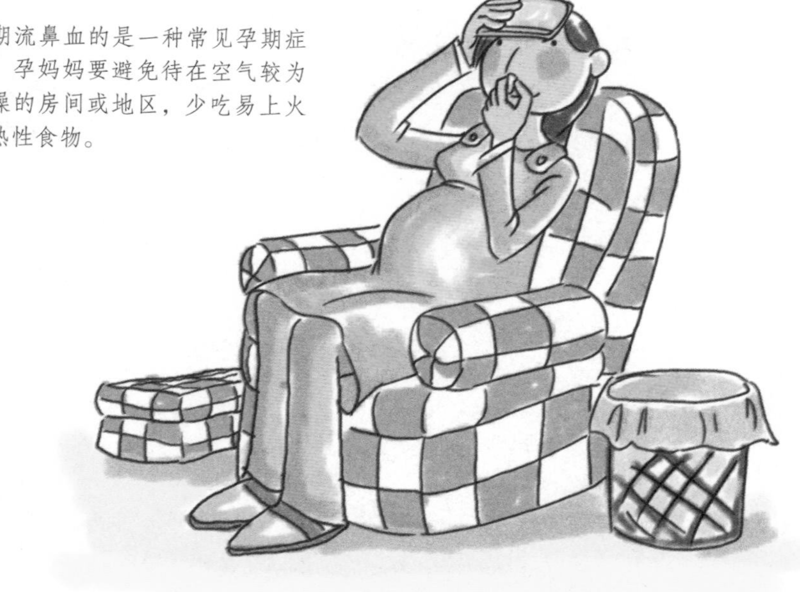

### 皮肤干燥瘙痒

如前所述，皮肤干燥、瘙痒是由体内激素变化而引起的，孕妈妈要避免反复抓挠，忍一忍，分散一下注意力就会好一些。如果实在痕痒难耐，孕妈妈可寻求医生的帮助。

### 后背发麻

在本月，部分孕妈妈会出现后背发麻、发紧的感觉，这是因为孕妈妈的体形变化过快，脊柱神经受到压迫所导致的。对此，孕妈妈不必过于担心，经过休息后就会所有缓解。在日常生活中，孕妈妈要避免长久地保持同一个姿势不变，要经常走动和休息，避免长时间使用电脑。如果经过休息和锻炼，孕妈妈的症状没有缓解或消失，反而持续存在，应及时就医，有可能是孕妈妈患有先兆性流产等疾病。

## 孕6月产前检查与优生

### 妊娠糖尿病的危害

对于准妈妈来说，由于血糖增高，白细胞的趋化性、吞噬作用、杀菌作用均明显降低，因此容易发生孕期及产时的感染。其次，由于糖的利用不足，能量不够，准妈妈在分娩时可能发生产程延长或因产后宫缩不良而导致的产后出血。此外，由于羊水中含糖量过高，刺激羊膜分泌增加，致使羊水过多的发生率增加，易发生胎膜早破导致早产。

对于胎儿而言，由于妈妈血中葡萄糖增高，刺激胎儿的胰岛细胞增生，产生大量胰岛素，活化氨基酸转移系统，促进蛋白、脂肪合成，使胎儿全身脂肪聚集，导致胎儿过大。其次，胎儿体内产生的大量胰岛素，在出生时由于母体血糖供应中断，可发生新生儿低血糖，从而增加出生时的危险。而且，准妈妈体内的高血糖环境会使胎儿畸形的发生率增高，影响胎儿肺表面活性物质的形成，导致出生时发生新生儿呼吸窘迫综合征。此外，母体长期血糖增高，可伴发小血管的病变，影响胎盘血液供应，引起死胎、死产。

因此，对于妊娠期间的糖耐量异常或糖尿病，准妈妈一定要重视起来，及时征求医生意见，积极配合治疗。

许多检查出有妊娠糖尿病的准妈妈们，因为好不容易熬过许多怀孕初期的不适症状，正准备好好加强饮食以提供胎儿营养时，竟然不能随心所欲地吃，会感到既担心又沮丧，其实妊娠糖尿病孕妇的饮食与一般孕妇相似，只是需要控制每日及每餐的饮食摄取量、密切观察体重，必要时需依照医师指示做自我血糖监测、尿酮测试。

由于妊娠期间碳水化合物的代谢率增高，加上胎盘分泌的激素大多有对抗胰岛素的作用，使得肌体对胰岛素的需求量大大增加，胰岛负担较重，因而，准妈妈很容易得妊娠糖耐量异常或妊娠糖尿病。

原本并没有糖尿病的妇女，在怀孕期间发生葡萄糖耐受性异常时，就称为妊娠糖尿病，虽然，妊娠期的糖耐量异常或妊娠糖尿病并不会给准妈妈带来很明显的不适症状，但它们对胎儿及准妈妈的危害却是巨大的。妊娠糖尿病可能引起胎儿先天性畸形、新生儿血糖过低及呼吸窘迫综合征、死胎、羊水过多、早产、孕妇泌尿道感染、头痛等，不但影响胎儿发育，也危害母亲健康，因此怀孕期间检查是否有糖尿病是很重要的。

患妊娠糖尿病的孕妇有可能在下次怀孕时再发生，如果再次怀孕应及早告知医生并做检验。曾罹患此症的孕妇，中老年后出现糖尿病的概率比正常妇女高，故产后应设法维持理想体重及保持规律的饮食、运动习惯，并定期检验血糖值。

一旦得了妊娠糖尿病，轻微者可先执行饮食控制，之后再抽血检查，若空腹血糖值仍大于 105 毫克 / 公升，饭后 2 小时血糖值大于 120 毫克 / 公升，就应配合注射胰岛素，期望能将血糖值控制为：空腹 60 ~ 90 毫克 / 公升（指禁食 8 小时所测之血糖值）、饭前 60 ~ 105 毫克 / 公升，饭后 1 小时小于 140 毫克 / 公升、饭后 2 小时小于 120 毫克 / 公升。

### 彩色超声波检查

在孕 24 或 28 周所进行的产前检查中，应当在黑白超声波检查的基础上，增加三维彩色超声波检查，或四维彩色超声波检查，以诊断胎儿的体表或内脏是否存在畸形。但是对于耳聋、白内障等畸形，通过彩色超声波并不能检查出来。孕妈妈不必担心，无论是黑白或彩色超声波检查，对胎宝宝造成的危害都是极小的，不会影响其正常的生长发育。

### 外用药不能随意使用

孕妈妈在注重孕期不随意服用药物的同时，容易忽略对外用药的安全性。

任何外用药孕妈妈都是不能自行使用的，一定要在医生的指导下用药，而且绝大多数的外用药都会对胎宝宝的安全造成威胁，产生严重后果。这些药物会通过皮肤渗透进血液中，进而对胎宝宝产生影响，如具有祛除体癣、消除皮肤炎症、抗病毒等功效的药物，不仅会对胎宝宝造成发育不全、畸形、死亡等严重影响，还会使孕妈妈出现皮肤过敏、头晕、头痛等一系列不良反应，危害母婴健康。

作为具有一定医学常识的现代准妈妈，普遍知道在妊娠期间不能随便吃药，否则会造成胎儿畸形、流产等不良后果。然而对于外用药物，有些人认为反正不吃到肚子里去，使用起来不会特别在意。其实在妊娠期对外用药也应慎用，因为一些外用药能透过皮肤进入血液，引起胎儿中毒，损害胎儿神经系统的器官，一般需慎用的外用药有：

| | |
|---|---|
| **杀癣净** | 其成分是克霉唑，多用于皮肤黏膜真菌感染，如体癣、股癣、手足癣等，动物实验发现它不仅有致胚胎毒性的作用，哺乳期妇女外用，其药物成分还可以渗入乳汁。虽然临床上未见明显不良反应和畸变报道，但为了健康生育，此药应该慎用 |
| **达克宁霜** | 含硝酸咪康唑，一般均有局部刺激，如果皮肤局部较为敏感，易发生接触性皮炎，或者因局部刺激发生灼热感、红斑、脱皮起疱等。用药时如出现上述反应，应及时停用，以免皮损加重或发生感染 |
| **百多邦软膏（莫匹罗星）** | 这是一种抗生素外用软膏，在皮肤感染方面应用较广泛。但有不少专家认为，妊娠期最好不要使用此药。因为此膏中的聚乙二醇会被全身吸收且蓄积，可能引起一系列不良反应 |
| **阿昔洛韦软膏** | 它属于抗病毒外用药。抗病毒药物一般是抑制病毒 DNA（核糖核酸）的复制，但同时对人体细胞的 DNA 聚合酶也有抑制作用，从而影响人体 DNA 的复制。所以，孕妇在妊娠期使用各种抗病毒外用药时应慎重 |
| **皮质醇类药** | 这类药具有消炎、抗过敏作用，如治荨麻疹、湿疹、药疹、接触性皮炎等。但是，妊娠期妇女大面积使用或长时期外用时，可造成胎儿肾上腺皮质功能减退。此外，这类药还可造成妇女闭经、月经紊乱，所以最好不用 |

总之，在孕期、哺乳期的妇女无论是使用口服药物，还是外用药物都应该在医生的指导下进行，才能保证用药安全、有效。

## 孕妈妈不可自行服用利尿剂

女性怀孕后，随着月份的增加，下肢等处可出现不同程度的水肿。对于孕期水肿，一般不需处理，除非是高度水肿并伴有大量蛋白尿，要到医院做适当处理。有些孕妈妈为了减轻水肿，便自己使用利尿剂来消肿，这是很危险的。

利尿剂特别是噻嗪类药物，不但可导致低钠血症、低钾血症，还可以引起胎儿心律失常、新生儿黄疸、血小板减少症。现在已证明，在妊娠期间使用利尿剂，还可使分娩时产程延长，并出现子宫乏力、胎粪污染羊水等情况。此外，还有可能导致胎宝宝患上出血性胰腺炎。

## 积极预防胎盘早剥

胎盘早剥常发于妊娠 5 个月后或分娩期，正常位置的胎盘在胎儿娩出前，部分或全部从子宫壁剥离，称为胎盘早剥。孕妈妈患有胎盘早剥时，常会出现由间断性变为持续性的腹痛，外加腰酸背痛或恶心、呕吐、出汗、面色苍白、脉搏细弱、子宫硬、有压痛等种种不适，还伴有阴道流血。

胎盘早剥是一种妊娠期各种疾病的严重并发症，具有起病急、进展快的特点，若处理不及时，可危及母儿生命。国内报道的发生率为 4.6 ‰ ~ 21 ‰，国外的发生率为 5.1 ‰ ~ 23.3 ‰。妊娠中期容易发生胎盘早剥的病因尚不清楚，可能是由妊娠血管病变引起，也可能由外伤导致，特别是在孕妈妈腹部直接受撞击或摔倒时腹部直接触地的情况下更宜发生。

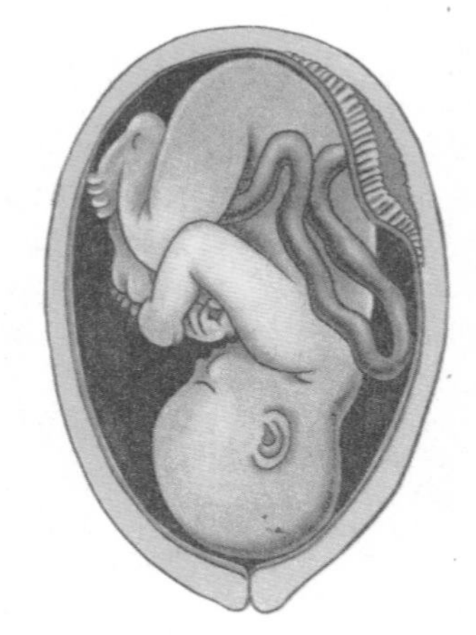

胎盘是胎儿在子宫内的生命线，一旦从子宫壁脱落下来，对于胎儿来说非常危险。因而孕妈妈在孕中期要谨慎摔倒，以免引发胎盘早剥。

由于胎盘早剥会危及母儿的安全，一经确诊，通常情况下医生会要求终止妊娠以防病情的恶化。因此，为了保住胎儿，对于胎盘早剥，孕妈妈必须引起注意，做好疾病的预防工作。首先要加强产前检查，积极预防与治疗妊娠期疾病，如妊高征。其次，要避免处于仰卧位及腹部外伤。再次，在胎位异常行外倒转术纠正胎位时，操作必须轻柔。

**如何预防晚期先兆流产**

绝大部分的流产是在怀孕头13周内发生的，但有些孕妈妈也会在孕期较晚的阶段发生流产。在中国，医生把在怀孕13～27周+6天之间发生的流产称为“晚期先兆流产”。

晚期先兆流产最初表现为孕妈妈阴道有少量出血，有时伴有轻微下腹痛，下腹部规则性宫缩痛。严重时孕妈妈会出现像分娩时一样的疼痛、出血，而且出血量可能会很多，还含有血块、羊水等，最终导致胎体、胎盘、胎膜等排出体外。但是，有时候孕妈妈的身体可能没有任何预兆，只是在例行的产前检查中，医生或助产士没有发现宝宝的胎心时，才会知道发生胎死宫内了。

导致孕妈妈晚期流产的原因有很多，如胎盘功能不佳、宫颈功能不全、子宫肌瘤、子宫畸形、病毒感染、糖尿病等。因此，孕期出现疾病困扰时，孕妈妈一定不要讳疾忌医，要及早治疗。如果孕妈妈发现自己有先兆流产的迹象时应尽快到医院检查，以明确病因和胎儿的状况，但要尽量减少不必要的阴道检查，以减少对子宫的刺激。

此外，孕妈妈还要定期做产前检查，养成规律的生活和定时排便的习惯，注意个人卫生，保持心情舒畅，积极预防晚期先兆流产的产生。

**如何预防胎膜早破**

一般来说，胎膜早破表现为不伴疼痛的阴道流水，常发生在腹压增加，如咳嗽、大小便之后。胎膜早破发生时，阴道内会突然有大量水流出，可湿透内裤，时断时续。胎膜早破时流出的羊水无色、无黏性，与有黏性的白带不同。这种阴道流水通常在起立时增多，平卧时减少甚至停止。此外，羊水会微混浊，有时可见混杂其中的胎脂，与排尿不同。

胎膜早破的发生与多种因素有关，常见的原因有羊膜炎症、羊膜腔压力升高、胎膜受压不均、胎膜发育不良。胎膜早破可导致宫内感染及羊水减少，因此而发生宫缩乏力、胎儿宫内窘迫，致使早产、围产儿死亡、宫内及产后感染率增加，危害母儿安全。因此，预防胎膜早破的发生至关重要。

要做好胎膜早破的预防工作，主要需要做到：积极预防和治疗下生殖道感染，重视孕期卫生指导；妊娠后期禁止性交；避免负重及腹部受撞击；宫颈内口松弛者，应卧床休息，并于妊娠14周左右施行宫颈环扎术，环扎部位应尽量靠近宫颈内口水平。

# 第22周 胎动更频繁了

## 胎宝宝的生长发育

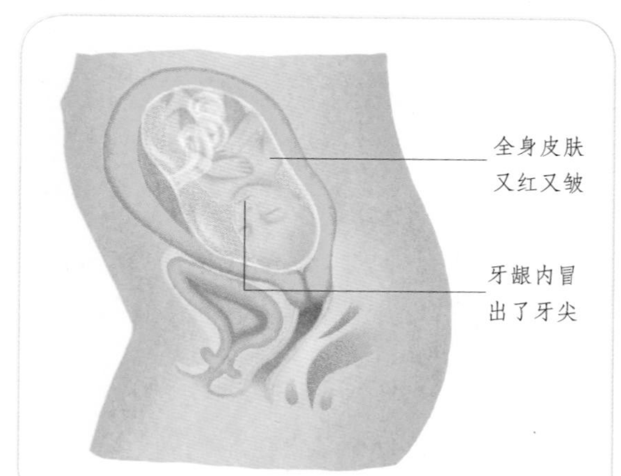


· 身长 19 ~ 22 厘米，重 350 ~ 400 克；

· 全身皮肤红而皱，外观上看像一个小老头，皮肤的褶皱是为给皮下脂肪留出生长空间；

· 牙龈内冒出了牙尖；

· 眉毛和眼睑清晰可辨；

· 长出汗腺了；

· 若是女孩，阴道已经开始呈现中空的形状，若是男孩，睾丸将从骨盆降到阴囊里，原始精子已经形成；

· 睡眠更轻，清醒时间越来越长。

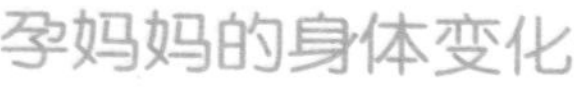

## 孕妈妈的身体变化

到了孕 22 周，孕妈妈的子宫底已经上升到脐上 2 厘米左右的位置了。突出的腹部使重心前移，为了保持平衡，孕妈妈不得不挺起肚子走路。同时，孕妈妈的手脚不再那么轻便，行动能力降低，动作越发地迟缓了，这都是很正常的现象，孕妈妈不必担心。此外，孕妈妈的手指、脚趾和全身关节韧带变得松弛起来，要注意出行安全。有些铁元素摄入不足的孕妈妈开始出现贫血现象，从本周起要加强补铁。

## 生活细节和孕期护理

### 最好爬楼上，电梯下

在孕中期，孕妈妈上班和回家可以适当爬一爬楼梯，此举能够增强孕妈妈的心肺功能，还能活动骨盆，对胎宝宝的生长发育有利。但是孕妈妈只适合上楼梯，而不适合下楼梯，这是因为下楼梯会对膝关节造成不断的冲击，还增加了脊椎的负担，而且还有可能因为重心不稳摔倒，并由此引发流产等意外情况。因此孕妈妈在孕中期可以采取爬楼上、电梯下的策略，适当地锻炼身体。但是爬楼的楼层不宜过高，如果超过四层，则最好上下楼都乘电梯。

准爸爸的贴心守护

**做“保镖牌”准爸爸**

孕妈妈的肚子越来越大，由于重心不稳，出行要更加注意安全。此时准爸爸要尽量陪伴孕妈妈出行，做一个称职的“保镖”，时刻维护孕妈妈的安全，替孕妈妈遮挡各种突如其来的碰撞或威胁，在上下车、上下台阶和楼梯时尽量搀扶孕妈妈，消除孕妈妈的恐慌情绪，这样既能使孕妈妈多到户外走动，锻炼身体，又能保证孕妈妈的安全。

**不要怠慢小伤口**

孕妈妈如果不慎使自己的手部或身体其他部位出现了小伤口，一定不要怠慢，要立即消毒和包扎，以免皮肤遭到感染，最终导致细菌进入子宫内，危害胎宝宝的安全。毒性链球菌 A 常常感染皮肤上的小伤口或者是抓痕从而导致发病，这种细菌感染后可以导致多种疾病。皮肤上非常细小的抓痕或伤口感染此病菌后，伤口处会出现红肿、疼痛，并迅速播散全身，同时伴有流感样症状。因此当你受伤时，立即用肥皂和清水冲洗伤口，并用酒精和过氧化氢溶液（双氧水）消毒，这些药物在妊娠期间是安全的，对你的宝宝不会造成任何伤害。在仔细清洗过伤口后，应将二联抗生素软膏涂抹在伤口处。如果必要的话，还应该扎上绷带，尽量保持伤口区的清洁与卫生，甚至在医生的指导下可以使用抗生素来消灭细菌。

**坚持靓肤按摩**

在孕期，爱美的孕妈妈不能用化妆品，那么要如何使自己的肌肤看上去更加紧致、白嫩而没有瑕疵呢？孕妈妈可以每天坚持进行面部按摩，这样可以促进肌肤的血液流通和新陈代谢，保持年轻的肌肤状态。按摩时，先彻底清洁皮肤，再涂上孕妇专用的肌肤按摩霜，用中指和无名指从脸的中部向外打圈按摩，坚持 3 分钟，然后再涂抹上一层保湿霜，若感到肌肤已经较为油腻，也可不涂。然后将双手手心搓热，按压在面部肌肤上，持续按压 1 分钟，此举不仅能够促进肌肤血液流通，还能使护肤霜或按摩霜更好地被皮肤吸收。

**保养面部 T 形区**

在怀孕期间，脸部除了容易产生妊娠斑之外，由于内分泌旺盛，还容易导致油脂阻塞毛孔，使污垢沉淀并存在毛细孔中，面部 T 形区更易生暗疮。T 形区是指面部从双眉梢两端到下颌中间的三角区域，是面部最易出现皮脂腺油腻、发生毛孔堵塞的部位。

保养面部 T 形区的主要工作是保持肌肤清洁，这也是清除和预防暗疮关键措施，市面上有专门清洁面部 T 形区的化妆水，能抑制局部油脂分泌。其实，只要孕妈妈平时注意面部皮肤的清洁，及时洗净大量分泌的油脂和灰尘，防止发生毛孔堵塞，一般也不会发生问题。

如果已经发生暗疮，孕妈妈千万不要用手挤压，避免留下瘢痕，应当小心、正确保养肌肤，护理好面部皮肤，使其逐渐自然痊愈。

**怀孕期间孕妈妈最好不要自己开车**

如今开车的女性越来越多，开车带给女性的不仅是便利和更加舒适的出行环境，可能还有驾驶的自由和快乐，但孕妇是不适宜开车的。由于开车的时候，通常都是持续坐在座位上，骨盆和子宫的血液循环都比较差，对母胎的健康均不利。开车还容易引起紧张、焦虑，不利于胎儿发育，而且如遇紧急刹车，方向盘容易冲撞腹部，引起破水。怀孕期间，准妈妈的反应也会变得比较迟钝，不但无法保证自身安全，也会给别人造成危险，所以，怀孕期间尽量不开车。

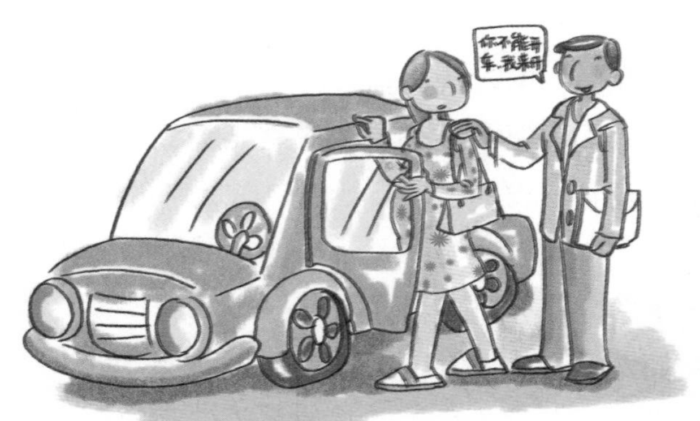


## 饮食与营养

**孕妈妈要少喝绿豆汤**

绿豆汤对一般人群来说，是消暑解渴、清热解毒、润肺止渴的佳品，且营养价值丰富。但是对于孕妈妈来说，则不宜多喝。因为绿豆性凉，会使身体变得虚弱、畏寒，影响脾脏功能，尤其对寒性体质的孕妈妈影响最大，容易导致腹泻等症状。

因此孕妈妈在夏季要少喝绿豆汤，尤其不能喝冰镇绿豆汤，可代之以白开水或红豆汤，不但能够促进健康、补充营养，还能消除水肿。

**如何判断和预防营养过剩**

判断营养过剩的方式很简单，就是每周称一次体重，如果每周增重超过0.5千克，就很有可能出现了营养过剩。

此时孕妈妈在自行调整饮食策略的同时，还要咨询医生，在医生的指导下合理减重。

在预防营养过剩方面，孕妈妈可以遵循以下原则：

1 将每日必需营养素物化。比如蛋白质是孕妈妈每天必须大量补充的营养物质，可以通过每日固定吃2个鸡蛋，喝2杯牛奶来补充，不必再额外补充，以免造成营养过剩。

2 饮食结构要合理。孕妈妈所吃的主食类、肉蛋类、蔬菜类、水果类、豆类等食物的配比要均衡，不能有所偏颇。大量吃蔬菜而不吃肉，或不吃主食，或吃肉不吃菜，或将水果代替蔬菜等做法都应杜绝。

3 总量要控制。孕妈妈每日不能随心所欲地吃，一定要控制好摄入食物的总量，不能因为偏爱某种食物就增加该种食物的摄入量，导致食物总量超标。

4 水果不是越多越好。水果中的含糖量普遍很高，孕妈妈吃水果过多，容易造成自身体重超标，长期大量吃水果，还容易使胎宝宝长得过大，影响生产。因此每日的水果摄入量以不超过300克为宜。

5 适当减少碳水化合物的摄入量。但这并不意味着孕妈妈不能吃碳水化合物，否则易导致孕妈妈缺乏B族维生素和矿物质。孕妈妈在进餐时，可以先吃蔬菜和水果，再吃碳水化合物含量丰富的谷物类食物，这样可以避免碳水化合物的过度摄入。

6 不要盲目节食。节食减肥和控制体重的办法绝不适合孕妈妈，极易造成营养不良，影响胎宝宝的正常发育。

## 瘦妈妈要注意营养

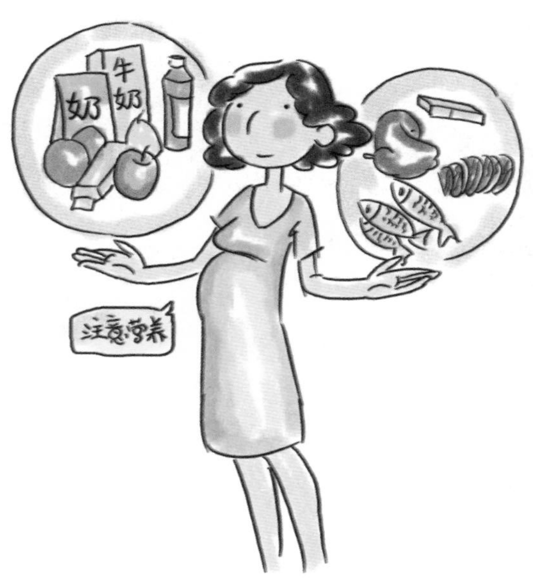


明显瘦弱的孕妇在孕期中易发生贫血、低钙和营养不良，发生流产、早产、胎儿发育不良乃至畸形者均多于正常孕妇。因此，瘦弱孕妇怀孕前应该对自己的健康状况进行全面、系统的检查，如瘦弱是由疾病引起，必须认真治疗，治愈后方可怀孕。如系瘦弱型体质，应加强营养和坚持锻炼，怀孕后要比一般孕妇更重视营养的补充，除了保证食物的质量，满足优质蛋白、钙、磷、铁等无机盐和多种维生素外，还要重视烹饪技术，变换食品花样。体质过于瘦弱者，应请医生指导，辅以一些营养药物和适当补品。产前检查要按期进行，以便发现异常及时处理。

## 孕妈妈吃冰激凌要谨慎

炎热的夏天来了，怀孕后，孕妈妈体温比常人要更高一些，更要经受酷暑的折磨。吃根冰激凌是许多人抗暑降温的好办法，可是怀着小宝宝，还能像以前那样随意吃冰激凌吗?

专家提醒孕妈妈，只要注意吃冰激凌的方法，对胎宝宝就不会有太大的影响。首先，要注意吃的冷饮是不是正规厂家生产的，有没有过保质期，一不小心吃坏了肚子造成腹泻就不好办了。其次，要控制进食量。不要一次吃得太多，以免引起胃肠不适。此外，不要选择含糖分较高的冰激凌，无节制地过量食用含糖量高的食品，导致妊娠糖尿病。

总的来说，只要把握好吃冰激凌的度，冰激凌对孕妈妈还是有益无害的。因为冰激凌中的奶含有蛋白质，孕妈妈适度食用，可使皮肤白滑。

## 孕妈妈吃葡萄不宜过量

葡萄富含营养，被誉为“水果皇后”，富含多种对人体有益和必需的维生素和微量元素。此外，葡萄所含热量远比苹果、梨等水果高，非常适合孕中期对热量需求较高的孕妈妈食用。更可贵的是葡萄中大部分有益物质可以被人体直接吸收，对人体新陈代谢等一系列活动可起到良好作用。

不过，由于葡萄含糖很高，所以糖尿病病人应特别注意忌食葡萄。而孕妈妈在孕期要提防糖尿病，因此孕妈妈食用葡萄应适量。在食用葡萄后应间隔 4 小时再吃水产品为宜，以免葡萄中的鞣酸与水产品中的钙质形成难以吸收的物质，影响健康。

## 孕妈妈食谱推荐

### 韭香黄豆芽猪血汤

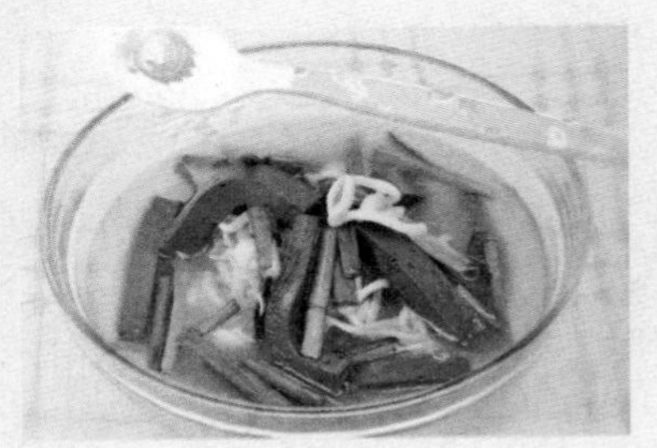

**材料** 猪血 150 克，黄豆芽 45 克，韭菜 10 克，色拉油 30 克，精盐 6 克，味精 2 克，香油 3 克。

**做法** ❶ 将猪血洗净切条，黄豆芽洗净，韭菜择洗净切成段备用。❷ 净锅上火倒入水，下入猪血焯水，捞起冲净待用。❸ 净锅上火倒入色拉油，下入黄豆芽煸炒出香，倒入水，下入猪血，调入精盐、味精烧沸煲至熟，淋入香油，撒上韭菜即可。

**推荐理由** 此汤能够应对孕妈妈本周会出现的贫血现象，大量补充铁元素，还能够起到利尿解毒、消除水肿、缓解疲劳、强身健体的功效。

### 鲫鱼萝卜汤

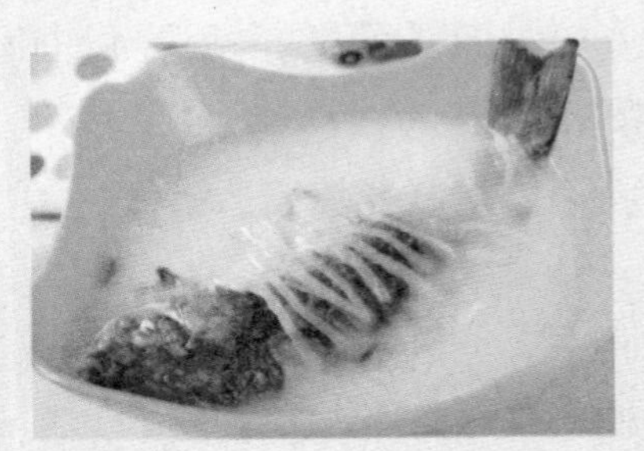

**材料** 鲫鱼 1 条，白萝卜 100 克，料酒、盐、葱、姜、植物油各适量。

**做法** ❶ 鲫鱼去鳞、鳃，去内脏，洗净；白萝卜去皮，洗净，切成细丝；葱洗净，切段；姜洗净，切片。❷ 锅置火上，放入适量植物油烧至五成热时放入鲫鱼，用小火把鱼煎至两面金黄，起锅，放入盘中备用。❸ 锅中留余油，炝香姜片，加水、料酒，大火煮沸后倒入砂锅，再加入鱼、萝卜丝、葱段后转小火煮 15 分钟。待汤色成奶白色时，加盐调味即可。

**推荐理由** 此汤可谓补血养颜圣品，有健脾益胃、益气生津、祛湿利水之效，是孕妈妈不可多得的营养佳品。

## 阳光“孕”动

### 适当运动助顺产

到了妊娠 6 个月，孕妇要主动参加运动，这对于顺利分娩以及婴儿的健康非常重要。孕妇进行运动时要愉快，保持良好的心态，心里想的是“与孩子同乐”。孕妇的运动都是要促进腹中胎儿的健康成长，为婴儿的诞生做准备。只要能达到这个目的，跳舞、散步、做操等都可以，因人而异。但还是避免到人多的地方去。

### 改善各种疼痛的伸展运动

日常有规律的伸展运动，可以帮助孕妈妈提高身体的灵活性，提高身体各部分的协调能力，还能预防肌肉和骨骼的坚硬和疼痛。

1. 伸展小腿——改善小腿抽筋与疼痛

左腿向后跨出一大步，在自己感觉舒适的范围内步子越大越好，左脚跟着地。身体前倾，右膝弯曲，把双手放在右大腿上。坚持 20 ~ 30 秒，换另一侧腿重做。

2. 伸展大腿——改善大腿酸疼

站姿，用左手抓住左脚，慢慢地向后弯曲抬升，会感觉到大腿的前面部分有伸拉的感觉。平衡能力不是很好的孕妈妈，可以用右手抓住椅背或扶墙。保持这个动作 20 ~ 30 秒，然后换另一侧做，重复练习 2 ~ 3 次。

3. 伸展手臂——改善手肘和手腕痛

站姿，右手弯曲，指尖向上，左臂伸直，置于右肘内侧，伸展左臂。坚持 20 ~ 30 秒，换边重做，重复练习 2 ~ 3 次。

## 胎教方案

### 语言胎教：读读泰戈尔

拉宾德拉纳特·泰戈尔是印度诗人、哲学家和印度民族主义者，1913 年他成为第一位获得诺贝尔文学奖的亚洲人，代表作有《吉檀迦利》《新月集》《飞鸟集》等。他的诗作或深邃辉宏，或细腻真挚，总能给人很多教益和启迪，却又不失温暖。孕妈妈可以给胎宝宝朗读他的诗集《新月集》，在这部诗集中，泰戈尔用生动的笔触描绘了孩童们的游戏过程，巧妙地表现了孩子们的心理，以及他们活泼的想象力，把读者带到了一个纯洁的儿童世界。比如这首《孩童之道》。

只要孩子愿意，他此刻便可飞上天去。

他所以不离开我们，并不是没有缘故。

他爱把他的头倚在妈妈的胸间，他即使是一刻不见她，也是不行的。

孩子知道各式各样的聪明话，虽然世间的人很少懂得这些话的意义。

他所以永不想说，并不是没有缘故。

他所要做的一件事，就是要学习从妈妈的嘴唇里说出来的话。那就是他所以看来这样天真的缘故。

孩子有成堆的黄金与珠子，但他到这个世界上来，却像一个乞丐。

他所以这样假装了来，并不是没有缘故。

这个可爱的小小的裸着身体的乞丐，所以假装着完全无助的样子，便是想要乞求妈妈的爱的财富。

孩子在纤小的新月的世界里，是一切束缚都没有的。

他所以放弃了他的自由，并不是没有缘故。

他知道有无穷的快乐藏在妈妈的心的小小一隅里，被妈妈亲爱的手臂所拥抱，其甜美远胜过自由。

孩子永不知道如何哭泣。他所住的是完全的乐土。

他所以要流泪，并不是没有缘故。

虽然他用了可爱的脸儿上的微笑，引逗得他妈妈的热切的心向着他，然而他的因为细故而发的小小的哭声，却编成了怜与爱的双重约束的带子。

**情绪胎教：绣绣十字绣**

有人说怀孕期间不能做刺绣工作，因为这样会影响胎宝宝，生出来的孩子可能会有缺陷。这种说法是十分不科学的。孕妈妈在孕期绣绣十字绣，不仅能够稳定情绪，陶冶性情，还能培养孕妈妈和胎宝宝的耐心及专注力，为将来宝宝的良好性格奠定基础。所以，孕妈妈有空的时候不妨多绣绣十字绣。在绣十字绣的过程中，孕妈妈沉浸到手工劳动所带来的乐趣中，不知不觉就会忘记烦恼和不适，等到完成作品的那一刻，看着自己一针一线绣出的杰作，成就感一定是非凡的。

孕前
1周
2周
3周
4周
5周
6周
7周
8周
9周
10周
11周
12周
13周
14周
15周
16周
17周
18周
19周
20周
21周
22周
23周
24周
25周
26周
27周
28周
29周
30周
31周
32周
33周
34周
35周
36周
37周
38周
39周
40周

# 第23周 快乐大肚婆

## 胎宝宝的生长发育

· 身长 19 ~ 22 厘米，重约 400 克；

· 皮下脂肪还未长出，外观上看仍旧较为瘦弱，皮肤呈半透明状，通体很红；

· 视网膜形成了，有了微弱的视觉，对光线也有了感应，能隐约感觉到孕妈妈腹壁外的亮光；

· 听觉能力逐渐增强，适应了孕妈妈体内的各种声音。

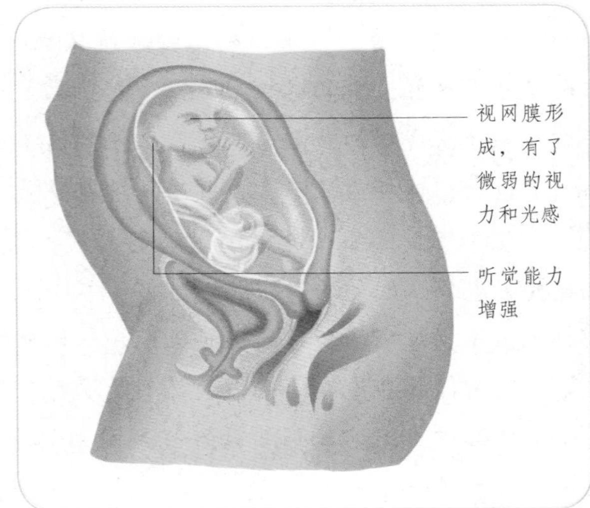


## 孕妈妈的身体变化

到了孕 23 周，孕妈妈子宫底的高度已经到了脐上约 4 厘米的位置，体重增加了 5~7 千克。在本周，胎动的次数会不断增加。由体内激素变化引起的皮肤瘙痒逐渐出现，对此孕妈妈不要用力抓挠，以免抓破造成感染，可以反复轻搓皮肤进行缓解，或者洗个热水澡。孕妈妈的鼻黏膜也容易出现干燥，导致流鼻血，这是很正常的现象，孕妈妈不必恐慌。此外，不断增大的子宫致使胃肠蠕动速度变慢，容易导致孕妈妈出现胃灼热和饱腹感，还会导致心率加快，有时会有气喘和心慌气短的现象出现。

## 生活细节和孕期护理

### 牙齿的保护不容忽视

在整个孕期，孕妈妈都有可能被牙齿问题所困扰，如牙龈肿痛、牙龈出血、蛀牙、牙齿松动等，这是由于内分泌的变化导致牙龈血管扩张、抵抗力下降、骨质疏松所造成的。对此，孕妈妈要在饮食结构、口腔卫生等方面做好日常牙齿护理工作。

1 不挑食。孕妈妈一旦挑食，就会使身体缺乏必需的营养成分，导致抵抗力下降，使口腔中的部分细菌开始大量繁殖，从而容易引起蛀牙。而且如果孕妈妈挑食，还会影响对胎宝宝的营养供给，造成胎宝宝身体发育出现问题，因此无论从哪个角度讲，孕妈妈都不能挑食。

2 多补充钙质。如果孕妈妈体内的钙质充足，就能够保证牙齿的健康和坚固，不会导致牙齿松动等问题的出现，还能减少蛀牙的发生率。

3 注意口腔卫生。这是老生常谈的问题了，但是孕妈妈一定不能忽视，除去早晚两次刷牙外，还要在每次吃完东西后立即漱口，保证口腔的卫生和清洁。

4 注重牙具和牙膏的选择。在孕期，孕妈妈的牙齿和牙龈都变得十分敏感、脆弱，因此孕妈妈应购买刷毛较软、较细，刷头较小的牙刷，或者购买孕妇专用牙刷。孕妈妈的牙刷最好每1~2个月更换一次，以免牙刷上长期沾染的细菌再次威胁口腔卫生。对于牙膏，孕妈妈要尽量避免购买含氟的牙膏，因为这类牙膏到底是否会对人体健康造成危害，目前还没有定论，安全起见，孕妈妈还是不要使用。

## 大肚子妈妈洗澡要确保安全

在孕6月，孕妈妈的肚子已经变得大腹便便了，行动更加不便，尤其是在洗澡的时候，要千万小心，保护好自身安全，做好各种防护和应急措施，避免发生意外。

1 家中卫生间的地板上一定要全部铺上防滑垫，如果孕妈妈是站在浴缸里洗澡，那么浴缸里也要铺上防滑垫，防止孕妈妈不慎脚滑摔倒。

2 孕妈妈可以带一个结实的凳子或椅子进入浴室，以便能让自己坐着洗澡，尤其是在淋浴过程中感到疲劳和头晕的时候，要立即坐下，以缓解不适。

3 孕妈妈最好将手机一同放在浴室，放在离自己不远的防水的地方，万一发生意外，而孕妈妈又自己一人在家，可以及时拨打求救电话。

4 孕妈妈的淋浴空间一定要保证空气畅通，因为孕妈妈比正常人更容易发生缺氧，从而会影响到胎宝宝的健康。因此孕妈妈在洗澡时一定要将换气扇打开，如果淋浴间有门，最好开着门洗澡，或者将整个卫生间的门敞开一些缝隙，或者保持半开状，以保证孕妈妈呼吸畅通。此外，即便孕妈妈将卫生间的门紧闭，也不要上锁，一旦孕妈妈出现意外，也方便有家人或急救人员进入浴室救助。

### 不穿化纤材质的衣物

化纤材质的衣物，尤其是被孕妈妈贴身穿着或使用的，极易造成孕妈妈皮肤过敏，在胸部、腋窝、后背、臀部、会阴等处，容易出现小颗粒状的丘疹，周围还伴随有片状红斑，并且让孕妈妈感到瘙痒和不适。一旦出现了这样的皮肤过敏症状，治疗起来很麻烦，大部分的抗敏药物孕妈妈都使用不了，否则会对胎宝宝造成伤害；但若不及时治疗，炎症会持续扩散，使孕妈妈感到更多的不适和困扰。因此，对于孕妈妈的衣服、被褥等物，无论是否贴身穿着或使用，都应尽量选择纯棉质地的为好。

### 远离打印机和复印机

职场孕妈妈通常都离不开打印机和复印机。但是在孕期，孕妈妈要尽量避免靠近或使用打印机或复印机。这是因为这些机器在启动和运转时会释放出有毒气体，使孕妈妈感到头痛和眩晕，或者出现咳嗽、哮喘等症状，还会对胎宝宝产生一定影响。因此孕妈妈如果有打印或复印任务，最好交由同事代为处理。如果孕妈妈的办公桌离这些机器过近，最好申请调换工位，或者将这些机器放置在室内通风最好的地方，但要注意避免阳光直射。此外，孕妈妈如果实在避免不了每天和这些机器打交道，就要多吃富含维生素 E 的食物，以提高身体的防护能力。

### 不用搪瓷杯喝热饮

研究发现，搪瓷器皿表面的瓷是由硅酸钠与金属盐组成的，其中铅含量很多，还含有铋、镉和锑等有毒金属元素。有研究报告称，搪瓷器皿经浓度为 4% 的醋酸浸泡后，即可渗出一定量的铅、镉等有害元素；经过 100℃温度和一定时间煮沸后，也可溶出一定量的铅和镉。

饮食中的铅可来自搪瓷器皿。咖啡属于酸性热饮料，用搪瓷器皿贮存或饮用咖啡，容易使搪瓷器皿中的铅析出。柑橘类酸性饮料与热咖啡相同，同样会增加搪瓷器皿中铅的析出。

研究已证实，铅可引起人体中枢神经系统的损害，从而导致行为改变，还能引起小细胞性贫血症。镉能抑制并破坏人体许多酶系统的活性，并有致癌危险。此外，搪瓷所含的铬、锡、铋、锑等均属有毒金属物质。

胎宝宝正处在发育阶段，孕妈妈若接触铅等有害物质，很容易造成胎宝宝畸形，甚至死亡。因此，孕妈妈不应使用搪瓷器皿喝热饮料、酸性饮料或进食其他酸性食物，以防各种有毒金属元素对自身和胎宝宝造成危害。

## 饮食与营养

### 减少妊娠纹的吃法

（1）适当多吃一些富含维生素 C 的食物，如橘子、橙子、草莓、小白菜等；

（2）适当多吃富含维生素 $B_6$ 的牛奶及其制品；

（3）适当多吃富含维生素 E 的食物，如干果类、豆类食物等；

（4）多吃新鲜蔬果和鲜榨蔬果汁，不吃隔顿、隔夜饭菜，不喝瓶装蔬果汁；

（5）避免摄入过多热量，从而导致体重增加；

（6）适当吃一些海产品和菌菇类食物，促进肌肤新陈代谢；

（7）不喝全脂奶，喝脱脂奶；

（8）喝清汤，不喝浓汤；

（9）少吃饼干和沙拉。

### 多喝果蔬汁

孕妈妈可以通过喝果蔬汁的方式，一次性补充更多的营养，如维生素、纤维素、钙、磷、钾、镁等，避免营养不良；而且果蔬汁不仅味道佳，还不会让孕妈妈发胖。孕妈妈可以选择胡萝卜、苹果、牛奶的组合，也可以选择芹菜、蜂蜜、橄榄油、苹果的组合，或者山药、椰汁、木瓜，或者黄瓜、樱桃、橙子，等等。一般适合制作果蔬汁的蔬菜有山药、胡萝卜、番茄、生菜、黄瓜、萝卜、芹菜、香菜等，水果则除桂圆、山楂、荔枝、猕猴桃、杏、芦荟之外，绝大部分都可以用来制作果蔬汁。此外，孕妈妈还可以搭配燕麦、牛奶、椰汁、酸奶、蜂蜜等一起榨汁，可使味道更佳。但是也要注意，为了避免肥胖，孕妈妈在果蔬汁中不要再加入冰糖、白糖等调味品。

**巧吃番茄，养颜祛斑**

部分孕妈妈的身上和脸上不断生出妊娠斑，真是一件令人烦恼的事情。但是孕妈妈也不必发愁，心情越糟斑就会越严重，当然也不能乱吃各种药物。其实，孕妈妈只要多吃一些番茄，并且吃法得当，就能够让妊娠斑逐渐淡化甚至消失。这是因为番茄富含茄红素和维生素 C，它们都属于天然的抗氧化物质，对细胞生长代谢起调控作用，孕妈妈常吃可以有助于养颜祛斑。最佳吃番茄方法除了直接生吃以外，还可以制成番茄蒸蛋或番茄生菜沙拉，能够使番茄最大限度地发挥作用。

**富含维生素 C 的水果不宜与牛奶食用**

维生素 C 又称抗坏血酸，可促进胎儿的生长。怀孕期间，胎儿从母体获取大量的维生素 C 来维持骨骼、牙齿的正常发育及造血系统的功能，以致母体血浆中维生素 C 含量逐渐下降。维生素 C 通过胎盘是一个主动转运过程，因此胎儿血中维生素 C 的水平平均比母体高 2 ~ 4 倍。而母体维生素 C 的水平却比非孕妈妈低 50%。因为胎儿对维生素 C 的分解率较高，故孕妈妈应适当增加维生素 C 的补给量。孕妈妈如果缺乏维生素 C 易贫血、出血，也可导致早产、流产。建议孕妈妈孕早期每天摄入 100 毫克，孕中期、孕晚期每天摄入 130 毫克维生素 C。

此外，由于葡萄里含有维生素 C，而牛奶里的元素会和葡萄里含有的维生素 C 发生反应，对胃很有伤害，两样同时服用会拉肚子，重者会呕吐，所以刚吃完葡萄不可以喝牛奶。建议：最好吃完葡萄过 30 分钟再喝牛奶。

富含维生素 C 的水果还有鲜枣、猕猴桃、山楂、柚子、草莓、柑橘等。

**孕妈妈不宜多喝蜂王浆**

进入稳定的孕中期后，孕妈妈可以适量吃蜂王浆，但不宜多吃。这是因为蜂王浆中含有一种特殊的蛋白质及多种氨基酸，这些营养素是胎儿大脑组织中合成神经胶质细胞的重要原料，同时，还能给神经胶质细胞提供营养，增加神经胶质细胞的数量。孕 6 月是胎宝宝脑神经细胞的激增期，孕妈妈此时若能摄取适量蜂王浆，可使该营养素通过胎盘进入胎儿体内，促进胎儿脑组织的生长发育。

但是，由于蜂王浆中的某些成分可能会引起子宫收缩，对孕妈妈和胎儿不利，因此，孕妈妈在食用蜂王浆时一定要注意量的控制，最好能先询问医生的意见，以免对胎宝宝造成不良影响。

孕妈妈食谱推荐

## 山药肉片蛤蜊汤

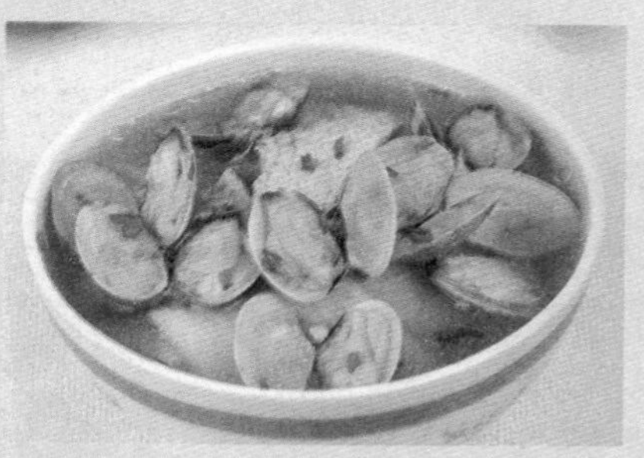

**材料** 蛤蜊120克，山药45克，猪肉30克，盐3克，香菜末5克，香油2克。

**做法** ❶将蛤蜊洗净，山药去皮洗净切片，猪肉洗净切片备用。❷净锅上火倒入水，调入盐，下入肉片烧开，打去浮沫，下入山药煮8分钟，再下入蛤蜊煲至熟，撒入香菜末，淋入香油即可。

**推荐理由** 肉片和蛤蜊都能够为孕妈妈提供大量所需的矿物质，还具有消除妊娠水肿的作用，十分适合孕妈妈食用。

## 核桃仁拌芦笋

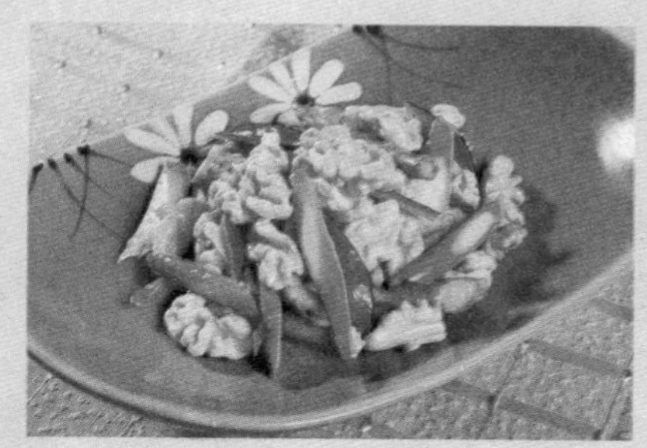

**材料** 芦笋100克，核桃仁50克，红椒10克，盐3克，香油适量。

**做法** ❶芦笋洗净，切段；红椒洗净，切片。❷锅入水烧开，放入芦笋、红椒焯熟，捞出沥干水分，盛入盘中，加盐、香油、核桃仁一起拌匀即可。

**推荐理由** 此菜能够提供给孕妈妈足够的蛋白质、维生素及多种矿物质，对促进胎宝宝智力发育具有显著的功效。

# 阳光“孕”动

### 孕妈妈瑜伽

孕中期随着腹部重量的增加，孕妈妈的身体开始出现下肢浮肿、静脉曲

孕前 1周 2周 3周 4周 5周 6周 7周 8周 9周 10周 11周 12周 13周 14周 15周 16周 17周 18周 19周 20周 21周 22周 23周 24周 25周 26周 27周 28周 29周 30周 31周 32周 33周 34周 35周 36周 37周 38周 39周 40周

张、腰腿酸痛等问题，坚持练习瑜伽，可有效增加身体的力量，减轻这一系列困扰。

**1. 猫式**

①跪于垫子上，成四角板凳状。双手分开与肩同宽，双膝分开与髋同宽，重心置于双手和双腿之间。

②吸气，抬头挺胸，塌腰提臀，眼睛看向天花板，伸展整个背部。

③呼气，含胸低头，脊柱向上隆起，眼睛看向收紧的腹部。重复此式 3 到 5 次。

④恢复到起始姿势，吸气、抬头、向后抬起左腿与地面平行，保持 2 ~ 3 个呼吸；再呼气时，恢复到起始姿势，稍作休息，做另一边。

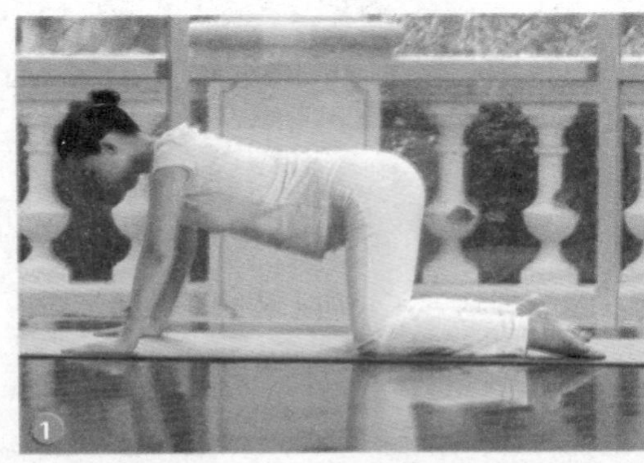


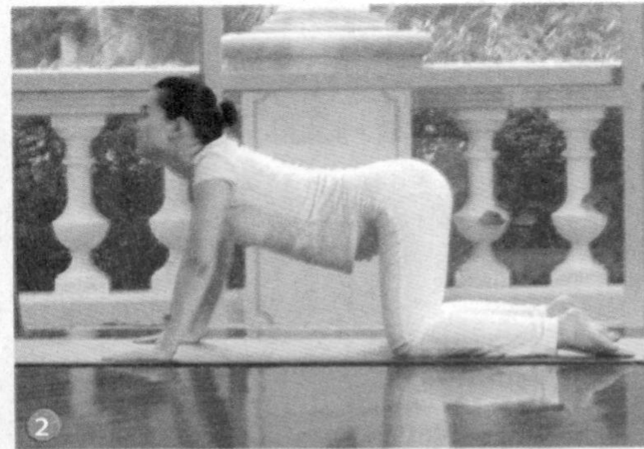


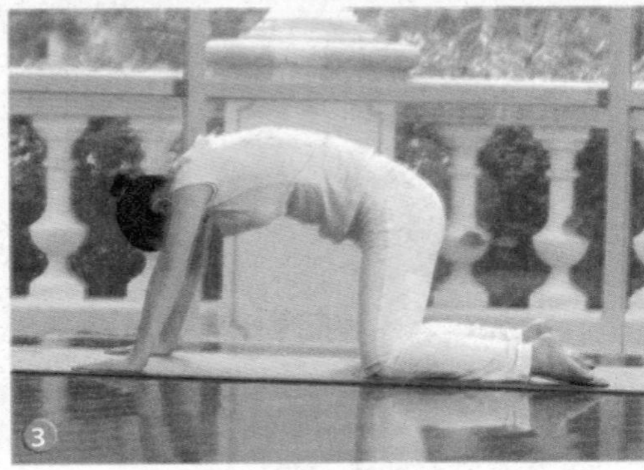


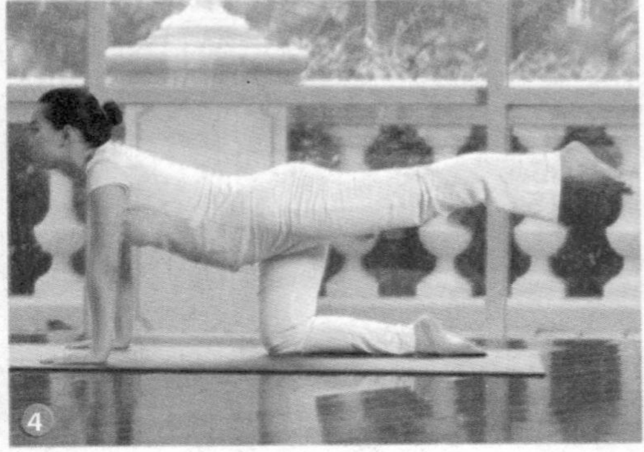


功效：此练习可以柔韧强壮脊柱，特别是腰椎，可有效缓解孕妈妈腰酸背痛的困扰，还能强壮神经系统，改善血液循环。

**2. 简易鸽子式**

将左脚收回，脚跟靠近右大腿上方，右脚向外打开，小腿内侧放到垫子上，挺直腰背。弯曲右腿，右脚脚跟尽量靠近臀部，用右手抓住右脚脚尖。每次呼气时将右脚尽量向臀部的方向按压，保持3～5个呼吸；呼气放下右腿，恢复到起始姿势，稍作休息，换另一侧做以上动作。

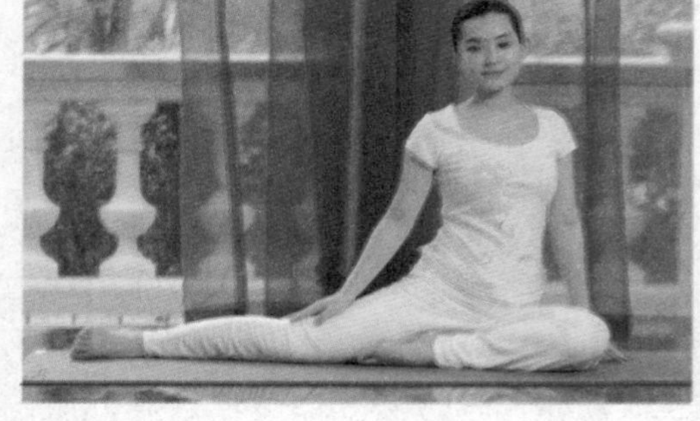

功效：此式可缓解腿部肌肉的紧张感，灵活膝关节，并缓解下肢的静脉曲张现象，预防很多女性怀孕期间会出现的抽筋现象。

3. 新月式

①跪于垫子上，挺直腰背，双手放在大腿上方。

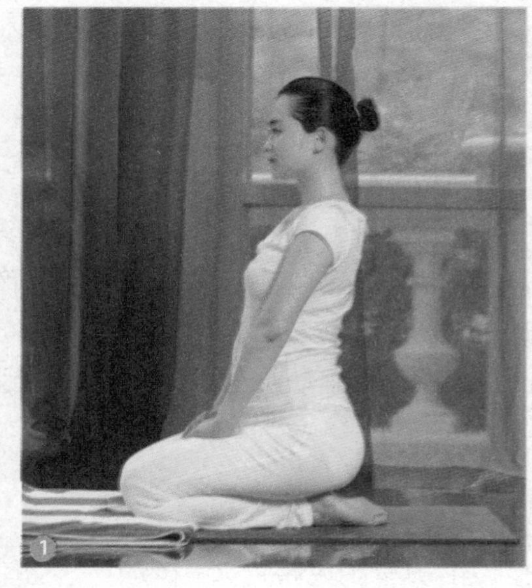

②弯曲右腿踩在垫子上，左腿髋部尽量靠近垫子向下压，挺直腰背，双手在胸前合十。

③吸气，双手高举过头顶，保持3～5个呼吸；再呼气时，恢复到起始姿势，稍作休息，换另一侧做以上动作。

功效：此练习可舒展臀部，增加脊柱的灵活性，也可以舒展胸部，刺激肾脏和肾上腺。

安全提示：若患有高血压，双手不宜高举过头顶，可将双手合十放在胸前。

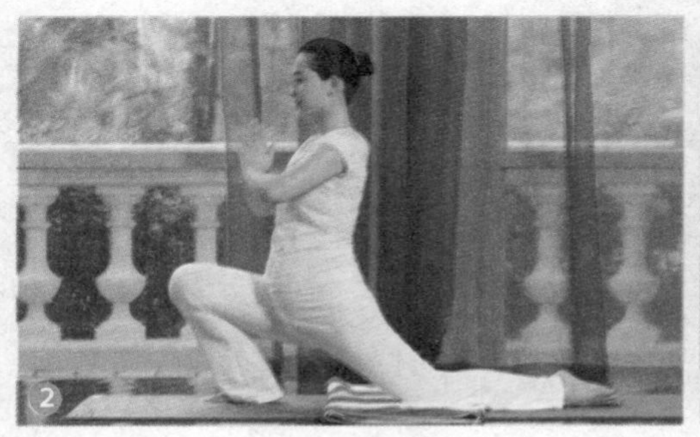

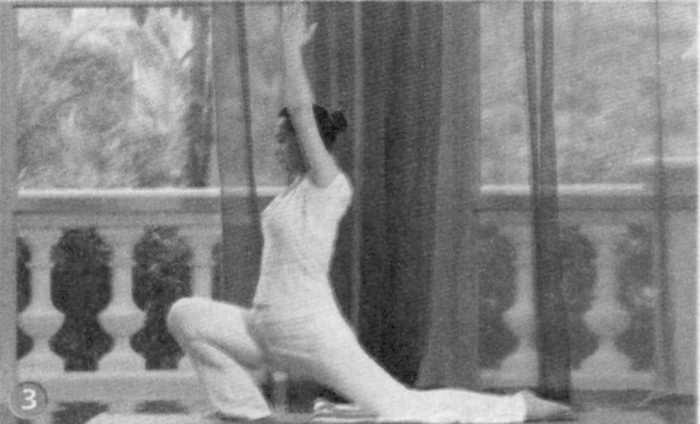

### 孕期小动，母婴大收益

#### 腹式呼吸练习

腹式呼吸应从卧位开始，分四步进行：第一步，用口吸气，同时使腹部鼓起；第二步，用口呼气，同时收缩腹部；第三步，用口呼吸熟练后，再用鼻呼，使腹部鼓起和收缩；第四步在与呼吸节拍一致的音乐伴奏下做腹式呼吸练习。

益处：呼吸运动能够锻炼腹部肌肉，使腹内脏器得到充分运动，促进各脏器功能的协调，在音乐的陪伴下做这个运动，能够让心情放松。

#### 骨盆扭转运动

仰卧，左腿伸直，右腿向上屈膝，足后跟贴近臀部，然后，右膝缓缓倒向左腿，使腰扭转。接着，右膝再向外侧缓缓倒下，使右侧大腿贴近床面。如此左右交替练习，每晚临睡时各练习 3 ~ 5 分钟。

益处：这个运动可以加强骨盆关节，以及腰部肌肉的柔软度。

#### 练习盘腿坐

早晨起床和临睡时盘腿坐在地板上，两手轻放两腿上，然后两手用力把膝盖向下推压，持续一呼一吸时间，即把手放开。如此一压一放，反复练习 2 ~ 3 分钟。

益处：此活动通过伸展肌肉，可松弛腰关节。

## 胎教方案

### 知识胎教：自制彩色教学卡片

上周孕妈妈带胎宝宝认识了数字，那么这周就带他一起看看生活中的各种事物吧。从最简单的事物开始看起，如房子、车子、太阳、月亮、树木、草地、猫、狗、苹果、香蕉等。孕妈妈最好自己动手将这

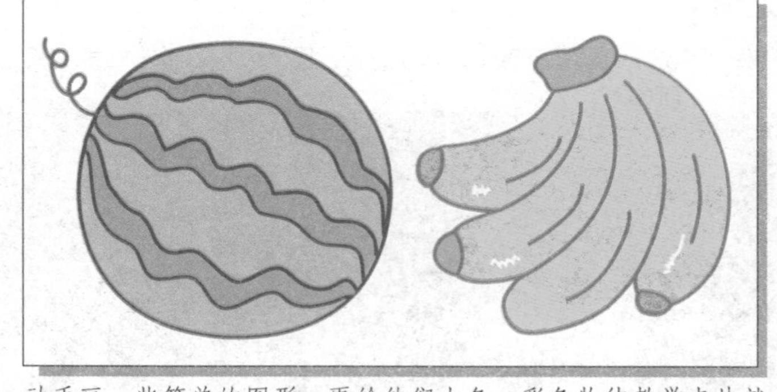

动手画一些简单的图形，再给他们上色，彩色物体教学卡片就做好了。

些事物画在纸上，然后再给它们涂上丰富的颜色，在画每一种事物的同时，孕妈妈要充分将这些物体的轮廓和外观特征深深地印在脑中；在讲解时，孕妈妈首先要充分地对这些事物进行冥想，想象一下它们都有什么用处，一般出现在哪里，以及一切和这些事物有关的事情，然后再一一讲给宝宝听。如果孕妈妈自认为绘画能力不足，也可以购买一些绘有这些事物的彩色教学卡片进行讲解。

**音乐胎教：给宝宝唱首《粉刷匠》**

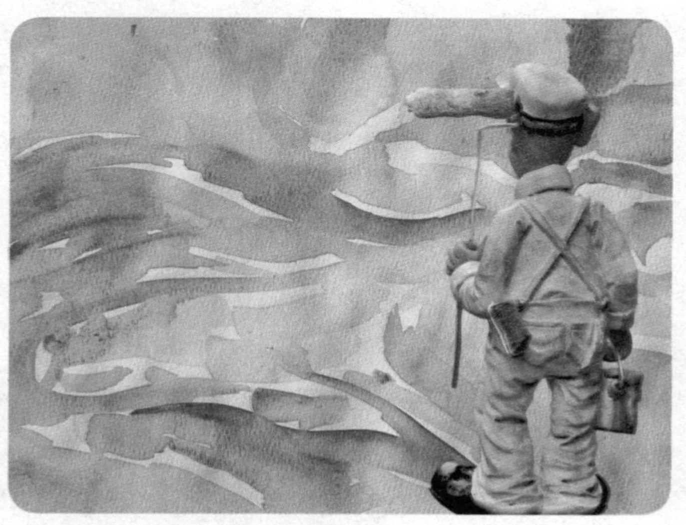

好多孕妈妈和准爸爸小时候想必都听过那首再熟悉不过的儿歌：《粉刷匠》。

“我是一个粉刷匠，粉刷本领强，我要把那新房子，刷得明又亮。刷完屋顶又刷墙，刷子真是忙，哎呀我的小鼻子，变呀变了样。”

此时，孕妈妈和准爸爸可以上演男女二重唱，在悠扬又熟悉的歌声中，不仅重温了自己的童年，还能让胎宝宝也喜欢上这首欢快又有趣的儿歌。

**语言胎教：爸爸的男中音让宝宝更聪明**

研究表明，让胎宝宝经常听一听来自准爸爸的男中音，能够促进胎宝宝记忆力的发展，让宝宝出生后更聪明。因此准爸爸除了每日的晚安问候，还可以在早上出门前以及周末，多对宝宝说话、唱歌、讲故事等，只要准爸爸坚持这项工作，宝宝出生后就很有可能会记得准爸爸的声音，一听到那浑厚低沉的男中音，宝宝就会停止哭闹或者发出咯咯的笑声，这是多么有成就感的一件事啊。

# 第24周 宝宝1斤重了

## 胎宝宝的生长发育

· 身长2 ~ 30厘米，重500 ~ 550克；

· 听力已经完全形成，能够分辨出更多、更复杂的声音了，因此也更容易受到外界噪声的干扰；

· 呼吸系统正在发育；

· 味蕾迅速发育，能够区别苦味和甜味了；

· 会咳嗽了，发出的声音就像在敲鼓一样；

· 大脑发育进入了成熟期，能够对视觉和听觉系统接收到的信号产生感受。

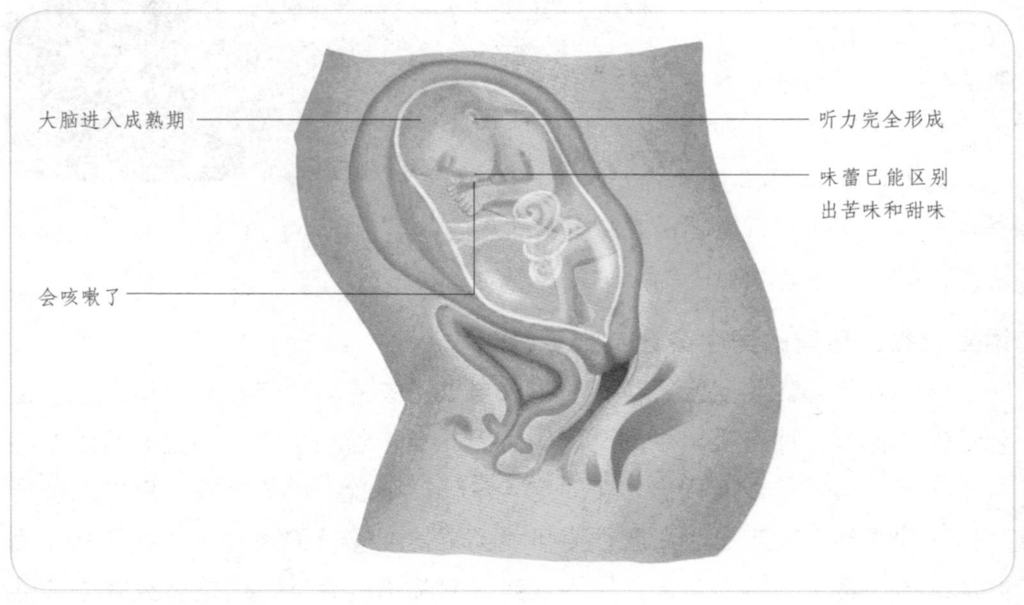


## 孕妈妈的身体变化

到了本周，孕妈妈的子宫底在脐上4~5厘米处，体重继续增加，乳房明显增大，并有肿胀感，腹围也更大了，妊娠斑可能更加明显并扩大面积，妊娠纹也在加重。孕妈妈要将均衡饮食与控制热量的问题兼顾好，避免患上妊娠糖尿病。

## 生活细节和孕期护理

### 冬季孕期的防护

1 注意保暖。进入冬季以后，天气逐渐寒冷起来，此时孕妈妈一定要多穿衣服，注意保暖，否则寒冷刺激易引起孕妈妈脑血管收缩，导致大脑供血不足，体内分泌酚胺类物质，这种物质会直接作用于胎宝宝，使胎宝宝畸形，或者患上先天性疾病。

2 加强营养。在冬季，由于食物品种的缺乏，孕妈妈容易减少对绿叶蔬菜和水果的摄入，此时一定要增加营养，保证胎宝宝所需营养的足量供给。

3 避免感染病毒。冬季是各种病毒感染性疾病的高发季节，总是威胁着孕妈妈的健康。而孕妈妈一旦感染上病毒感染性疾病，很有可能会发生胎儿致畸的危险。因此在冬季孕妈妈要经常开窗通风，增强身体锻炼，注意保暖，出行最好戴上口罩，提高自己的身体素质和抵抗力，增强免疫力，以应对可能的病毒侵袭。

4 保持心情舒畅。孕妈妈在冬季由于天气寒冷、白昼减少等原因容易导致心情不佳，此时一定要做好自我开导和调节的工作，稳定住情绪，保持良好乐观的精神状态，让胎宝宝的成长不致受到影响。

5 多晒太阳。冬季由于天气寒冷的原因，孕妈妈的室外活动减少，加之紫外线强度减弱、日照时间变短，使孕妈妈晒太阳的效果减弱，容易导致缺钙。因此在冬季孕妈妈要多去户外走动，多晒晒太阳，补充钙质。

6 出行千万小心。冬天天气寒冷，易使本身已经较为笨重的孕妈妈肢体更加不灵活，加之下雪造成路面湿滑，正常人都很容易摔跤，何况是大腹便便的孕妈妈。因此孕妈妈出行一定要格外当心，最好穿上带有防滑功能的鞋子，请家人或同事陪伴出行。如果天气和道路情况不理想，孕妈妈就不要出门散步了。

### 快乐的自我心理调适

虽然孕中期能让孕妈妈喘一口气，带来更多的舒适感，但是时不时地坏心情还是会来敲门。在这种情况下，孕妈妈切莫任由自己继续愤怒、抑郁、焦躁下去，而是可以采取一些小手段，通过适合自己的心理调适，重拾快乐好心情。比如，孕妈妈可以买一些漂亮大方的孕妇装来打扮自己，让自己一下子就能把别的孕妈妈比下去，或者也可以穿上一些宽松舒适、具有时尚感的衣服，让孕期的自己也能紧跟时尚潮流，穿出时尚"孕"味感。孕妈妈还可以找一些有情趣的事情来做，如十字绣、织毛衣、养护花草、养鱼、手工制作、画画等，在坏心情挥之不去的时候，立刻沉浸在自己喜欢的事情中，就能将烦恼和不良情绪抛诸脑后。

## 上班族孕妈妈要注意的问题

1 在孕期，如果孕妈妈出现了这些情况，就要尽量减少工作量，多休息，或者尽快就医：阴道出血、胎盘前置、怀有双胞胎或多胞胎、有早产迹象、羊水过多、胎儿过小、曾有过早产经历、曾有过多次流产经历等。

2 定时吃三餐。孕妈妈不要因工作的关系，而导致进餐时间不固定，长此以往会形成恶性循环，对身体不利。也不要使早餐与午餐的时间挨得过近，不要让晚餐与午餐时间间隔太长，这样都会对孕妈妈的消化系统以及肠胃产生不利影响。

3 根据工作性质安排合适的体育运动。对于需要长时间站立以及付出一定体力进行工作的孕妈妈，可以采用游泳和孕妇体操的方式缓解疲劳，而需要长时间坐着办公的孕妈妈，可以选择散步或瑜伽的方式舒缓身心。

## 孕期准爸爸尽量少出差

孕妇在孕晚期比较容易出现意外状况，所以准爸爸尽量不要在这段时间内去外地出差，多陪伴在妻子身边帮助其缓解紧张情绪，保持放松、愉快的好心情。

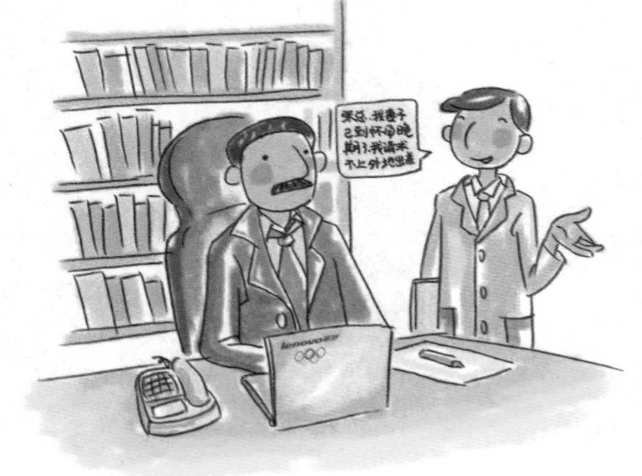

如果妻子爱倾诉，那么，你就该做最忠实的听众；如果妻子默默无语，对怀孕或分娩心存诸多疑虑，那么，你应坦言无论发

生什么事你都将与妻子同舟共济，并充满信心地为妻子勾画美好的明天。

**如何选购静脉曲张弹性袜**

怀孕中期是静脉曲张现象出现的高发期，这不仅会使孕妈妈有失美观，而且还会严重影响健康。医学专家认为穿静脉曲张弹性袜，可以有效预防静脉曲张的效果。所以，为了保有腿部的美丽，免除静脉曲张严重时动手术的痛苦，孕妈妈们一定要做事前的预防，在怀孕后选择适合的弹性袜穿着。

这种弹力袜通常以莱卡、锦纶等为材料。按外形可分为长筒（上端到大腿根部）、短筒（上端到膝下）和连裤袜3种（另外还有防手臂静脉曲张的）。购买时，主要根据以下三个步骤选择合适的静脉曲张弹性袜。

根据穿者的腿部症状选择合适的弹力袜压力：一级低压预防型（20～25毫米汞柱）：适用于静脉曲张、血栓高发人群的保健预防。一级中压治疗型（25～30毫米汞柱）：适用于静脉曲张初期患者。二级高压治疗型（30～40毫米汞柱）：适用于下肢已经有明显的静脉曲张并伴有腿部不适感的患者（如下肢酸胀、乏力、肿痛、患有湿疹、抽筋发麻、色素沉着等），静脉炎、妊娠期严重静脉曲张患者，深静脉血栓形成后综合征患者。三级高压治疗型（40～50毫米汞柱）：适用于下肢高度肿胀、有溃疡、皮肤变黑变硬、不可逆的淋巴水肿等患者。

根据病变部位选择弹力袜的长度：如果穿者只是膝盖以下的部位患有静脉曲张，穿中统弹力袜即可。如果穿者膝盖以上的部位也有症状，需要穿长筒的或者连裤型弹力袜。

确定合适的号型：用软尺量出穿者腿部的三个主要尺寸（厘米）：脚踝（脚脖子最细处）周长、小腿肚最大周长及大腿最大周长，以确定合适的号码。

## 饮食与营养

**晚餐3不宜**

1 不宜吃得太晚。如果孕妈妈晚餐吃得太晚，过不久又上床睡觉，则会加重胃肠的负担，导致胃部胀满不适，不仅影响睡眠质量，还会加重妊娠水肿的症状，并且会使体重升高得更快。

2 不宜吃得过多。如果孕妈妈在晚餐中大量进食，很容易导致消化不良和胃痛，出现或加重胃灼热的症状，长期如此，还会导致孕妈妈患上严重的胃病，从而威胁胎宝宝的健康。

3 不宜吃得太荤。如果孕妈妈在晚餐中大量进食禽畜肉类、蛋类、鱼类等荤菜，那么就会在饭后活动量减少以及血液循环放慢的情况下，致使胰岛素将身体内的血脂转化为脂肪，积存在皮下或血管壁上，从而导致孕期过度肥胖，以及心血管系统的疾病。

## 患有妊娠糖尿病该怎么吃

孕妈妈一旦患上了妊娠糖尿病，在饮食上就要比正常的孕妈妈更加注意和小心，要严格遵照特殊的饮食原则，既能提供足够的营养物质给胎宝宝，保证他的正常生长发育，又能将自己的血糖控制在合理范围内，预防妊娠毒血症，并减少流产、早产和难产的发生率。因此，患有妊娠糖尿病的孕妈妈应严格遵循以下的饮食原则：

（1）比一般的孕妈妈要更加严格控制热量的摄入，避免肥胖，否则会加重病情；

（2）增加膳食纤维的摄入，避免吃含糖量过高或过油的食物；

（3）增加少食多餐的次数，以每天5~6餐为宜，每次不能进食过多的食物；

（4）不能不吃淀粉类食物，但是要控制摄入量；

（5）由于早晨的血糖值较高，因此早餐要少吃淀粉类食物；

（6）保证每天喝两杯牛奶，但不宜过量；

（7）烹调用油只选择植物油，最好是橄榄油；

（8）避免食用已经放置过一段时间的食物；

（9）在食用安全的前提下，食物尽量带皮吃；

（10）用粗粮代替精制主食；

（11）少吃精加工食品；

（12）少吃含水量少的食物。

## 适量食用海带

海带对孕妈妈和胎宝宝来说是非常理想的健康食品。海带含有大量的多种矿物质，如碘、钙、磷、硒等，以及丰富的维生素 $B_1$ 和胡萝卜素，能够满足胎宝宝的骨骼和大脑发育的需要，避免出现智力低下、骨骼发育不全、畸形等问题。海带还具有美发、降低血压、消除水肿、防治动脉硬化、止咳平喘、抗癌等诸多功效。建议孕妈妈每周吃 1~2 次海带。海带最宜与肉类、骨头、贝类等一同炖汤食用，也可清炒、凉拌和熬粥。在食用海带前，最好先将其用沸水焯烫一下，以使其味道更加鲜美。在烹调过程中，最好搭配姜汁、蒜蓉、葱段等配料一同烹制，可以祛除海带的寒性。

**孕妈妈适量进食巧克力可以降低先兆子痫的发生**

先兆子痫是一种严重的孕期并发症，通常在怀孕 20 周后发作。发病时，孕妈妈会血压突然升高，水肿加剧，出现头胀痛、眩晕、恶心、呕吐等症状。一项研究显示，每天食用一定量的优质黑巧克力可降低孕妈妈患先兆子痫的风险，并可预防妊娠高血压症。这是因为通过比较脐带血中可可碱的浓度发现，孕妈妈食用巧克力的比例和先兆子痫发生率有关。

可可碱是巧克力中一种重要的化学物质，能够起到利尿、促进心肌功能和舒张血管的作用。纯度越高的巧克力，也就是巧克力越黑，有益成分也越多。

另外，巧克力中一些其他成分也对人体有益，比如镁，可以起到降低血压的作用。因此孕妈妈可以适量进食一些优质巧克力以降低先兆子痫发生的风险。

**孕妈妈不宜长期食用高脂肪食物**

孕中期孕妈妈对营养的需求加强，需适量补充一些营养丰富的食物，以保证自身健康及优生的需要。但是在挑选食物时，应减少高脂肪食物的摄取，以免对身体健康造成危害。

这是因为孕妈妈长期摄入高脂肪膳食，不仅会堵塞动脉血管，还会损害大脑的功能，易造成听觉损害而导致听力减退。

孕妈妈在妊娠期由于能量消耗较多，而糖的贮备减少，这对分解脂肪不利，因而常因氧化不足而产生酮体，容易引发酮血症，导致孕妈妈出现尿中酮体、严重脱水、唇红、头昏、恶心、呕吐等症状。医学家指出，脂肪本身虽不会致癌，但长期多吃高脂肪食物，会使大肠内的胆酸和中性胆固醇浓度增加，诱发结肠癌。同时，高脂肪食物能增加催乳激素的合成，易诱发乳腺癌，不利于母婴健康。

孕前
1周
2周
3周
4周
5周
6周
7周
8周
9周
10周
11周
12周
13周
14周
15周
16周
17周
18周
19周
20周
21周
22周
23周
24周
25周
26周
27周
28周
29周
30周
31周
32周
33周
34周
35周
36周
37周
38周
39周
40周

如果想控制体内的脂肪，使其不致过量，可以利用一些具有降脂作用的食物，"吃"掉体内脂肪。如葡萄、苹果、大蒜、韭菜、洋葱、冬瓜、玉米、燕麦、牡蛎、牛奶、香菇及富含纤维素、果胶及维生素C的新鲜绿色蔬菜、水果和海藻，诸如芹菜、青椒、山楂、鲜枣、柑橘以及紫菜、螺旋藻等，这些食物均具有良好的降脂作用。

### 孕妈妈食谱推荐

## 牛尾汤

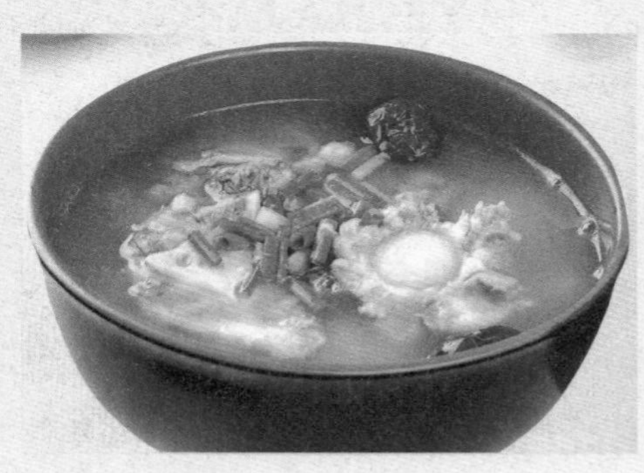

**材料** 牛尾450克，红枣50克，葱15克，料酒3克，盐3克，味精2克。

**做法** ❶牛尾去毛，泡软洗净，砍成段，入开水汆烫捞出；葱洗净，切段；红枣洗净。❷锅倒入清水烧开，放入牛尾、红枣煮4小时后，加入料酒、盐煮至熟烂。❸然后加入味精，煮到入味，撒上葱段即可。

**推荐理由** 此汤能够帮助孕妈妈清热解毒，消除妊娠水肿，促进消化功能，补血养肝，益气补虚。

## 八宝高纤饭

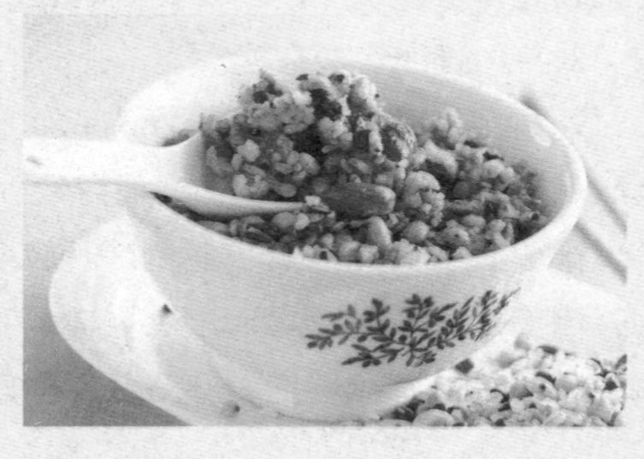

**材料** 黑糯米4克，长糯米100克，糙米100克，白米200克，花生米80克，黄豆100克，燕麦80克，莲子50克，盐适量。

**做法** ❶将全部材料洗净放入锅中，加水盖满材料，浸泡1小时后沥干。❷加入一碗半的水（外锅1杯水），放入电锅煮熟即成。

**推荐理由** 此饭中的食材具有降低血糖、消除水肿的作用，非常适合患有妊娠糖尿病以及妊娠水肿的孕妈妈食用。

## 阳光“孕”动

### 按摩防治小腿水肿

多数孕妇在怀孕期间，或早或晚，都会出现小腿浮肿的现象，称之为孕期水肿。在办公室工作的准妈妈由于需要久坐，可能更容易出现水肿现象。所以，准妈妈在空闲的时候，不妨尝试一下可以办公室按摩的小办法，预防或者缓解水肿。

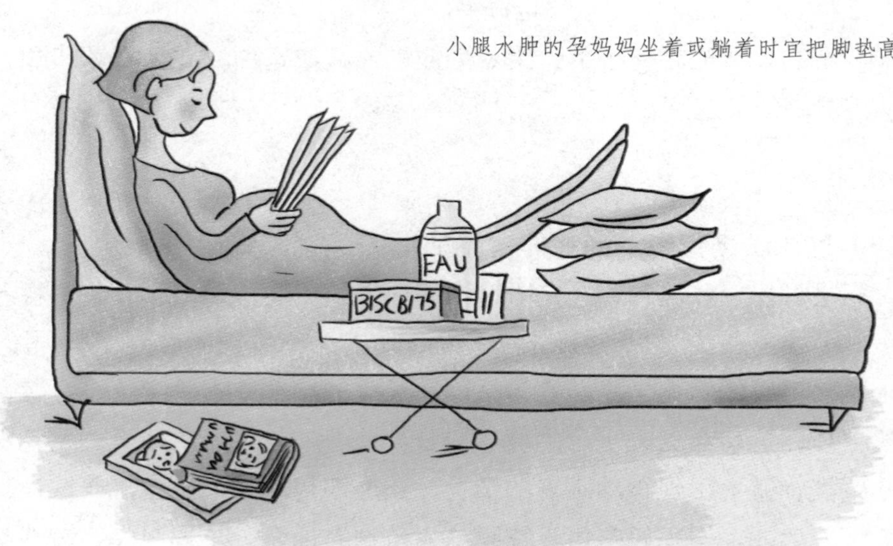


小腿水肿的孕妈妈坐着或躺着时宜把脚垫高。

（1）坐在椅子上，将一条腿弯曲，搭在另一条腿上，用两只手捏住腿肚子上的肌肉做上下按摩，不断改变按捏的位置，重复做5次，换另一条腿。

（2）两手一上一下握住小腿，像拧抹布一样左右拧小腿肚上的肌肉，从脚踝开始往膝盖处拧，重复做5次，换另外一条腿。

（3）两手握住小腿，大拇指按住小腿前面的腿骨，从上往下按摩，重复3次，换另一条腿。

（4）两手握住大腿，拇指放在膝盖上面，边按压边按摩，重复5次，换另一条腿。

### 散步前后的热身运动

在妊娠过程中，由于身体不便，无法自由地活动很多肌肉。散步本身是有利于妊娠的运动，但是如果在散步前后适当地热身，就能取得更好的运动

孕前 1周 2周 3周 4周 5周 6周 7周 8周 9周 10周 11周 12周 13周 14周 15周 16周 17周 18周 19周 20周 21周 22周 23周 24周 25周 26周 27周 28周 29周 30周 31周 32周 33周 34周 35周 36周 37周 38周 39周 40周

效果。另外，如果在散步后慢慢地放松全身，也能完美地完成妊娠运动。

（1）一只手放在背后，然后用另一只手轻轻地抱住头部，并慢慢地放松肩部等部位的肌肉。

（2）前后分开双腿，然后向前移动上身，向前弯曲前腿，并伸直后退，改变双腿的位置，然后用同样的方法运动。

（3）向上伸直双臂，然后交叉手指。在这个状态下，向左右前后慢慢地活动上身。此时，必须注意防止摔倒。

（4）站立或坐在椅子上，交替地向前伸直或弯曲双腿。在散步后，该动作能消除腿部的疲劳。

## 胎教方案

**音乐胎教：听勃拉姆斯的《摇篮曲》**

想必孕妈妈和准爸爸一定听过不同版本的由勃拉姆斯创作的小提琴独奏曲——《摇篮曲》。当那熟悉亲切的旋律响起，让人无不感到似有一股温热、感人的暖流缓缓流遍全身。在这恬静、优美的旋律中，胎宝宝也会感到无比轻松自在，这将会促进宝宝的健康成长。此外，这首曲子还有助于安抚胎宝宝的情绪，避免出现躁动不安的情况，还能够用来帮助胎宝宝养成良好的作息习惯。比如，孕妈妈在每天临睡前播放这首曲子，长期坚持，就能让胎宝宝习惯孕妈妈的作息时间，在孕妈妈睡觉时也一同入睡。

**语言胎教：呼唤宝宝的乳名**

在本周，胎宝宝的听力系统已经完全形成，具备了较高的听力水平，能够分辨出不同的音频，还能对听到的声音做出不同的反应。因此，如果孕妈妈和准爸爸在宝宝出生后再给他起名字，实在是有些为时已晚了。应该抓住从孕6月末开始一直到分娩的这段时间，经常呼唤胎宝宝的名字，在每次和他打招呼时都先呼唤他的名字，这样能够让胎宝宝熟悉爸妈对自己的称呼，甚至“记住”它。在出生之后，当爸妈再呼唤这个名字时，就能让他产生一种安全感，使哭闹明显减少，甚至他还会表露出愉悦的情绪。爸妈给胎宝宝起的名字可以是乳名，也可以是全名，只是一旦确定，就不要更改，否则胎教效果将无法实现。

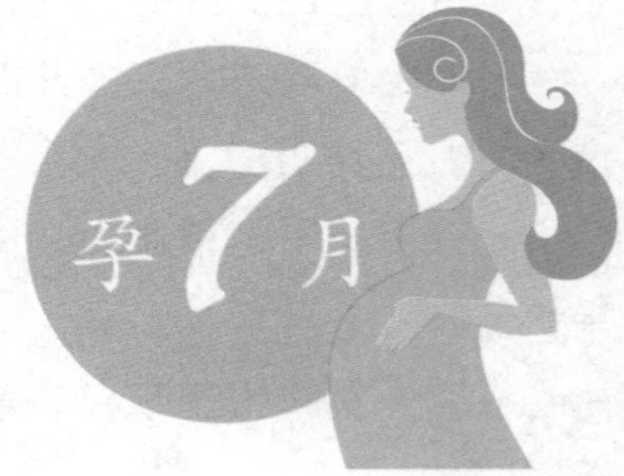


# 预防早产最重要

孕 25 ~ 28 周为孕 7 月，这时期由于胎盘的增大、胎儿的成长和羊水的增多，孕妈妈的体重迅速增加，可能会引起行动不便，孕妈妈要特别注意安全，预防早产。孕七月的胎儿，发育还不完善，如果此时发生早产，对胎儿身体健康会有很大影响。

孕前
1周
2周
3周
4周
5周
6周
7周
8周
9周
10周
11周
12周
13周
14周
15周
16周
17周
18周
19周
20周
21周
22周
23周
24周
25周
26周
27周
28周
29周
30周
31周
32周
33周
34周
35周
36周
37周
38周
39周
40周

# 第25周 身体越来越沉重

## 胎宝宝的生长发育

· 身长 30 ~ 34 厘米，重 600 ~ 700 克；

· 胎宝宝在子宫中已经占据了相当大的空间，将逐渐充满整个子宫；

· 大脑发育进入又一个高峰期，大脑沟回逐渐增多，脑皮质面积也渐渐增大，几乎接近成人；

· 意识越来越清晰，对外界的刺激能产生更多的回应，因此可使胎教效果更佳；

· 第一次睁眼出现了，能看到妈妈子宫内的环境，但大多数时间仍旧是闭着眼的；

· 视觉上已经能区分明亮和昏暗了，可以开始进行光照胎教了；

· 从本周起，如果妈妈晒太阳，他就会把眼睛闭得紧紧的，并享受阳光带来的温暖感觉；

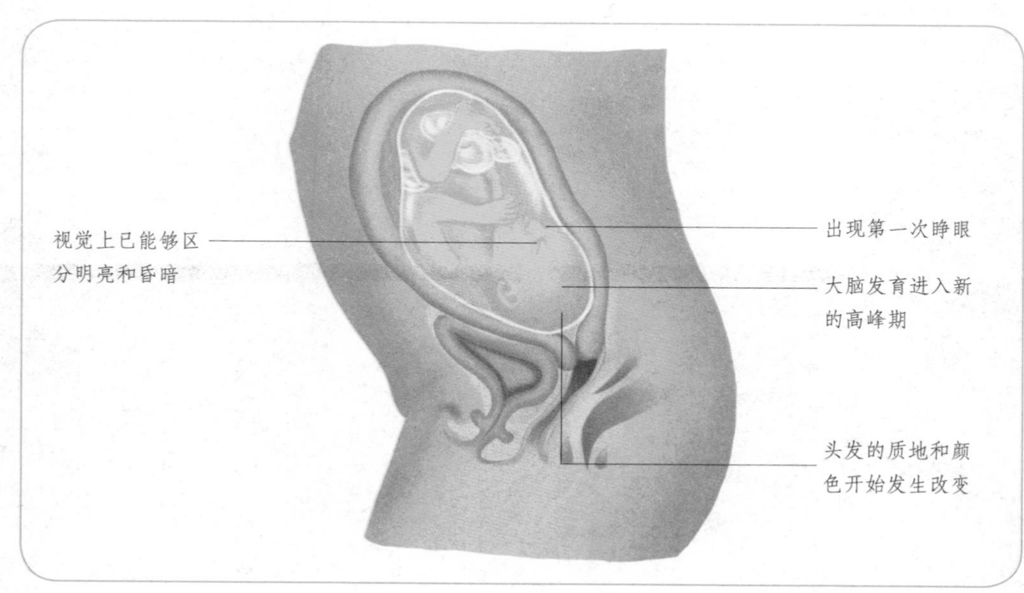

- 嘴巴偶尔会一张一合，在细细品味着羊水的味道，有时还会张嘴去舔胎盘；
- 胎动次数明显增加；
- 头发的质地和颜色开始发生改变。

## 孕妈妈的身体变化

在本周，孕妈妈的肚子继续增大，两侧也在向外扩充，有的孕妈妈腹部两侧向外、向下扩充，有的则向外、向前扩充，这只是由于孕妈妈子宫位置的不同而导致的差异，无需担心。此外，一些常见的不适症状依旧存在，如妊娠纹、妊娠斑、小腿抽筋、静脉曲张等，这是孕妈妈必须经历的一些考验，尽量使自己放轻松，坦然面对，坚持下去就是胜利！

## 生活细节和孕期护理

### 孕期不要拔牙

临床实践表明，孕妈妈若在孕期拔牙，易引起流产、早产等问题，非常危险。在孕期，孕妈妈的身体对各种外界刺激十分敏感，即便是十分轻微的不良刺激，也能诱发十分严重的后果。牙齿也变得更加敏感，陆续出现许多牙齿问题，如牙龈出血、牙龈肿痛、牙龈乳头状增生、蛀牙等，孕妈妈一定要做好日常护理工作，避免到医院进行拔牙等治疗。

如果孕妈妈必须进行拔牙，则一定要选择在孕中期这段相对安全的时期，并做好充足的准备。

拔牙前一天一定要保证充足的睡眠，调适好心情，避免出现紧张情绪，并在拔牙前一天以及拔牙当天适当遵医嘱服用一些保胎药。

此外，还要注意确认拔牙时的麻醉剂中没有添加肾上腺素，并且进行全身麻醉，以免引起宫缩导致流产。

### 孕妈妈这样洗护头发

在孕期，由于激素的作用，孕妈妈的头发会生长得更快、更浓密，掉发现象也得到了缓解，而且头发看上去也更加乌黑亮泽，头屑也减少了。

这些都是十分可喜的变化，但是同时，孕妈妈也会发现，原本的油性发质变得更易出油了，而原本的干性发质则更易干枯分叉。面对这些变化，孕妈妈更要做好头发的护理工作。

1 选择合适的洗发、护发产品。孕妈妈要针对自身孕期发质的特点，选择适合自己的洗护产品。干性发质的孕妈妈要减少洗头次数，并在洗完发后，抹上一些具有润发、保湿、焗油功效的护发产品，相应的，油性发质的孕妈妈可以适当增加自己的洗头次数，但也不要每天都进行清洗，以免刺激头皮，使头皮更易出油。

2 经常按摩头皮。无论是在洗发时，还是在平时的日常生活中，孕妈妈都可以经常用指腹轻轻按摩头皮，以促进头部的血液循环，此举不仅能够养护头发，还能改善孕妈妈的情绪和睡眠。

3 躺着洗头。孕妈妈由于大腹便便、身体不便，又不能长时间站立，因此最好不要自己洗头，要请准爸爸或其他家人帮忙。孕妈妈仰卧在沙发、躺椅或者床上，身下铺上一些毯子或者毛巾，以防洗头时水打湿了床单等物。然后准爸爸调好水温，就可以开始轻柔地帮孕妈妈洗头了。在这个过程中，孕妈妈要注意让自己的脖颈放松，不要因起到支撑身体的作用而受力，以免拉伤脖颈肌肉。

### 参加产前培训

进入孕 7 月以后，孕妈妈可以开始参加产前培训了。为了更好地了解分娩和育儿知识，孕妈妈最好要求准爸爸一同前往。一方面，准爸爸可以保护孕妈妈的出行安全，另一方面，准爸爸也应掌握一定的孕产知识，以便在孕妈妈分娩时和宝宝出生后更好地加以照顾。

部分大型医院开设有产前培训班，在培训过程中，医护人员除了能让孕妈妈学习到分娩的技巧，掌握分娩时各种突发状况的应对办法，还能教会准爸爸如何更好地护理孕妈妈的生活，如何做好孕妈妈分娩前后的好帮手，如何扮演好孕期的准爸爸角色。还会带领孕妈妈和准爸爸参观产房，了解各项设备的功能，学习在分娩时要进行的各种步骤。

此外，社会上也有许多的大型培训机构或讲座，提供分娩前后的辅导教学课程。孕妈妈和准爸爸一定要挑选具备资格认证的专业机构，最好是挑选有著名妇产科医师作为主讲师的课程，通过这些课程，也能使孕妈妈和准爸爸收获更多的产前、产中、产后以及育儿等方面的知识。

### 了解什么是围生期

围生期是指产前、产时和产后的一段时期。期间孕妈妈经历了妊娠、分娩和产褥期三个阶段，胎儿经历了发育、成熟和出生后独立生活的复杂变化。

在国际上，围生期的计算方法有 4 种：妊娠满 28 周到出生后 1 周；妊娠满 28 周至出生后 4 周；妊娠满 20 周至出生后 4 周；从胚胎形成至出生后 1 周。我国则采用第一种方法，此时期内的胎儿和新生儿称为“围生儿”。而围生医学又称为“围产医学”，是 20 世纪 70 年代发展起来的新学科，它的特点是将孕妈妈和胎儿作为一个统一整体进行研究和管理，涉及胚胎学、遗传学、生殖医学、产科学、放射学、优生学、新生儿学等多学科。围生期保健的宗旨是婴儿优先、母亲安全，目的是降低孕产妇和围生儿死亡率，降低远期缺陷和伤残率，提高人类的健康素质。

孕妈妈进入围生期后，儿科医生也开始管理胎儿了。虽然，满 7 个月的早产儿在经验丰富的产科、儿科专家的配合下，经过及时的抢救以及良好的护理已经大部分能够存活，但是，毕竟妈妈和宝宝还没有进入孕晚期，胎儿的发育只是初具规模，还有大量的工作没有做，所以，这个月预防早产仍然是关键。没有哪个妈妈希望孩子早产，因为越小的早产儿越容易发生各种疾病和夭折。

**什么时候开始休产假**

有些孕妈妈在怀孕第七八月时就开始休息，而有些则坚持到生产的当天。什么时候停止上班开始休产假，并没有硬性的规定，这在很大程度上取决于你的身体状况、孕期的进展情况以及工作上的压力和自身承受能力。当然，家庭的财务状况也是一个决定因素，不过，你产假休得越早，宝宝出生后上班的时间可能就越早。

所以，孕妈妈需要根据自己孕期的进展，自身的感觉来决定开始休产假的适当时间。需要说明的是，虽然国家规定产假 98 天（其中可休产前假 15 天），但是如果你出现孕期不适、需要保胎或并发症而不得不休息时，可以请医生开证明，向单位申请病假休息。

有些女性因为身体状况良好，直到生产的前一天甚至在生产当天仍然坚持上班。其实在上班时间里，有机会多走动，让自己忙碌起来，不但有利于生产，而且感觉时间也会过得快一些。

## 饮食与营养

### 这么吃能缓解焦虑情绪

进入孕 7 月，孕妈妈发生早产的可能性开始出现。有些孕妈妈容易产生焦虑和抑郁的情绪，从而影响了自己和胎宝宝的健康。如果孕妈妈能适当多吃一些适合的食物，就能安抚不良情绪，改善现状，使自己变得轻松起来，这也是为什么有的人在心情不好时会用食物使自己的情绪放松下来，比如那部经典的港片《瘦身男女》的情节。因此孕妈妈可以多吃一些富含 B 族维生素、维生素 C、镁、锌的食物，如五谷杂粮、柑橘、橙子、香蕉、葡萄、木瓜、香瓜、鸡蛋、牛奶、肉类、番茄、大白菜、红豆、坚果类以及深海鱼等食物。

### 孕妈妈不爱吃鱼怎么办

有的孕妈妈怕腥，不爱吃鱼，或者在孕期由于口味的改变，突然不爱吃鱼了。因此容易导致孕妈妈体内缺乏蛋白质、矿物质、维生素 A、维生素 D、脂肪等营养物质。所以，对于不爱吃鱼的孕妈妈，应该在日常饮食中适当多吃以下这些食物，以补充所缺失的营养。

1 鱼油。鱼油是鱼体内的全部油类物质的统称，其主要成分是 DHA 和 EPA。孕妈妈在服用鱼油时，最好选择由深海鱼提炼而成的鱼油，且不能过量服用，以每周 1~2 粒为准，服用过多会出现食欲不振、恶心、血小板减少等症状。而且鱼油不宜随餐食用，最好与每餐间隔 1 小时以上服用，以促进鱼油的吸收。如果孕妈妈通过检查发现自己并不缺乏上述因不爱吃鱼而容易缺失的营养元素，就不必再服用鱼油了，否则会对身体产生不利影响。

2 把坚果当成零食。花生、葵花子、南瓜子、西瓜子、核桃、杏仁、栗子、腰果、开心果、松子、榛子等坚果类食物中，含有大量的具有健脑、抗衰老作用的物质，而且含有一定量的脂肪，可以代替鱼类中部分营养素的功能。

3 做菜用植物油。不爱吃鱼的孕妈妈的三餐用油最好选择豆油、菜籽油、橄榄油、玉米油等植物油进行烹制，这是因为植物油中含有大量的脂肪酸，可以满足孕妈妈的营养所需。但是孕妈妈也不能因此而大量摄入植物油，否则会使体脂肪迅速增加，导致体重超标。

## 吃芹菜缓解失眠

有部分孕妈妈持续受到失眠的困扰，这对胎宝宝的健康会产生极大的不利影响。因为孕妈妈如果保证不了充足的睡眠，也就无法使胎宝宝得到足够的生长发育时间，易造成先天性的缺陷，后果不堪设想。因此孕妈妈要积极寻找有效的良方，改善自己的睡眠状态。比如吃一些具有镇静、助眠作用的食物进行食疗，芹菜就是其中非常理想的一种食材。芹菜可分离出一种碱性成分，起到镇静、安神、除烦解郁、助眠的作用，孕妈妈可以在晚餐时多吃些凉拌芹菜。此外，牛奶、莲子、百合、玉米、黄花菜、葵花子、茼蒿、黄瓜、扁豆、哈密瓜、红枣、芝麻等也具有一定的安神助眠功效，孕妈妈可以选择性地吃一些。但是孕妈妈切不可自行服用安眠类的药物，这些药物会对胎宝宝产生极大的不利影响。如果通过食疗的方式无法改善睡眠，孕妈妈可以在医生的指导下服用一些安神的中药，但也要注意不可连续服用超过 1 周。

## 调整孕晚期饮食结构

进入孕晚期，孕妈妈对营养需求较大，但是在饮食上也要注意：适当减少饱和脂肪和碳水化合物的摄入，不要吃太多主食，以免胎儿过大，影响分娩。同时，要保证充足、均衡的营养，必须充分摄取蛋白质，适宜吃鱼、瘦肉、牛奶、鸡蛋、豆类等。另外要吃新鲜的蔬菜和水果，补充各种维生素和微量元素。日常饮食以清淡为佳，忌吃咸菜、咸蛋等盐分高的食品。水肿明显者要控制每日盐的摄取量，限制在 2 ~ 4 克。忌用辛辣调料，适当补充钙元素。

因为孕晚期是胎儿大脑细胞增值的高峰期，而供给充足的必需脂肪酸是满足大脑发育的必要条件。多吃海鱼则有利于孕妈妈必需脂肪酸的供给。孕妈妈还是适当摄入一些粗粮，因为粗粮中富含维生素 $B_1$，如果缺乏则容易引起呕吐、倦怠，并在分娩时子宫收缩乏力，导致产程延缓。

## 孕妈妈需着重补充“脑黄金”

DHA（二十二碳六烯酸，是一种对人体非常重要的多不饱和脂肪酸）、EPA（二十碳五烯酸，是鱼油的主要成分）和脑磷脂、卵磷脂等物质合在一起，被称为“脑黄金”。“脑黄金”对于怀孕 7 个月的孕妈妈来说，具有双重的重要意义。首先，“脑黄金”能预防早产，防止胎儿发育迟缓，增加婴儿出生时的体重。其次，此时的胎宝宝，神经系统逐渐完善，全身组织尤其是大脑细胞发育速度比孕早期明显加快。而足够“脑黄金”的摄入，能保证婴儿大脑和视网膜的正常发育。

为补充足量的“脑黄金”，孕妈妈可以交替地吃些富含 DHA 类的物质，如富含天然亚油酸、亚麻酸的核桃、松子、葵花子、杏仁、榛子、花生等坚果类食品，此外还包括海鱼、鱼油等。这些食物富含胎宝宝大脑细胞发育所需要的必需脂肪酸，有健脑益智的作用。

## 孕妈妈食谱推荐

### 西芹百合

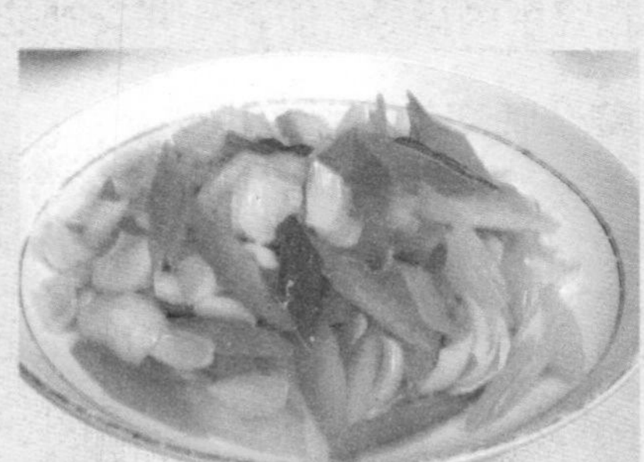

**材料** 西芹 250 克，百合 100 克，红椒 30 克，盐 3 克，香油 20 克。

**做法** ❶ 将西芹洗净，斜切成块；百合洗净；红椒洗净，切块。❷ 锅中水烧开，放入所有原材料汆水至熟，捞出沥干水分，装盘待用。❸ 加入香油和盐搅拌均匀即可食用。

**推荐理由** 芹菜和百合具有除烦解郁、安神助眠的功效，还含有大量的维生素、矿物质和纤维素，此菜口感清爽，能够开胃助食，非常适合孕妈妈食用。

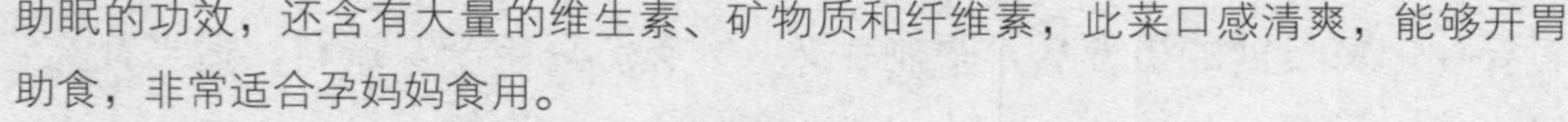

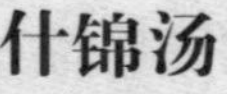

### 什锦汤

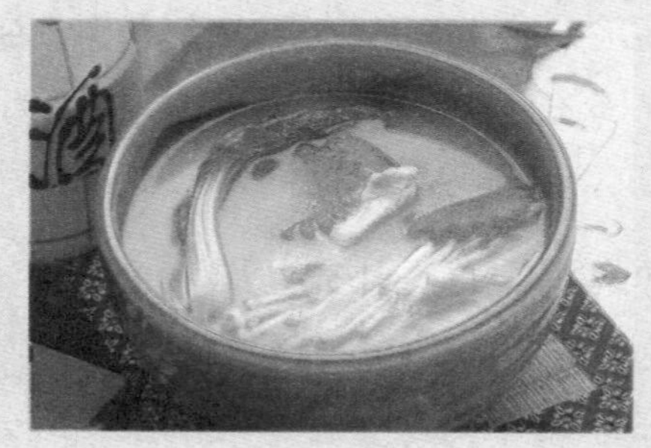

**材料** 金针菇、滑子菇各 200 克，油菜、胡萝卜各 80 克，盐 2 克。

**做法** ❶ 金针菇洗净，去根；油菜洗净，对切；胡萝卜洗净，切块；滑子菇洗净。❷ 油锅烧热，放入滑子菇、胡萝卜煸炒均匀，八分熟时，加入清水烧开，放入金针菇，烧开后再放入油菜。❸ 再烧开后，加盐调味即可。

**推荐理由** 此汤含有多种对孕妈妈健康有益的食材，营养丰富而全面，口味清淡，还不会使孕妈妈摄入过多热量导致肥胖，是不可多得的一款好汤。

## 阳光“孕”动

### 孕晚期宜进行慢节奏的运动

妊娠七月已经临近预产期了，孕妈妈身体负担很重，不宜进行过于劳累的活动，运动时间最好不超过15分钟。所有的运动都要以慢速进行，最好以散步为主。在散步的同时，还可以加上静态的骨盆肌肉和腹肌的锻炼，既可以为分娩做准备，还能促进宝宝的发育。此时，孕妈妈可以进行一些慢动作的健身体操，像简单的伸展运动，可坐在垫子上屈伸双腿；平躺下来，轻轻扭动骨盆；身体仰卧，双膝弯曲，用手抱住小腿，身体向膝盖靠等简单动作。做健身操时间不宜过长，不要劳累。

需要特别提醒孕妈妈的是，无论在哪个时期进行运动，在运动过程中都要注意自我控制，随时观察自己的脉搏、体温，如果出现头晕、气短，宫缩频率增加，某个部位疼痛，阴道突然有血丝或大量流血，要马上停止运动，如果症状不能缓解，要尽快去医院检查。另外，孕妈妈一定要避免强烈的腹部运动，也要避免做和别人有身体接触的运动，以免被碰撞。而且孕妈妈不能进行跳跃性的或者需要冲刺的运动，要避免做快速爆发的运动，如打羽毛球、网球，骑马或者潜水等运动。孕妈妈在运动时还要注意保暖，要穿宽松的衣服，合脚的平底鞋；选择空气清新，氧气浓度高，尘土和噪声都较少的环境，这对腹中的宝宝和孕妈妈都有好处。

### 孕晚期坚持运动才养胎

进入妊娠晚期以后，孕妈妈通常都成为家庭中重点保护的对象：家务活动不让做，活动和锻炼也减少和受到限制。加上身体笨重，腹部膨起，行动迟缓，人也会变得慵懒很多，越是这个时候，越不能整天躺着养胎。真正有益于“养胎”的办法，是要始终保持适量的活动，才能增强对于各种不适症状的抵抗能力，还能减少难产的发生。

（1）能够增强人的心脏功能。到了孕晚期，准妈妈的身体较之前发生了很大的变化，在这个过程中，准妈妈的心脏负担也在逐渐加重，这样势必会影响给胎宝宝的氧气供给，影响胎宝宝的生长发育。如果准妈妈能保持适量的运动，就能增强心脏功能，这对自身的健康和胎宝宝的发育都是有利的。

（2）能够增强准妈妈身体和骨骼等方面的力量。当进行体育运动时，准

孕前
1周
2周
3周
4周
5周
6周
7周
8周
9周
10周
11周
12周
13周
14周
15周
16周
17周
18周
19周
20周
21周
22周
23周
24周
25周
26周
27周
28周
29周
30周
31周
32周
33周
34周
35周
36周
37周
38周
39周
40周

妈妈全身的肌肉血液循环能得到改善，肌肉组织也能储备加大的能量，这样能有利的防止因腹壁松弛造成的胎位不正和难产。而且，如果身体强壮了，准妈妈在分娩时就会顺利和安全很多。与此同时，运动还能使骨骼的力量变得更为坚实，如此一来，准妈妈就能避免受到牙齿松动、骨质软化等问题的困扰。

（3）能够增强自身的抵抗力和免疫力，减少疾病的发生。如果长时间不进行运动，准妈妈的肠胃功能、神经系统功能可能都会受到一定的影响。比如，活动太少可能导致胃肠的蠕动减少，从而引起胃口不佳、消化不良、便秘等症状；缺乏运动还可能减弱神经系统的功能，影响各个器官的协调；长期缺乏运动还可能导致准妈妈产生腰痛、脚痛、下肢水肿、心跳气短、呼吸困难等症状。

对于准妈妈来说，运动的好处是很多的，但由于腹中有宝宝的特殊性，准妈妈在运动时也不能太过于随意，而应该考虑自己和胎宝宝的安全。

## 胎教方案

### 胎教策略：加强语言胎教和音乐胎教

从本周起，胎宝宝的听力系统已经基本发育完成，可以听到更多不同的外界声音了，还具备了分辨不同声音的能力。因此孕妈妈从本周开始要加强对胎宝宝的语言胎教和音乐胎教，以期收获更佳的胎教效果。但是孕妈妈也要注意每次胎教的时长以及每日的胎教次数，不可过长和过多，胎宝宝也需要大量的时间用来休养生息，孕妈妈可根据胎动掌握胎教的最佳时机。

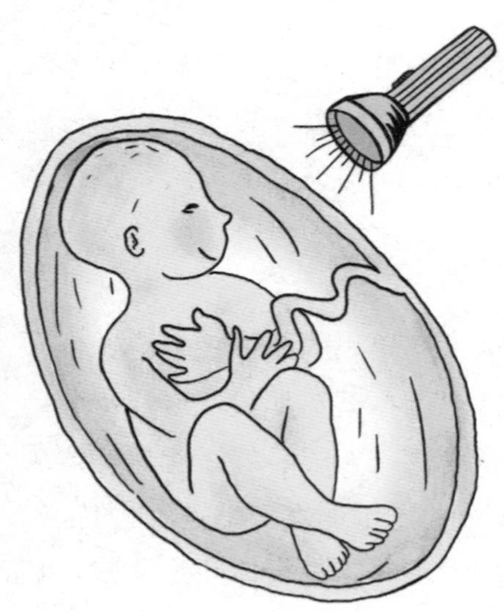

### 光照胎教：从 25 周开始

从本周起，胎宝宝能睁开眼睛看“世界”了，能够分辨出光线的明暗，因此孕妈妈和准爸爸可以开始实施光照胎教了。通过正确的光照胎教法，能够刺激胎宝宝的视神经，促进视觉系统和大脑视觉中枢的发育，能够使胎宝宝在出生后，具备更佳的视觉、思维和想象能力，使视觉的敏锐性、专注性、协调性都能够得到提高，还能提早养成和成年人一样的规律作息，而且还有助于出生后动作、行为的发育。

开始光照胎教前，孕妈妈和准爸爸需要准备的道具是一个光线不太过强烈的手电筒。然后孕妈妈先找准胎宝宝头部所在的区域，将手电筒对准该区域进行照射。照射距离不宜太近，控制在 20~40 厘米的范围内；照射时间持续 30 秒，此后可逐渐延长照射时间，但每次照射最长不可超过 5 分钟。在一处照射点照射完毕后，选择新的照射点进行照射，孕妈妈可以移动手电筒，移动范围应保持在胎头附近，每次胎教反复移动 3~5 次即可。在即将结束照射时，孕妈妈可将手电筒反复开关几次，加强照射的效果。孕妈妈在开始前和结束后还可以与胎宝宝对话，告诉胎宝宝何时开始，何时结束，让胎宝宝意识到“白昼”和“黑夜”的交替存在。

光照胎教在孕 7 月以每周进行 3 次左右为宜，孕 8 月以后可以每天进行 1 次。胎教时段最好选择睡前或起床后，每次的时间要固定，并且要在胎宝宝醒着（有持续胎动）的时候进行。

**美术胎教：中国古典陶瓷艺术的熏陶**

精美的古典陶瓷艺术是我国文化中的瑰宝之一，是我国文明的象征，更是我国传统审美观的典型代表。孕妈妈可以带胎宝宝欣赏一下博物馆、各种展览中的陶瓷艺术品，也可以翻看一些陶瓷艺术画册。通过欣赏这些图案栩栩如生、颜色瑰丽、庄重典雅、纹饰美观的各种陶瓷艺术品，能让胎宝宝得到很好的中国古典艺术的熏陶。孕妈妈不妨从视觉上，在心中对这些经典艺术品的造型特点、纹饰规律、色彩运用手法等进行细致的总结和揣摩，对于自己喜欢的图案或造型，可以用眼睛对其进行细细的描摹，然后印刻在心中，此举能够帮助孕妈妈将更多的艺术信息传达给胎宝宝。

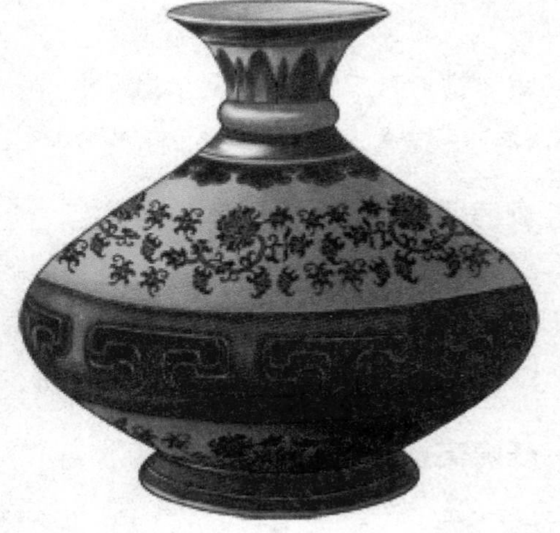

中国古典陶瓷艺术精品，古韵浓厚，造型庄重大气，色彩瑰丽雅致。

孕前 1周 2周 3周 4周 5周 6周 7周 8周 9周 10周 11周 12周 13周 14周 15周 16周 17周 18周 19周 20周 21周 22周 23周 24周 25周 26周 27周 28周 29周 30周 31周 32周 33周 34周 35周 36周 37周 38周 39周 40周

## 孕7月常见不适与应对

### 心悸气喘、呼吸困难

由于血容量的增加，使孕妈妈心脏负担增大，以及子宫不断压迫心脏和肺部，易使孕妈妈出现心悸气喘的现象。对此，孕妈妈要多爱护自己，不要勉强去干体力活，或者拎重物，上下楼要慢慢走，如果在行走中突发心悸气喘或呼吸困难，要立即停下来休息。孕妈妈平时也不要讲话过多，避免使自己劳心劳神。此外，如果孕妈妈患有心脏病、妊娠贫血、妊娠高血压综合征等症，也可能引起心悸和气喘，一定要区别对待，如果心悸、气喘、呼吸困难等问题较为严重或持续存在，就要及时就医，以免耽误治疗。

### 脱发

如果只是少量的脱发，孕妈妈可以不必在意，这是正常现象。如果孕妈妈出现了大量脱发，则可能是由贫血或营养不良造成的，孕妈妈要及时去医院检查，一旦确诊，就要加强营养的补充，不可怠慢和忽视，以免对胎宝宝造成影响。

### 腹胀

孕妈妈的胃肠道受到不断增大的子宫的推挤，胃部被稍往上推，肠道被推挤至上方或两侧，进而影响了它们正常的消化和排泄功能，引起腹胀。此外，孕妈妈活动力的减少，胃肠蠕动减弱，以及过多高蛋白、高脂肪食物的摄入，都是造成腹胀的原因之一。对此，孕妈妈要从饮食习惯上多做调整，比如遵照上文所说的要少量多餐、细嚼慢咽、少吃易产气食物、多喝温开水、补充纤维素、加强运动、适当按摩等，都能有助缓解腹胀的症状。

### 乳房胀痛

乳房胀痛持续出现，这是激素的作用，孕妈妈只要及时更换合适的胸罩，每天清洗和护理好乳房，就能保证乳房健康，并适当缓解不适感。孕期已过半，孕妈妈只要再稍稍忍耐几个月，就能顺利度过这段时期。

### 妊娠高血压综合征

在孕7月末一直到分娩前的这段时间，是妊娠高血压综合征的高发时期。妊娠高血压综合征是指孕妇出现高血压、水肿及蛋白尿，严重时可出现抽搐与昏迷，简称“妊高征”。据孕妇的症状严重程度，临床分为轻度妊高征、中度妊高征、重度妊高征。轻度妊高征是指孕妇血压较基础血压略有升高，有微量尿蛋白或轻度水肿的现象。中度妊高征是指有高血压、尿蛋白、水肿三者中任意两种或两种以上的情况发生。重度妊高征主要是指孕妇患上了先兆子痫和子痫。先兆子痫是指孕妇同时出现高血压、水肿和尿蛋白，并伴有头痛、眼花、胸闷、恶心、上腹不适、呕吐等症状。子痫则是指在先兆子痫的基础上，出现全身抽搐和昏迷的现象，还伴随有肺水肿、急性心力衰竭、急性肾功能不全、吸入性肺炎、窒息、胎死宫内等严重并发症。因此一旦孕妈妈出现了上述症状，应及时送医诊断治疗，以防发生危险。

为避免出现妊高征，孕妈妈在日常生活中要做好以下几点：

1 坚持定期进行产前检查，有必要者增加产前检查次数，以便在病症轻微时就能够得到彻底地治疗和控制；

2 注意饮食调配，保证低盐、低热量、高蛋白的饮食原则，每日饮水量不要过大，每餐以八成饱为宜；

3 注意保暖，保证睡眠，睡姿以左侧卧位为宜；

4 克服恐惧心理，保持心态平和，不要太累。

此外，患有中度及重度妊高征的孕妈妈，一定要住院治疗，经治疗不愈甚至病情加重时，可以提前分娩或终止妊娠。

## 假性宫缩与早产宫缩

假性宫缩是一种偶然发生的子宫收缩，并不是早产和足月分娩时产生的真正的宫缩。发生假性宫缩时，孕妈妈会感到肚子发硬、发紧，伴随类似月经来潮时的腹痛，或者没有任何疼痛感，常发生于孕妈妈长久保持一个姿势不动时。假性宫缩持续时间和间隔时间也没有规律，间隔时间一般为十几分钟或 1 小时，持续时间几秒钟或几分钟都有。对此，孕妈妈可以多做深呼吸，或者喝一些水，以及变换一下姿势，都能够得到缓解。

但是如果孕妈妈出现了下列情况之一，就一定要立刻就医，极有可能是出现了早产宫缩，而非属于正常现象的假性宫缩。如宫缩频繁且伴随疼痛，1 小时之内宫缩出现 4 次以上，或者阴道出血，阴道分泌物带有血丝或呈粉红色，腹部有下坠感，后腰明显疼痛等。

### 妊娠抑郁症

进入孕 7 月以后，随着早产的可能出现，部分孕妈妈容易重新患上妊娠抑郁症。表现为焦急、惶恐、神经过敏、压抑感、自己吓唬自己、担心早产、害怕分娩、担心自己及胎宝宝会发生危险、易怒、害怕责难、害怕孤独，以及在身体上出现头晕目眩、胸口疼痛、便秘、腹泻、头痛、疲惫、虚弱、易累等症状。

如果孕妈妈出现了一些或较多的上述症状，就说明有一定程度的抑郁倾向，一定要及时和家人沟通，及时向医生寻求帮助。此外，孕妈妈还要多进行自我调整，尽可能分散自己的注意力，多做一些能够占据自己思维空间的事情，或者多和好朋友聊聊天，也可以找过来人取取经，尽可能地向她们倾诉自己的困扰，使自己在更多的时间中保持放松和冷静的状态。孕妈妈要客观地看待自己所担心的问题，使自己的内心强大起来，切忌对未知情况妄加揣测。

## 孕 7 月产前检查与优生

### 围产期内产前检查的重要性

围生期在我国是指怀孕满 28 周（胎儿体重达到或超过 1160 克）至产后 7 整天的这段时期。国内外划分方法略微有差异。

这段时期对孕妇和胎儿来说是最危险的时期，很多孕妇可能出现某些并发症，威胁着自身及胎儿的安全。如果早期发现，及时治疗，一般可以安全度过这一时期。产前检查是按照胎儿发育和母体生理变化特点制定的，其目的是为了查看胎儿发育和孕妇健康情况，以便尽早发现问题，及时纠正和治疗，使孕妇和胎儿能顺利地渡过围生期。早期有效的产前保健是达到以上目标的必要途径。有许多怀孕的妇女不做产前检查，到临产时才来急诊，这时接诊的医院没有孕妇妊娠的资料，不了解孕妇和胎儿的健康状况，给分娩和新生儿保健带来很大的困难和风险。

### 哪些孕妈妈需要筛查妊娠糖尿病

妊娠糖尿病多发生在孕妈妈妊娠的中晚期，且患者的空腹血糖多是正常的，因此应该进行葡萄糖耐量试验检查，做此项检查最理想的时间是妊娠的第 24 ~ 28 周。在此期间，患有妊娠糖尿病的孕妈妈 75% 以上都可被确诊。

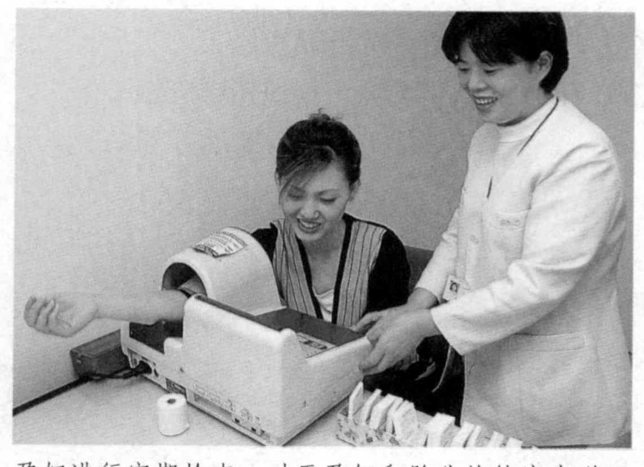

孕妇进行定期检查，对于孕妇和胎儿的健康来说至关重要。

部分得了妊娠糖尿病的孕妈妈可能会出现典型的糖尿病症状：三多一少（多饮、多食、多尿、体重减轻）。但是也有很多没有任何症状，甚至连空腹血糖都没有异常。只有在进行糖耐量测试时，血糖浓度才会高于正常水平。所以，妊娠糖尿病主要靠检测血糖来诊断。

具有下列高危因素的孕妈妈，应及时进行妊娠糖尿病的筛查：年龄在 30 岁以上、妊娠前就肥胖的孕妈妈、妊娠期体重增加过多、有糖尿病家族史、生过巨大胎儿和出现过不明原因的死胎、早产、新生儿死亡、习惯性流产、羊水过多，多产妇以及发生过反复的真菌感染等情况的孕妈妈。如果你属于具有高危因素的孕妈妈，那么在你妊娠后第一次到医院检查时就应进行筛选试验。

**妊娠糖尿病的筛查**

在孕 24 或 28 周的产前检查中，应有妊娠糖尿病的筛查。尤其是具有糖尿病史、妊娠糖尿病史、糖尿病家族史、产前及妊娠期肥胖、有过不明原因的死胎或新生儿死亡史、分娩过巨大儿、有过羊水过多症以及孕龄超过 30 岁的孕妈妈，更应重视妊娠糖尿病的筛查工作，这些孕妈妈通常被列为妊娠糖尿病的高风险者，可能在孕中期的第一次产检时就被要求进行筛查。在进行妊娠糖尿病筛查时，孕妈妈需要先保持空腹 12 小时以上，喝下 250 毫升（内含 50 克葡萄糖粉）的葡萄糖溶液，1 小时后检测血糖水平，如果测量值低于标准值，则说明一切正常；如果大于标准值，则判定为糖筛异常，需要再进行糖耐检查。糖耐检查也是先要保持空腹 12 小时以上，然后先进行一次血糖水平检查，再喝下 275 毫升（内含 75 克葡萄糖粉）的葡萄糖溶液，分别在 1 小时和 2 小时后检测血糖值，以上三项检查结果中，若有任何一项结果大于标准值，则被判定为妊娠糖尿病。

## 如何改善宫内环境，避免低体重儿

为了避免新生儿低体重，改善胎儿宫内生存环境和营养便至关重要。

首先，孕妇应停止吸烟及酗酒。其次，加强孕期营养以减少胎儿宫内发育迟缓。

一般人的膳食制度为一日三餐，为了保证孕妇的营养，孕中期以后可在上、下午两餐之间，加一次点心，同时要经常选用富含优质蛋白质的动物性食品，如蛋、奶、鱼肉等。经常食用动物内脏，以保证充足钙、铁、锌的供应。多吃新鲜蔬菜水果，尤其富含维生素的食物，有些地区还应注意碘的补充，多吃海带及海产品。

一般来说，孕中、后期的孕妇每周体重增加低于 0.4 千克时，就需要特别注意膳食的调配和营养的摄入了。

## 从羊水的多少来判断胎儿的发育

### 羊水过多

正常足月妊娠时，羊水量约 1000 毫升，如果羊水量达到或超过 2000 毫升者，称为羊水过多。

羊水过多的具体原因不明，常常与胎儿畸形、多胎妊娠、糖尿病和妊娠中毒征有关。羊水量在数天内急剧增加者称为急性羊水过多，占少数。羊水在较长时间内缓慢增加为慢性羊水过多，占多数。

一般羊水量超过 3000 毫升时孕妇才会出现症状。急性羊水过多，由于羊水增长迅速，子宫骤然增大，可引起腹部胀痛、恶心、呕吐，严重时孕妇不能平卧，呼吸困难、口唇青紫、下肢及外阴部水肿。慢性羊水过多常发生在妊娠后期，由于发病缓慢，子宫渐渐增大，孕妇多能适应，症状较轻。羊水过多常发生早产和胎膜早破。

### 羊水过少

羊水量少于 300 毫升者，称为羊水过少。最少者只有几十毫升甚至几毫升黏稠、混浊、暗绿色液体。羊水过少较为少见，发生率约占分娩数的 0.1％。羊水过少，一般与下列因素有关：

（1）胎儿畸形：胎儿发育不良，泌尿系统畸形，例如先天性肾缺损、肾脏发育不全、泌尿道闭锁等，使胎儿尿量减少或无尿，羊水来源减少，以致羊水过少。

（2）过期妊娠：胎盘组织变性，功能减退，尤其是并发妊娠高血压综合征、心血管疾病、慢性肾炎时，出现胎盘病变，影响胎儿发育，导致羊水过少。

羊水过少若发生于妊娠早期，胎膜与胎体粘连，会造成胎儿严重畸形，甚至肢体残缺。妊娠中、晚期羊水过少，子宫压力直接作用于胎儿，会引起斜颈、曲背和手足畸形等。在妊娠晚期临产时，由于羊水过少，会发生胎儿宫内窘迫、新生儿窒息等情况。而且，羊水越少，胎儿窘迫、新生儿窒息的发生率和围产儿的死亡率也越高。所以，当妊娠足月时发现羊水过少，应选用剖宫手术终止妊娠。

**如何改善胎位不正**

羊水中的胎儿，由于头比身体重，所以胎儿呈头下臀上的姿势。正常的胎位是胎头俯曲，枕骨在前，叫枕前位；胎儿横卧在宫腔，称横位；臀在下方，坐在宫腔里，叫臀位。横位和臀位，都叫胎位不正。即使胎头向下，但胎头由俯曲变为仰伸或枕骨在后方，也叫胎位不正。

胎位不正将给分娩带来程度不同的困难和危险。一方面，胎位不正可能会导致产程延长，而产程延长时软组织有可能因被压过久而缺血水肿，易使产道发生损伤。另一方面，胎位不正的情况下分娩常需要手术助产，进而增加了孕妈妈出血及感染机会。更重要的是，胎位不正使产程延长及手术助产，使胎儿受损伤的机会随之增多，胎儿及新生儿死亡的概率也增加。故早期纠正不正胎位，对难产的预防有着重要的意义。 妊娠28周以前，因为羊水量相对较多，胎位多不固定，大多数臀位者日后多能自动地转成头位。

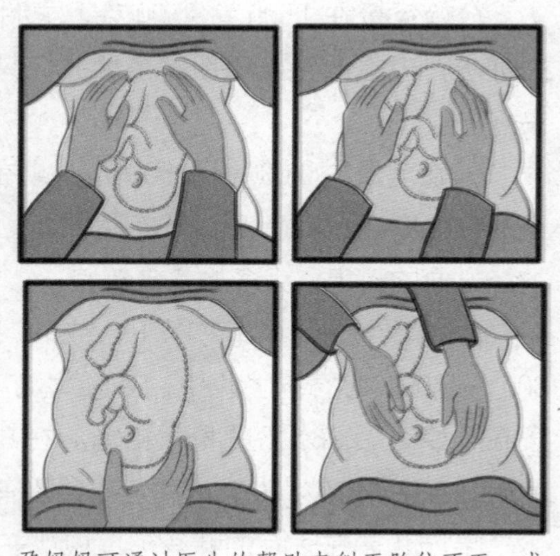

孕妈妈可通过医生的帮助来纠正胎位不正，成功率比较高。

如果在妊娠28～32周仍为臀位者，可以采用膝胸卧位进行纠正。膝胸卧位可以帮助胎臀退出盆腔，借胎儿重心的改变增加胎儿转为头位的机会。做膝胸卧位之前孕妈妈应解小便并且松解裤带，每日 2 ~ 3 次，每次 10 ~ 15 分钟，1 周后复查。

还有一种纠正异常胎位的简便方法是饮水疗法。孕妈妈连续 3 天饮加白糖的凉开水，每杯 200 毫升，每小时饮一次，纠正胎位异常的成功率可达 70%。此法亦可治疗羊水过少。

应该注意的是，无论采用哪种方法纠正胎位异常，都必须以羊水量正常为先决条件。因此，在纠正胎位之前，可借助 B 超监测羊水量是否正常。

### 认识早产儿

按世界卫生组织的规定，将胎龄小于 37 周出生的，体重小于 2500 克的新生儿期宝宝，叫作早产儿。分娩时重量越轻，早产儿遇到的问题就越多，其生活能力、呼吸、吸收功能、消化、身体温度的调节和抵抗力就越差。宝宝越小，器官的缺陷和障碍对生命和健康的危害就越大。具体有如下几种。

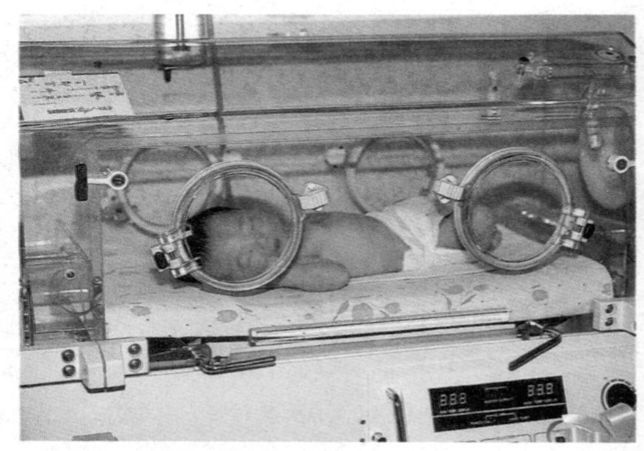

在妊娠 37 周之前出生的婴儿即为早产儿，必须特别看护。

分娩重量在 1500 ~ 2500 克，或胎龄 30 周分娩的新生儿。由于围产医学的进步，现在此组几乎所有的婴儿，只要没有并发症都能存活，且一般发育良好。

分娩重量在 1000 ~ 1500 克，或在第 27 ~ 30 妊娠周分娩的新生儿。此组的存活率近 90%，不过在存活的新生儿中，10% ~ 15% 在发育过程中患有神经方面的疾患，大多数需要治疗。

分娩重量在 1000 克以下，或胎龄少于 27 周的新生儿。此组特别是在 800 ~ 1000 克的新生儿中，存活率为 70% ~ 80%。存活的决定性因素取决于在分娩之后高水平的抢救措施。在 800 克以下的新生儿中 20% 有身心发育障碍，存活率仅为 50%，甚至都会留有长期的神经疾病。

早产儿需在医院的特有环境中或在医生的指导下，采取科学的医护措施，以保证其顺利度过新生儿期。

# 第26周 就快变成“萝卜腿”了

## 胎宝宝的生长发育

·顶臀长约 23 厘米，重约 900 克；

·皮肤不再那么透明，皮下脂肪开始出现，但是并不多，从外观上看仍旧很瘦；

·大脑对触摸有了反应；

·身体骨骼更加结实、坚固，尤其是脊椎，以支撑住不断长大的身体；

·会做出呼吸动作了，但是肺里还没有空气，肺部仍在发育；

·脐带的外层包裹上了一种胶状物质，变得厚实而有弹性，减少了缠绕打结的危险，并能保持血流畅通。

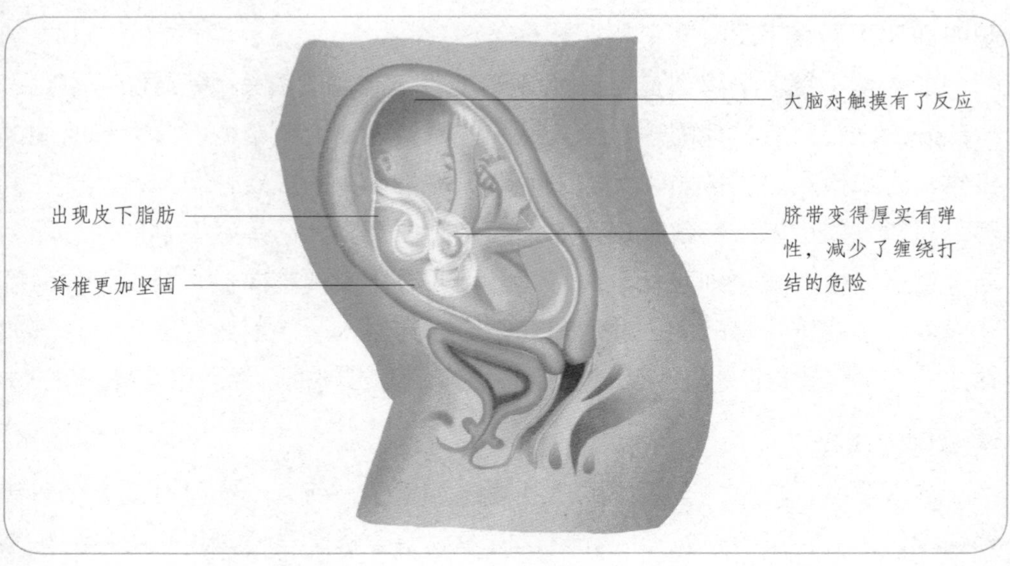


## 孕妈妈的身体变化

本周孕妈妈的子宫底上升到脐上 6 厘米处，体重已经增加了 6.5~8 千克。孕妈妈有可能会出现情绪不佳、心神不安、做噩梦的现象，这是进入孕 7 月，受到有可能发生早产的潜意识影响而造成的。孕妈妈不必过多担心早产问题，那只是极个别现象，只要自己一切指标正常，做好各种安全防护措施，生活细节护理得当，就能足月生产。此外，孕妈妈的身体越来越笨重，由此产生的腰背酸痛、盆腔压迫感以及头痛的症状会越来越明显，孕妈妈要多做缓解措施和运动，平静对待这些不适反应。

## 生活细节和孕期护理

### 身有不便，孕妈妈要量力而为

早已大腹便便的孕妈妈，一定要高度注意自己的安全问题，不要再逞强好胜地做一些自认为能够做到的事情，如登高爬低等，孕妈妈要将自己当作一个标准孕妇来看待，告诉自己要量力而为，适可而止，做不来的事情就请身边的人帮忙，以免因为过度抻拉身体而造成不适甚至流产和早产。比如弯腰或蹲下捡地上的东西、剪脚趾甲、穿鞋袜、踮脚够东西等，如果孕妈妈丝毫不感到吃力，就可以自己解决，如果稍感到吃力，就一定不要强迫自己，不要羞于向同事、朋友、家人开口，否则一旦发生意外，追悔莫及。

### 孕妈妈不要再值夜班

进入孕 7 月，孕妈妈应当开始逐渐减少工作量，在争得领导的同意后，将部分工作转交给其他同事，尤其是那些需要付出大量精力、体力和时间的工作，比如值夜班。按照《女职工劳动保护条例》的规定，孕妈妈从确认怀孕之日起，就可以不用值夜班，如果因为岗位需要，孕妈妈在孕前期和孕中期一直坚持值夜班，则应从孕 7 月起，和领导协商调整岗位，减少工作时间和强度，多安排休息时间，注意劳逸结合，为进入孕晚期做好准备。孕妈妈在此时切不可让自己过于劳累或经常昼夜颠倒，否则很容易发生意外。

### 警惕异常瘙痒

进入孕 7 月，有的孕妈妈的皮肤瘙痒加重了，而且不光是肚皮、手臂等处瘙痒，手心、脚心也觉得发痒，这时孕妈妈要提防自己是否患上了妊娠期肝内胆汁淤积症。这种病通常发生于孕 26~35 周之间，瘙痒部位以手心、脚心最为常见，之后还会伴随黄疸的出现，有的孕妈妈甚至因为瘙痒而无法入睡。患有此病的孕妈妈早产率达 36%，围产期胎儿死亡率高达 11%，还容易伴有妊娠高血压综合征等疾病，增加产后出血的可能性。因此一旦孕妈妈出现了以上症状，就要及时就医治疗，必要时还要提前终止妊娠，否则会对母婴健康造成严重危害。

**克制你的欲望，停止性生活**

妊娠晚期胎儿生长迅速，子宫增大很明显，对任何外来刺激都非常敏感。随着妊娠日期的递增及子宫逐渐增大，胎膜里的羊水量也日渐增多，张力随之加大。如果这时过性生活，男方的动作较猛或者用力稍大，就可能导致“胎膜早破”。

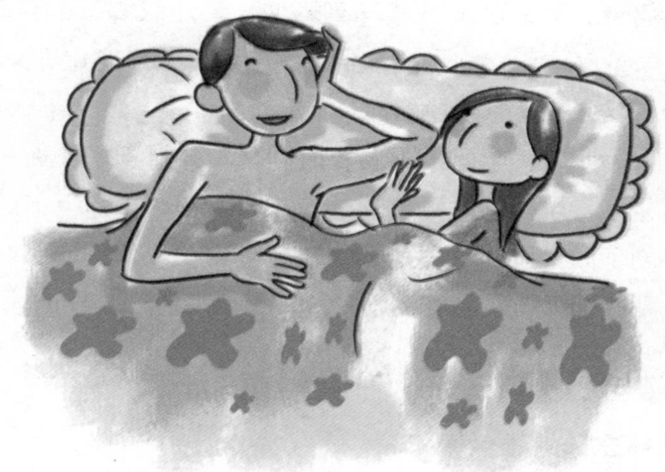

一旦发生胎膜破裂，羊水就会大量地流出，使胎儿的生活环境发生变化而活动受到限制，子宫壁紧裹于胎体，会导致胎儿宫内缺氧。如果在胎膜破裂之后要求保胎，常常会引起宫腔内感染，使胎儿在未出生之前就饱受各种细菌的袭击。即使胎儿出生后存活，也会由于有严重的感染存在，给婴儿后天的发育及智力带来不良影响甚至危及生命。

胎膜早破的并发症是“脐带脱垂”。在胎膜破裂之后，脐带随着胎膜上破口的扩大而脱于阴道内或者体外。脐带脱垂是围产期胎儿死亡的直接原因。因为此时胎儿与母体之间的血液循环及氧气供应中断，胎儿因缺氧可立即死于宫内。脐带一旦脱出常不易还原。为了争取胎儿存活及减少母体损伤，脐带脱垂后以分娩越早越好为原则。

因此，在孕晚期，夫妻间应尽可能停止性生活，以免发生意外。若一定要有性生活，必须节制并注意体位，还要控制性生活的频率及时间，动作不宜粗暴。在临产前 1 个月，绝对禁止性生活。

**孕妈妈乘车注意事项**

孕晚期，孕妈妈的肚子迅速膨大，这段时期一般不建议孕妈妈自己开车，如果避免不了，无论何时都应该注意避免急刹车时摇晃到腹部，还应该注意不要让安全带紧紧勒在腹部。

对于乘坐公交的孕妈妈，每天上班要留出足够的时间。千万不要在时间不充足时，情急之下一溜小跑奔向车站，甚至追赶即将发动的汽车，这样很危险。上下班最好避开高峰期，要注意脚下的台阶，不要与他人争抢上车、争抢座位，特别是在孕早期，孕妈妈体形变化不大，别人无法看出你的不同，所以会在无意间撞到你。

此外，孕妈妈不要长时间坐车，特别是长途汽车。这是因为由于生理变化大，孕妈妈对环境的适应能力降低，再加上下肢静脉回流不畅可造成或加剧下肢水肿。另外，汽油味也可使孕妈妈恶心、呕吐。更要注意的是，孕晚期腹部膨隆，坐姿挤压胎儿，易引发流产、早产。

## 饮食与营养

### 补充天然维生素 C

维生素 C 具有抗感染、促进骨骼发育、促进伤口愈合、刺激造血功能等诸多功效，它还是参与人体氧化还原过程的重要物质，分布于人体的各个组织，对孕妈妈和胎宝宝都十分重要。维生素 C 含量最为丰富的食物要数蔬菜和水果了，那么孕妈妈可否知道，在适合自己吃的蔬菜和水果中，到底哪些品种的维生素 C 含量名列前茅呢？看看下表就可一目了然。

**富含维生素 C 食物排行榜**

| 食物名称 | 含量（mg） | 食物名称 | 量（mg） | 食物名称 | 含量（mg） |
|---|---|---|---|---|---|
| 1. 鲜枣 | 243 | 8. 苦瓜 | 56 | 15. 芦笋 | 45 |
| 2. 芥蓝 | 76 | 9. 豆瓣菜 | 52 | 16. 莲藕 | 44 |
| 3. 青椒 | 72 | 10. 西蓝花 | 51 | 17. 木瓜 | 43 |
| 4. 芥菜 | 72 | 11. 大白菜（梗部） | 47 | 18. 圆白菜 | 40 |
| 5. 番石榴 | 68 | 12. 苋菜 | 47 | 19. 橙子 | 33 |
| 6. 豌豆苗 | 67 | 13. 草莓 | 47 | 20. 柑橘 | 30 |
| 7. 菜花 | 61 | 14. 水萝卜 | 45 | | |

（含量以食物的每 100g 可食部计）

### 孕妈妈忌喝糯米酒

糯米酒含有一定比例的酒精，虽然含量低于普通酒类，但是即便是微量的酒精，也会通过胎盘进入胎宝宝体内，使胎宝宝大脑细胞的分裂受到阻碍，导致胎宝宝发育不全和畸形，尤其易使胎宝宝中枢神经系统出现发育障碍，造成胎宝宝出生后智力低下。因此平素爱喝糯米酒的孕妈妈，要严格忌口，待分娩后坐月子时再喝。

### 警惕豆浆的“假沸”现象

豆浆味美可口，其营养价值并不比牛奶低，十分适合孕妈妈在每天早餐时饮用。如果孕妈妈是在家中自己煮豆浆，就一定要将其彻底煮熟后才能喝。煮豆浆有讲究，首先要敞开锅盖煮，当孕妈妈发现豆浆开始沸腾，出现大量白色泡沫时，就以为可以喝了，其实并非如此。这时的沸腾被称为“假沸”现象，此时豆浆的温度不足100℃，还不能够破坏豆浆中的有毒物质抗胰蛋白酶、酚类化合物和皂素等。孕妈妈一定要在出现“假沸”现象之后再继续煮3~5分钟，直到白色泡沫全部消失后，才能饮用。如果孕妈妈饮用了未煮熟的豆浆，有可能会引起全身中毒，出现恶心、呕吐、腹泻等现象，还会影响孕妈妈对蛋白质的消化和吸收，从而会对胎宝宝的安全和健康造成威胁。孕妈妈每次饮用豆浆以250毫升为宜，自制的豆浆要在2小时内饮用完毕。

### 孕妈妈水肿的饮食调理

孕妈妈由于下腔静脉受压，血液回流受阻，在妊娠后期，足踝部沉淀出现体位性浮肿，经过休息后会消失。如果休息后浮肿仍不消失，或浮肿较重又无其他异常时，称为妊娠水肿。

孕妈妈在怀孕的第7个月开始可能会出现水肿的现象，同时伴有不适，如心悸、气短、四肢无力、尿少等，出现这些情况就属异常。营养不良性低蛋白症、贫血和妊娠其期高血压综合征是孕妈妈水肿的常见原因。因此当孕妈妈出现较严重的水肿时，要赶快去医院检查和治疗，同时要注意饮食调理。

具体调养方法是这样的：首先要进食足够量的蛋白质。水肿的孕妈妈，特别是由营养不良引起水肿的孕妈妈，每天一定要保证进食肉、鱼虾、蛋、奶等动物类食物和豆类食物。这类食物含有丰富的优质蛋白质。贫血的孕妈妈每周要注意进食2～3次动物肝脏，以补充铁的需要。

其次，要进食足够量的蔬菜水果。孕妈妈每天要保证进食一定量的蔬菜和水果，因为冬瓜、西瓜和芹菜等蔬菜和水果中含有人体必需的多种维生素和微量元素，多吃可以提高机体的抵抗力，加强新陈代谢，还可解毒利尿，治疗孕期水肿。

再次，不要吃过咸的食物。水肿时要吃清淡的食物，不要吃过咸的食物，特别不要多吃咸菜，以防止水肿加重。

最后，要控制水分的摄入。对于水肿较严重的孕妈妈，应适当控制水分的摄入。

此外，要少吃或不吃难消化的易胀气的食物。油炸的糯米糕、红薯、洋葱、土豆等都属于难消化和易胀气的食物，孕妈妈要少吃这些食物，以免引起腹胀，使血液回流不畅，加重水肿。

**巧吃西红柿，减轻妊娠斑**

准妈妈脸上经常生色斑，这真是一件令人烦恼的事。别发愁，因为情绪越不好，斑点越重；也不要乱吃或抹外用药，否则可能影响胎儿发育。

其实，西红柿就是一种能够让妊娠斑“不见面”的好食物。只要吃法得当，就可收到奇效，道理何在？原来，西红柿祛斑的招数在于它富含番茄红素和维生素C，它们可都是天然的抗氧化物质，经常吃一些有助于祛斑养颜。

西红柿南米

原料：西红柿2只、青蒜、芝麻、青椒。

制法：西红柿洗净，用烤箱烤软，去皮，留番茄酱；芝麻炒香；炒锅内加植物油，葱花爆香，下入切碎的青椒和青蒜略炒，加入番茄酱同煸片刻即成。

营养：西红柿南米是傣语，意为番茄酱。傣家这种番茄酱的做法结合了中西餐的优点，不仅口味好，开胃助消化，而且其中的番茄

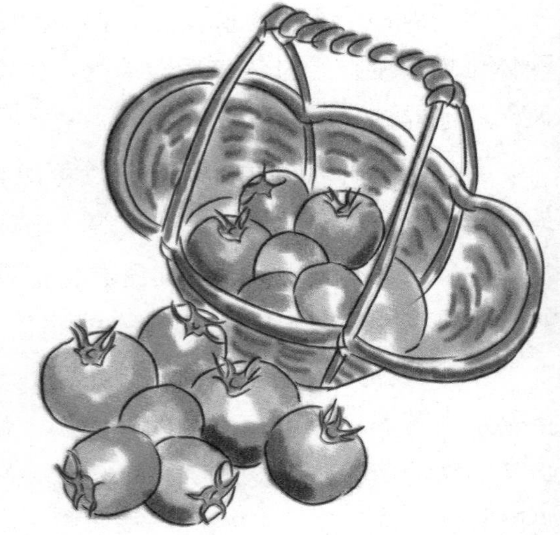

红素又可随脂肪被人体充分吸收，同时芝麻、植物油中含有丰富的维生素E，它也是重要的抗氧化营养素。

西红柿蒸水蛋

原料：西红柿、鸡蛋。

制法：西红柿去皮切小丁，急火快炒5秒钟；鸡蛋打散、调味、加水，小火蒸至七成熟时加西红柿丁，继续蒸熟即成。

营养：西红柿蒸水蛋吃起来非常滑嫩，酸而不腻，如果作为正餐主菜，还可以即兴加上些肉末，味道会更好，营养也更加均衡。

## 孕妈妈食谱推荐

### 凉拌空心菜

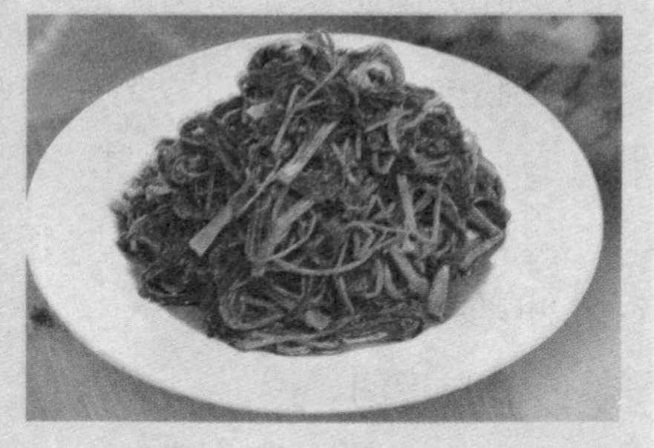

**材料** 空心菜400克，红辣椒适量，盐2克，香油5克，红油8克，味精2克，醋10克，蒜末适量。

**做法** ❶ 将原材料洗净，改刀，入水中焯熟，装盘。❷ 向盘中加入盐、香油、红油、味精、醋、蒜末拌匀即可。

**推荐理由** 空心菜富含大量的膳食纤维、维生素C、维生素E、胡萝卜素以及多种矿物质，能够帮助孕妈妈排毒通便、洁齿防龋、除口臭、避免肥胖、美容、预防感染、防暑解热，还能促进胎宝宝的发育，可谓功能十分全面。

### 黄瓜虾仁青豆汤

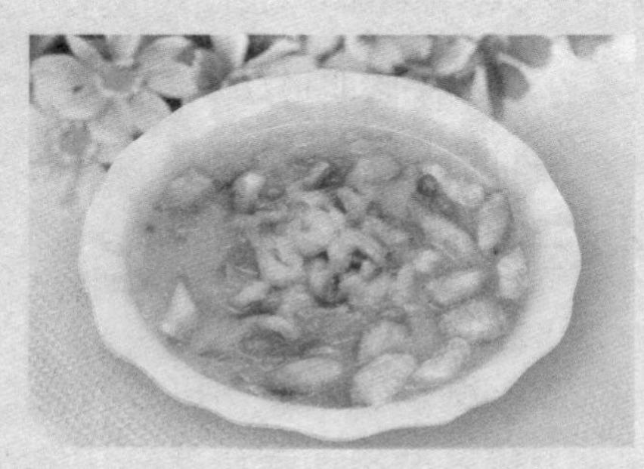

**材料** 黄瓜300克，虾仁、青豆各100克，火腿50克，盐3克，鸡精1克，高汤500克。

**做法** ❶ 黄瓜洗净，去皮切块；虾仁、青豆分别洗净；火腿切片。❷ 锅中倒入高汤煮沸，下入黄瓜和青豆煮熟，倒入虾仁和火腿再次煮沸。❸ 下盐和鸡精拌匀，即可出锅装盆。

**推荐理由** 此汤富含蛋白质、碳水化合物、钙等营养物质，口味清淡，开胃助食，十分适合孕妈妈佐餐食用。

## 阳光“孕”动

### 孕妈妈妊娠体操

1. 按摩和压迫

平时按摩和压迫酸痛的腰部可感到舒服。在分娩阵痛时，按摩腰部并配合正确的呼吸有助于分娩。

按摩腹部进行鼓腹深呼吸，吸气时用手向上抚摸，一边吐气一边向下抚摸。

拇指按压腰肌，吐气时用力压，吸气时放松，也可按摩脊背疼痛部位。

2. 伸展运动

站立后，缓慢地蹲下，动作不宜过快，蹲的幅度视孕妇力所能及的程度。

双腿盘坐，上肢交替上举下落。

上肢及腰部向左右侧伸展。

左腿向左侧方伸直，用左手触摸左腿，尽量能伸得更远一些。然后，右腿向右侧方伸直，用右手触摸右腿。

直坐，小腿向腹内同时收拢，双手分别扶在左右膝盖上，然后小腿同时向外伸直。

3. 四肢运动

站立，双臂向两侧平伸与肩平，用整个肢体前后摇晃划圈，大小幅度交替进行。

站立，用一条腿支撑全身，另一条腿尽量抬起（注意：手最好能扶住支撑物，以免跌倒）。如此可反复几次交替腿练习。

4. 骨盆、腹肌运动

半仰卧起坐，平卧屈膝，屈膝平仰，半坐，不完全坐起。这节运动最好视孕妇的体力情况而定。

5. 盆底肌练习

收缩肛门、阴道，再放松。

上述各节运动重复进行，每次以 5 ~ 10 分钟为宜。运动量、频率、幅度自行掌握。

除了做妊娠体操，各方面的运动都不要太激烈，时间也不要持续太久。

**孕妈妈瑜伽**

进入孕晚期，孕妈妈的负担进一步加大，孕妈妈的行动显得日益笨拙。此时，坚持瑜伽练习，一方面可以使孕妈妈保持灵活的身体，另一方面还能有效缓解孕期中出现的各种不适，迎接即将到来的生产。

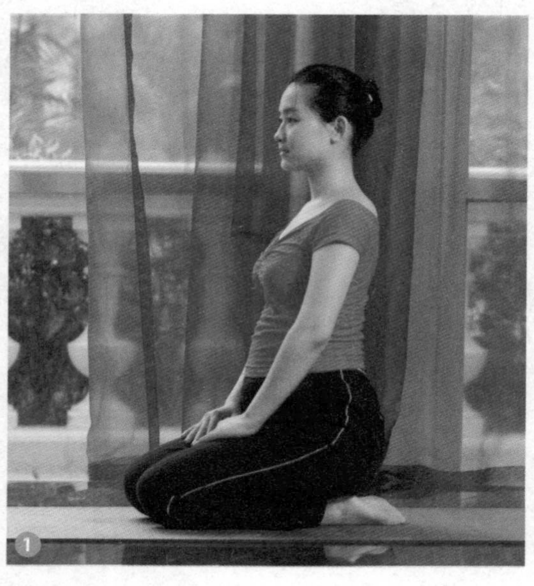

①背部挺直跪在垫子上，双手放在膝盖上。

②将双手放在垫子上，分开与肩同宽；双腿分开与髋同宽，脚趾踩在垫子上。

③吸气，抬高臀部，伸直膝盖；呼气，上半身向下压，保持此姿势，以感觉舒适为限。再呼气，恢复到起始姿势，稍作休息。

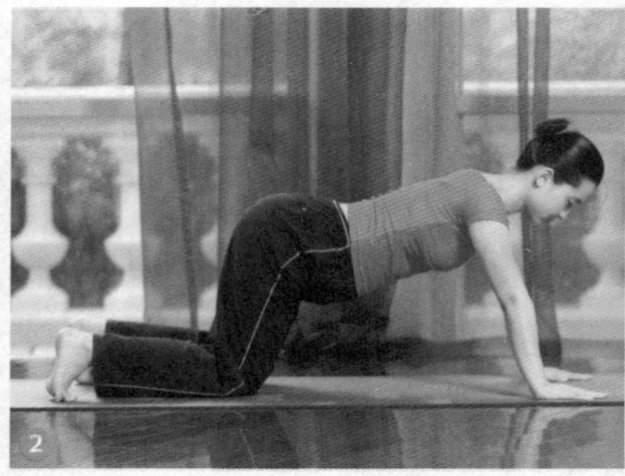

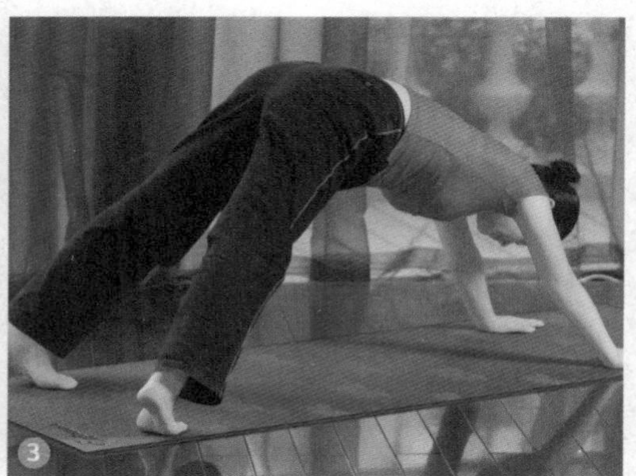

功效：此练习可放松颈部和肩部肌肉，改善肩膀、颈部和脊柱的灵活性；可以消除疲劳，帮助恢复精力，使心跳减慢。伸展和加强跟腱、小腿、双踝的力量。消除脚跟疼痛和僵硬感。并能软化骨刺，强壮坐骨神经，消除肩关节炎；强健生殖系统。

安全提示：患有高血压、晕眩、心脏病、颈椎病的孕妇最好不要练习此姿势。练习时地上要铺上一层软垫子。

## 胎教方案

### 语言胎教：给胎宝宝读散文

在给胎宝宝讲童话故事的同时，孕妈妈也可给胎宝宝念一些名家的散文，通过对这类短小优美、生动有趣、自由不受约束的文章的阅读，能让胎宝宝也徜徉在浪漫自由的文学氛围中，受到良好的熏陶。孕妈妈可以多读鲁迅、朱自清、冰心、巴金、徐志摩以及张小娴、余秋雨等现当代作家的抒情、叙事类散文，只要是文辞优美、反映美好事物的文章即可。

### 知识胎教：教宝宝学英文字母

孕妈妈制作完数字教学卡片后，可以依照原来的尺寸和样式，接着制作一些字母卡片，带着胎宝宝认识一下英文中的 26 个字母。唯一不同的是，孕妈妈可以正反两面使用教学卡片，正面写上大写的英文字母，背面写上小写字母，然后分别用两种颜色进行描绘。

开始讲解时，孕妈妈首先让自己凝视卡片上字母的轮廓，将它们清晰、深刻地印在脑中，然后重复不断地念出它们的发音，再用冥想的方式在脑中反复描摹它们的写法，同时还可以想象一下和这个字母形象相似的物体，比如字母“A”，和它相像的有屋顶、铁塔、梯子、窗户等。孕妈妈每天只需讲解一个字母的大写或小写形式即可，不必操之过急，讲解时间控制在 10~20 分钟。

# 第27周 胎动像波浪一样

## 胎宝宝的生长发育

- 身长约 38 厘米，重 900~1000 克；
- 会眨眼了，不过只是偶尔为之；
- 大脑开始练习发出指令，控制身体功能的运作和肢体活动；
- 耳部的神经网已经形成，听力提高了，可以分辨和记忆更多的声音；
- 嗅觉形成，会逐渐记住妈妈特殊的味道；
- 肺部还未发育成熟，但呼吸动作仍在继续，不断吸入和呼出羊水；
- 各部分功能还不完善，发育空间较大。

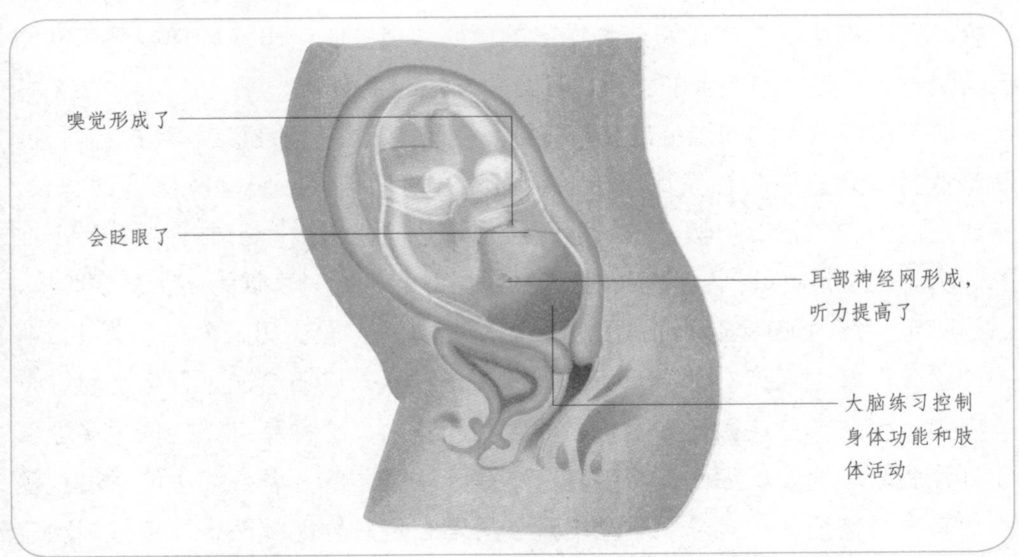


## 孕妈妈的身体变化

孕妈妈的子宫底高度上升到了脐上约 7 厘米的位置，心脏和肺部依旧会受到子宫的压迫，更容易出现呼吸急促、气喘、心悸、心律不齐等现象。而且随着孕妈妈负荷的日益加重，身体重心容易不稳，孕妈妈行走时要注意脚下，不要走在颠簸不平或有障碍物的路上，避免摔跤，可以更换更加舒适的鞋。此外，腰酸背痛、乳房胀痛的毛病可能也在持续。

## 生活细节和孕期护理

### 孕妈妈不慎摔跤，请及时联系你的医生

如果孕妈妈不慎摔跤，先不必慌，通常情况下出现意外的可能性不大，因为骨盆、腹壁、子宫壁和羊水会起到很大的缓冲保护作用。但如果孕妈妈在摔跤后出现了阴道出血、阴道出水、腹痛等症状，就要引起重视，应立刻就医。尤其是摔跤后感受不到胎动，就表示情况较为危险，需要立刻监测胎心音。最严重的情况是出现了胎盘破裂，它会逐渐从子宫内膜上剥离，导致流产或早产。如果摔跤使孕妈妈出现了外伤，甚至是骨折，也要尽快就医治疗，以免感染或延误病情。

### 脐带打结是怎么回事

脐带是胎盘和胎宝宝之间的连接纽带，是孕妈妈和胎宝宝之间进行气体交换、营养物质供应和代谢产物排出的重要通道。脐带出现异常或受压使血流受阻时，将影响胎宝宝的发育，甚至危及他的生命。

脐带最常出现的问题就是脐带打结。而脐带打结有假打结和真打结两种。脐带假打结是指脐带血管比脐带长，血管卷曲似结，或脐静脉比脐动脉长，形成迂曲似结的情况。假打结一般不会出现危险，很少有因血管破裂而出血的情况。而脐带真打结一般多由脐带过长导致，开始时表现为脐带缠绕胎体，后因胎宝宝穿过脐带套环而成真打结。脐带真打结较少见，发生率为 1.1%，围产期死亡率为 6.1%。如果真打结时脐带未拉紧，则不会出现任何症状，一旦拉紧，胎宝宝血液循环受阻，易导致胎死宫内，这种真打结的情况多数要在分娩后才能确诊。因此，脐带真打结是无法预防的，孕妈妈只能通过观测胎动来进行监控，一旦发现胎动出现了异常，就应立即就医，以免造成胎宝宝死亡。

### 什么是母子血型不合

母子血型不合是指孕妈妈的血型与胎宝宝的血型不相同，易导致新生儿溶血症。在我国，最为常见的母子血型不合有两种。

1 ABO溶血症。如果孕妈妈的血型为O型，准爸爸是A、B、AB型，胎宝宝的血型不与孕妈妈相同，而是与准爸爸相同。那么孕妈妈体内就可能产生对抗胎宝宝血细胞的抗体，并经过胎盘进入胎宝宝体内，导致胎宝宝体内的红细胞遭到破坏，发生ABO溶血症。

2 Rh溶血症。如果孕妈妈血型为Rh阴性，胎宝宝血型为Rh阳性，那么孕妈妈血液中的抗体就会作用于胎宝宝体内的红细胞，导致Rh溶血症。

无论是哪种类型的新生儿溶血症，都会表现为黄疸、贫血、水肿，甚至是核黄疸、抽风、智力障碍和胎死宫内。

对此，孕妈妈要提前做好预防措施。

1 及早测定孕妈妈血清中的血型抗体浓度。

2 按照医嘱服用中药，如一些活血化瘀理气的药物，能够对孕妈妈血中的抗体产生抑制作用。

3 通过一定的医疗手段，如使用静脉注射葡萄糖、口服补充维生素C、维生素E以及间断吸氧的方式，提高胎宝宝的抵抗力。

4 如果孕妈妈的抗体过多，且接近足月，容易产生更多的抗体，在这种情况下，就要考虑是否在妊娠36周左右终止妊娠。

### 孕期怎样洗澡更健康

现在人们洗澡通常采用淋浴的比较多，对孕妈妈来说，更需如此。一般怀孕以后不主张盆浴或坐浴，否则，浴后的脏水有可能进入阴道，而此时孕妈妈阴道的防病力减弱，就容易引起宫颈炎、阴道炎、输卵管炎等，或引起尿路感染，使孕妈妈出现畏寒、高热、腹痛等症状，甚至发生宫内或外阴感染而引起早产。这样势必增加孕期用药的机会，也给畸胎、早产创造了条件。因此，孕妈妈不要坐浴，更不要到公共浴池去洗澡。同时，不要让热水长时间冲淋腹部，以减少对胚胎的不良影响。

在怀孕的中后期，孕妈妈的肚子较大，重心不稳，容易滑倒，所以必须坐在有靠背的椅子上淋浴，以免跌倒。如果你体质较弱特别容易疲劳，可以在家里偶尔选择坐浴的方式，但一定要注意保证浴缸和水的清洁。若在你确实特别累的情况下，淋浴时请准爸爸陪护也是不错的选择。

### 夏日孕妈妈衣物选择

选择真丝或者纯棉的衣料做衬衣、内裤，轻柔舒适，透湿吸汗，散发体温，而且衣着要宽松，胸罩和腰带不要过紧，以免影响乳腺和胎儿发育。

穿裤装要比穿裙装清爽、利落、方便，脚下再穿一双柔软舒适、穿脱方便、不怕水浸的橡胶或塑胶底凉鞋，会增加舒适感。凉鞋的鞋跟以 2 ~ 3 厘米为宜。如果脚下出汗过多或是属过敏体质，不能长时间穿橡胶或塑胶底鞋时，最好选择一双轻薄柔软的布鞋，以免引起脚部发生接触性皮炎。一旦发生接触性皮炎，应该用硼酸水浸泡患处，然后在患处涂抹红霉素软膏。要注意鞋底是否防滑，因为鞋底过滑容易摔倒。

孕妈妈不宜穿尼龙袜子，这种袜子吸汗性能差，会使脚部变得又湿又热，导致皮肤敏感性增高，诱发皮炎或湿疹。

衣物、被单、床单要勤洗勤换，特别是被汗液和分泌物污染时更要及时更换，保证天天换洗内裤和胸罩，防止发生痱子和外阴皮肤感染。

## 饮食与营养

### 吃完葡萄不宜立即喝水或牛奶

吃完葡萄不宜立即喝水或喝牛奶，否则容易引起腹泻。孕妈妈为了自身和胎宝宝的健康，最好在吃完葡萄 30 分钟后再喝水或喝牛奶。

1 吃完葡萄不能立刻喝水。吃葡萄后不能立即喝水，否则 15 分钟内就容易发生腹泻。因为葡萄本身有通便润肠之功效，吃完葡萄立即喝水，胃还来不及消化吸收，水就将胃酸冲淡了，葡萄与水、胃酸急剧氧化发酵，加速了肠道的蠕动，就产生了腹泻。不过，这种腹泻不是细菌引起的，泻完后会不治而愈。

2 吃完葡萄不能立刻喝牛奶。葡萄里含有维生素 C，而牛奶里的元素会和葡萄里含有的维生素 C 反应，对胃伤害很大，两样同时服用会发生腹泻，严重者会引发呕吐。所以刚吃完葡萄不宜立即喝牛奶。

### 柑橘虽好，却不宜多吃

芦柑和橘子是孕期对母婴最有益处的食物之一，富含叶酸、维生素 A、维生素 C 等成分，对胎宝宝的视力和大脑神经发育起着重要的作用，还能帮助孕妈妈增强食欲，缓解呕吐，消除焦虑情绪，预防感冒，淡化妊娠斑和妊娠纹，亦可作为孕妈妈每日的加餐小零食食用。但是吃柑橘也要适可而止，不能多吃，否则极易使火旺的孕妈妈上火，发生口腔炎、牙周炎、咽喉炎等症状，甚至引起发热。因此孕妈妈每天食用的柑橘类食物以不超过3个为宜，总重量应控制在250克以内。

**加强补充“脑黄金”**

从本周开始，孕妈妈要加强补充“脑黄金”，即能够促进胎宝宝大脑发育的DHA、EPA、卵磷脂等物质。这些“脑黄金”能够预防早产，防止胎宝宝发育迟缓，增加胎宝宝的体脂肪含量，避免出生时体重过轻，还能够及时补充胎宝宝高速发育的大脑所需。因此孕妈妈可以适当增加对海鱼、海带、红枣、坚果类食物的摄入量。

**不吃反季节果蔬**

孕妈妈应尽量多吃应季的新鲜水果和蔬菜，不要吃反季节生长的果蔬。这是因为反季节果蔬是在违反植物自然生长规律的条件下栽培出来的，虽然可以让孕妈妈随时都能吃到各种各样的水果，但是由于其营养成分的改变和不足，甚至产生了有害物质，对孕妈妈的营养摄入和饮食安全都较为不利。

反季节果蔬通常都并非是在自然条件下生长的，而是在大棚中培养出的。这些果蔬受不到自然光线的照射，通风条件不好，易缺乏叶绿素、维生素C、糖分和矿物质，品质自然较低，还会使有害物质更多地堆积在果蔬中，难以散发。此外，也是最为重要的一点，反季节果蔬通常会被施加过多的农药、化肥、激素、保鲜剂等，这些对孕妈妈和胎宝宝来说都是非常危险。因此孕妈妈要尽量避免反季节蔬菜，想吃的时候就用口味相近的应季果蔬代替。

孕妈妈在选购反季节蔬果时要加倍注意，以免残留的农药或生长激素影响母子健康，最好选用应季果蔬代替。

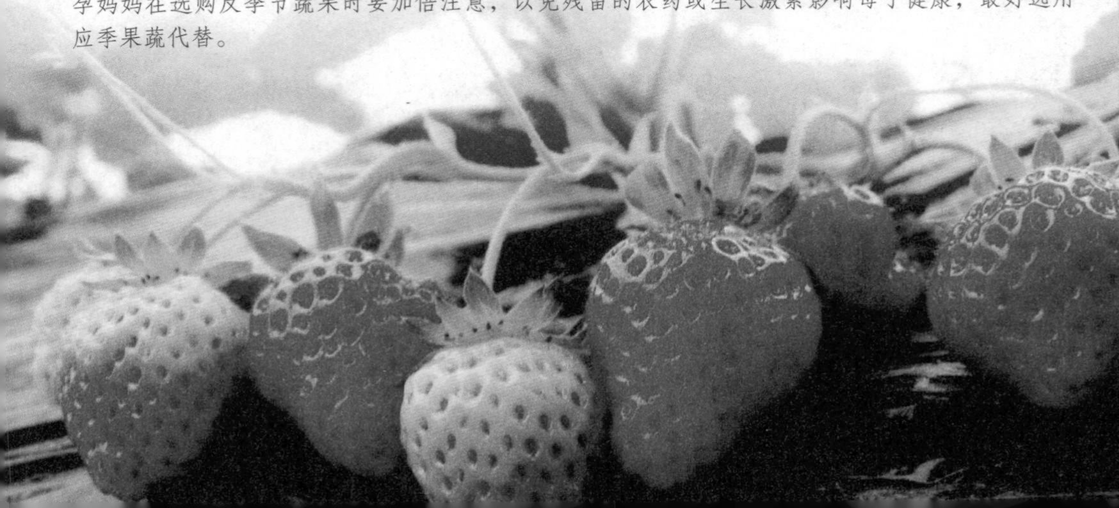

## 孕妈妈食谱推荐

### 银白芽丝汤

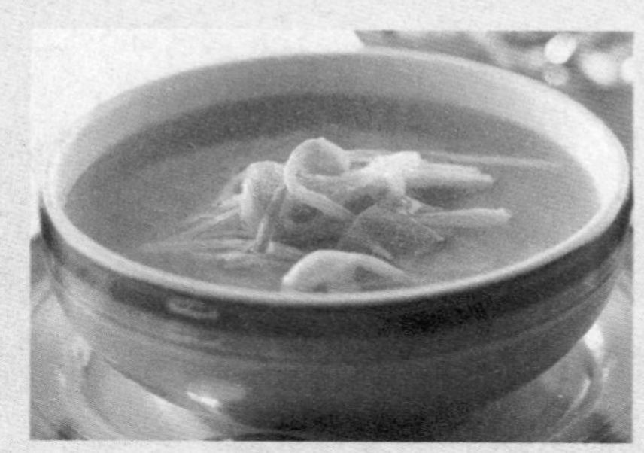

**材料** 黄豆芽150克，西红柿1个，蟹柳两根，姜2片，水500毫升，盐3克，胡椒粉2克。

**做法** ❶西红柿去蒂洗净切小片，黄豆芽洗净备用。❷蟹柳用冷开水冲洗，剥成细丝。锅内加水煮开，放入西红柿、黄豆芽续煮至西红柿略为散开，最后加入盐、蟹柳丝、胡椒粉即可。

**推荐理由** 此汤清淡爽口，能够开胃助食，滋阴清热，降低血压，还能够补充蛋白质、铁、钙、维生素等营养物质，非常适合孕妈妈食用。

### 冬菜蒸鳕鱼

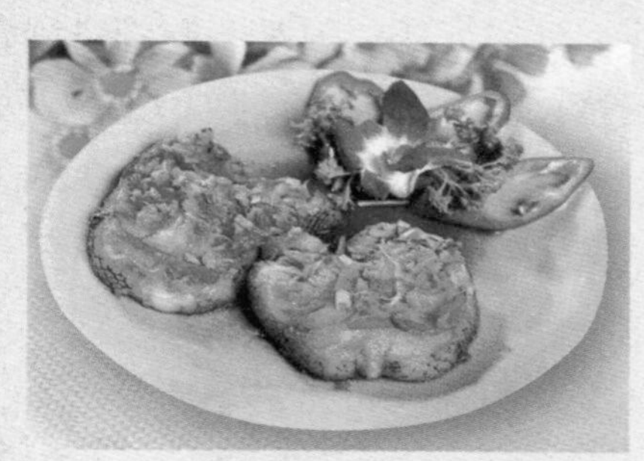

**材料** 冬菜50克，鳕鱼100克，葱、红椒、蚝油、酱油各10克，盐3克。

**做法** ❶鳕鱼洗净，切成厚片，用盐、酱油腌渍15分钟；葱洗净，切碎；红椒洗净，切丝。❷鳕鱼放在碗中，上面放上冬菜、姜丝，入锅中隔水蒸熟。❸油锅烧热，下红椒爆香，加盐、蚝油、酱油调味，翻炒均匀，淋在鳕鱼上即可。

**推荐理由** 此菜能够帮助孕妈妈补充更多的“脑黄金”，促进胎宝宝大脑发育。

## 阳光“孕”动

### 适合孕晚期的几种运动

孕晚期准妈妈除坚持散步外，可以进行以下几种方式的运动。

#### 四肢运动

站立，双手向两侧平伸，与肩平，双臂交替做前后画圈动作，大小幅度交替进行；站立，用一条腿支撑全身，另一条腿尽量抬高（注意手最好能扶物支撑，以免跌倒），双腿交替可反复几次。

**伸展运动**

站立后，缓慢地蹲下，动作不宜过快，蹲的幅度以舒适为度；双腿盘坐，双臂交替做上下摆动。

**腹肌活动**

进行半仰卧起坐。先平卧，屈膝，身体缓慢抬起从平卧位到半坐，然后再回复到平卧。这个运动最好根据本人的体力酌情选择。

**骨盆运动**

平卧在床，屈膝，抬起臀部，尽量抬高一些，然后徐徐下落。

以上运动，每次以 15 ~ 20 分钟为宜，每周至少 3 次。

孕妈妈适当做运动是必要的，但也要根据自身的基本状况选择何种运动，同时在运动中要根据自己感觉的舒适程度及时调整。运动时要注意冷热和安全，本着对分娩有利的原则，千万不能过于疲劳，可能的话，最好有朋友或家人陪伴。任何时候都要警惕疼痛、气急、虚脱、头晕等不适反应，如有上述情况发生，必须立刻停止运动，及时就医。

### 几个小运动帮你减轻不适

到了孕晚期，诸多不适困扰着孕妈妈，疲惫感无以复加，不如尝试着放下正在做的事情，起身做一做这样几个简单的小运动，能够帮你有效缓解身体的各种疲劳。

（1）缓解腿部酸胀。孕妇以舒适的姿势仰卧，右手肘弯曲，枕在头部下方，右腿自然伸直，左腿稍微弯曲。深吸气，用左手抓住左脚踝，呼气的同时，将左脚向后拉，尽量使脚跟与臀部接触，然后坚持 10 秒钟。身体另一

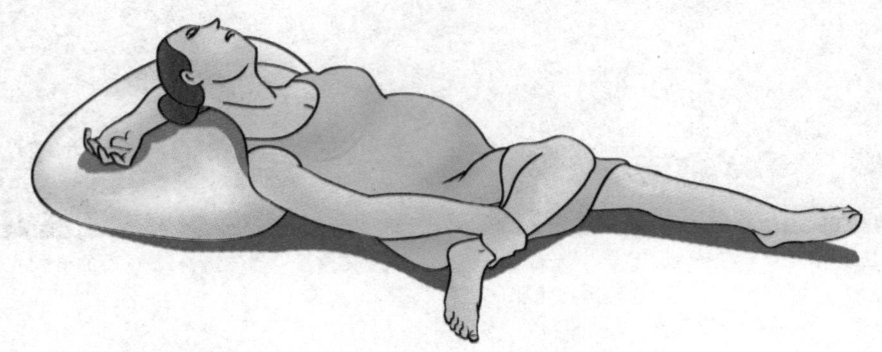

侧动作与上述动作相反。

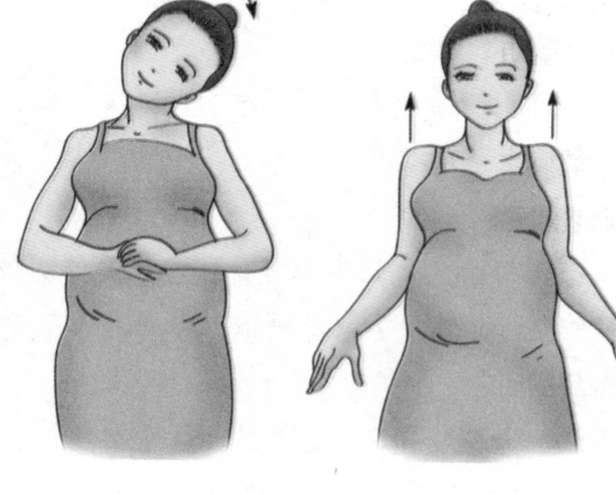

（2）改善颈部疼痛。孕妈妈保持直立站姿，挺胸抬头，慢慢将头部像身体左侧下放，使左耳尽量贴近左肩，再缓慢使头回到原位，再将头向身体右侧做相同动作。左右为一组，做2～3组。

（3）缓解肩痛。孕妈妈保持直立站姿，挺胸抬头，将两肩向上耸起，尽量贴近耳朵，停留10秒钟，再缓缓放松下来，回到原位。重复此动作2～3次。

## 胎教方案

### 美术胎教：欣赏国画艺术

“国画”即“中国画”的简称，是我国清代以前人们用毛笔蘸水、墨、彩画在绢、宣纸、帛上并加以装裱的卷轴画。国画的题材可分为人物、山水、花鸟等，技法可分工笔和写意。这些流传后世的，特别是名家笔下的经典画作，无不体现着古人对自然、社会、政治、哲学、宗教、道德、文艺等方面的认识，给人韵味深远、飘逸洒脱、俊美艳丽、巧夺天工之感。孕妈妈可以

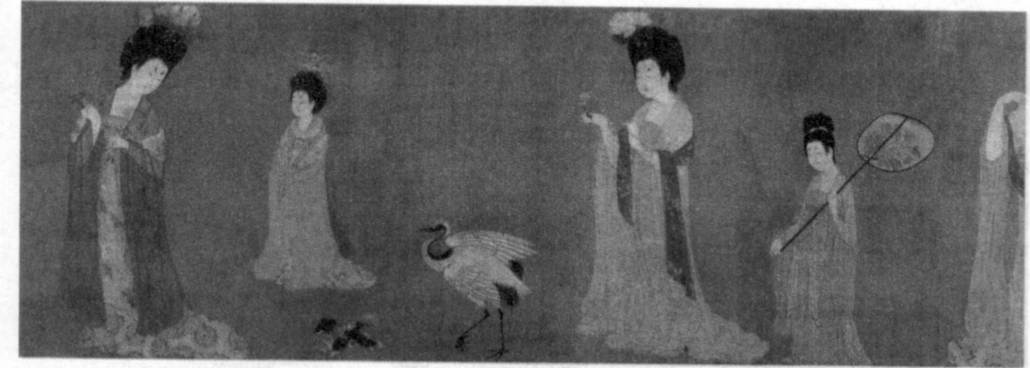

《唐宫仕女图之簪花仕女图》[唐]张萱、周昉绘。画中描绘了几位衣着华贵艳丽的女性在春夏之交抚花游园的场景，展现了她们闲适优雅的生活状态。（局部）

从最为知名的中国十大传世名画开始欣赏，它们是晋代顾恺之的《洛神赋图》、唐代阎立本的《步辇图》、唐代韩滉的《五牛图》、唐代张萱、周昉的《唐宫仕女图》、五代顾闳中的《韩熙载夜宴图》、宋代王希孟的《千里江山图》、宋代张择端的《清明上河图》、元代黄公望的《富春山居图》、明代仇英的《汉宫春晓图》，以及清代郎世宁的《百骏图》。通过对这些经典国粹的欣赏，不仅能够使孕妈妈的心绪越发地宁静、平和，还能够传达给胎宝宝极好的艺术熏陶。

**知识胎教：学拼音**

在学习了 26 个英文字母的基础上，孕妈妈可以开始教胎宝宝学习汉语拼音了。首先当然还是要制作教学卡片，孕妈妈要 23 个声母和 24 个韵母分别单独写在卡片上，一共制作成 47 张卡片。开始进行胎教时，孕妈妈还是要首先将每个声母或韵母的外形轮廓深刻地印在脑中，然后清晰、缓慢地念出它们的发音，再在脑中反复描摹它们的写法，同时想象一下，将这些声母和韵母单独或组合在一起，能够组成哪些发音。如韵母“ao”，单独可以发出“凹”“熬”“袄”“奥”等音，如果将其与声母“b”“p”“m”组合，则可以发出“宝”“跑”“猫”等字的音。孕妈妈每天主要讲解 1~2 个声母和韵母即可，可以先教声母，再教韵母，或者反过来，也可以将声母和韵母一起教。

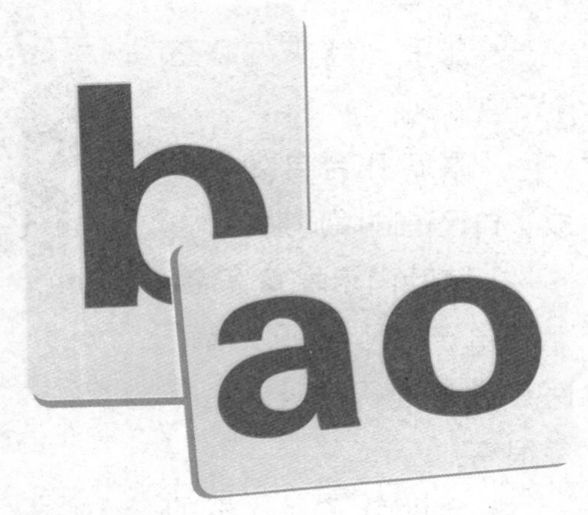

自制的拼音教学卡片

# 第28周 孕程已过三分之二

## 胎宝宝的生长发育

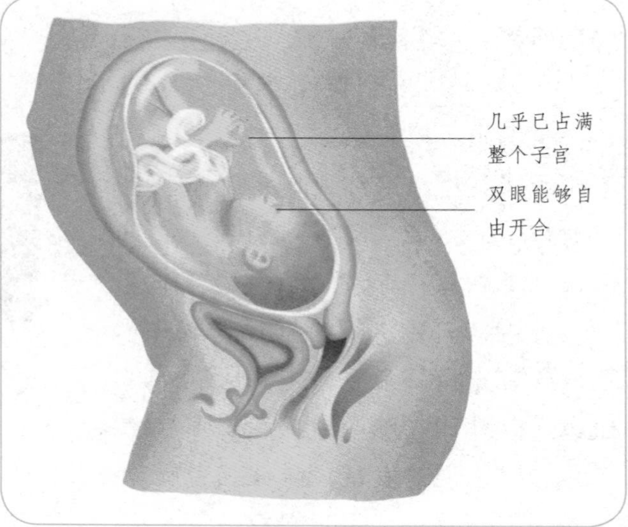


・身长约38厘米，重约1200克；

・几乎已经快占满整个子宫；

・眼睛开合自如，形成了自己的睡眠周期；

・肺叶尚未发育完全，但若早产，已经可以借助医疗设备进行呼吸，生存率很高；

・会做梦了，醒着的时候则不断地运动和玩耍；

・胎动依据性格出现特征，文静的胎宝宝胎动规律，次数较少，活泼的胎宝宝胎动无规律，胎动较频繁。

## 孕妈妈的身体变化

子宫底已经上升到了脐上约8厘米的位置，孕妈妈此时体重已经增加8~11千克。由于子宫在不断地向上压迫，孕妈妈会感到胸口憋闷、呼吸困难。生理性的子宫收缩开始出现，会使孕妈妈的腹部胀满或变硬。水肿的现象也依旧困扰着孕妈妈。此外，从本周开始，孕妈妈将进入妊娠中毒症的多发时期，初产、高龄妊娠、多胎妊娠的孕妈妈都要多加注意，如果每周体重增长超过500克，便有患此症的可能，要加强日常的护理工作。如果孕妈妈出现了腹痛或阴道出血，便有可能是早产征兆，要立刻就医。

## 生活细节和孕期护理

### 提早练习拉梅兹生产运动法

拉梅兹生产运动法是保证孕妈妈分娩时顺产的有效方法，孕妈妈可以在进入孕晚期前就可以开始多做这样的练习，熟悉这些助产动作，使分娩时主要需要用到的身体肌肉得到充分的锻炼，增加体能，掌握更多的有助于分娩的身体技巧，帮助缓解分娩时的疼痛。孕妈妈可以将拉梅兹生产运动法当作自己在孕中晚期长期坚持的运动项目之一。

1 盘腿运动。孕妈妈盘腿坐在靠墙的沙发或床上，将背部倚靠住墙壁或沙发背，坚持5分钟，每日可反复练习3~5次。此举能够增加骨盆底的可动性和肌肉的韧性。

2 摇摆骨盆运动。孕妈妈仰卧在沙发或床上，吸气并收紧臀部肌肉，呼气时放松，反复练习5次，每日可进行3次。此举可减轻腰背酸痛的状况。

3 压膝运动。孕妈妈坐在沙发或床上，将双脚脚心合起，使双脚和两膝尽量靠近身体一侧，双手置于膝上，缓缓下压，再松开，反复练习5次，每日练习3次。此举能够增加骨盆底的可动性和肌肉的韧性。

4 腿部运动。孕妈妈仰卧在沙发或床上，双手放于身体两侧，先做深呼吸，然后吸气慢慢抬起一条腿，保持伸直状态，慢慢呼气，放下腿，两腿交替练习，重复5次，每日练习3次。此举能够加强腹部肌肉，并增加大腿和背部肌肉的韧性。

5 压背和拱背运动。孕妈妈跪在地上，双手扶地，两膝保持与肩同宽，先做深呼吸，然后吸气抬头，使腹部朝地面下压，让背部下沉，呼气低头，收缩臀部，将背部及腰部拱起，反复练习5次，每日进行3次。此举能够减轻腰酸背痛。

### 医生叮嘱要遵从

接近孕晚期，各种不适和突发状况将陆续出现，孕妈妈一定要严格遵照医嘱行事，即便孕中期曾经有所怠慢，从本周起一直到分娩，孕妈妈一定要像孕早期那样，时刻加倍小心，坚决做好日常的防护工作。比如，不能吃的药坚决不吃，该休息时就要卧床休息，需要多补充的营养元素一定要及时进

孕前 1周 2周 3周 4周 5周 6周 7周 8周 9周 10周 11周 12周 13周 14周 15周 16周 17周 18周 19周 20周 21周 22周 23周 24周 25周 26周 27周 28周 29周 30周 31周 32周 33周 34周 35周 36周 37周 38周 39周 40周

补，千万不可逞强或有逆反心理，否则一旦发生流产和早产情况，对胎宝宝会造成极大的影响，到时已无法挽回。

### 孕妈妈应慎用清洁剂

用洗涤剂清洗餐具后要用清水反复充分冲洗，自来水冲洗要达5分钟以上。

家庭中应慎选清洁剂品牌，避免使用合成洗衣粉，最好选用无磷、无苯、无荧光增白剂的肥皂粉。使用低磷、低苯洗衣粉时，要漂洗干净。

注意使用方法。用洗涤剂清洗蔬果和餐具时浓度应为0.2%，以浸泡2～5分钟为宜，泡后要反复清洗。

为避免家用洗涤剂带来的危害，孕妈妈应尽量不用，或者用其他无害的代替品。比如用热碱水刷餐具，又快又安全。

### 孕妈妈的衣物要勤洗

妇女在怀孕以后新陈代谢旺盛，物质代谢加快，能量释放多，产热量高。肌体内产热量升高而使体温上升，皮肤血管扩张，使皮肤温度升高，汗腺分泌大量汗液，以辐射、传导、对流和蒸发的综合方法加快散热，以求维持体温的相对恒定，所以孕妇大都出汗多、怕热。正常人一昼夜不自觉地排汗500～600毫升，孕妇的排汗量是正常人的2～3倍。出汗不仅可调节体温，还有排泄代谢产物的作用。出汗后如不及时洗净，容易积存污垢，产生酸腐气味，不仅污染衣物，也污染被褥、床单。这些被汗渍污染的衣物、被褥及床单，适宜微生物生长，易致皮肤感染。故孕妇用的衣物、被褥及床单要经常清洗。

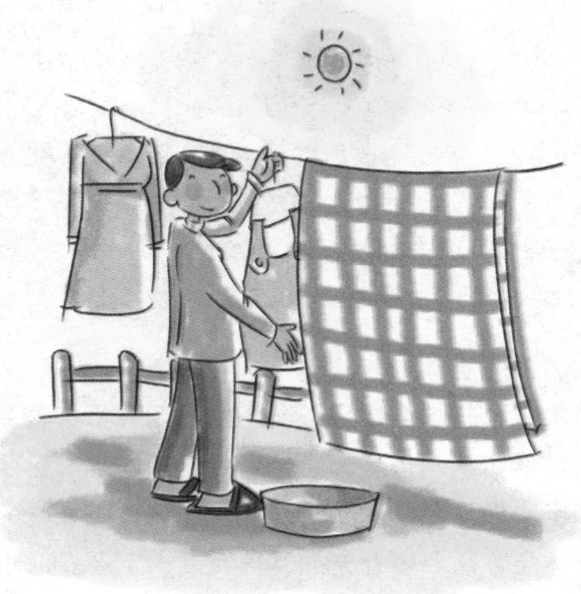

### 孕妇衣物防虫蛀不能用萘丸

一般居家衣物防虫蛀喜欢用卫生球，也就是萘丸。萘丸是从石油中提取的化学物质，挥发性强，有良好的防虫蛀作用。但萘丸对人体是有害的，特别是孕妇，据报道有引致胎儿畸形的情况。因此孕妇在衣物防虫蛀时不要使用萘丸，而应采取经常将衣物拿到太阳光下晒一晒以防虫蛀的方法，这种方法还可防潮，一举两得。

**准妈妈该戴腹带了**

在怀孕早期不穿戴腹带并不会产生异常现象，但进入后期，随着腹部增大、身体发生变化，就会感觉腰痛，或者生育过的孕妇腹壁会发生松弛现象，此时腹带便可发挥效用。

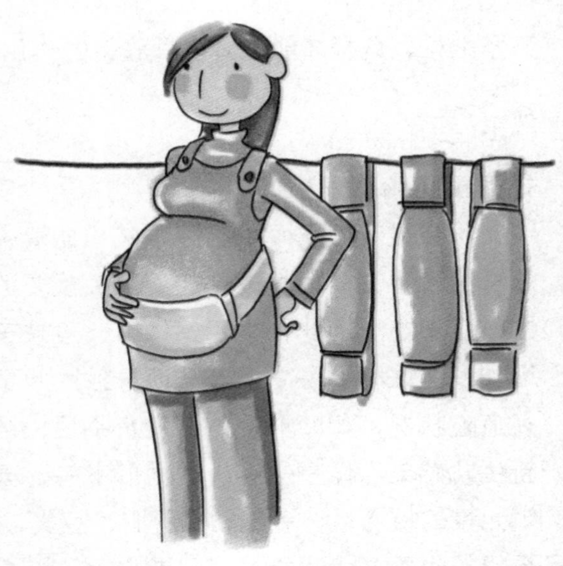

腹带的效用如下：预防腹壁松弛和下垂（腹部、子宫向前方下垂）；可改善生育过后的产妇或多产妇因腹肌松弛形成姿势不正所带来的腰痛；固定膨胀的腰部，保持正确的姿势，使孕妇在怀孕中仍然动作轻快，并可预防腰痛及四肢疼痛。

选购腹带时最好注意尺码，以免到了怀孕的后期变得太紧。腹带最少准备两条用于换洗，此外新买的腹带最好洗过再用，所以购买时选择耐洗并可随腹部大小进行调整的腹带较经济实用。

目前市面出售的种类有束腰式、紧腰衣式、橡皮松紧的缠腹式腹带等，穿戴简单、运用方便、适合各种体形，而且大小腹都可以使用。

1. 束腰、紧腰式腹带

最贴身的是束腰式腹带，而且不怕松脱，通常有两层布支撑，腹部部分还有较宽的辅助带，设计相当周密。

2. 缠腹式腹带

此型的腹带没有裤裆部分，有布质上缝橡皮松紧带型，也有加强型。可贴身穿，换洗时也不麻烦。

3. 新型腹带

这是使用具伸缩性布料制成的腹带，边缘缝有三角形的漂白棉布，以使

孕前
1周
2周
3周
4周
5周
6周
7周
8周
9周
10周
11周
12周
13周
14周
15周
16周
17周
18周
19周
20周
21周
22周
23周
24周
25周
26周
27周
28周
29周
30周
31周
32周
33周
34周
35周
36周
37周
38周
39周
40周

缠腹后较为整齐。

新型腹带的缠法，通常是随着怀孕周数不断加宽包缠范围，以包裹整个腹部为原则，如果缠得太紧则会妨碍血液循环。缠好以后，腹带与腹壁间以能插入手指的程度为较适合，因腹带主要作用是支撑腹部以免下垂，所以应下紧上松，这样才能充分发挥腹带的作用。

## 饮食与营养

### 补铜预防胎膜早破

研究显示，孕妈妈胎膜早破与血清中铜元素含量较低有关。铜元素对胶原纤维和弹性蛋白的成熟起着至关重要的作用，而这二者又维持着胎膜的弹性与可塑性。因此，孕妈妈体内一旦缺乏铜元素，就会导致胎膜变薄，脆性增加，弹性和韧性降低，从而导致胎膜早破。而胎膜早破可引发胎宝宝的诸多危险状况，如畸形、先天发育不足、早产、胎儿宫内缺氧、宫内窘迫以及新生儿感染、体重较轻、智力低下等。因此，孕妈妈从现在起就要增加每日铜元素的摄入量，多吃动物肝脏、豆类、海产类、粗粮、坚果等食物。但是，孕妈妈也不必太过担忧，只要自己不偏食，多种营养能均衡摄入，就能大大降低胎膜早破的危险。

### 人参怎么吃

如果孕妈妈体质较弱，可以在孕中期及孕晚期的前四周适当服用一些人参，以增强免疫力，预防疾病侵袭，改善血液循环，防止缺氧，增强心肌收缩力，还能促进胎宝宝的发育。人参的选择以及用量应在医生的指导下进行，不可过量服用。人参的常用量为每天3~10克，每次蒸煮45分钟左右即可，少量多次地进行服用。蒸煮或服用人参时切不可与萝卜、茶水一同食用，否则会大大影响食补效果。在临近产期时，孕妈妈就不要再服用人参及其制剂了，否则易造成产后出血。如果孕妈妈在服用人参前或服用过程中，出现了头部胀痛、发热、舌苔厚腻、失眠、胸闷、腹胀、皮肤瘙痒、流鼻血等症状，则应立即停服。需要注意的是，人参属于大补元气之品，并非孕期必需品，因此一定要在医师指导下服用。

### 喝点儿淡绿茶

淡绿茶中含有茶多酚、芳香油、无机盐等营养成分，能够增强孕妈妈的心肾功能，促进血液循环，预防妊娠水肿，促进胎宝宝的成长，孕妈妈在孕中晚期每天喝几口淡淡的绿茶，是十分有益健康的。但是也要注意，饮茶的浓度和饮用量一定要严格把握，否则还是不喝微妙。这是因为茶叶中含有咖啡因和鞣酸，易造成母婴贫血和胎儿先天不足。如果孕妈妈爱喝茶，可以选择喝些口味特别清淡的绿茶，在午饭后 1 小时饮用，孕妈妈最好选择尺寸最小的茶杯，以控制饮用量，每天最多不可饮用超过 10 毫升。

### 吃鳝鱼防治妊娠高血压和糖尿病

鳝鱼又名黄鳝，肉嫩味鲜，含有蛋白质、脂肪、磷、钙、铁、维生素 A、硫胺素，以及黄鳝素等多种营养成分，是一种高蛋白、低脂肪的食品，营养价值很高。鳝鱼肉中所含的不饱和脂肪酸是抗氧化的物质，可以降低血中的胆固醇，抑制血小板凝集，从而有效地防止全身小动脉硬化及血栓的形成，正是妊娠高血压患者的理想食品。孕妈妈常吃鳝鱼可以防治妊娠高血压。鳝鱼肉中所特有的黄鳝素，能降低血糖和调节血糖，对糖尿病有较好的治疗作用，加之其所含脂肪极少，是妊娠糖尿病患者的理想食品。

不过，孕妈妈吃鳝鱼时要特别注意以下两点。第一，鳝鱼一旦死亡，其体内的组氨酸就会转变为有毒物质，切不可再食用。第二，黄鳝的血液有毒，误食会对人的口腔、消化道黏膜产生刺激作用，严重时会损害人的神经系统，使人四肢麻木、呼吸和循环功能衰竭而死亡。但毒素不耐热，煮熟食用后便不会发生中毒。

### 孕妈妈不宜食用霉变食品

当孕妈妈食用了被霉菌毒素污染的农副产品和食品，不仅会发生急性或慢性食物中毒，甚至可殃及胎儿。因为在孕晚期，胎位的各器官功能不完善，特别是肝、肾的功能十分低弱，霉菌毒素都会对胎儿产生毒性作用，导致胎儿停止发育而发生死胎、早产。

另一方面，大量医学研究资料证实，在胎儿期霉菌毒素是一种强致癌物质，可使母胎患肝癌、胃癌等癌症。此外，若母体因食品中毒而发生昏迷、呕吐等症状，极不利胎儿的正常生长发育。

### 孕妈妈不宜只吃精制米面

在妊娠过程中，孕妈妈所需碳水化合物的主要来源就是米面，米、面中含有的人体所必需各种微量元素，如铬、锰、锌等。但人体所需的其他微量元素，如维生素 $B_1$、维生素 $B_6$、维生素 E 等，在米面精制加工过程中常常会损失掉。这些元素虽然在人体内占的比重极小，但却是人体中必不可少的，一旦供应不足便可产生一系列疾病。如果孕妈妈偏食精米、精面，孕妈妈和宝宝不仅会营养不良，还会出现贫血、代谢障碍等疾病。

因此，孕妈妈在生活中要注意不偏食，少吃精制大米和精制面等，尽可能以未经细加工过的食品，或经部分精制的食品作为热量的主要来源。

### 准妈妈需要补锌

产妇分娩方式与其妊娠期间血液中锌元素水平的高低有着密切关系。锌是人体不可缺少的微量元素之一，对人体许多生理功能的完成起着非常重要的作用，与生理代谢有关的一百多种酶要靠锌元素来调节才能发挥作用。

妇女怀孕以后，对锌的需求量增加。这是因为除胎儿生长发育和孕妇自身需要外，孕妇还要承担另一个艰巨的任务：娩出胎儿。孕妇分娩时，主要靠子宫肌 ATP 酶的活性，促进子宫收缩使胎儿顺利娩出。缺锌时，子宫收缩乏力，造成产妇无法自行娩出胎儿，只得借助产钳等助产术。严重收缩乏力时，则需剖宫产。

孕妇在整个妊娠期间应定期检查血液中的血锌浓度，并要在孕期多进食一些含锌丰富的食物如牛肉、芝麻、花生豆类等，以利于分娩和保证母婴健康。

### 缺铜可能导致胎膜早破

胎膜由羊膜和绒毛膜组成，羊膜中含有胶原纤维和弹性物质，它们决定了羊膜的弹性、脆性和厚薄。近年来随着对微量元素的重视和检测方法的改进，发现胎膜早破产妇的血清铜值均低于正常破膜的产妇。这说明胎膜早破可能与血清铜元素缺乏有关。铜在胶原纤维和弹性蛋白的成熟过程中起关键作用，而胶原和弹性蛋白又为胎膜提供了特殊的弹性与可塑性。如果铜含量低就极易导致胎膜变薄，脆性增加，弹性和韧性降低，从而发生胎膜早破。

胎膜早破对胎儿非常不利。首先，可引起早产。其次，胎膜早破可直接导致胎儿宫内缺氧。这是因为胎膜破裂羊水流尽后，子宫收缩直接作用于胎儿，易引起胎儿缺氧。如果胎膜破裂时间较长，胎膜绒毛发生炎症，也极易导致胎儿窘迫。胎膜早破还可增加新生儿感染的机会，破膜时间越长，胎儿越容易感染，出生后最常见的感染为肺炎。最后，胎膜早破可导致孕妇体重降低，这可能与营养不良、代谢缺陷导致铜元素缺乏有关。

由此可见，铜对孕妇来说是至关重要的。人体内的铜通常以食物摄入为主。含铜量高的食物有肝、豆类、海产类、贝壳类水产品、蔬菜、水果等。若孕妇不偏食，多吃上述食物是不会发生铜缺乏症的，也就可以降低发生胎膜早破的危险性。

## 孕妈妈食谱推荐

### 香菇蒸鸡腿

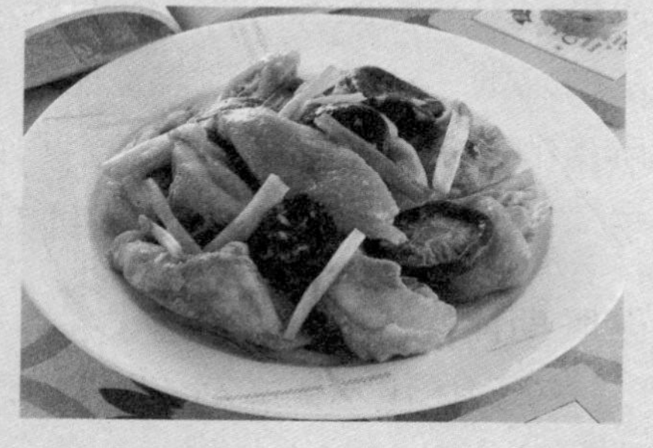

**材料** 鸡腿300克，香菇30克，葱15克，盐3克，酱油、糖、料酒各适量。

**做法** ❶ 鸡腿洗净，切成块；葱洗净，切段；香菇泡软，去蒂。❷ 鸡腿、香菇、葱段均放入蒸碗中，加入盐、酱油、糖、料酒拌匀后，放入电饭锅中，外锅加适量水，蒸熟取出即可。

**推荐理由** 香菇富含铜元素，以及蛋白质、维生素E、钙、铁、锌等营养物质，鸡肉富含蛋白质和矿物质，能够极大地满足孕妈妈在此段时间的营养需求，而且此菜还能够帮助孕妈妈补气养身，提高免疫力。

### 三色鱿鱼汤

**材料** 鱿鱼350克，土豆、胡萝卜、笋各25克，高汤适量，精盐6克。

**做法** ❶ 将鱿鱼洗净，切块汆水；土豆、胡萝卜、笋去皮洗净，切块备用。❷ 锅上火倒入高汤，下入鱿鱼、土豆、胡萝卜、笋，调入精盐煲至熟即可。

**推荐理由** 鱿鱼中富含极高的各种矿物质，尤其是铜、钙、铁、锌、硒等，土豆、胡萝卜、笋则富含蛋白质和钙，此汤是现阶段最适合孕妈妈饮用的汤品。

孕前 1周 2周 3周 4周 5周 6周 7周 8周 9周 10周 11周 12周 13周 14周 15周 16周 17周 18周 19周 20周 21周 22周 23周 24周 25周 26周 27周 28周 29周 30周 31周 32周 33周 34周 35周 36周 37周 38周 39周 40周

## 阳光“孕”动

### 宝宝更爱腹式呼吸

到了孕晚期，准妈妈会出现不同程度的呼吸困难，还有些胸闷的感觉，这时候准妈妈科学会腹式呼吸法来缓解这种不适。因为这个时期准妈妈的耗氧量明显增加，并且胎宝宝生长发育最快，他居住的环境也变得越来越小，如果准妈妈练习腹式呼吸，不仅能给胎宝宝输送新鲜的空气，而且可以镇静你的神经，消除紧张与不适，在分娩或阵痛时，还能缓解你的紧张心理。

孕妈妈使用腹式呼吸法，不仅能够使自己的情绪和心情得到最大限度的放松和舒缓，还能够吸入更多的氧气，也使胎宝宝在宫内能够获得更多的氧气，更加利于生长。

腹式呼吸的方法是：孕妈妈坐、卧、立皆可，将腰背舒展，全身放松，用鼻子慢慢地吸气，吸气时间保持 5 ~ 10 秒，让自己有一种将气体储存在腹中的感觉；然后慢慢地一点一点将气呼出来，从嘴或者鼻子呼出皆可，呼气所用的时间是吸气时的 2 倍。孕妈妈可以每天进行 2 ~ 3 次这样的腹式呼吸练习，每次坚持做 5 ~ 10 分钟即可。

### 孕晚期体操

孕妇体操不但有利于控制孕期体重，还有利于顺利分娩。体操锻炼可以增加腹肌、腰背肌和骨盆底肌肉的张力和弹性，使关节、韧带松弛柔软，有助于分娩时肌肉放松，减少了产道的阻力，使胎儿能较快地通过产道。据有关研究结果显示：坚持进行孕妇体操者，自然分娩率显著高于没有做体操的产妇，产程也较后者短。此外，孕妇体操可缓解准妈妈的疲劳和压力，增强自然分娩的信心。

下面详细介绍一套简单的孕妇体操。

**髋部练习**

目标肌肉：臀部和大腿外侧肌肉。

目的：为骨盆部位的负重提供支持。

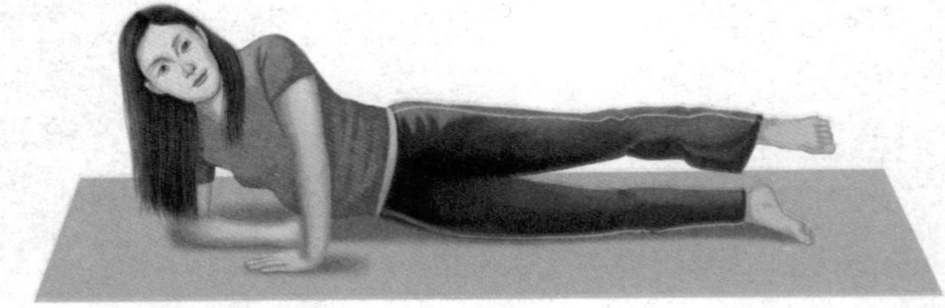

动作：右侧卧，左

手放在身前做支撑。呼气，将左腿抬高至髋部高度，稍停顿，吸气，还原。8～12次为一组，从一组开始，逐渐增加至三组，但要循序渐进，避免损伤身体。换右腿重复。

注意：保持收腹，不要向前或后转动髋部。抬腿时，腿要伸直。

**盆底肌练习**

目标肌肉：盆底肌。

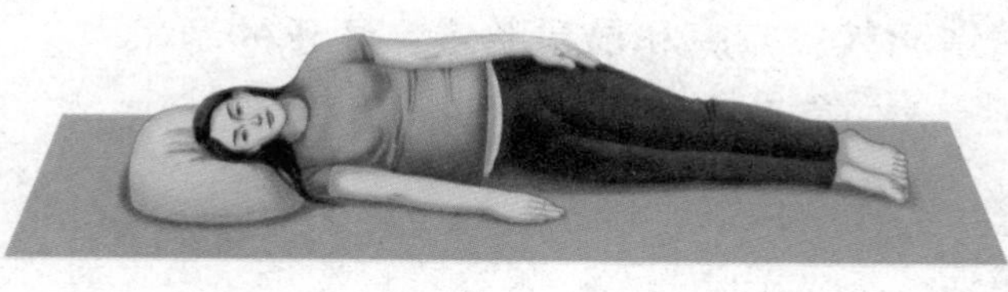

目的：强壮的盆底肌才有弹性，分娩时可以更轻松地伸展。

动作：左侧卧或靠墙坐在地板上。分5次使盆底肌完全收缩，然后再分5次使盆底肌逐渐放松。重复10次，共做三组。

注意：保持自然呼吸，不要屏气。

**对掌盘坐**

目标肌肉：大腿内侧肌肉、髋部肌肉、盆底肌。

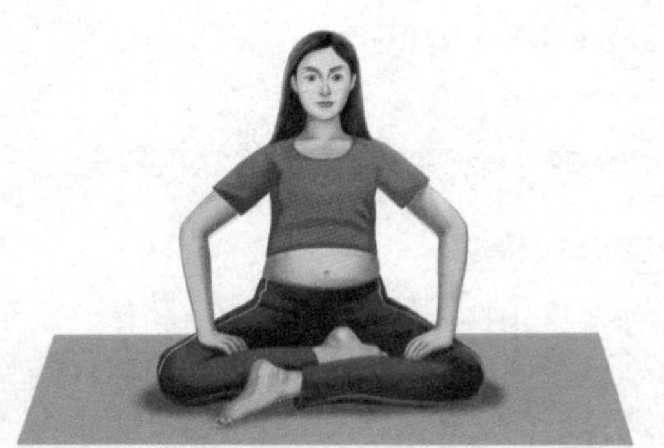

目的：帮助骨盆扩展，提高髋关节弹性，放松盆底肌。

动作：对掌盘坐，每个膝盖下可以放一个枕头作支持。脚与身体保持舒适距离，双手置于膝上，上身挺直，感觉脊柱和腿的轻微伸展。呼气，轻柔地下压两膝，呼气，还原。重复5次。

**背部肌肉练习**

目标肌肉：下背部、腹肌。

目的：缓解下背部的紧张，增强分娩时的肌肉力量。

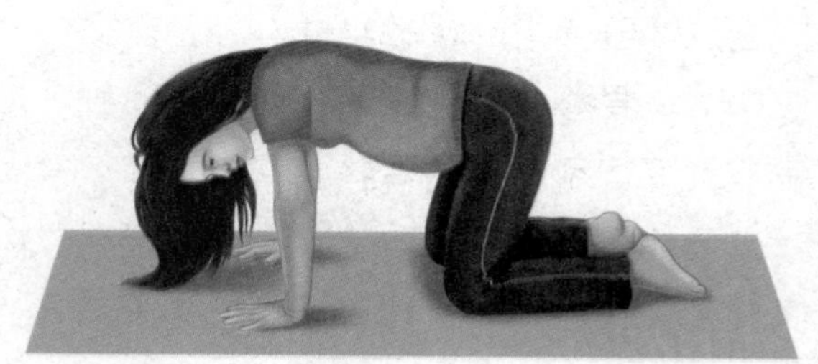

动作：手膝跪位，双臂和双腿与地面垂直，肘部松弛，五指张开，双手中指平行，双膝分开

与髋同宽，背部挺直，头和脊柱在一条直线上。呼气，收腹，背部向上拱起，骨盆向下缩拢，稍停顿，吸气还原。重复 8 ~ 12 次。如不适，可采取站位，屈膝分腿站立，双手撑于双膝上。

## 胎教方案

### 情绪胎教：家庭和谐是胎宝宝快乐的源泉

人们每天有三分之二的时间是待在家中的，因此家庭成员之间关系的和谐，是提升孕妈妈情绪指数和幸福感的源泉，也是让胎宝宝快乐成长的根本所在。无论是孕妈妈、准爸爸，还是双方父母或其他家庭成员，只要共同生活在同一屋檐下，就要尽量和睦相处，即便有过一些磕磕绊绊，但是全家人也要为胎宝宝的健康着想，尽量化解矛盾。家庭成员在孕期与孕妈妈相处时要多加爱护和忍让，多给予她一些关怀、呵护和照顾，多帮她分担一些家庭事务，让孕妈妈的情绪时刻处在平静或愉悦中。孕妈妈自己也要重视家庭和睦的问题，即便产生了摩擦，也要尽早让自己从不良情绪和“战场”中抽离出来，淡忘和忽视这些矛盾，做自己快乐心灵的主人，只有让自己释怀了，才能真正地保护胎宝宝的健康和安全。

### 交流式接触

为了使宝宝顺利成长、发育，母子之间的接触是十分必要的，可以使宝宝更爱妈妈、妈妈更疼宝宝，这种相互作用也能决定孩子未来的性格发展。

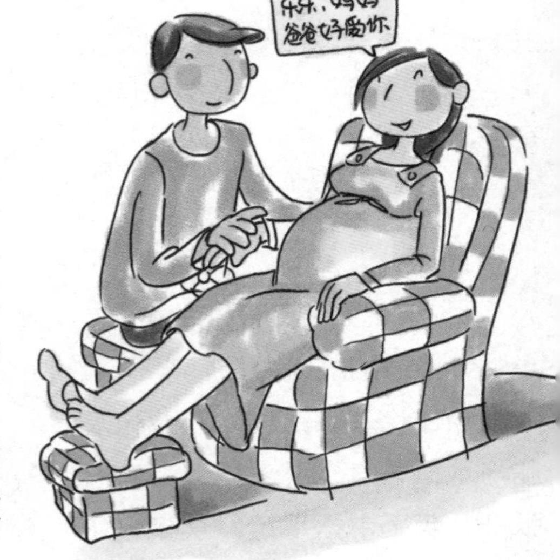


7 个月的胎儿，已经能感受到母亲的精神状态并加以反应，所以母亲不必使用语言，也能和胎儿沟通。一边听音乐，一边做放松练习，能使你和宝宝完全沉浸于安定的状态，进入“无言交流”的境界。你跟他说话、唱歌或共舞都非常可行且十分必要。

此外，通过按摩与宝宝沟通、定期实施精神松弛练习、写日记和与丈夫交谈等，都是重要的功课，可别忘了！

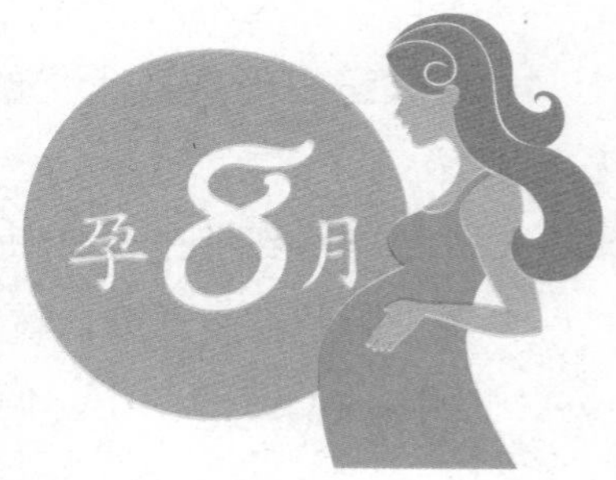


# 胎宝宝已有光感

进入孕 8 月，孕妈妈的子宫向前挺得更为明显，身体也越来越笨重，经常会给孕妈妈带来诸多不舒服。孕妈妈此时宜多与其他孕妈妈和有经验的女性交流，多学一些孕产知识和生活保健常识，让自己生活得更舒适，从而保持积极的心态，促进健康。

孕前
1周
2周
3周
4周
5周
6周
7周
8周
9周
10周
11周
12周
13周
14周
15周
16周
17周
18周
19周
20周
21周
22周
23周
24周
25周
26周
27周
28周
29周
30周
31周
32周
33周
34周
35周
36周
37周
38周
39周
40周

# 第29周 隔着肚皮能摸到小脚丫了

## 胎宝宝的生长发育

- 身长 38~43 厘米，重 1200~1300 克；
- 器官功能在不断完善，肢体也在不断长大；
- 大脑正在形成数十亿的脑细胞，感官能力提高，大脑能对感官刺激做出反应了；
- 大量神经细胞的形成使头部持续增大；
- 皮下脂肪初步形成，看上去变得光润、饱满了，皮肤也不再皱巴巴的了；
- 宫内活动空间变小，但胎动依旧频繁。

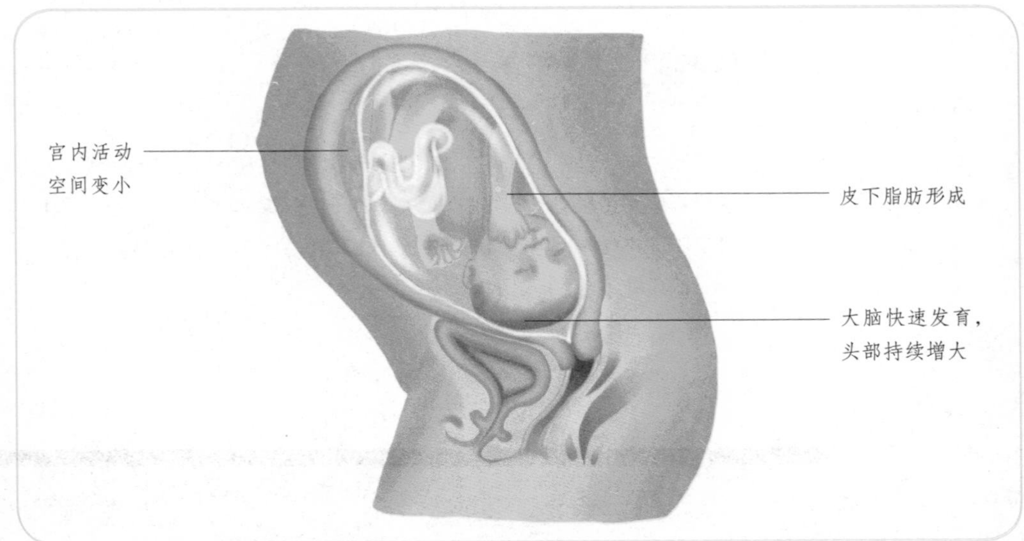


## 孕妈妈的身体变化

子宫底上升到脐上 8~10 厘米处。从本周开始，孕妈妈会感到肚子偶尔会出现一阵阵的发硬和发紧，这是正常的假性宫缩现象，孕妈妈不必惊慌。此时，孕妈妈如果轻按腹部，不仅能够感觉到胎宝宝的宫内运动，甚至能够摸出小手、小脚、小屁股的形状，非常有意思。但是同时也不可过于麻痹大意，要将早产宫缩和假性宫缩很好地区别开。

进入孕晚期，孕妈妈的生活重点就是要多休息，避免长时间的站立和行走，要回归到孕早期那种谨慎小心的状态中，保护好自己和胎宝宝的安全和健康。

## 生活细节和孕期护理

### 开始坚持数胎动

从进入孕晚期的第一周开始，即孕 29 周，孕妈妈就要坚持每天自行监测胎动了。这是因为胎动是胎宝宝活动的生命体征，也是胎宝宝存活的表现；进入孕晚期，胎宝宝形成了自己的睡眠规律，使胎动的出现也变得更加规律；而且，这时孕妈妈有可能因为各种原因出现早产征兆或导致早产；加之胎宝宝在宫内的活动越来越受限，有可能出现宫内缺氧、宫内窘迫等情况，这些都能够通过对胎动的监测，及时地得以发现，使母婴尽快得到救治。此外，孕妈妈将监测的胎动数据提供给医生，也能为诊断胎宝宝的健康情况提供数据依据。

孕妈妈从现在开始，要每天早、中、晚定时监测胎动，找准胎动出现的规律，每次监测 1 小时，如早 7~8 时 1 次，午 1~2 时 1 次，晚 8~9 时 1 次，将每日监测的 3 个时段固定下来。监测结束后，孕妈妈要立即将胎动数字记录下来，将 3 个时段的胎动数字相加，乘以 4，得出当天 12 小时的胎动总数。此后对比每天的 12 小时胎动总数，如果变化不大，则说明胎宝宝发育正常，如果变动较大，孕妈妈应立即就医检查。具体来说，每小时的胎动数应不低于 3 次，如果整个监测时段中都没有胎动，结束后又再出现，说明胎宝宝在监测时段中正在睡觉，这是正常的。如果每日的胎动总数大于 30 次，属正常，偶尔在 20~30 次之间，也属正常，但若长期处在 30 次以下，或突然某一天变为 20 次以下，孕妈妈应及时就医检查。

此外，孕妈妈也不可机械地将胎动监测情况作为判断胎宝宝健康与否的唯一依据。有时，如果孕妈妈发生高热、严重的腹部撞击、严重外伤、严重的妊娠高血压以及脐带绕颈、打结，都有可能导致胎宝宝出现胎动异常，尤其是当胎动突然变得急剧，然后又突然停止时，孕妈妈要马上警觉，立即就

孕前 1周 2周 3周 4周 5周 6周 7周 8周 9周 10周 11周 12周 13周 14周 15周 16周 17周 18周 19周 20周 21周 22周 23周 24周 25周 26周 27周 28周 29周 30周 31周 32周 33周 34周 35周 36周 37周 38周 39周 40周

医，不能再依靠分时段监测胎动的方法，否则极易造成胎宝宝宫内缺氧而死亡。

### 孕晚期要停止性生活

进入孕晚期，孕妈妈的身体变得越来越敏感，如果这时进行性生活，只要准爸爸的动作稍猛或用力稍大，就极可能导致胎膜早破，使羊水大量流出，使胎宝宝发生宫内缺氧或窘迫；还会发生宫内感染，影响胎宝宝的智力及身体发育。此外，还有可能导致更为危险的脐带脱垂，造成早产或胎死宫内。因此，在整个孕晚期，孕妈妈和准爸爸最好像孕早期那样，停止性生活。如果一定要进行性生活，次数也不能频繁，以每周最多 1 次为宜；性生活进行的时间也不宜过长，最好不要超过 5 分钟；准爸爸的动作必须轻柔，避免机械性的反复刺激或刺激孕妈妈的敏感部位；还要注意体位，最好采用准爸爸从背后抱住孕妈妈的侧卧式，并且一定要戴上避孕套。需要注意的是，在整个孕 10 月，由于子宫口张开，使胎宝宝受到细菌侵袭的可能性空前加大，因此要绝对禁止性生活。

### 克服孕晚期的焦虑情绪

进入孕晚期，孕妈妈最容易出现的问题就是孕晚期焦虑，总会担心将来的分娩是否能够顺利完成，自己生出的宝宝是否健康等。对此，孕妈妈一定要放宽心，以免在孕期的最后阶段，因过多的不良情绪对胎宝宝造成影响，导致功亏一篑。孕妈妈要正视自己即将面临的分娩，多进行自我鼓励和心理调适，多看孕产育儿类的书籍，让自己储备更多的知识，掌握遇到各种问题时的解决办法，懂得越多就能更多地减少对未知的恐惧。孕妈妈要告诉自己，船到桥头自然直，那么多妈妈都能顺利生产，为什么自己不能。而且，只要孕妈妈选择正规的大型医院进行分娩，那里技术设备先进，产科医生和护士都有着丰富的接生经验，而且会有好几位医护人员指导、监控和陪伴孕妈妈度过整个分娩过程，因此发生危险的可能性非常小。对于胎宝宝，只要孕妈妈在整个孕期都坚持做好产前检查工作，而且胎宝宝也没有出现过重大的问题，孕妈妈就完全可以放心，自己的宝宝出生后一定是最健康、最活泼的那一个。

### 妊娠晚期不宜久站

妊娠晚期由于胎儿已逐渐发育成熟，子宫逐渐膨大。站立时，腹部向前

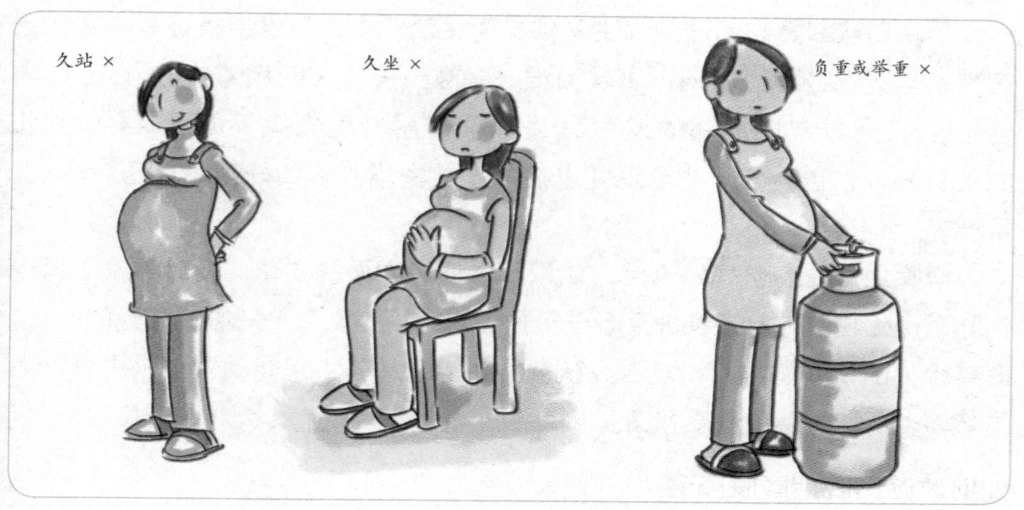




突出，身体的重心随之前移，为保持身体平衡，孕妇上身会代偿性后仰，使背部肌肉紧张，长时间站立可使背部肌肉负担过重，造成腰肌疲劳而发生腰背痛，故应避免久站。在站立时应尽量纠正过度代偿姿势，可适当活动腰背部，增加脊柱的柔韧性可减轻腰背痛。

妊娠晚期由于增大的子宫压迫腔内静脉，阻碍下肢静脉的血液回流，常易发生下肢静脉曲张或会阴静脉曲张，若久站久坐，可使身体低垂部位的静脉扩张、血容量增加、血液回流缓慢，造成较多的静脉血潴留于下肢内，致下肢静脉曲张。常表现为下肢酸痛、小腿隐痛，踝、足、背部水肿，行动不便。

妊娠期间除应避免久站、久坐外，还应避免负重或举重。据临床观察，孕妇除因晾晒被褥、挑担、提水、攀高、举重、搬运重物或推重车而加重或引起下肢静脉曲张以外，引起流产、胎膜早破或早产者不胜枚举。这是因为负重或举重时，一方面使腹压增高，另一方面可加重子宫前倾下垂的程度，从而刺激诱发子宫收缩所致。据研究发现，在妊娠期尤其是中晚期妊娠期间提拿 25 千克物体时，子宫无变化或仅有轻微受压，提拿 30 千克物体时子宫倾斜度则发生明显变化，而受压情况也较为显著。因此，孕妇为防止上述并发症应避免久站、久坐、负重或举重。

**进行心理调适很有必要**

孕晚期孕妈妈各种负面情绪的发生率依次为情绪不稳定、紧张焦虑、易哭、心悸不安、忧郁、易激惹。

孕晚期认知障碍问题的发生率依次为生活空虚、自责、猜疑等。其他还有性兴趣减退、能力减退、思考困难、兴趣丧失、决断困难，以上各项内容绝大部分与产后抑郁的发生有关。孕晚期过度焦虑不但可以影响胎儿的生长发育，也会使一些孕期并发症的发生率增加，如妊娠高血压综合征、早产等。

孕晚期应注意孕妈妈情绪、认识和态度等方面的变化，及时给予心理咨询并通过生物肌电反馈仪进行心理干预。对她们提供有关妊娠、分娩的知识，改善她们的认知方式，恢复自我认知能力，调动其主观能动性，以更好地适应环境，保持身心的健康和谐。

**如何改善孕晚期睡眠障碍**

到了孕晚期，即使是孕早期睡眠很好的孕妈妈也会受到失眠的困扰。许多孕妈妈由于多种原因而无法安眠，要针对不同因素导致的睡眠困扰采取不同的对策。

首先，激素水平的改变是导致孕妈妈出现睡眠障碍的原因之一。体内激素的改变会使孕妈妈在精神上和心理上都比较敏感，对压力的耐受性降低，导致忧郁和失眠的发生。此时，学会压力转换，自我进行心理的调适以及家人的关怀对于稳定孕妈妈情绪十分重要。孕妈妈应学会给自己心理减压，也可以参加准父母学习班，与班上的孕妈妈、老师交流。

其次，腹部增大、胎动频繁、腰背疼痛等也可能导致孕妈妈出现睡眠障碍。这时，医生大多建议孕妈妈采取左侧卧位睡眠，实际上没有一个人能够一夜保持一个姿势睡眠，孕妈妈不必这样严格要求自己，只要避免仰卧位睡眠就可以了。左右侧交替侧卧，可以缓解背部的压力。另外，将枕头放在腰部下方或夹在两腿中间会舒服些，将被子、摞起来的枕头垫在背后也会减轻背部的压力。现在母婴用品市场上有不少孕妈妈专用枕，可以向医生咨询后再挑选适合自己的类型。

此外，孕晚期生理变化，如尿频、气短、多梦等也会导致孕妈妈出现睡眠障碍。这时，除了注意饮食外，还应做到睡前不要做剧烈运动，应该放松一下神经，可以冲一个温水澡，喝一杯热牛奶；养成有规律的睡眠习惯，早起早睡；如果辗转反侧不能入睡，可以听听音乐、看看书，感觉疲劳就容易入睡了，第二天再午睡以补充睡眠。

# 饮食与营养

## 孕晚期饮食要点

1 适当增加蛋白质的摄入。在孕晚期，胎宝宝不断长大，发育加快，孕妈妈的代谢也在增加，而胎盘、子宫、乳房也不断在增长，需要大量的蛋白质的供应，孕妈妈每日应摄入80~100克蛋白质，以提供足够的营养和热量。

2 保证钙和维生素D的足量供应。孕妈妈在整个孕期都需要补钙，以孕晚期的需求量为最大，这是因为胎宝宝牙齿和骨骼的钙化在加速，其体内钙质有一半以上是在孕晚期储存的，因此需要更多的钙质。而摄入更多的维生素D，能够促进钙质的吸收。因此在孕晚期，孕妈妈每日应摄入不少于1500毫克的钙和10微克的维生素D。

3 减少脂肪和碳水化合物的摄入。过多的脂肪和碳水化合物会使孕妈妈摄入过多热量，加上孕晚期活动量减少，很容易使体重增长过快，或使胎儿生长过大，对分娩造成影响。

4 补充足量的维生素。孕妈妈要补充足量的维生素 $B_1$、维生素 $B_2$、维生素C等水溶性维生素，这些物质能够保证分娩时子宫收缩强健有力，避免使产程延长。

5 适当增加零食和夜宵。孕妈妈要继续贯彻少食多餐的饮食原则，可将餐次增加，适当多吃一些干果、水果等食物当作加餐。如果孕妈妈的体重一直控制在合理范围内，还可以每日增加一次夜宵，但在夜宵中应尽量选择易消化的、少盐、少糖、少油的食物。

6 继续禁食刺激性食物。对于咖啡、浓茶、辛辣味道的食品等刺激性食物，孕妈妈一定要忌口，否则会出现或加重痔疮的情况。

## 孕晚期盐和酱油的摄入量要减半

进入孕晚期，孕妈妈盐的摄入量要从每日不超过6克变为不超过4克，酱油也不要超过10毫升，否则极易加重心脏和血管负担，发生妊高征，增加分娩时的危险。孕妈妈在减少盐和酱油摄入量的同时，食欲必定会受到一定影响，可以多采用一些促进食欲的方法，比如多吃一些少盐和少糖的凉拌菜、蔬菜沙拉或水果沙拉，或者在饭前喝一些肉汤，或在烹制菜肴时稍微多放一些醋，都能适当地增强孕妈妈的食欲，避免营养和热量的摄入不足。此外，孕妈妈还要注意，在孕晚期一定要尽量避免在外就餐，否则依旧容易导致盐和酱油的摄入量超标。

### 让孕妈妈心情变好的食物

进入孕晚期，孕妈妈又变得容易焦虑和烦躁了，对早产和临产的恐惧可能总是挥之不去，而日益沉重的身体和诸多不适症状也让孕妈妈十分难受，处在这种状态之中的孕妈妈，会使胎宝宝受到一定程度的不良影响，反而会增加早产的概率。因此孕妈妈除了要尽可能地做好自我调节工作外，还可以适当多吃一些能让自己感到轻松、心情变好的食物。

1 香蕉。香蕉能够提供使孕妈妈精力充沛、精神振奋的重要物质酪氨酸，以及令孕妈妈感到精神满足的色氨酸，从而起到预防焦虑情绪产生的作用。

2 豆类食品。豆类食品中普遍富含大脑所需的优质蛋白质和氨基酸，能够增强孕妈妈脑血管的功能，从而促使心情舒畅。

3 南瓜。南瓜富含维生素 $B_6$ 和铁，能够将孕妈妈体内所储存的血糖转变为葡萄糖，而葡萄糖正是大脑所需的燃料，能够帮助赶走不良情绪。

4 樱桃。樱桃能够改善孕妈妈头晕、头痛、疲劳乏力、肌肉酸痛的症状，身体负担减轻了，心情自然能够畅快许多。

5 鱼油。鱼油中的脂肪酸有抗抑郁的作用，能阻断神经传导路径，增加血清素的分泌量，使孕妈妈的心理焦虑得到减轻。

6 牛奶。牛奶能够让孕妈妈紧张、暴躁、焦虑的情绪得到放松。

7 全麦面包和苏打饼干。它们富含矿物质硒，有抗抑郁的作用。

8 海鱼和蘑菇。它们是最佳的维生素 D 的来源，而维生素 D 是促进快乐激素形成的十分重要的营养元素。尤其在冬天，当日照不足或室外活动减少时，孕妈妈更应该适当多吃点儿海鱼和蘑菇。

9 鸡蛋和酸奶。鸡蛋和酸奶富含蛋白质，而蛋白质能够促进神经传输物质的活动，帮助孕妈妈恢复精神。

## 孕妈妈食谱推荐

### 香菇鸡肉羹

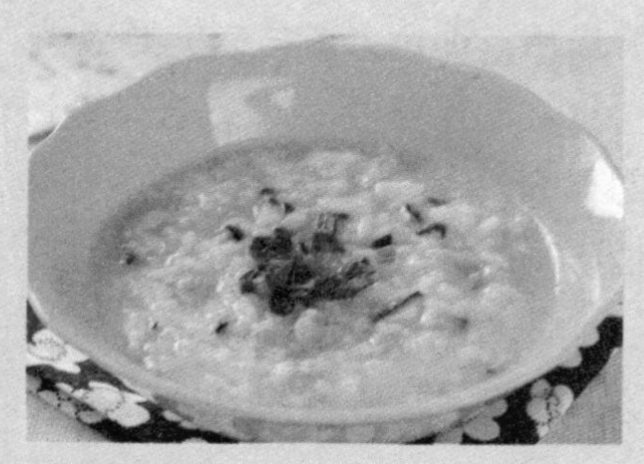

**材料** 大米50克，香菇2朵，鸡胸肉50克，青菜2棵，植物油5克。

**做法** ❶将大米淘净，香菇切碎，鸡胸肉剁泥，青菜切碎。❷在锅内倒入植物油加热，加入鸡肉泥、香菇末翻炒。❸把淘好的米下入锅中翻炒数次，和鸡肉泥、香菇末混匀，然后在锅内加水，煮成粥后，加入青菜碎，熬至黏稠即可。

**推荐理由** 香菇鸡肉羹的热量较低，纯蛋白质含量较高，属于高蛋白类食物，香菇中含有的微量元素可以调节身体状态。

### 果味鱼片汤

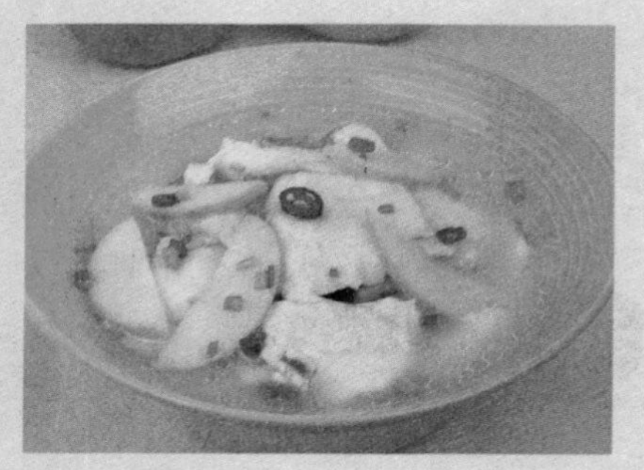

**材料** 草鱼肉175克，苹果45克，色拉油20克，盐5克，香油4克，葱末、姜片各3克，白糖、味精各2克。

**做法** ❶将草鱼肉洗净切成片，苹果洗净切成片备用。❷净锅上火倒入色拉油，将葱、姜炝香，倒入水，调入盐、味精、白糖，下入苹果、鱼片煮至熟，淋入香油即可。

**推荐理由** 草鱼是营养价值非常高的海产品，能够补充孕妈妈所需的多种矿物质，缓解抑郁情绪，苹果则能够缓解孕妈妈头昏乏力、体虚倦怠的情况，十分适合孕妈妈在孕晚期食用。

## 阳光“孕”动

### 提前练习拉梅兹按摩放松法

分娩是一个极其难熬的过程，产妇疼痛不安，但这并不是没有办法解决的，拉梅兹按摩放松法就是效果较好的一种方法。此种按摩法通常由准爸爸来做，通过按摩能让妻子感到舒服与放松。具体按摩方法包括以下四点：

①脊椎按摩及脊椎两侧按摩：适合于腰背部疼痛明显者。准爸爸先将两

手张开，顺着脊椎两侧由胸脊向下按压滑动，然后以拇指指腹，沿着脊椎两侧，一节一节轻轻按压，两种手法可交替应用。注意力道与速度要适当。

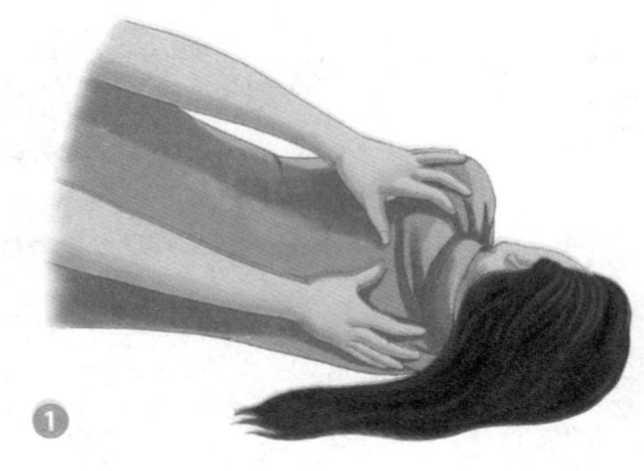

②尾骶部按摩：适合于尾骶部疼痛明显者。以手掌贴住尾骶骨部位，在原位以画圆方式轻轻按摩。

③腹部按摩：适合于腹痛明显者。以手掌由外向内顺着腹部做弧形按摩，这一按摩可由准妈妈自己做，也可以由准爸爸帮忙。

④大腿内侧按摩：主要用于避免腿部痉挛，并能放松会阴。用手在大腿内侧作圆形运动，双侧轮流按摩。

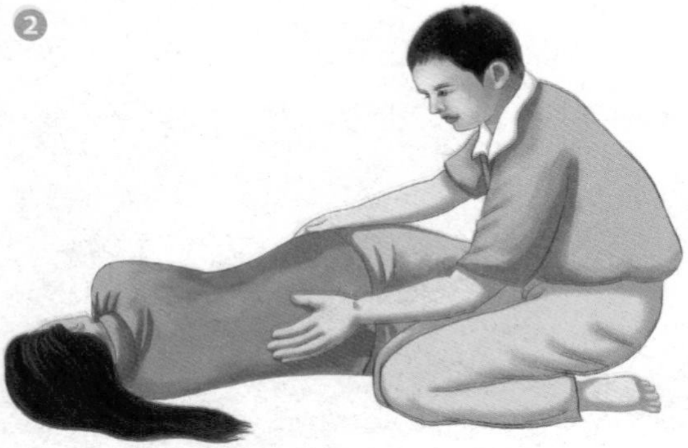

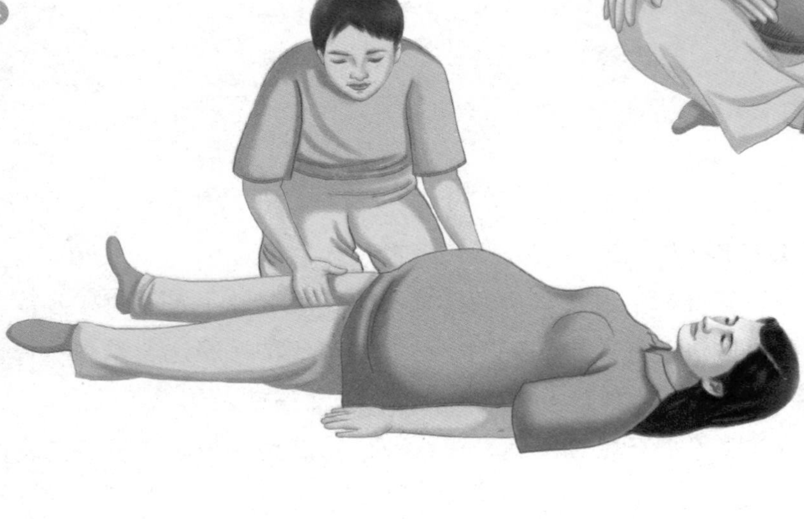

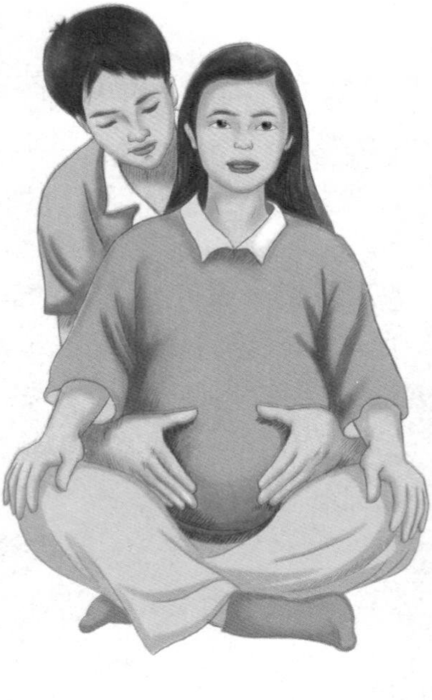

孕前
1周
2周
3周
4周
5周
6周
7周
8周
9周
10周
11周
12周
13周
14周
15周
16周
17周
18周
19周
20周
21周
22周
23周
24周
25周
26周
27周
28周
29周
30周
31周
32周
33周
34周
35周
36周
37周
38周
39周
40周

这四种按摩方法只要应用得当，可有效缓解疼痛，按摩时应注意手直接接触产妇皮肤，不要隔着衣服，用力要适度，按摩时可用些爽身粉以减少摩擦力。

**臀位纠正运动**

怀孕 7 个月之前，由于胎儿较小，羊水量相对较多，因而胎位常不固定，此时若为臀位，可不必处理，多数均能自然转为头位。但若到了孕 8 月，胎儿仍为臀位，就应予以纠正，从而降低发生胎膜早破、脐带脱垂及臀位分娩的风险。

纠正臀位最常用又比较安全的方法是采用膝胸卧位。操作方法是，让孕妈妈跪在硬板床上，双上肢及胸部紧贴床垫，臀部抬高，大腿与床面垂直。

这样便可使胎儿臀部从骨盆中退出，并可借助胎儿重心的改变，促使胎儿从臀位转为头位。每日进行 2 次，每次 15 分钟，可安排在清晨或晚上进行，事前应解小便，并松解腰带。通常可在 1 ~ 2 周见效。

膝胸卧位对于肥胖或有高血压的孕妈妈来说仍是个不小的负担，国外有学者提出采用臀高头低位也同样可以达到纠正臀位的目的。

在睡眠时，将臀部垫高，这种体位不会使孕妈妈感到太多的不适，更体现了人性化的关怀。

采用上述方法不能纠正的臀位，也不必勉强地进行纠正。胎儿臀位的孕妈妈要避免负重及节制性生活，以防胎膜早破；在破膜后要平卧，防止脐带脱垂。

## 胎教方案

**情绪胎教：两个人的“找茬”游戏**

在孕晚期，孕妈妈需要更多地进行卧床休息，加上情绪有可能较为紧张和忧虑，此时迫切需要一种既能缓解心情、分散精力，又能作为胎教手段的方法。那就带着胎宝宝玩一玩经典的找茬游戏吧。所谓“找茬游戏”，是指寻找两幅看似相同图画中的不同之处，并尽量找全。孕妈妈最好选择印在书上的找茬游戏，避免电脑和手机的辐射污染，图画内容的选择也要尽量简单，最好是色彩明亮、主题积极的图画，孕妈妈玩起这样的游戏，才能既不感到疲惫，又兴趣盎然。此外，通过这样的胎教方式，还能活跃孕妈妈的大脑，从而带动胎宝宝的大脑运转，让宝宝出生后更聪明。

**知识胎教：学汉字**

在学习过数字、字母、拼音之后，孕妈妈可以开始教胎宝宝学汉字了。可以从笔画数最少又具有较为简单含义的汉字开始教起，如"一""二""十""人""儿""力"等。孕妈妈当然还是要先制作教学卡片，然后再按照上文中介绍的，反复将形象印入脑中、反复念出发音、脑中反复临摹写法、脑中联想搜集形似事物的方法，进行汉字胎教教学。

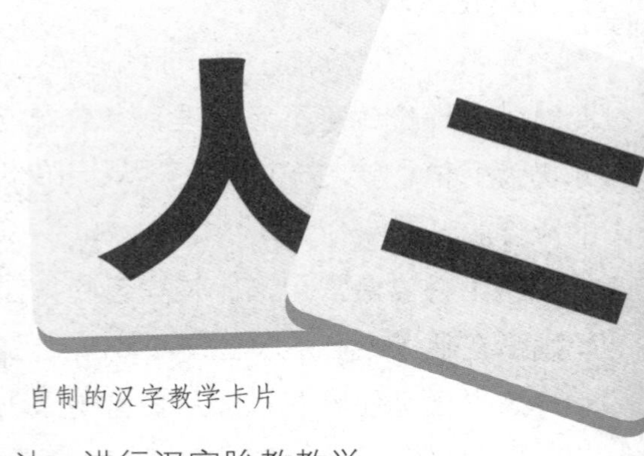

自制的汉字教学卡片

**胎教策略：看电视不是胎教**

有的孕妈妈会认为，电视中的信息集中、信息量大，能够从中了解很多事物，因此带着胎宝宝看电视，不是正好有利于胎教吗。这种想法是不正确的，看电视绝不属于胎教。这是因为胎教只能采取信息量少、较为简单、反复重复的教学方法，否则不但达不到胎教效果，还会因过多的信息量、声波和明暗变化，而使胎宝宝在宫内受到很大影响。此外，电视作为电磁辐射源，会污染室内环境，对孕妈妈和胎宝宝的健康不利。因此，看电视不但不能成为胎教的方式之一，孕妈妈还应少看电视。

## 孕 8 月常见不适与应对

**干眼症**

进入孕晚期，孕妈妈容易患上干眼症，这是由于激素分泌的变化，引起泪液膜减少及质的不稳定所造成的。如果孕妈妈患上干眼症，需要每天坚持做眼保健操，多休息眼睛，注意眼部卫生，保证午睡时间和质量，多喝水，多吃一些富含维生素 A 和维生素 C 的食物。

**阴道炎和外阴炎**

在孕晚期，孕妈妈由于体内雌激素不断增多，导致每天出现大量的白带，一旦护理不当，就有可能患上阴道炎或外阴炎。如果不及时加以护理和治疗，很有可能导致胎宝宝出生时遭受感染。因此，一旦孕妈妈被确诊患上了阴道炎或外阴炎，除了遵照医嘱用药治疗外，孕妈妈还要严格注意阴道的卫生和清洁工作，要每天用温开水清洗外阴 1~2 次；并使用自己专用的毛巾和水盆，毛巾要每星期消毒 1~2 次；坚持每天更换内裤，内裤在清洗时也要进行消毒，并放在日光下晾晒。

### 皮疹

孕 8 月以后，孕妈妈有可能会患上皮疹。由于激素的作用，导致孕妈妈的乳房下部或腹股沟处的皮肤褶皱内出现红色的皮疹，此症状常见于体重超重或较容易出汗的孕妈妈。对此，孕妈妈平时要使用无香型的肥皂清洗患处，并使之干燥，也可在医生的指导下使用一些安全的药物或痱子水，然后尽量穿上一些较为宽大的棉质衣服，以免皮肤和衣服频繁接触，伤害到患处。

### 尿频、漏尿

尿频的现象到了孕晚期又开始显著起来，同时孕妈妈还出现了漏尿的现象。有时候孕妈妈大笑几声，打个喷嚏，咳嗽几下，甚至是在弯腰时，都有可能有少量尿液溢出，这是因为孕妈妈的骨盆底肌肉和括约肌变松，而子宫对膀胱的挤压逐渐严重而导致的。对于尿频，孕妈妈在晚饭后要少喝水，全天的饮水量不要过大，但也不能过少，要控制在 1~1.5 升之间。对于漏尿，上文曾经提到过，孕妈妈最好不要食用护垫或者卫生巾，以免引发阴道炎，可以垫上一些消毒卫生纸，并每天清洗阴道，每天更换内裤，及时消毒、清洗内裤即可。

### 如何减轻胃灼热

到了孕晚期，孕妈妈虽然没有了恼人的早孕反应，但有些孕妈妈在每餐进食之后，总感觉胃部麻乱，有烧灼感，尤其在晚上，胃灼热甚至加重成烧灼痛，影响睡眠。

孕晚期胃灼热的主要原因是内分泌发生变化，胃酸反流，刺激食管下段的痛觉感受器引起灼热感。此外，妊娠时巨大的子宫、胎儿对胃有较大的压力，胃排空速度减慢，胃液在胃内滞留时间较长，也容易使胃酸返流到食管下段。

这种胃灼热在分娩后会自行消失。未经医生同意孕妈妈不要服用治疗消

孕前
1周
2周
3周
4周
5周
6周
7周
8周
9周
10周
11周
12周
13周
14周
15周
16周
17周
18周
19周
20周
21周
22周
23周
24周
25周
26周
27周
28周
29周
30周
31周
32周
33周
34周
35周
36周
37周
38周
39周
40周

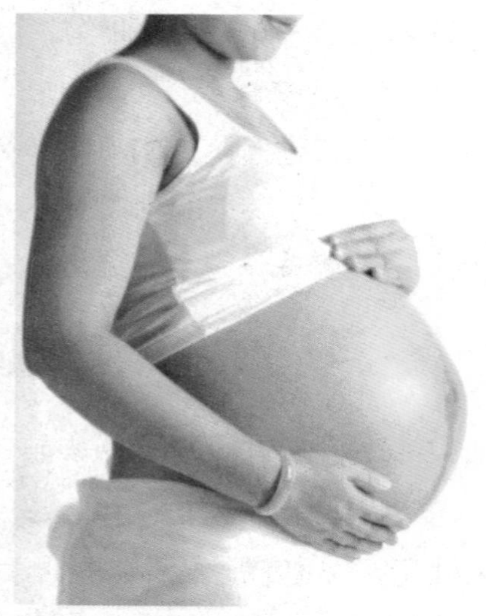

孕妈妈可以通过胸式呼吸法，保持充分的氧气交换，缓解呼吸困难的症状。

化不良的药物。为了缓解和预防胃灼热，孕妈妈可以在日常饮食中避免过饱，减少高脂肪类食物的社摄取，不要吃口味重和油炸的食物，以减轻胃部负担，避免胃灼热。吃完饭后，不要急于坐卧，可适当散步，以缓解胃灼热。另外，临睡前喝一杯热牛奶，也有改善晚上胃灼热困扰的作用。

### 如何缓解呼吸困难

进入孕晚期，85%以上的孕妈妈都可能出现说话时有点上气不接下气，呼吸声也开始变得沉重的困扰。这是因为孕晚期孕妈妈对氧气的需求量增大，而随着子宫增大，子宫位置渐渐靠上，就势必对内脏各器官形成压迫，使肺的活动空间受到压缩。这样孕妈妈每次呼出和吸入的氧气量在逐渐减少，慢慢就满足不了孕妈妈和胎宝宝的需求了，从而使孕妈妈出现呼吸困难的困扰。

解决这个问题的最有效而简单的方法就是少食多餐，把原来的一顿饭分成三小顿，呼吸困难的问题就会缓解不少。其次，孕晚期可多多利用胸式呼吸，增加每次呼吸时氧气通过的量，以保持气体充分的氧气交换，也能减轻这一困扰。另外，热爱运动的你到了这个阶段该相应减少运动量，避免给艰辛的肺脏再增加负担。

## 孕9月产前检查与优生

### 超声波检查

孕晚期的超声波检查通常在孕32周那次的产前检查中进行。一般是用于检查胎宝宝的情况是否一切正常、分娩能否顺利进行等。通过超声波检查，医生能够看到胎宝宝的姿势和体积，全面检查胎宝宝的身体器官，查出是否存在功能异常；通过对胎宝宝双顶径、股骨长和腹围的测量，判断胎宝宝是否存在发育不良；还能估测胎宝宝的各种生命活动，如心脏活动、四肢活动、呼吸情况、吞咽情况等；并观察胎宝宝的成长环境，如羊水量的多少、胎盘的位置等。

检查结束后，孕妈妈会拿到超声波检查报告单，医生会在上面写明这次检查的诊断结果，是否发现了特殊情况，胎儿是否发育正常等。此外，孕妈妈也可根据其上所附的正常情况参考值进行对比，确认胎宝宝的生长情况。

### 胎位检查

正常的胎位应是胎体纵轴与母体纵轴平行，胎头俯屈并处在骨盆入口处，称“头位”。而头部仰伸、臀部在下、横卧、斜卧等姿势则属于胎位不正。在孕晚期的产前检查中，医生会通过四步手法来确定胎位是否存在异常。在检查时，医生会将双手分别置于孕妈妈的宫底和腹部两侧、趾骨联合上方等处进行触摸和按压，判断胎宝宝在宫底的身体部位、胎背朝向、先露部位是胎头还是胎臀、胎头入盆程度等。如果孕妈妈胎位不正，则可在孕30周前自行矫正。孕30周后若还未自动复位，则可由医生帮助矫正。若超过孕36周，就很难再进行矫正，医生会根据胎位异常的情况和孕妈妈的身体条件，确定

不同胎位在胎儿娩出时可能会发生的几种情况

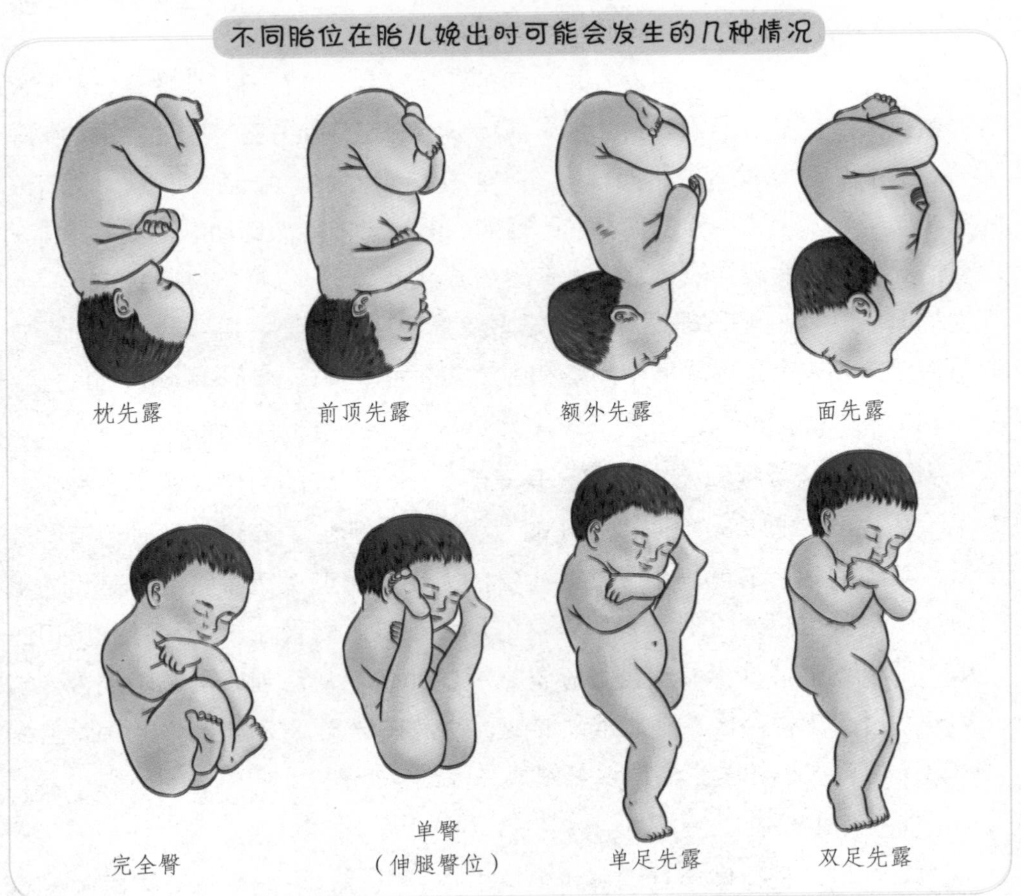

孕妈妈是否必须采取剖宫产的分娩方式。

### 胎心监护

胎心监护工作一般是在孕 36 周的产前检查中开始，此后每周的产前检查都会进行。通过胎心监护，能够检查出胎宝宝是否存在宫内缺氧等宫内异常情况。胎心监护一般持续 20 分钟，如果胎宝宝在此期间胎动次数超过 3 次，每次胎动时，胎心每分钟加速超过 15 次，则可以说明胎宝宝在宫内无明显异常。如果没有达到这两项数值，也不能说明胎宝宝出现了异常情况，需要继续监测 1 小时左右，以得出更加准确的判断。

### 产前检查骨盆和乳头

医生询问完病史，就会对孕妇做一个详细全面的体格检查。特别要提一下乳房的检查，它是为了解乳房腺发育的情况，如有乳头凹陷则在产前及时纠正，以利于产后成功地进行母乳喂养。

了解孕妇的健康状况，发现并治疗各种并发症，进行各种孕期宣传教育及自我监护指导，综合孕妇与胎儿全面情况初步制定分娩方案。胎儿在孕妇怀孕 40 周的过程中逐渐发育成熟，与此同时孕妇体内也发生了一系列变化，尤其在妊娠晚期极易发生各种并发症。只有定期产前检查才能做到动态地观察胎儿的发育情况，及早发现并处理宫内发育迟缓或胎儿畸形，纠正异常胎位。可见，正规的孕妇期保健是母婴顺利渡过妊娠及分娩期的保证。据统计，通过正规的孕期保健可以有效地降低孕产妇和围产儿死亡率及减少畸形婴儿的出生。

#### 1. 关于骨盆测量

决定胎儿能否顺利娩出的因素有三个：子宫收缩的力量，医学上称为产力；胎儿娩出的通道即产道；胎儿的大小和有无畸形。产道包括骨产道和软产道，其中的骨产道就是指骨盆。骨盆的大小及形态决定着胎宝宝是否能够顺利从阴道娩出。通过对孕妈妈骨盆的测量检查，即骨盆内径和骨盆出口的大小，医生能够估计出胎宝宝与骨盆之间的比例，从而判断孕妈妈是否能够自然分娩。因此骨盆检查是非常必要的，通常在孕 37 周时进行，如果骨盆内径过窄、出口过小，医生会建议孕妈妈采取剖宫产。

#### 2. 关于乳头检查

为了对婴儿进行健康且营养价值高的母乳喂养，孕妇最好要求医师检查是否有扁平乳头或凹陷乳头的情形，以便施行矫正。

乳腺和乳头检查不在正常的产检项目中，但是孕妈妈也不可忽视这些检查，应主动要求医生为自己进行检查。乳腺方面，孕期由于激素的作用，会导致孕妈妈出现乳腺增生、乳房肿胀等情况，使乳腺炎和乳腺癌的发生率大大增加。这一点通常容易被孕妈妈和家人忽视，这是因为乳腺炎和乳腺癌的症状和正常的妊娠反应十分相似。因此，孕妈妈在整个孕期，尤其是孕晚期，应至少要求做一次乳腺检查。乳头检查则是为了确保孕妈妈在产后能够进行母乳喂养，因此要请医生检查孕妈妈是否有扁平乳头或乳头凹陷的情况，以便及时进行矫正。

**关于孕期羊水的多寡问题**

羊水对宝宝和妈妈的健康起到了至关重要的作用。在怀孕的过程中，羊水扮演着缓冲的角色，适当保护了宝宝的安全，生产时，羊水也能发挥润滑的功效，帮助宝宝顺利从产道通过。

由于孕妈妈跟宝宝的身体状况的差异，判断孕妈妈羊水量多寡问题的标准也不同。总的来说，可以以肚脐为中心点将子宫分为四个区域，然后将每个区域的最大垂直深度（以厘米计算）相加起来。孕晚期羊水指数的正常值是 10 ~ 20 厘米，少于 10 厘米便属于“羊水过少”，多于 20 厘米则是“羊水过多”。

如果妊娠期羊水过少，胎儿皮肤与羊膜紧贴，每当胎动时孕妈妈会感到疼痛，就可能造成胎儿发育不良、胎儿畸形等问题。因此，孕期孕妈妈一定要做好定期检查，积极预防羊水过少的问题。

如果妊娠期羊水过多，子宫增加过大，就可能造成孕妈妈呼吸急促、呕吐、便秘、水肿等问题。在分娩时，还容易引起宫缩乏力和产后阴道出血。轻度的羊水过多，不需特殊治疗，大多数在短时间内可自动调节。如果羊水急剧增加，孕妈妈应请医生诊治，同时注意休息，减少食盐的摄入。

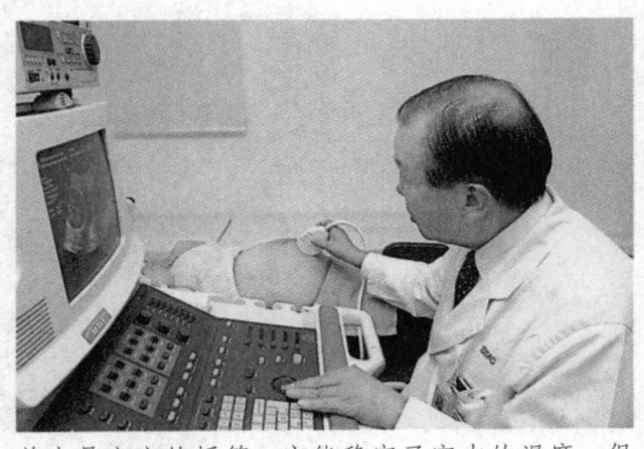

羊水是宝宝的摇篮，它能稳定子宫内的温度，保护胎儿不受伤害。孕晚期会检查羊水的。

孕前
1周
2周
3周
4周
5周
6周
7周
8周
9周
10周
11周
12周
13周
14周
15周
16周
17周
18周
19周
20周
21周
22周
23周
24周
25周
26周
27周
28周
29周
30周
31周
32周
33周
34周
35周
36周
37周
38周
39周
40周

# 第30周 宝宝3斤重了

## 胎宝宝的生长发育

· 顶臀长 27 厘米，身长 43~44 厘米，重约 1500 克；

· 头部继续增大，大脑和神经系统继续快速发育，大脑开始向颅骨外推，形成了更多的沟回，神经网络密布；

· 能够看清子宫内的景象，并能根据光线的明暗开合眼睛，明亮时合上，昏暗时睁开；

· 会因外界噪声而影响睡眠，并踢肚表示抗议；

· 会分辨出妈妈的声音了，听到后会安静下来，并专注地倾听；

· 主要的内脏器官发育完成，达到了出生后的水平；

· 骨骼和关节已较为发达；

· 免疫系统开始发育；

· 如果是男孩，他的睾丸正在从肾脏附近的腹腔沿腹股沟向阴囊下降；

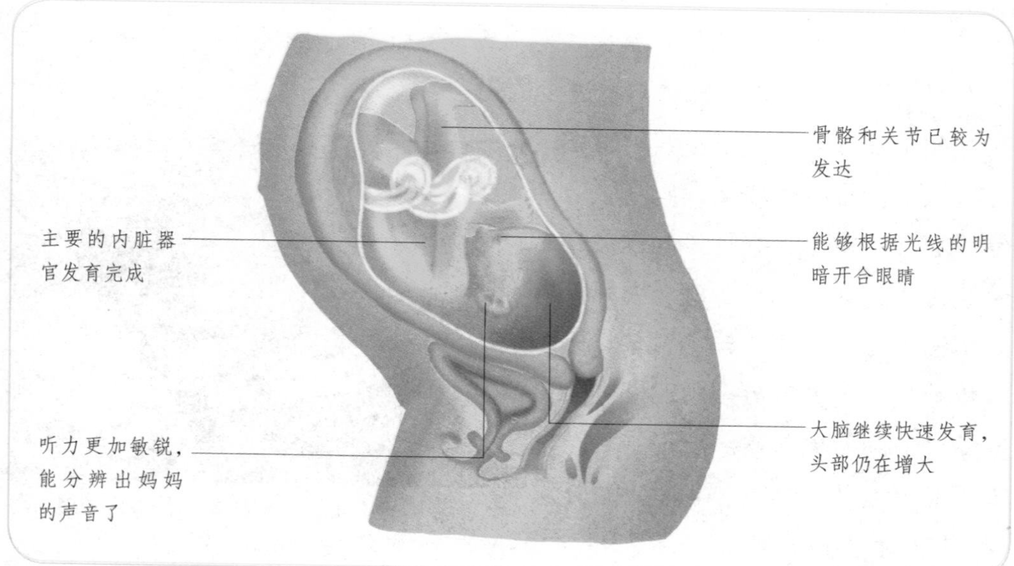

· 如果是女孩，她的阴蒂已经突出出来，但还并未被小阴唇所覆盖；

· 活动空间变小，在子宫中的位置相对固定，随意的转动和翻身逐渐消失。

## 孕妈妈的身体变化

子宫底上升到了脐上 10~12 厘米的地方，不断膨大的子宫使孕妈妈的腹壁越发紧绷，暗紫色的妊娠纹越发明显。孕妈妈还会持续感到呼吸困难，行动吃力，身体的负担在迅速加重，食欲也开始减退了，这是子宫压迫到胃部的缘故。此外，孕妈妈能够从肚皮上看到胎动了，自己的肚子被胎宝宝顶得东一个包，西一个包，十分有趣。如果孕妈妈出现了无规律的假性宫缩，一定要及时休息，避免发生意外。

## 生活细节和孕期护理

### 坚持测量宫高、腹围、体重

进入孕晚期，孕妈妈要在准爸爸的帮助下，每周坚持测量宫高、腹围和体重，做好家庭孕期监测工作。如果孕妈妈的宫高、腹围和体重增长过快，则说明有可能发生了羊水过多，或胎宝宝增长过快，有长成巨大儿的危险，易造成难产。因此孕妈妈要及时调整饮食，限制热量的过多摄入。如果发现宫高、腹围和体重没有增长或增长缓慢，则有可能是胎儿生长缓慢，体形过小，此时则要加强营养供给。当然，自行测量的宫高和腹围有可能存在误差，如果发现增长过快或过缓，可以及时到医院进行专业测量和诊断。

### 远离花粉，避免宝贝患哮喘

进入孕晚期，孕妈妈越来越接近产期，这时可能会有更多的亲朋好友前来探望，赠送鲜花表示慰问。但是鲜花中的花粉，对母婴来说却有着极大的危险性。这些花粉一旦被孕妈妈吸入呼吸道，尤其是对于患有花粉过敏的孕妈妈，极易引发过敏性鼻炎、皮肤荨麻疹等过敏反应，还会使胎宝宝出生后患哮喘的可能性大大增加。尤其是在孕期的最后三个月，也就是整个孕晚期，孕妈妈是否吸入花粉类物质，决定着胎宝宝出生后患哮喘的可能。因此，孕妈妈一定要远离鲜花，婉言谢绝亲朋的好意，不要随意靠近或闻花草的气味，家中如有养花，最好暂时移走，与孕妈妈彻底隔离，尤其对于有花粉过敏的孕妈妈更应如此。此外，孕妈妈出行最好也戴上口罩。

孕前
1周
2周
3周
4周
5周
6周
7周
8周
9周
10周
11周
12周
13周
14周
15周
16周
17周
18周
19周
20周
21周
22周
23周
24周
25周
26周
27周
28周
29周
30周
31周
32周
33周
34周
35周
36周
37周
38周
39周
40周

### 为母乳喂养做好准备

如果你已经决定要用自己的乳汁喂养宝宝，那么为了能让母乳喂养顺利开始，从怀孕开始你就应为产后母乳喂养做好各方面的准备。这就要求孕妈妈不仅要有足够的关于哺乳的知识、经验的储备，还要有坚强的心理准备，在母乳喂养开始后，即便遇到困难也要努力坚持下去。母乳喂养要做好以下几方面。

| | |
|---|---|
| **清洁乳房** | 在怀孕期间，乳房上皮脂腺的分泌增加，乳晕上的汗腺也随之肥大，乳头变得柔软，而汗腺与皮脂腺分泌物的增加也使皮肤表面酸化，导致角质层被软化。因此，孕期孕妈妈宜每天对乳房进行清洁。保持乳房局部的卫生，最好选择温开水擦洗。如果乳头结痂难以除掉，可以先涂抹一些植物油，待结痂软化后再用清水清洗干净 |
| **做好日常营养储备** | 在整个孕期和哺乳期，孕妈妈都需要摄入足够的营养，多吃含丰富蛋白质、维生素和矿物质类的食物，特别是豆制品，因为其蛋白质、矿物质和维生素成分高，更重要的是异黄酮有调节雌激素的作用，有助母乳分泌，为产后泌乳做准备。此外要多吃水果蔬菜，保证营养并排毒 |
| **定期检查身体健康** | 孕妈妈还要定期进行产前检查，发现问题及时纠正，以保证妊娠期身体健康及顺利分娩，这也是妈妈产后能够分泌充足乳汁的重要前提 |
| **按摩乳房** | 在孕晚期，孕妈妈要经常按摩乳房，促使分娩后乳液产生，并能使乳腺管通畅，有利于产后哺乳。在按摩前，可先用热毛巾对乳房进行热敷，以软化因乳腺增大出现的肿块，使乳房按摩达到更好的效果。然后用两手拇指和示指自乳房根部向乳头方向按摩，每日 2 次，每次 20 下。也可用钝齿的木头梳子，自乳房根部向乳头轻轻梳理 |
| **学习喂养知识** | 专家认为，孕妈妈从怀孕开始就应主动学习有关母乳喂养的基本知识，收集有关的信息。而认识哺乳是人类的本能之一，是哺乳类动物繁衍生息过程中重要的生物学活动，几乎每个健康的妈妈都可以完成哺育宝宝的任务 |

## 孕妈妈长“智齿”不能拔

智齿即最后一颗磨牙，俗称“后槽牙”。阻生智齿的牙体与牙龈之间存在较深的间隙，医学上称为“盲袋”，容易积留食物残渣，导致细菌滋生、繁殖而直接引起急、慢性炎症，就是通常说的“智齿冠周炎”。

智齿冠周炎指的是第三磨牙周围的软组织发炎，患病时患者局部牙龈红肿，张不开口，不敢吃东西，严重时一侧面部肿胀，甚至形成脓肿。主要是第三颗磨牙因间隙不够，长不出来，牙冠大部分被牙龈覆盖，牙龈下易存留食物残渣，人体抵抗力随之降低，导致发病。

智齿冠周炎如果发生在正常人身上，治疗起来很简单，只需消炎后拔除即可。但是在怀孕前3个月及后3个月都不宜实施拔牙手术：前3个月拔牙容易引起流产，后3个月拔牙容易引起早产。主要是孕妈妈在拔牙时精神紧张、恐慌，及拔牙打麻药的疼痛刺激所致。所以准备要宝宝的女性在准备怀孕前，应到正规口腔医院做一下口腔检查，最好拍一张数字曲面断层牙片，可以全面了解牙齿情况，听听口腔大夫的意见，该补的补，该拔的拔，免遭孕期牙病之苦。

## 孕妈妈不宜长期看电视

很多孕妈妈认为看电视既有声音又有图像，可以作为一种变相的胎教方法，到了孕晚期就守在电视机旁不愿动弹了。事实上这种做法是错误的，长时间看电视对孕妈妈和胎儿都会造成不良影响。

因为电视机的显像管在高压电源激发下，会向荧光屏连续不断地发射电子流，从而产生对人有影响的高压静电，并释放大量的正离子。正离子可以吸附空气中带负电的尘埃和微生物，附着在人的皮肤上，特别是会使孕妈妈的皮肤产生炎症。

此外，荧光屏上还能产生波长小于400微米的紫外线，由此产生臭氧，当室内臭氧达到1%的浓度时，可引起咽喉干燥、咳嗽、胸闷、脉搏加快等，就会影响孕妈妈和胎儿的健康。

因此，孕妈妈不宜长期近距离看电视。看电视时，一般应该距荧屏2米以外，并注意开启门窗。看完电视后，还要切记洗脸。

## 饮食与营养

### 妊娠高血压综合征该怎么吃

1 必须少盐。每日摄入量不得超过2克，如果病情较为严重，则需保持零盐摄入。

2 不吃容易刺激肾脏的食物。如具有刺激性的辣椒、料酒、辛辣调味料以及韭菜、芹菜、大蒜、蒜苗、葱、姜、洋葱、辣萝卜等。

3 多吃具有利尿消肿作用的食物。如冬瓜、西葫芦、茭白、红豆、鲫鱼、鲤鱼、燕麦、莴笋、生菜、黄瓜、糯米、黑豆、荠菜、白萝卜等。

4 补钙。妊娠高血压综合征的发生多与孕妈妈缺钙有关，因此要加强补钙。

5 补充蛋白质。妊娠高血压综合征会导致孕妈妈体内流失大量的蛋白质，因此要及时补充，尽量选择动物性的优质蛋白质。

6 补锌。患有妊娠高血压综合征的孕妈妈通常容易缺锌，因此要多吃瘦肉和鱼虾进行补充。

7 补充维生素C和维生素E。孕妈妈通过多吃新鲜的瓜果蔬菜和各种坚果，补充足量的维生素C和维生素E，能够减轻妊娠高血压综合征的症状。

8 控制脂肪的摄入。尤其要控制动物性脂肪的摄入，以免加重病情。

### 应对营养需求高峰的饮食方法

在孕晚期，胎宝宝进入了生长发育的又一个高峰时期，对营养的需求量也达到了高峰，但是孕妈妈究竟该怎么吃，才能一方面应对营养的需求高峰，一方面又能很好地控制体重的过快增长，避免发生妊娠糖尿病、妊娠高血压综合征等疾病，避免生出巨大儿呢？

1 多吃粗粮。粗粮富含蛋白质、碳水化合物、叶酸、B族维生素和多种矿物质，能够满足胎宝宝的多种营养需求，因此孕妈妈要多吃玉米、糙米、燕麦、荞麦等食物。

2 选择体积小、营养价值高的食物。这样的食物不仅体积小、营养含量丰富，还能帮助孕妈妈减少食用量，从而控制热量的摄入，可谓一举两得，这样的食物有黄豆、虾皮、鸡蛋、鹌鹑蛋、花生、核桃等。

3 以量少而丰富为原则。孕妈妈除了要坚持少食多餐的原则，还应注意每餐所食用的食材种类，尽量使之丰富，所含的营养素也要尽量多元，如蔬菜、水果、粗粮、肉类、坚果、豆类、奶类、鱼类最好都有一些，其中蔬菜和水果的种类尽量丰富一些。

**吃点儿紫色蔬果**

蔬菜和水果的颜色深浅与营养价值的高低有着密切关系，无论相同品种或不同品种的蔬果，营养价值越高的食物通常颜色越深。因此孕妈妈不妨多吃一些紫色蔬菜和水果，这些食物中普遍含有花青素，具备很强的抗氧化、预防衰老、预防妊娠高血压综合征、改善肝功能的作用，还能够聪耳明目，改善眼部疲劳，非常适合长期使用电脑、面黄倦怠、易疲劳、长有妊娠斑和妊娠纹的孕妈妈食用。较为常见的紫色蔬果有茄子、紫米、紫玉米、紫甘蓝、紫山药、紫萝卜、紫秋葵、葡萄、蓝莓、桑葚等。

**孕妈妈宜适量食用粗粮**

孕妈妈吃主食，宜粗细搭配、荤素搭配，尤其不要因为刻意追求精致而使得某些营养元素吸收不够，因为有些营养素更多的是包含在粗粮里。粗粮还有意想不到的食疗作用，能有效降低孕妈妈流产和早产的发生率。

不过，孕妈妈补充粗粮也要适量，还要注意不能和奶制品、补充铁或钙的食物或药物一起吃，最好间隔 40 分钟左右。这是因为粗粮里含有比较丰富的纤维素，摄入过多纤维素不仅不能够促进消化，还可能影响对微量元素的吸收。而粗粮和补铁剂或补钙剂一起吃，会影响孕妈妈对铁、钙的吸收。吃奶制品时同时吃纤维素含量较高的粗粮，也会影响对钙的吸收。大量纤维素摄入还会影响人体对蛋白质、脂肪、胆固醇等的吸收。

**减少添加剂危害的办法**

孕妈妈要懂得保护自己，保护胎儿。而怎样将添加剂的危害减至最低，专家们也给出了以下建议。

看标签，食物的主要成分都写在标签上，购买前应仔细阅读。孕妈妈不要购买有大量人工合成添加剂或咖啡因的食品。

挑选正规厂家的产品。一些食品生产小作坊为了使食品色相好，往往超量使用添加剂。在大型超市购买食品。大型超市管理相对严格，有正规的进货渠道，国家相关部门会定期检查，因而大多能保证质量。

饮食上要注意尽量多吃新鲜蔬果，肉菜尽量自己做，减少食用在外加工的食品；多在家中就餐，减少在外用餐次数；可多食用香菇、胡萝卜、猪血等有利于排除毒素的食物；不要加入过多的味精、鸡精等调味品。

### 孕妈妈食谱推荐

## 四季豆西红柿

**材料** 四季豆300克，西红柿1个，盐、糖各3克。

**做法** ❶四季豆洗净，去头尾，切成段，用沸水焯烫后，放入锅中煸炒熟，盛盘备用。❷西红柿洗净切片，加水煮熟，加盐、糖调味。❸将西红柿汁淋于四季豆上即可。

**推荐理由** 四季豆和西红柿均含有多种营养成分，能够满足孕妈妈的营养所需。但是制作此菜时也要注意，应少放酱油和盐，以免盐分摄入过多，或加剧孕妈妈的妊娠高血压综合征。

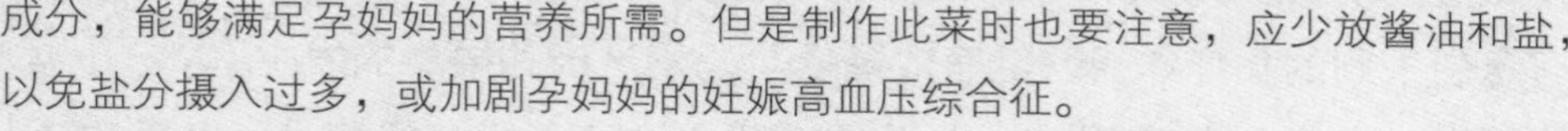

## 八宝银耳粥

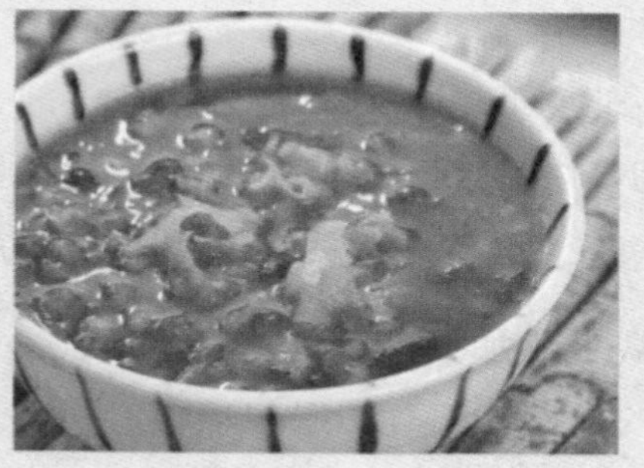

**材料** 银耳、麦仁、糯米、红豆、芸豆、绿豆、花生米、大米各20克，白糖3克。

**做法** ❶银耳泡发洗净，择成小朵备用；麦仁、糯米、红豆、芸豆、绿豆、花生米、大米分别泡发半小时后，捞出沥干水分。❷锅置火上，倒入适量清水，放入除银耳外的所有原材料煮至米粒开花。❸再放入银耳同煮至粥浓稠时，调入白糖拌匀即可。

**推荐理由** 此粥实可谓是一举数得，包含多种豆类及粗粮，营养丰富，非常适合孕妈妈在孕晚期经常食用。但同时也要注意，白糖的使用量不可过多，以免引发妊娠糖尿病。

## 阳光"孕"动

### 消除腰背痛的运动

在孕期的最后三个月，孕妈妈常会出现腰背痛。这是因为随着胎儿长大，孕妈妈的脊柱弯曲度增加，改变了怀孕女性的身体重心，为了让身体重新获得平衡，只能将身体后倾，而这种姿势会加重腰背部的韧带和脊柱的负荷，导致腰背痛。

当孕妈妈出现腰背痛时，可以尝试运动一下来缓解。

**1. 消除腰痛**

端坐在椅子上，腰背挺直，双腿分开，左手扶住椅背，右手扶住右膝，身体向左侧扭转，保持 3 秒钟，换边练习。重复练习 3 ~ 4 次。

**2. 消除背痛**

站姿，双腿分开，两手抓住椅背，屈膝，目视前方，一边吐气一边提臀，从下往上，依次向前弯曲腰、背、头。

### 孕晚期做这 2 种运动有助于顺产

**1. 骨盆倾斜运动**

骨盆倾斜运动可加强腹部肌肉，减轻孕期背部疼痛，还可帮助顺产。

（1）手臂伸直，双手掌、双膝支撑趴在床上，要设法保持背部平直；

（2）吸气、收紧腹部和臀部肌肉，并轻微向前倾斜骨盆；

（3）保持字数 5 秒，然后呼气；

（4）随着呼吸的节奏，重复数次。

**2. 下蹲运动**

下蹲运动可能看起来不太优雅，但这是一个历史悠久的分娩准备运动，下蹲运动可以增强大腿肌肉的力量，并帮助打开骨盆。

（1）站在椅子后面，双脚与肩同宽，脚尖向外，双手扶住椅背；

（2）收腹、挺胸，肩部放松，然后降低尾骨向地板移动，就好像坐在椅子上，找到一个平衡点，尽量将重心移向脚后跟；

（3）深呼吸，然后缓慢站起，重复数次。

需要注意的是，所有的运动都应该慢慢做，并根据自己的承受能力调整，千万不可强迫自己。

孕前 1周 2周 3周 4周 5周 6周 7周 8周 9周 10周 11周 12周 13周 14周 15周 16周 17周 18周 19周 20周 21周 22周 23周 24周 25周 26周 27周 28周 29周 30周 31周 32周 33周 34周 35周 36周 37周 38周 39周 40周

## 胎教方案

### 情绪胎教：玩玩智力游戏

上文提到过，孕妈妈在孕期不能让自己的大脑处于停滞状态，否则不能更好地促进胎宝宝脑神经和脑细胞的发育。因此，孕妈妈要勤动脑，不如先做一做爱因斯坦那道著名的谜题。即便孕妈妈曾经做过，也不一定记得思考过程和答案了，不妨再做一遍。这道题是这样出的：

有一排相互毗邻的房子，一共五间，每一间房子的颜色都不同。在这些房子里住着五个不同国籍的人，每个人喂养了不同的动物，喜欢不同的饮料，抽不同的雪茄。

英国人住在红色房子里。瑞典人养狗。丹麦人喜欢喝茶。绿色的房子在白色房子的左边。绿色房子的主人喜欢喝咖啡。抽“Pall Mall”牌雪茄的人养鸟。黄色房子的主人抽“Dunhill”牌雪茄。住在中间房子的人喜欢喝牛奶。挪威人住在第一间房子里。抽“Blends”牌雪茄的人住在养猫的人隔壁。养马的人住在抽“Dunhill”牌雪茄的人隔壁。抽“Blue Master”牌雪茄的人喜欢喝啤酒。德国人抽“Prince”牌雪茄。挪威人住在蓝色房子的隔壁。抽“Blends”牌雪茄的人有一个喜欢喝水的邻居。最后请问，谁养鱼？

**答案：**

挪威人住在黄色房子里，抽“Dunhill”牌雪茄，爱喝水，养猫；
丹麦人住在蓝色房子里，抽“Blends ”牌雪茄，爱喝茶，养马；
英国人住在红色房子里，抽“Pall Mall”牌雪茄，爱喝牛奶，养鸟；
德国人住在绿色房子里，抽“Prince”牌雪茄，爱喝咖啡，养鱼；
瑞典人住在白色房子里，抽“Blue Master”牌雪茄，爱喝啤酒，养狗。

### 语言胎教：朗朗上口的小童谣

童谣在我国有着悠久的历史，最早始于《诗经》。所谓童谣，就是指传唱于儿童之口的没有乐谱和音节的简短的歌谣。童谣的种类繁多，有摇篮曲、游戏歌、数数歌、问答歌、连锁调、拗口令、颠倒歌、字头歌和谜语歌等。那么从现在起，孕妈妈就每天给胎宝宝念一首朗朗上口的童谣吧。比如：

·山羊上山，山碰山羊角，水牛下水，水没水牛腰。

·编、编、编花篮儿，花篮里面有小孩儿，小孩儿的名字叫花篮儿。

·水牛儿，水牛儿，先出犄角后出头，你爹你妈给你买了烧羊肉，你不吃不吃，全让老猫给你叼走了，喔！

·奔儿头，奔儿头，下雨不发愁，人家打雨伞，他打大奔儿头。

·二月二，接宝贝儿，接不着，掉眼泪儿。

·小白兔儿白又白，两只耳朵竖起来，爱吃萝卜爱吃菜，蹦蹦跳跳真可爱。

·小皮球，架脚踢，马马莲开花二十一，二五六，二五七，二八二九三十一，三五六，三五七，三八三九四十一……

·三轮车，跑得快，上面坐着个老太太，要五毛，给一块，你说奇怪不奇怪。

·我有一个金娃娃，金胳膊金腿金头发。第一天我到河边去打水，丢了我的金娃娃，我哭我哭我哇哇地哭；第二天我去河边去打水，找到了我的金娃娃，我笑我笑我哈哈地笑；第三天日本鬼子来到我的家，抢了我的鸡，抢了我的鸭，抢走了我的金娃娃，最后还给我俩耳光，我哭我哭我哇哇地哭；第四天解放军叔叔来到我的家，还了我的鸡，还了我的鸭，还了我的金娃娃，最后还给了我一个大红花，我笑我笑我哈哈地笑。

·一个蛤蟆一张嘴，两只眼睛四条腿，扑通一声跳下水。两个蛤蟆两张嘴，四只眼睛八条腿，扑通，扑通，跳下水……

·我们都是木头人，一不许哭，二不许笑，三不许漏出大门牙，看谁的立场最坚定。

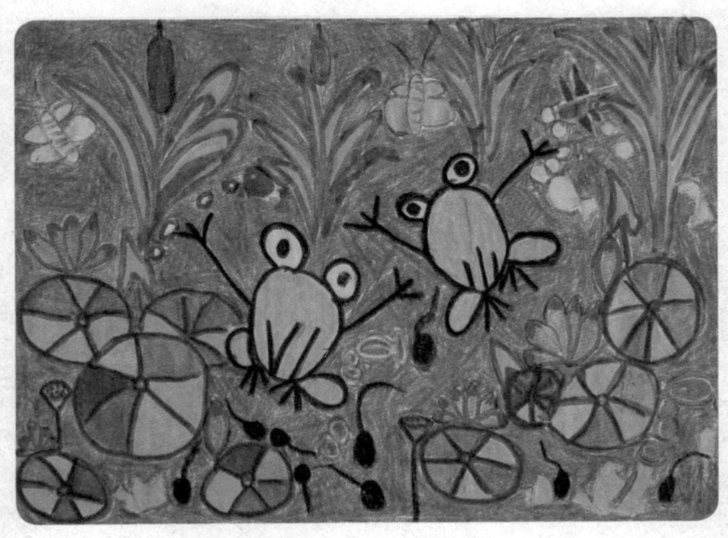

·摇，摇，摇，摇到外婆桥。外婆对我笑，叫我好宝宝。糖一包，果一包，吃完饼儿还有糕。

·排排坐，吃果

果，幼儿园里朋友多。你一个，我一个，大的分给你，小的留给我。

·新年到，放鞭炮，噼噼啪啪真热闹。耍龙灯，踩高跷，包饺子，蒸甜糕，奶奶笑得直揉眼，爷爷乐得胡子翘。

·一二三四五，上山打老虎，老虎没打到，打到小松鼠，松鼠有几只，一二三四五。

·拉大锯，扯大锯，姥姥家里唱大戏。接姑娘，请女婿，就是不让冬冬去。不让去，也得去，骑着小车赶上去。

·一二三，爬上山，四五六，翻跟头，七八九，拍皮球，张开两只手，十个手指头。

·小青蛙，叫呱呱，捉害虫，保庄稼，我们大家都爱它。

·什么好？公鸡好，公鸡喔喔起得早。什么好？小鸭好，小鸭呷呷爱洗澡。什么好？小羊好，小羊细细吃青草。什么好？小兔好，小兔玩耍不吵闹。

·从前有座山，山里有个庙，庙里有个锅，锅里有个盆儿，盆里有个碗儿，碗里有个碟儿，碟里有个勺儿，勺里有个豆儿，我吃了，你馋了，我的故事讲完了。

·一九二九不出手，三九四九冰上走。五九六九，抬头看柳，七九河开，八九雁来，九九加一九，耕牛遍地走。

**胎教策略：抓住时机，加强胎教效果**

进入孕晚期，胎宝宝的感官能力越来越接近出生后的婴儿，还具备了记忆力。因此，孕妈妈要抓住这进行胎教的最佳时机，不断重复每种胎教中的同一种刺激方法，让胎宝宝对这些胎教内容更加熟悉，使这些信息能够逐渐进入他的记忆系统，在他出生后进行胎教巩固时，就能得到事半功倍的效果。比如，语言胎教反复给胎宝宝朗诵固定的1~2篇故事，音乐胎教则每天都播放同一首歌曲，美术胎教每天都品味同一幅世界名画，知识胎教每天都学习0~9十个数字，等等，重复周期以周为单位，本周重复这一套胎教内容，下周就换另一套。通过这样的办法，不断地强化胎教效果，促进胎宝宝的大脑发育，从而使他在出生后，能够比别的宝宝更快掌握更多的知识，具备更多的艺术天赋，或思维更加灵活。

# 第31周 宝宝的房子变小了

## 胎宝宝的生长发育

· 顶臀长约 28 厘米，重约 1500 克；

· 肺部和消化系统已经发育完成，若此时早产，已经可以自主进行呼吸了；

· 皮下脂肪不断增厚，皮肤皱纹减少，身体更加光润；

· 大脑对身体的控制能力有所提高；

· 眉毛和睫毛已经长全；

· 眼睛开合自如，不再惧怕光源，而是开始追随光源，甚至会做出伸手想要触摸光源的动作；

· 手指甲和脚趾甲生长完毕；

· 胎动的幅度和强度开始减弱，次数开始开始减少。

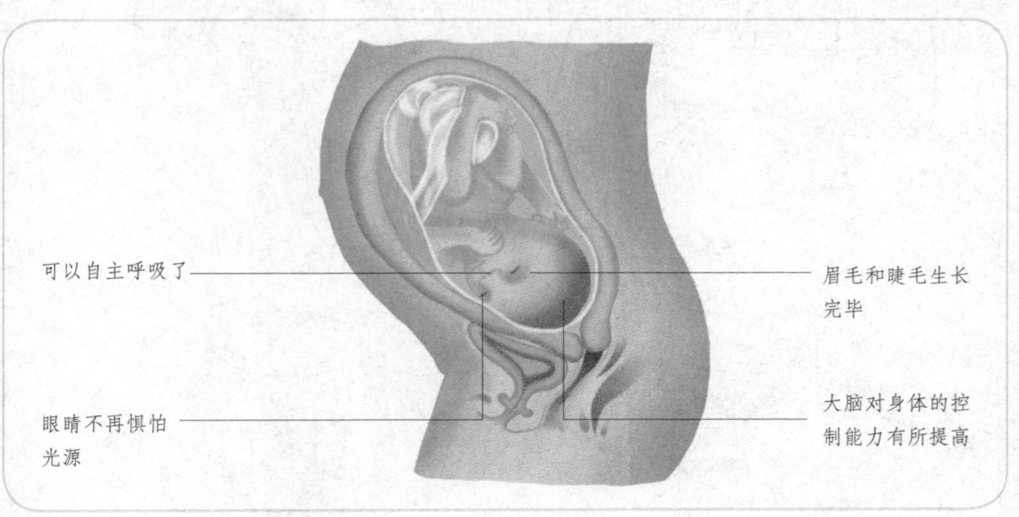


## 孕妈妈的身体变化

子宫底高依旧在脐上 10~12 厘米的位置，变化不大。由于子宫底压迫孕妈妈的横膈膜，因此呼吸困难、喘不上气的现象变得更为普遍，这种情况会在几周后得到缓解。孕妈妈还会出现胃胀的情况，导致食量减少，这也是因膨大的子宫带来的压迫力而导致的；但是孕妈妈饿得也很快，使加餐次数变得更多。

## 生活细节和孕期护理

### 养护乳房，为母乳喂养做好准备

母乳能够为宝宝提供丰富的天然营养成分，具有更好的吸收性，增强宝宝的免疫力，是最适宜的喂养食物。因此，孕妈妈要从孕 8 月起，做好乳房的清洁护理和按摩工作，保证产后母乳喂养的顺利进行。

首先，孕妈妈要每天坚持清洁乳房和乳头，在洗澡时除了清洁乳房周边皮肤外，还要用湿毛巾擦洗乳头和乳晕，如果有乳头内陷的情况，则要在清洁后用手指牵拉乳头，严重的乳头内陷情况，还可使用吸奶器帮助牵拉。

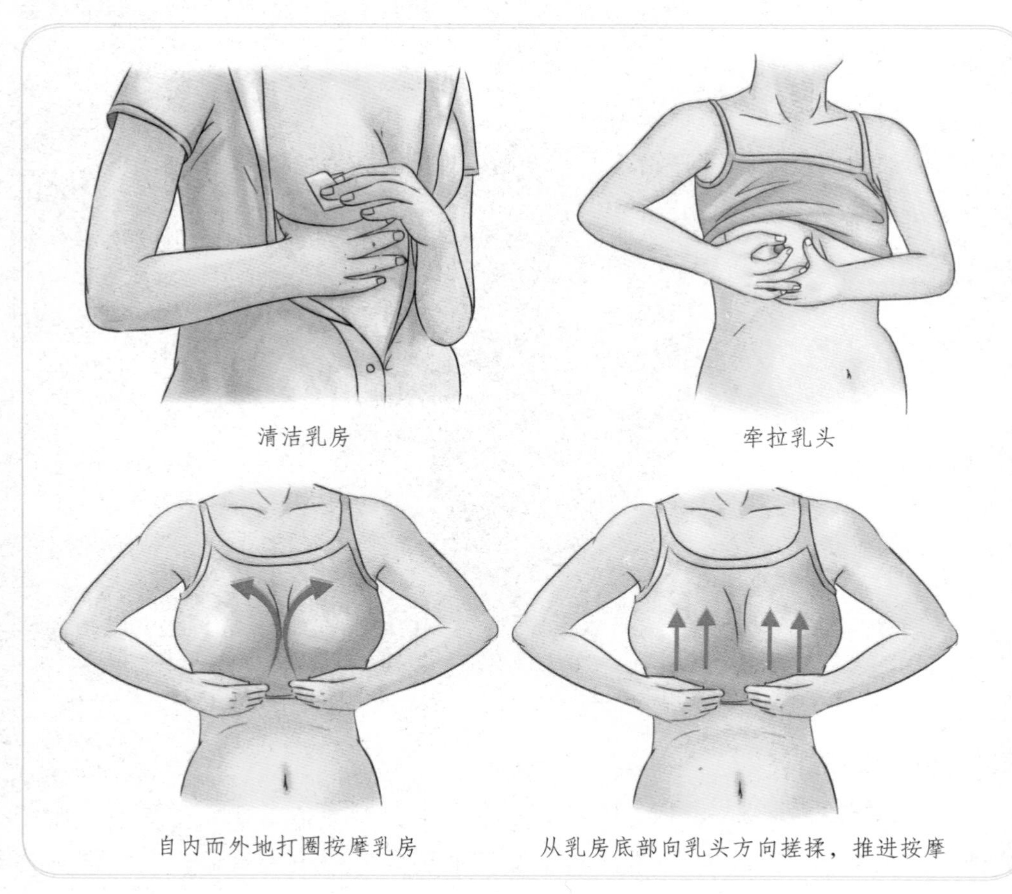

清洁乳房　　牵拉乳头

自内而外地打圈按摩乳房　　从乳房底部向乳头方向搓揉，推进按摩另外，孕妈妈还要坚持每天按摩乳房，促进乳房血液循环，松弛内部组织，帮助增加产后的乳汁分泌能力，防止乳汁排出不畅。按摩的方法是，孕妈妈用对侧手掌自内而外地打圈按摩乳房，并从乳房的底部向乳头方向进行搓揉和推进。在按摩一侧乳房时，要将另一侧乳房用衣被覆盖，以免受凉。按摩的手法要由轻到重，用力须柔和，忌粗暴，忌无章法。每次按摩时间控制在10分钟左右，次数以每天1~2次为宜。

**不宜再远行**

进入孕晚期，孕妈妈就不能再像孕中期那样，只要身体一切正常，就可以随心所欲地进行旅行。此时，孕妈妈的疲惫感不断增加，对环境的适应能力变差了，久站或久坐很容易出现腰酸背痛。因此，孕妈妈一定要在家中安心静养，不可再进行短途或长途旅行。否则，旅行中的汽油味、长时间乘车、路途颠簸、拥挤、人口密集、空气污浊、病毒和细菌无处不在、不具备急救条件、远离医院等因素，极易使孕妈妈发生恶心呕吐、食欲下降、水肿加剧、睡眠质量下降、情绪烦躁、身心俱疲、感染病菌等情况，从而导致早产或死胎，如果抢救不及时，还会危及孕妈妈的生命。

**孕妈妈不要使用护垫**

在孕晚期，阴道分泌物持续增多，而且还容易发生漏尿的现象，对此，有的孕妈妈开始使用护垫。这是非常不正确的。护垫因为厚度的问题，吸水性较差，而且更重要的是，护垫的透气性不好，非常不舒适，容易导致孕妈妈患上阴道炎，平添更多的烦恼，还容易对胎宝宝产生不利影响。对此，孕妈妈可以在内裤中垫一些消毒卫生纸，并注意及时更换即可。

**准爸爸应为孕妈妈做全身按摩**

孕晚期，孕妈妈腹部膨胀迅速，身体负担不断加重，如果此时准爸爸能为孕妈妈做一个全身按摩，不仅可以让她身体真正地放松，而且还能够平抚孕妈妈的神经，有助于缓解孕妈妈的身体酸痛。

全身按摩的具体操作方法如下。

按摩肩背：双手按压在孕妈妈的肩上，慢慢向下滑落至手腕位置。双掌放在肩胛中央位置，向外及往下轻压。

手部按摩：先托着孕妈妈的手腕，再用另一只手的手指轻轻按捏其手腕直至腋下。仍旧托着孕妈妈的手腕，另一只手上下不停地扫拨其手腕直至腋下。双手夹着孕妈妈的手臂，上下按摩其手腕直至腋下。轻轻按揉孕妈妈的每根手指。

按摩锁骨及腹部：双手放在孕妈妈的前胸锁骨中央位置，沿着锁骨向两边扫出。双手放在孕妈妈的上腹部，慢慢向左右呈“心形”扫向下半部，然后再重回到上半腹，整个动作重复五遍。

脚部按摩要诀：先托着孕妈妈的脚掌，用另一只手的手指轻轻按捏小腿直至大腿。仍旧托着孕妈妈的脚掌，另一只手上下扫拨小腿。双手夹着孕妈妈的脚部，上下按摩小腿直至大腿。轻轻按摩每根脚趾。

按摩时，准爸爸要注意，有些身体部位在按摩时绝对不能太用力，比如乳房、背部、腹部、足踝等部位。此外，如果孕妈妈出现妊娠并发症或者其他疾病时都不宜进行按摩。

**孕妇需要色调**

孕妇对色彩的反应是其生理和心理变化的反应。胎儿长到 7 个月以后，身体各器官逐步发育完善，胎动也变得更加明显而频繁，往往使母亲对色彩变得更加敏感。例如，当孕妇在注意到一块大面积的黑颜色时，随着她瞳孔的自然放大，她腹内的胎儿会躁动不安，这时孕妇便会心慌、气短并出汗。当孕妇面对明亮、鲜艳的红色或受到强烈的红光照射时，她的血压会迅速升高，脉搏明显加快，产生兴奋、激动等心理反应，胎动也会明显增加。可见，胎儿的活动与母亲的情绪变化、生理反应休戚相关。

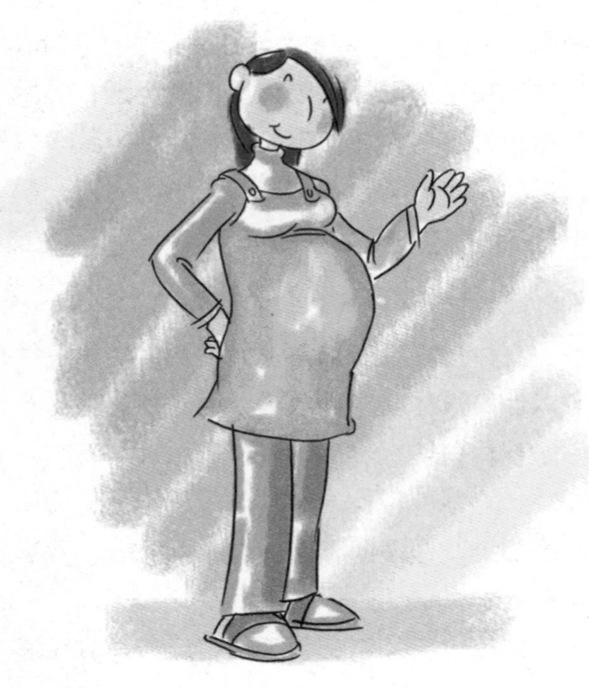

淡绿色和淡紫色两种柔和的色调最受孕妇青睐。这是因为这两种颜色是一切色系中最“温柔”的，它们的光

波最弱、最平缓，几乎对人的视觉感官没有多大刺激，所以特别符合处于较强生理变化之中的孕妇对特殊色彩的心理需求。

孕妇在以淡绿色和淡紫色布置的房间或灯光下休息，会减轻“反应”带来的不悦，从而感到无比的舒畅，产生一种极特殊的愉悦心情，而且这两种色调氛围能使心烦意乱和因长期失眠而引起神经衰弱的孕妇安然入睡，并减轻她们的生理性头痛和呕吐症状。

## 饮食与营养

### 这么吃预防早产

1 多吃鱼。鱼被称为“预防早产的最佳食品”，孕妈妈吃鱼越多，其足月分娩的可能性就越大，生出的宝宝也比一般婴儿更加健康和有活力。孕妈妈以每周吃一次鱼为宜，坚持到分娩，早产的可能性仅为 1.9%，而从不吃鱼的孕妈妈早产的可能性为 7.1%。但是孕妈妈也要注意避免食用汞含量超标的鱼，以防影响胎宝宝的大脑发育。

2 多吃叶酸含量丰富的食物，也能够延长妊娠时期，预防早产。

3 少吃寒凉食物，如螃蟹、梨、冰激凌、冰镇饮料等，否则易引发早产。

4 少吃过咸的食物，否则易引发妊娠高血压综合征，从而增加早产的发生率。

5 不吃易导致早产的食物，如黑木耳、螃蟹、甲鱼、薏米、马齿苋、山楂、芦荟、桂圆、人参、鹿茸、荔枝、杏、杏仁等，这些食物具有活血化瘀、兴奋子宫、刺激子宫收缩、动胎动血的作用，易引发早产。

### 适量补充锰元素

锰是人体必需的微量元素之一，它在人体肝脏、骨骼、脑垂体中的含量最高，直接影响到人体骨骼的生长、血液的形成、分泌系统和生殖系统的功能、蛋白质和核酸的合成、糖类和脂肪的正常代谢等。为保证胎宝宝的正常发育，避免出现生长停滞、骨骼畸形或软骨病，孕妈妈一定要补充足够的锰元素，如果过度缺乏，还会导致孕妈妈出现惊厥或死亡。富含锰的食物有粗粮、坚果、豆类和绿叶蔬菜，其中以粗粮含量最为丰富，孕妈妈如果被查出缺乏锰元素，一定要及时进行补充。

## 孕晚期每天怎么吃

进入孕晚期，孕妈妈需要摄入的营养量在不断增加，三餐和加餐到底该吃什么，怎么吃，才能满足胎宝宝和孕妈妈的双重需要呢，看看下表吧。

| 餐次 | 可选内容 |
| --- | --- |
| 早餐 | 1. 肉包子、素包子、豆包、烧饼、全麦面包、馄饨、什锦饭、葱花饼选其一；<br>2. 凉拌菜、蔬菜沙拉、苹果适量选其一；<br>3. 小米粥、南瓜粥、红豆粥、蔬菜粥、蛋花粥、大米粥等选其一；<br>4. 固定吃鸡蛋 1 个，喝牛奶 1 杯 |
| 加餐 | 各类水果、干果、全麦饼干、全麦面包、汤粥等、凉拌青菜、蔬菜沙拉 |
| 午餐 | 1. 什锦烧豆腐、凉拌芹菜、凉拌藕片、银耳拌黄豆芽、清炒蚕豆、素烧菜花、清炒莜麦菜、上汤娃娃菜、醋熘绿豆芽、蒸南瓜、素炒小白菜、松仁玉米、番茄炒蛋、西芹百合、烧茄子、清蒸黄豆选其二；<br>2. 豇豆炒肉丝、莴笋烧肉、鱿鱼烧茼蒿、肉末炒青椒、腰花炒虾仁、蘑菇肉片、豆角烧肉、肉末四季豆、西红柿牛腩、猪肝胡萝卜、火爆腰花、鱼香肉丝、板栗烧鸡、核桃炒鸡丁选其一；<br>3. 红烧肉、土豆炖鸡块、红烧鸡翅、红烧鸡腿、瓦罐牛肉、葱爆羊肉、烤乳鸽、烧鹅、红烧海参、清蒸鲫鱼、红烧鲤鱼、红烧带鱼、面筋塞肉、蒸排骨、油焖大虾选其一；<br>4. 山药羊肉汤、乌鸡汤、蘑菇白菜汤、松仁海带汤、鸭肉冬瓜汤、蛋花汤、鱼头豆腐汤、鸡血豆腐汤、老鸭汤、青菜排骨汤、海参煲、雪菜肉丝汤、汆丸子汤、紫菜蛋花汤、疙瘩汤、冬瓜火腿汤、西红柿鸡蛋汤、鸭血粉丝汤、金针菇蚌肉汤选其一；<br>5. 米饭、什锦饭、面条、饺子、馒头、花卷、蛋炒饭、烤红薯、粥选其一 |
| 加餐 | 各类水果、干果、全麦饼干、烤馒头片、全麦面包、酸奶、果汁、凉拌青菜、蔬菜沙拉等 |
| 晚餐 | 1. 清炒菜心、芹菜香干、清炒空心菜、凉拌海带丝、素炒西蓝花、清炒荷兰豆、清蒸山药、清蒸芋头、洋葱炒鸡蛋、清炒蒜苗、凉拌生菜、素炒芥蓝、凉拌蕨菜、韭菜炒鸡蛋、香菇菜心、凉拌海蜇、凉拌豆腐皮选其二；<br>2. 胡萝卜炒肉、魔芋烧肉、洋葱炒牛肉、茭白炒肉丝、芦笋炒虾仁、黄花菜炖鸡、丝瓜炒虾仁、西葫芦肉片、口蘑肉片、草菇烧海米、蒜薹炒肉、木须肉、肉末蒸蛋、海米冬瓜、油菜炒肉选其一； |

续表

| 餐次 | 可选内容 |
|---|---|
| 晚餐 | 3. 五香鹌鹑蛋、清蒸鸡、笋烧青鱼、清蒸鲈鱼、红烧鳝鱼、烧平鱼、鳕鱼炖豆腐、红烧黄花鱼、清蒸牡蛎、干贝炒肉、清蒸扇贝选其一；<br>4. 萝卜肉丝汤、黑豆排骨 汤、花生鸡脚汤、豆腐鸡蛋汤、金针菇番茄汤、淡菜海带汤、平菇豆芽汤、白菜银耳汤、杂菜汤、番茄丝瓜汤、白菜粉丝汤、豆皮汤、空心菜绿豆汤、洋葱番茄汤、猪脚黄豆汤选其一 |
| 夜宵 | 米饭、什锦饭、面条、饺子、馒头、花卷、蛋炒饭、烤红薯、粥选其一。<br>菜汤、清粥、素面、全麦饼干、小花卷、酸奶、黄瓜、西红柿、凉拌青菜等 |

需要提醒孕妈妈的是：

（1）三餐的食用量要控制，不可吃得过多、过饱；

（2）早餐尽量丰富，可适当多吃一些；

（3）午餐和晚餐的主食要适当少吃；

（4）晚餐少吃禽畜肉，多吃蔬菜，可适当吃些海鲜；

（5）水果尽量在上午和下午加餐时吃，不要在晚上吃；

（6）夜宵一定要吃低热量的食物。

只要孕妈妈参照推荐食谱进餐，并做到了以上几点，就既能保证三餐和加餐吃得好、营养摄入均衡，又能保证体重不会过度增长。

## 孕晚期孕妈妈宜多吃鱼

鱼肉含有丰富的脂肪酸，这是一种对于胎儿脑部发育非常有利的成分，如果孕妈妈可以在孕后期多食用鱼类，尤其是深海鱼类，可以增加脂肪酸的摄入，促进胎儿脑部的发育，使生出来的宝宝更加聪明健康。

英国的一项调查已经证实孕后期吃鱼对于宝宝的大脑发育有着很好的帮助，此外还可以避免新生儿体重不足。英国研究人员是对英国西南部的 1.15 万名“孕妈妈”进行了追踪调查后得出以上结论的。他们从孕妈妈怀孕 32 个星期开始详细记录她们吃鱼的食用量，结果发现吃鱼越多的孕妈妈，相对孕期没吃鱼的孕妈妈，她们的新生儿出现体重不足的比率更低。

通过专家的介绍，我们知道孕后期吃鱼更有益于胎儿的发育，所以，为了胎儿的健康，所有的孕妈妈都应该调整饮食结构，将鱼类搬上你家的餐桌。

孕前
1周
2周
3周
4周
5周
6周
7周
8周
9周
10周
11周
12周
13周
14周
15周
16周
17周
18周
19周
20周
21周
22周
23周
24周
25周
26周
27周
28周
29周
30周
31周
32周
33周
34周
35周
36周
37周
38周
39周
40周

孕妈妈食谱推荐

## 金针菇火腿羹

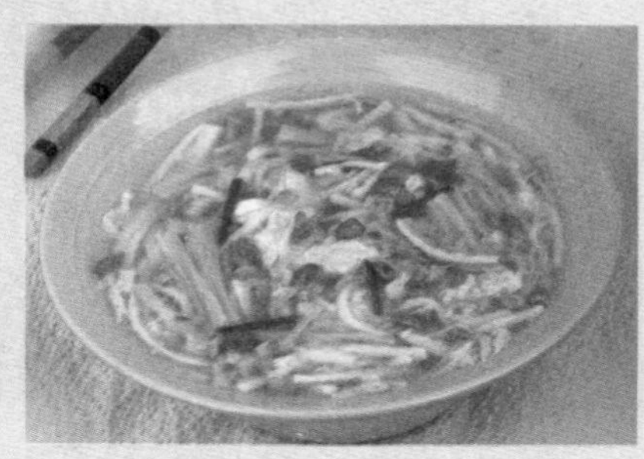

**材料** 火腿100克，金针菇1包，鸡蛋2个，色拉油20克，精盐少许，鸡精、葱段、香菜末各3克。

**做法** ❶ 将火腿切丝，金针菇洗净。❷ 净锅上火倒入色拉油，将葱爆香，倒入水，下入金针菇、火腿丝，调入精盐、鸡精煲至熟，打入鸡蛋，撒上香菜即可。

**推荐理由** 金针菇富含多种矿物质，能够补充孕妈妈的每日所需，而且此汤还能帮助孕妈妈通便利尿，祛除妊娠斑，促进新陈代谢，提高身体免疫力，提高抗病能力，且味道鲜美，热量低，非常适合孕妈妈经常食用。

## 鲫鱼蒸水蛋

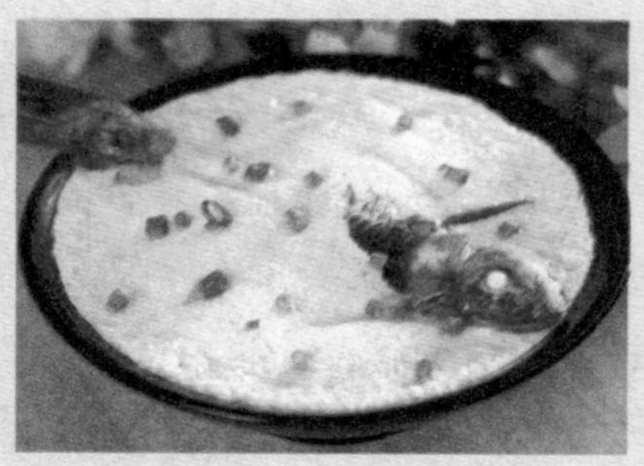

**材料** 鲫鱼300克，鸡蛋130克，姜、葱各5克，盐3克，酱油2克。

**做法** ❶ 鲫鱼去鳞，宰杀去内脏，洗净，在鱼身上改"一"字花刀，用盐、酱油稍腌；葱切末。❷ 鸡蛋打入碗内，加少量水和盐搅散，把鱼放入盛蛋的碗中。❸ 将盛好鱼的碗放入蒸笼上锅蒸10分钟，取出，撒上葱末即可。

**推荐理由** 鲫鱼和鸡蛋都是蛋白质含量极高的两种食材，鲜活的鲫鱼肉质鲜美，含有大量对人体有益的矿物质，与鸡蛋同蒸，蛋羹爽滑、鱼肉软嫩。非常适合孕妈妈经常食用。

## 阳光"孕"动

### 简单的孕妇体操

每天练习一会儿孕妇体操，有助于孕妈妈活动关节，锻炼肌肉，使你感到周身轻松，精力充沛。同时可缓解因孕期中姿势失去平衡而引起身体某些部位的不舒服感，使身体以柔韧而健壮的状态进入分娩那一刻。做操最好安排在早晨和傍晚做操前一般不宜进食，最好是空腹进行，锻炼结束后 30 分钟再吃东西。如果感到腹饥，可以在锻炼前 1 小时吃一些清淡的食物。

### 1. 脚部运动

①锻炼脚踝和腿部肌肉的运动。坐在椅子上，然后把脚底贴在地板上面。

②脚后跟贴近，然后反复地抬起或放松脚尖。用同样的方法，重复练习 10 ~ 20 次。

③、④在椅子上面跷二郎腿，然后反复地弯曲或伸直脚踝。用同样的方法，每天重复练习 10 ~ 20 次。

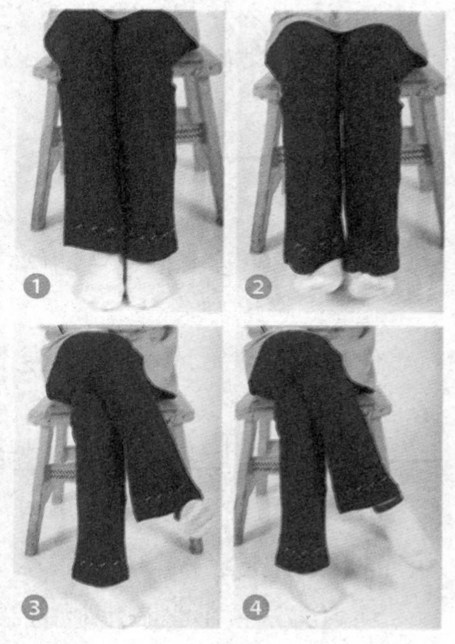

### 2. 腰部、肩部运动

①以肩宽分开双脚，并用双手叉腰。

②然后向左右拧身体。

③用同样的方法，左右交替地练习 20 次左右。

该运动能锻炼肩部肌肉，而且能促进腰部周围的血液循环。

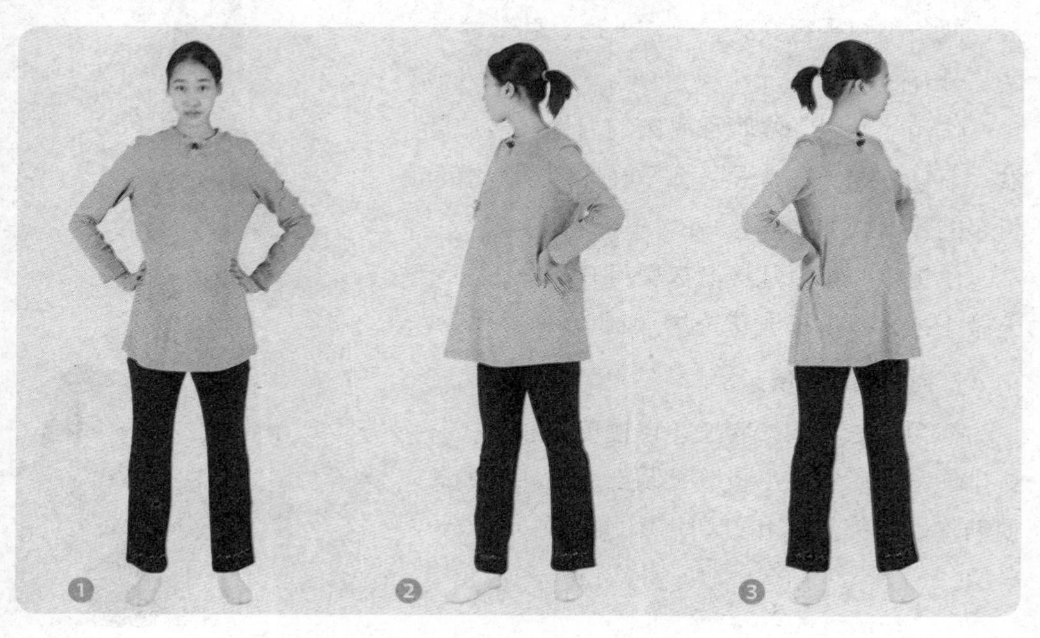

孕前 1周 2周 3周 4周 5周 6周 7周 8周 9周 10周 11周 12周 13周 14周 15周 16周 17周 18周 19周 20周 21周 22周 23周 24周 25周 26周 27周 28周 29周 30周 31周 32周 33周 34周 35周 36周 37周 38周 39周 40周

## 拉梅兹分娩助产体操

面临产痛每一位产妇都会感到紧张、害怕并不知所措，很多人因此而发生难产，或是损伤会阴部。其实，能否轻松而顺利生出宝贝，很多时候取决于分娩前所做的准备。如果在分娩前用心练习拉梅兹分娩法，即做助产体操、身体放松和呼吸技巧等练习，那么当产痛来临时会帮助你减轻痛苦，有助于宝贝轻松顺利地出生。下面介绍拉梅兹分娩法助产体操：

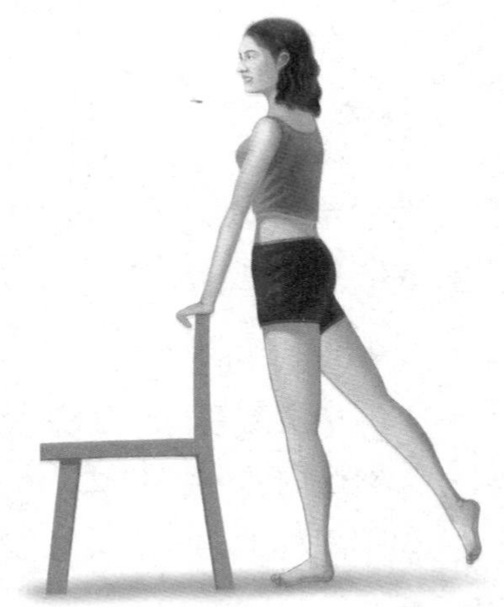

### 腿部练习

练习方法：双手扶着椅背，左腿固定站好，右腿做 360 度画圈；待动作复原后，换另一条腿做同样练习。

作用：可以锻炼骨盆腔和会阴部的肌肉，促进分娩。

小提示：可以从怀孕早期开始进行，每天早晚各做 6 次。

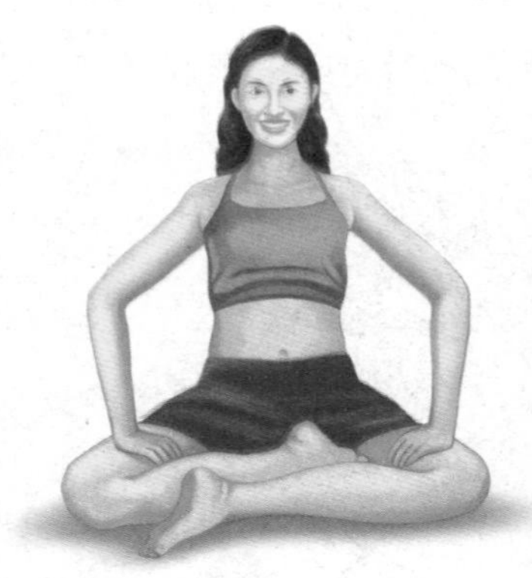

### 盘腿坐式练习

练习方法：平坐在地板的毯子上或床垫上，两条小腿平行交叉，一前一后，并要注意两膝分开。

作用：可以加强腹部肌肉的力量，增加骨盆关节韧带的弹性，预防怀孕晚期因子宫增大引起的腿部肌肉抽筋。

小提示：可以从怀孕 3 个月开始进行，每天做 1 次，从 5 分钟逐渐增加到 30 分钟。

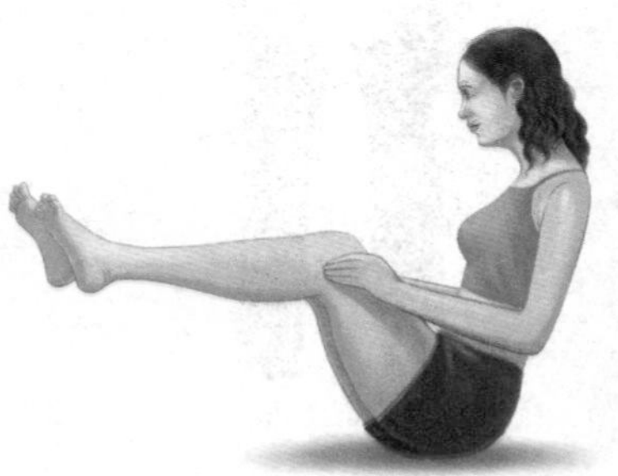

### 产道肌肉收缩练习

练习方法：收缩腹壁，慢慢下压膀胱，犹如排便动作；然后尽量收缩阴部肌肉，犹如憋便动作，收缩尿道和肛门周围的肌肉。3 次为一组。

作用：可以加强阴道和会阴部的肌肉收缩的能力，分娩时减少阴道裂伤，并避免大小便失禁。

小提示：可以从怀孕 6 个月开始进行，每天做 2 组，不论站、坐、卧或行走姿势均可以进行。

**腰部练习**

练习方法：双手扶住椅背，慢慢地吸气，手臂用力将身体的重量集中在椅背上；脚尖立起，抬高身体，挺直腰部，然后慢慢地呼气，放松手臂，恢复原来的样子。

作用：可以减轻分娩时的腰痛感，还能增加阴部和腹部肌肉的弹性，有助于胎儿从阴道娩出。

小提示：可以从怀孕 6 个月开始进行，每天早、晚各做 6 次。

**胸膝卧式练习**

练习方法：身体俯卧在地板的毯子上或床垫上，把头转向一边，双手曲起平贴在胸部两旁的毯子面或床垫上；双膝稍分开，与肩同宽，肩部和胸部尽量贴于毯子面或床垫上，弯曲双膝，臀部高抬，形成臀高头低位，大腿与小腿成 90 度直角。

小提示：可以从怀孕 7 个半月开始，适用于 30 孕周后胎位仍为臀位或横位者。最好在饭前、进食后 2 小时或早晨起床及晚上睡前练习。每天早、晚各做 1 次，每次 5 ~ 10 分钟，一周后进行胎位复查。

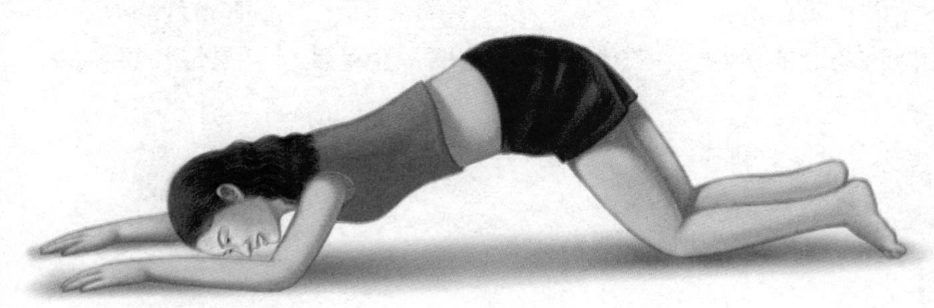

## 胎教方案

### 语言胎教：爸爸小时候什么样儿

想要争取更多胎教机会的准爸爸，不如和胎宝宝聊一聊自己的童年。给孕妈妈和胎宝宝看看自己小时候的照片，让宝宝看看爸爸刚出生时的模样。再讲一讲自己小时候的趣事，曾经多么调皮，或者多么听话，都干过些什么鬼灵精怪的事情，有过什么有意思的糗事，或者有哪些值得骄傲的回忆，等等。孕妈妈也可以参与进来，对比准爸爸的童年经历，孕妈妈也可以讲讲自己小时候，在爸爸不乖的时候，妈妈是多么听话懂事，在爸爸调皮捣蛋的时候，妈妈又是如何的乖巧文静；又或者，妈妈比爸爸的淘气要有过之而无不及。通过这样的家庭对话，孕妈妈一定是兴趣盎然又感到身心愉悦的，这样能让胎宝宝也跟着快乐起来，听得“不亦乐乎”。

### 知识胎教：认识图形

在学习数字、字母、拼音和汉字的同时，孕妈妈可以让胎宝宝认识一些简单的图形了，如正方形、长方形、圆形、半圆形、三角形、梯形、菱形、扇形、心形、星形等平面图形，以及正方体、长方体、球形等立体图形。首先，孕妈妈还是要制作教学卡片，并为各种图形上色，如果孕妈妈认为立体图形不易绘制，也可从网上下载图片、用电脑软件绘制，或直接购买现成的教学图片。开始教学时，孕妈妈还是要按照上文中介绍的，首先反复将图形及其轮廓特征印入脑中，再反复念出这个图形的名称，并在脑中反复临摹图形的轮廓，最后开始在脑中联想搜集形似该图形的事物。其中最后的紧密联系生活实际，是最为重要的。

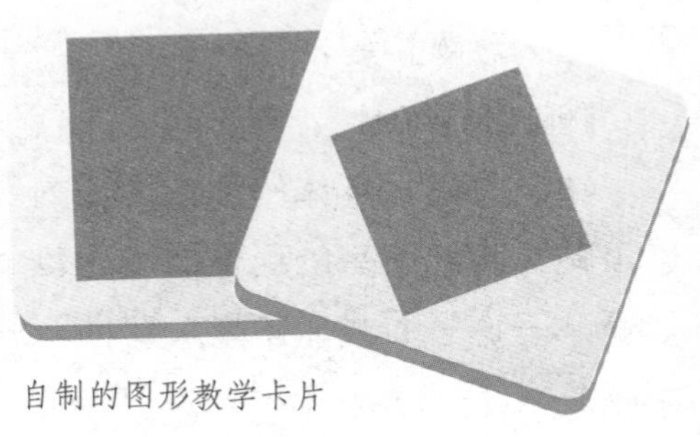

自制的图形教学卡片

# 第32周 宝宝已经4斤了

## 胎宝宝的生长发育

·顶臀长约28厘米，身长约40厘米，重1500~1600克；

·进入新的生长发育高峰；

·头朝下的体位已经固定；

·继续储备皮下脂肪；

·肠胃能够分泌消化液了；

·胎毛开始脱落；

·神经系统进行了重大改变，神经通路已经接通，并开始活动，脂质鞘形成，能进行更复杂的信息接收和身体运动，意识也越来越清楚，能够感觉到更多的外界刺激，并且能区分出白天和黑夜了；

·胎动次数继续减少，宫内活动空间变得狭小，无法翻跟头了，手脚也受到了一定的束缚。

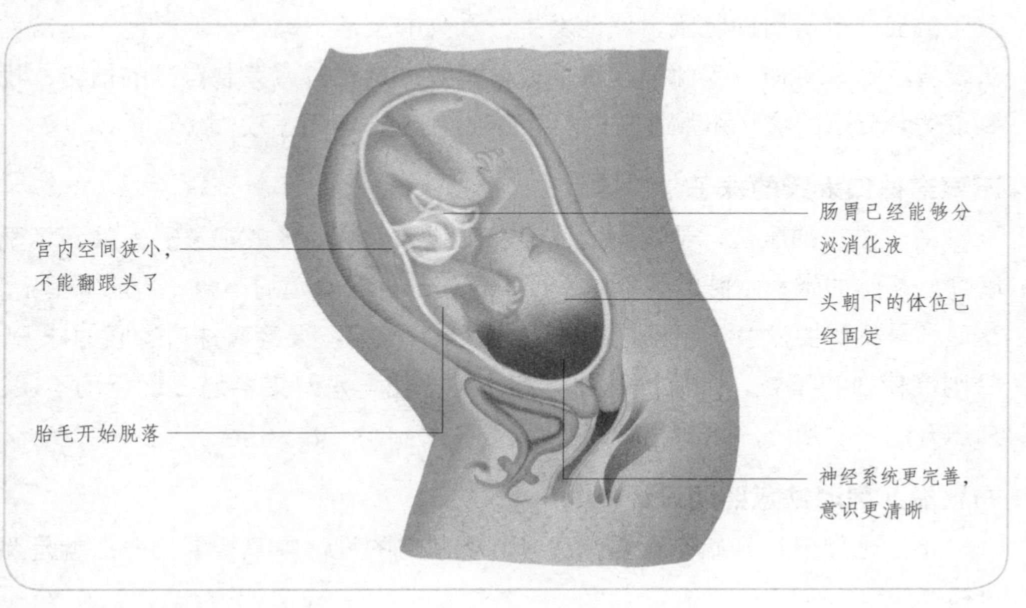

## 孕妈妈的身体变化

到本周结束时，胎宝宝就满 8 个月了，孕妈妈会更容易感到疲劳和行动不便，还会因过于膨大的腹部而休息不好，因此容易出现情绪不佳的情况。此外，食欲下降、阴道分泌物增多、尿频等状况也会伴随孕妈妈左右，孕妈妈要再多忍耐一下，孕期很快就要结束了。胎动的减少有可能也会令孕妈妈感到担心，这是正常现象，因为子宫空间变得狭小，胎宝宝的活动受到了越来越多的限制，只要他还在蠕动，就表示一切正常。

## 生活细节和孕期护理

### 别让情绪影响胎宝宝

孕妈妈恶劣情绪究竟会对胎宝宝起到怎样的影响，影响到底有多大，看看这样一个真实的案例吧。在日本，有一位高龄孕妈妈，在如愿以偿怀上宝宝后，当她第一次从超声波图像中看到自己宝宝模样的时候，激动地哭了。在她哭的时候，医生从图像中看到了这样的画面，随着妈妈的哭泣，胎宝宝从一开始的蠕动，突然变得心跳加速起来，动作幅度越来越大，频率越来越快，头部、胸部和腹部相继开始抽动，并伴随轻微的痉挛，随后全身都抽搐起来。

这就是母婴之间的特殊联系，孕妈妈如果情绪激动或失控，就会通过内分泌的变化传导给胎宝宝，使他发生一系列的反常举动，影响了他的正常生长发育状态和健康。因此在孕晚期，孕妈妈一定要努力克制自己的情绪，找到最适合自己的疏导和派遣方式，为胎宝宝创造最后的舒适家园。

### 不要穿袜口太紧的袜子

由于子宫的压迫，孕妈妈会逐渐发生腿部静脉曲张的现象。尤其到了孕晚期，静脉曲张和水肿的现象越发严重，使部分孕妈妈的小腿“青筋”暴出。这时，孕妈妈要注意，无论是长袜还是短袜，一定不要穿着袜口过紧的袜子，否则会使血流不畅，加重静脉曲张和水肿，使孕妈妈更容易出现行动不便、血压升高、易疲劳、腿部疼痛等问题。

### 布置婴儿房时注意照明设计

不少爸妈已经开始布置婴儿房了。婴儿房的设计中最重要的一点就是照明问题。只有舒适、充足的光源才能让宝宝的房间温暖而有安全感，有助于消除宝宝初生时天生的恐惧感。婴儿房的全面照明度要高，但要确保不会刺激到宝宝的视力。最好采用多光源组合设计，将天花板的吊灯、壁灯和台灯组合起来，顶棚的照明灯要足够亮，壁灯和台灯则要够柔和。可以设置几个低瓦数的小射灯，使角度可任意调转，将灯光打在墙面上，不直接对准宝宝的眼睛。款式上面可以多选择卡通造型，增加婴儿房的童趣。还可以购买一些花朵、星星、月亮造型的塑料壁挂灯，造型可爱，价格适中，灯面有密密的细孔，令灯光可以分散且自然地为婴儿房提供光源。

### 孕妈妈生活起居多加小心

随着身体负担越来越重，你的体力大减，身体容易疲倦。这时，一定要注意充分休息和保持足够的睡眠。只要感到有点累，就要赶紧休息片刻，不要勉强撑着，避免引起高血压，也为越来越临近的分娩储备力量。尽量抑制性生活，避免刺激子宫诱发早产。不要去热闹的场合，以免被传染上感冒或其他疾病，同时注意居家和在外的安全。每天要按时起居，纠正以往的不良生活习惯，不做激烈的运动，特别是以往有流产或早产史的孕妇更应注意，但也不可忘记适度运动，最好的运动是散步。

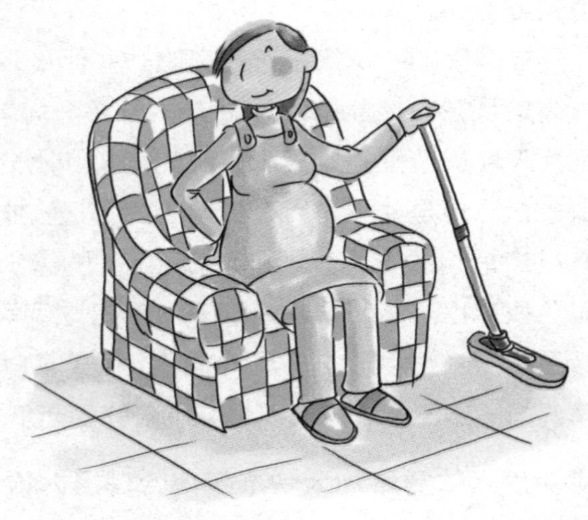

### 准爸爸重新布置家居

妊娠晚期是重新布置家居的好时机，准爸爸应将房间收拾得干干净净、整整齐齐，为宝宝提供舒适安全的家庭环境，给母子预留的房间，应具有良好的采光和通风条件。锁起所有的药物和有毒物品，发现老鼠、蟑螂、蚂蚁的痕迹，应一并消灭。产后的妻子需要一个干净无菌的环境，所以要将床上用品拆洗干净，并用阳光暴晒，产褥期里要穿的衣服，也应彻底清洗，晒干备用。

## 饮食与营养

### 补镁预防早产

科学家研究发现，矿物质中的镁元素具有降低早产发生率、预防胎儿体重过轻的作用。因此在孕晚期，孕妈妈可以适当多吃一些富含镁元素的食物，比如上文中介绍过的绿叶蔬菜、小米、玉米、荞麦、燕麦、紫菜、土豆、豆类食物、蘑菇、核桃仁、虾米、花生、海产品、香蕉等食物。但是，孕妈妈每天会将大量的镁元素代谢出体外，容易影响补镁效果，孕妈妈可以在医生的指导下服用一些补镁制剂进行补充。

### 适量吃西瓜

在孕晚期，孕妈妈可适当吃一些西瓜，能够有助缓解孕妈妈水肿和血压升高的现象，还能够促进乳汁的分泌。尤其对于产前或产后的孕妈妈来讲，吃西瓜能够缓解精神紧张，补充能量和水分，补充营养，治疗贫血，促进伤口愈合。但是并不是所有的孕妈妈都适合吃西瓜，对于出现了早产征兆或具有早产危险的孕妈妈，应忌口。而对于能吃西瓜的孕妈妈，也要适量摄入，避免使血糖升高。孕妈妈每天吃 1~2 块即可，切不可多吃，也不要在饭前或饭后吃，否则会影响孕妈妈的消化和吸收功能。此外，也是最为重要的一点，孕妈妈一定不能吃冰镇西瓜和不新鲜的西瓜，否则极易引发肠胃疾病和早产。

### 避免后期体重增加太快准妈妈合理摄入饮食

胎宝贝长得特别快，体重一般都是在这个时期增加的。如果营养摄入得不合理或过多，就会使胎宝贝长得太大，造成分娩时难产，所以一定要注意合理安排饮食。可选择体积小、营养价值高的食物，如动物性食品；少吃体积大、营养价值低的食物，如土豆；适当限制甜食、油炸食品及肥肉的摄入，油脂也要适量；少吃过咸食物，每天摄盐控制在 7 克以下，不宜大量饮水。由于增大的子宫向上顶着胃，使胃部经常感到胀满，最好采取少食多餐的方式进食，进餐次数每天安排 5 次以上，体重增长控制在每周不应超过 500 克。

此时，由于胎儿渐大，挤压肺、胃、心脏，所以会感觉胸口闷热，不想进食，孕妇呕吐的又一个痛苦时期，所以在饮食上应采取少吃多餐的形式，食品以优质蛋白、无机盐和维生素为主，特别是钙和维生素 D 的吸收，可以预防佝偻病，但不可过量进食维生素 D。含维生素 D 的食品有动物的肝脏、鱼肝油、禽蛋等。

## 孕妈妈食谱推荐

### 土豆玉米棒牛肉汤

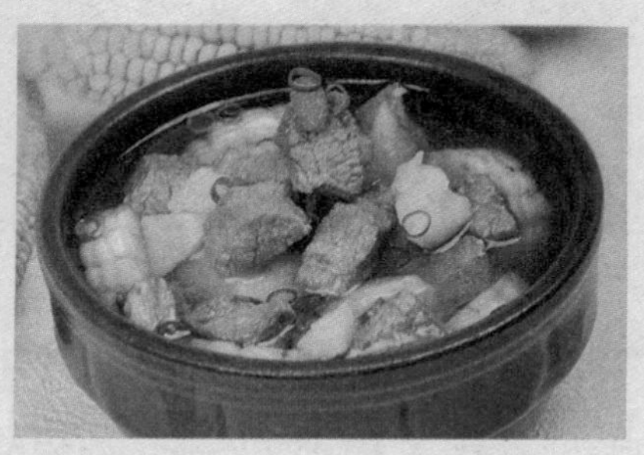

**材料** 熟牛肉200克，土豆100克，玉米棒65克，花生油25克，精盐少许，鸡精3克，姜2克，香油2克，葱3克。

**做法** ❶将牛肉洗净、切块，土豆去皮、洗净、切块，玉米棒洗净切块。❷炒锅上火倒入花生油，将姜煸香后倒入水，调入精盐、鸡精，下入牛肉、土豆、玉米棒煲至熟淋入香油，撒上葱花即可。

**推荐理由** 此汤能够补充胎宝宝生长所必需的营养，并帮助预防早产，还能够起到开胃、清热解毒、利尿消肿的作用，非常适合孕妈妈食用。

### 糖醋胡萝卜

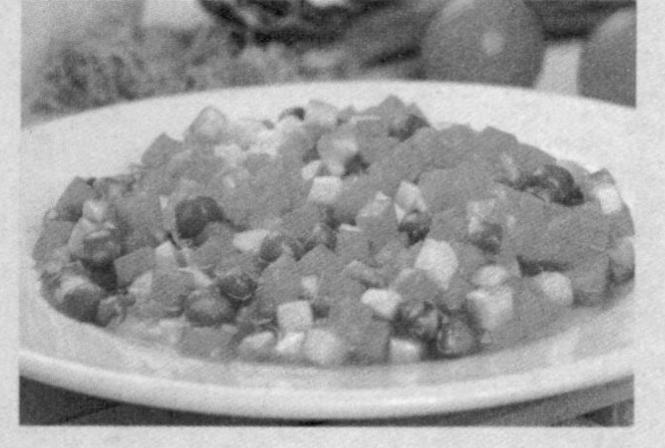

**材料** 胡萝卜350克，蘑菇、豌豆各100克，白糖、醋各50克，盐、酱油各3克，淀粉、水淀粉、面粉各适量。

**做法** ❶胡萝卜洗净切丁，加面粉、淀粉拌匀挂浆；蘑菇洗净切丁；豌豆洗净；将醋、白糖、酱油、盐放入碗中兑成糖醋汁。❷油烧热，放入胡萝卜丁，炸至金黄色时捞出，沥油。锅留底油，下入蘑菇、豌豆煸炒至熟，淋入糖醋汁，胡萝卜丁倒入翻炒，勾芡。

**推荐理由** 胡萝卜富含β-胡萝卜素，蘑菇和豌豆富含维生素E和极丰富的矿物质，此菜能够使孕妈妈增进食欲、补肝明目、消肿通便、增强抗病能力，还能保证胎宝宝骨骼、大脑和视力的正常发育。

## 阳光“孕”动

### 孕妈妈瑜伽

在孕中晚期进行瑜伽运动，可以增强孕妈妈的体力和肌肉张力，增强身体的平衡感，提高整个肌肉组织的柔韧度和灵活度，使顺产的概率增加，还可以减轻痛苦，但运动量需要视孕妈妈的身体状态决定。

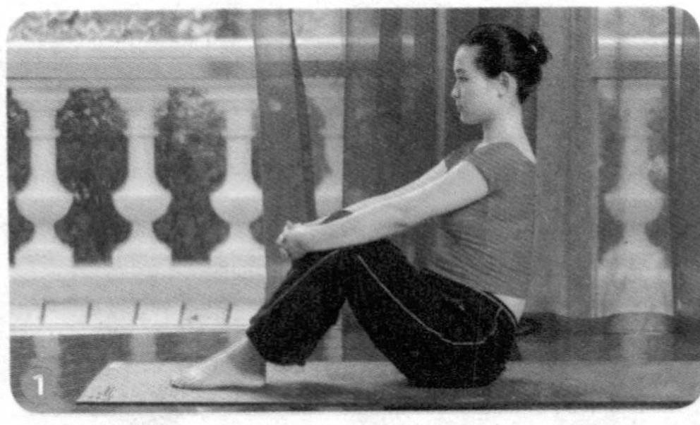

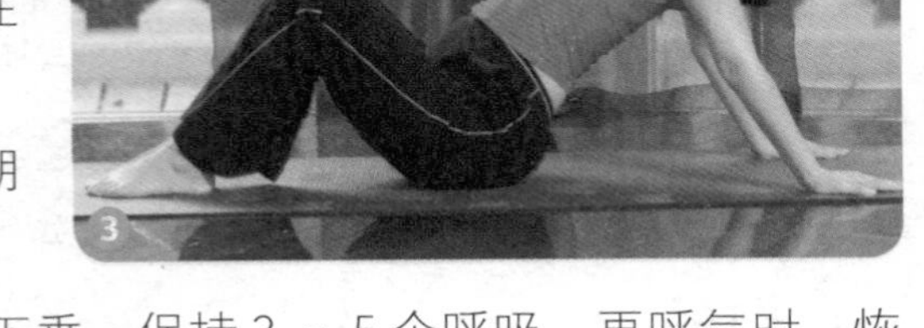

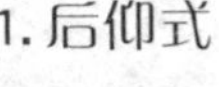

### 1.后仰式

①腰背挺直，坐于垫子上。弯曲双腿踩在垫子上，双手十指相扣抱住膝盖。

②将双手放在臀部后方，指尖朝后支撑住身体。

③吸气，身体向后仰，头自然下垂，保持 3 ~ 5 个呼吸。再呼气时，恢复到起始姿势，稍作休息。

功效：此练习可以增强脊柱神经活力，使其更灵活；可以伸展肠胃，减轻便秘；还可以调节甲状腺，放松肩部和颈部肌肉，舒展胸部。

安全提示：孕妇向后仰时，一定要动作缓慢，不要屏息。

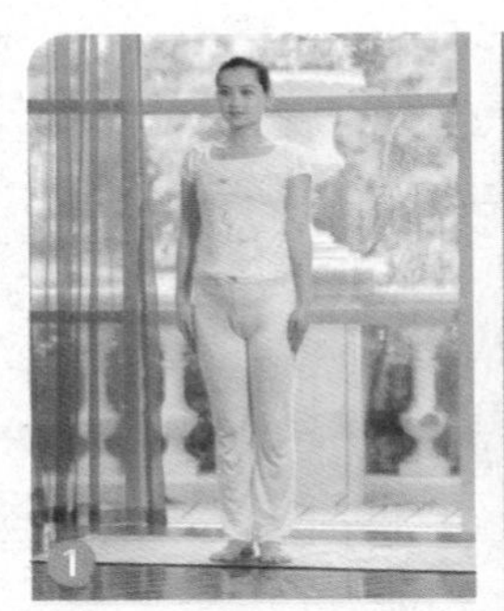

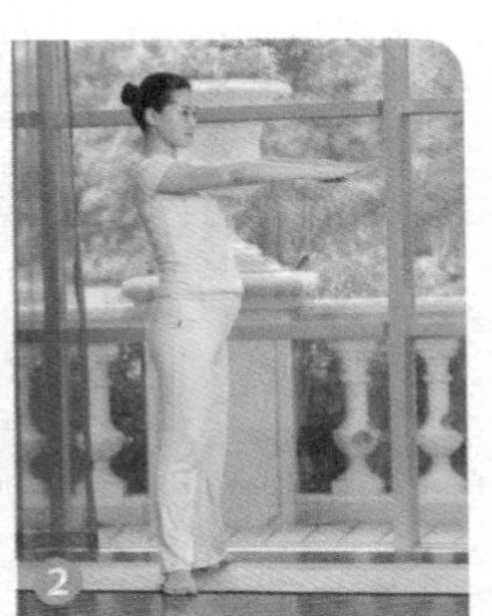

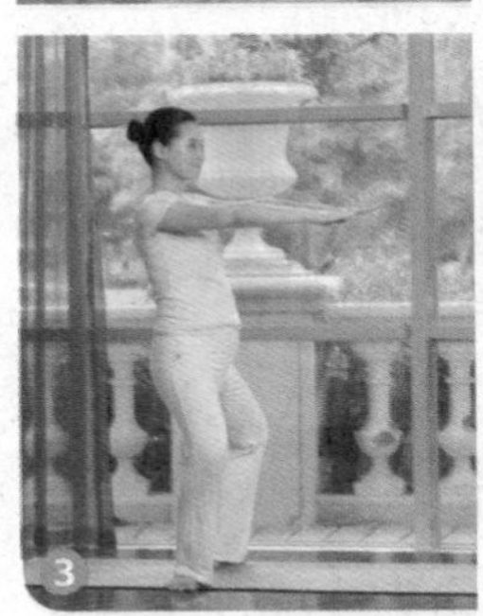

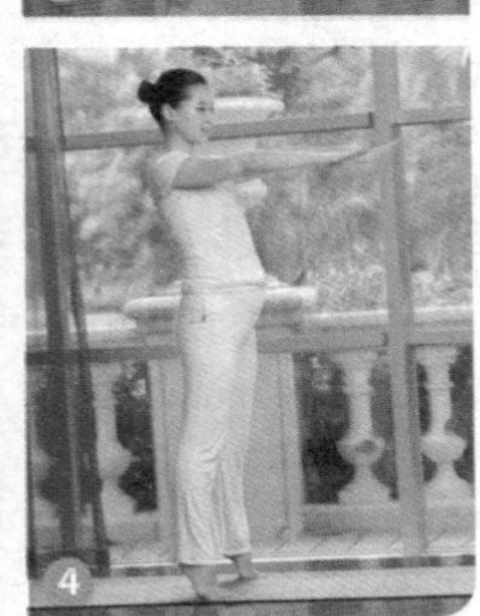

### 2.蹲式二式

①直立，两脚并拢，两手掌心向内，自然下垂。

②吸气，双手前平举，再将双腿左右稍稍分开。

③呼气，双膝左右分开向下蹲，保持 3 ~ 5 个呼吸；再吸气时，用股四头肌的力量，慢慢站立起来。

④呼气再吸气时，踮起脚尖，腰背挺直，保持 3 ~ 5 个呼吸；再呼气时，恢复到起始姿势，稍作休息。

功效：此式对于孕妇来说是一个极好的练习，能加强双踝、双膝、两大腿内侧和子宫肌肉强度，增强髋部肌肉的弹性，有利于顺产。

安全提示：孕妇在练习此姿势时，一定要保持身体平衡，并根据个人情况决定下蹲的程度。

**练习胸式呼吸**

分娩时间较长，所以你往往会精神紧张、休息不好，情绪波动也较大。为了学会放松紧张的情绪，你可以早一些时候开始练习胸式呼吸。当第一产程开始后，就可以通过胸式呼吸稳定情绪、减轻痛苦。

练习时，身体仰卧在床上，将双手放在胸前。这时你用鼻子呼吸，深深吸入一口气，吸满气后，再缓缓呼出。宫缩间歇时可暂停，待下次宫缩时再重复进行。

当子宫收缩较强时，你还可以做深慢的腹式呼吸。练习时，你可采取半坐位或仰卧在床上，双腿屈膝，两腿尽量分开，双脚的脚跟靠近臀部。这时你可以假定自己宫缩已经开始了，于是深吸一口气，将肚子鼓起来，然后屏住气，像排大便一样，向肛门方向用力，用力后慢慢呼气。用力时，用下巴颏抵住胸口，后背紧贴床上（在分娩时，双手可拉紧产床两侧的把手，更便于用力）。

上述动作可于妊娠 32 周后开始进行练习，要持之以恒，每日练习 1 ~ 2 次，每次练习 5 ~ 10 分钟。这样到了分娩时就可以熟练掌握，应用自若了。

应当注意的是，要坚持练习。重要的是掌握要领，熟悉做法，不需真正用力。每日练习 1 ~ 2 次，每次 3 ~ 5 分钟。有先兆早产或胎膜早破者不应练习；确诊骨盆狭窄或胎位不正者需要剖宫产者，也不必练习。

## 胎教方案

**情绪胎教：玩玩数独**

数独游戏有着极强的趣味性和益智作用，能帮助孕妈妈开动脑筋，充分锻炼逻辑推算能力，从而对胎宝宝的智力发育产生良性刺激，促进他的大脑神经和细胞的发育。通过数独游戏，孕妈妈还能获得极大的满足感和自信，暂时忘记不适感，给孕妈妈带来更多感官上的愉悦。不过，孕妈妈也要注意，玩数独不可上瘾，不能占据太多的时间，不能影响正常的生活起居，否则不如不玩。

数独的游戏规则是这样的，游戏要在一个9×9的方格内进行，这个大方格又被分成9个3×3的小区域，要使每个区域、每一大行、每一大列中，都是1~9这9个数字，不能重复，也就是说，每个数字在每一个区域、每一大行、每一大列中只能出现一次，而且每个格子只允许填入1个数字。孕妈妈现在就来做做下面这个数独游戏吧。

| | | | | | | | | |
|---|---|---|---|---|---|---|---|---|
| | 6 | | 5 | 9 | 3 | | | |
| 9 | | 1 | | | | 5 | | |
| | 3 | | 4 | | | | 9 | |
| 1 | | 8 | | 2 | | | | 4 |
| 4 | | | 3 | | 9 | | | 1 |
| 2 | | | | 1 | | 6 | | 9 |
| | 8 | | | | 6 | | 2 | |
| | | 4 | | | | 8 | | 7 |
| | | | 7 | 8 | 5 | | 1 | |

| | | | | | | | | |
|---|---|---|---|---|---|---|---|---|
| 7 | 6 | 2 | 5 | 9 | 3 | 1 | 4 | 8 |
| 9 | 4 | 1 | 2 | 7 | 8 | 5 | 3 | 6 |
| 8 | 3 | 5 | 4 | 6 | 1 | 7 | 9 | 2 |
| 1 | 9 | 8 | 6 | 2 | 7 | 3 | 5 | 4 |
| 4 | 7 | 6 | 3 | 5 | 9 | 2 | 8 | 1 |
| 2 | 5 | 3 | 8 | 1 | 4 | 6 | 7 | 9 |
| 3 | 8 | 7 | 1 | 4 | 6 | 9 | 2 | 5 |
| 5 | 1 | 4 | 9 | 3 | 2 | 8 | 6 | 7 |
| 6 | 2 | 9 | 7 | 8 | 5 | 4 | 1 | 3 |

**影音胎教:《天鹅湖》——你在我肚里跳舞了吗**

《天鹅湖》是俄罗斯著名作曲家柴可夫斯基所创作的一首芭蕾舞曲，后被搬上了歌剧院的舞台，成为世界上最著名的芭蕾舞剧。孕妈妈带着胎宝宝徜徉在美丽纯洁的乐曲声中，欣赏着芭蕾舞演员们优雅动人的舞姿，那种美好的双重艺术熏陶，能对胎宝宝产生深远的影响。一边欣赏，孕妈妈也可以想象一下此刻胎宝宝在自己腹中的样子，他是不是也激动地随着律动正翩翩起舞呢，一会儿扬起小胳膊，一会儿伸伸小脚丫，也可想象成与电视里的舞蹈演员们一样，能够灵活轻快地舞动起来。想到他可爱、笨拙的样子，孕妈妈是不是已经陶醉其中了呢。

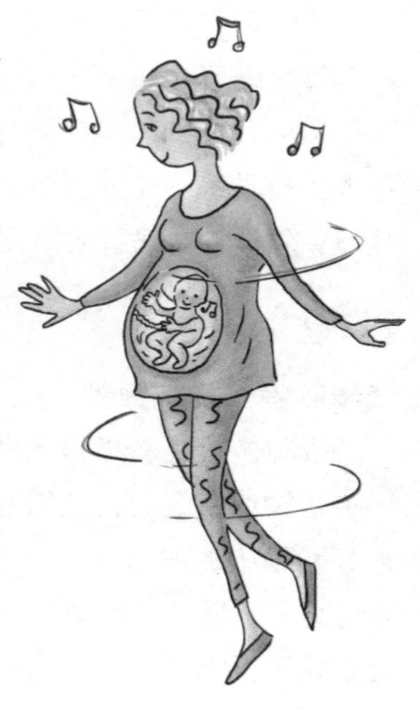

# 胎宝宝发育成熟

进入孕 9 月，孕妈妈必须做好各方面充分的准备以及保健工作。因为在最后的“胜利”没有到来之前，孕妈妈的一举一动都涉及胎儿的安全。因此，走好妊娠这最后一段路程，避免意外发生，不仅需要配合医护人员的工作，更要做好自我保健。

# 第33周 粉红色的小宝宝

## 胎宝宝的生长发育

· 身长 43~45 厘米，重约 1800 克；

· 从本周起，体重迅速增长，其增长量比此前增长总量的一半还多；

· 皮下脂肪大大增加，身体皱纹又减少了许多，更加圆润了；

· 生殖器发育接近成熟，如果是男孩，他的睾丸从腹腔降入了阴囊，但也有部分宝宝在出生当天或之后睾丸才会降入阴囊，如果是女孩，她的外阴唇已经明显隆起，左右紧贴；

· 皮肤变成了粉红色；

· 体温调节系统开始工作；

· 指甲和趾甲已经长到了指尖，但一般不会超过指尖；

· 头围在本周将增长 9.5 毫米；

· 部分胎宝宝的头发已经非常浓密，也有的比较稀疏，但这并不能决定

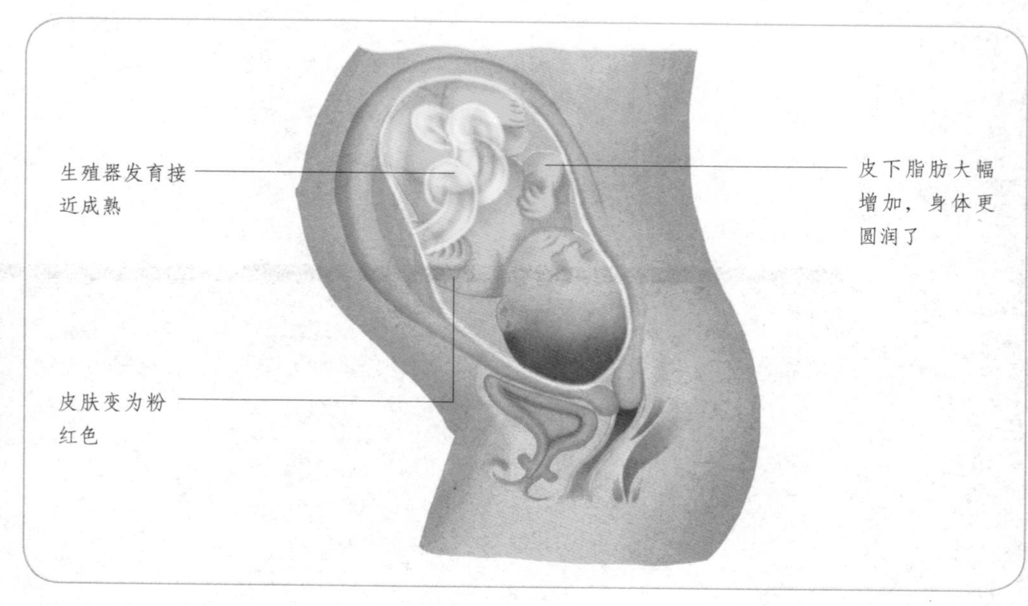

孕前
1周
2周
3周
4周
5周
6周
7周
8周
9周
10周
11周
12周
13周
14周
15周
16周
17周
18周
19周
20周
21周
22周
23周
24周
25周
26周
27周
28周
29周
30周
31周
32周
33周
34周
35周
36周
37周
38周
39周
40周

其日后头发的浓密程度；

· 头朝下的体位固定下来，部分胎宝宝的头部已经率先降入骨盆，但是大部分胎宝宝要等到孕 34 周以后。

## 孕妈妈的身体变化

孕妈妈的子宫底上升到了脐上 13 厘米处，体重将以每周 500 克的速度增长，这是因为胎宝宝的体重将开始猛增的缘故，其中有一半的重量是胎宝宝增加的。尿频、气喘、胃胀、食欲减退、腰酸背痛、静脉曲张、易疲劳等不适还会伴随孕妈妈左右。此外，有时孕妈妈还会感到骨盆和趾骨联合处酸痛，这是此处肌肉和韧带变松软的缘故。而且假性宫缩的次数也在增多，这些都标志着胎宝宝在逐渐下降。虽然沉重的身体更易使孕妈妈感到疲惫，但是适当的运动还是必要的，这可以为分娩锻炼出更好的体能。

## 生活细节和孕期护理

### 了解早产征兆

如果孕妈妈出现了以下征兆，一定要第一时间就医：

（1）阴道分泌物增多，或分泌物性状发生改变；

（2）出现阴道流血或点滴出血的现象；

（3）出现破水，即有一股无色、清澈并带有腥味的液体不自主地从阴道流出；

（4）腹部疼痛，类似月经期发生的疼痛，或者 1 小时内宫缩超过 4 次；

（5）骨盆底部有逐渐增加的压迫感；

（6）腰背部疼痛，特别是在没有腰背部疼痛史的情况下。

### 哪些孕妈妈易发生早产

（1）年龄小于 18 岁或大于 40 岁者；

（2）体重过轻或过重者；

（3）孕前或孕期心脏、肝、肺、肾等脏器功能不佳者；

（4）双胞胎或多胞妊娠者；

（5）曾发生过早产、早发阵痛、妊娠早期或中期流产者；

（6）先天性宫颈发育不良，或因分娩、流产、手术操作造成的后天宫颈损伤者；

（7）羊膜囊向宫颈管膨出、绒毛膜羊膜炎、胎膜早破者；

（8）怀孕期间患有急性病或急性传染病，如风疹、流感、急性传染性肝炎、急性肾盂肾炎、急性胆囊炎、急性阑尾炎，以及患有妊娠高血压综合征、妊娠糖尿病、心脏病者；

（9）孕期有外伤及做过手术者；

（10）精神压力大、情绪失控、极度缺乏休息者。

## 怎样才能有效预防早产

1 积极配合医生，定期进行产前检查，找到自身可能存在的早产危险因素，及时采取预防措施；

2 做好生活护理工作，如上文提到过的，在孕晚期要避免外出出差或旅行、禁止性生活、不去人多拥挤的地方、避免久站或久坐、睡觉采取左卧位姿势、营养摄入均衡合理等。此外，孕妈妈还要注意，在上下楼时要踩稳，避免摔跤；要注意劳动强度，增加休息时间；

3 调节情绪，避免因紧张、焦虑、抑郁等情绪导致早产；

4 关注自身健康，如果患有孕期疾病，则要积极配合医生进行治疗，监控自己的病情发展，做好特殊的孕期保健和护理工作，一旦发现异常，要及时就医；

5 治愈生殖系统感染，否则细菌会侵入绒毛膜和羊膜，导致早产；

6 坚决杜绝烟酒。

## 准爸爸要做好孕妈妈的心理保健工作

妊娠 9 个月，距预产期越来越近，孕妈妈一方面会为宝宝即将出世感到兴奋和愉快，另一方面又对分娩怀有紧张的心理。面对这一现实，丈夫要在感情上关心、体贴妻子，让孕妈妈始终保持一种平和、欢乐的心态。

首先，准爸爸要与孕妈妈一起做好产前的心理准备。分娩前的心理准备重要性远远胜过了学习各种知识及参加各种练习，因为许多准父母没有意识到他们将会面对的问题，因此一旦面对这些问题时很无助。但是在医生的指导下，做好妊娠和分娩相关的心理准备后，他们便得到了更大范围的心理保护。

其次，在产程中给予孕妈妈心理支持。产痛是分娩过程中准爸妈关注的重心，在进行长时间的分娩心理准备时，应该让孕妈妈真正了解产痛的意义，消除对母子的负面影响，并让产妇在分娩过程中得到充分的体验，有利于调整随后的母子关系。

此外，要给予孕妈妈充分的产后心理支持。在婴儿出生后，准爸爸要全力支持妻子，并给她提供最好的条件，消除妻子抚养婴儿的压力。

**上班妈妈的权力**

到了怀孕晚期，孕妇的行动已经很不方便了。如果孕妇和胎宝贝没有什么异常情况，工作单位能够给安排较轻松的工作，如不需要特别用脑、不长久坐或站、工作压力不大等，上班对孕妇还是有益的，可以去上班。但路上一定要注意安全，避免腹部被挤碰。工作过程中注意适当做轻度活动，可在预产期前半个月开始休假。以下内容摘自我国劳动法有关法规：

不得在女职工怀孕期、产期、哺乳期降低其基本工资，或者解除劳动合同。

女职工在怀孕期间，所在单位不得安排其从事国家规定的第三级体力劳动强度的劳动和孕期禁忌从事的劳动，不得在正常劳动日以外延长劳动时间，对不能胜任原劳动的，应当根据医务部门的证明，予以减轻劳动量或者安排其他劳动。

怀孕 7 个月以上（含 7 个月）的女职工，一般不得安排其从事夜班劳动，在劳动时间内应安排一定的休息时间。

怀孕的女职工，在劳动时间内进行产前检查，应当算作劳动时间。

女职工产假为 90 天，其中产前休假 15 天。难产的，增加产假 15 天。多胞胎生育的，每多生 1 个婴儿，增加产假 15 天。

女职工怀孕流产的，其所在单位应当根据医务部门的证明，给予一定时间的产假。

有不满 1 周岁婴儿的女职工，其所在单位应当在每天劳动时间内给予其两次哺乳（含人工喂养）时间，每次 30 分钟。多胞胎生育的，每多哺乳 1

个婴儿，每次哺乳时间增加 30 分钟。女职工每班劳动时间内的两次哺乳时间，可以合并使用，哺乳时间和在本单位内哺乳往返途中的时间，算作劳动时间。

女职工在哺乳期内，所在单位不得安排其从事国家规定的第三级体力劳动强度的劳动和哺乳期禁忌从事的劳动，不得延长其劳动时间，一般不得安排其从事夜班劳动。

## 饮食与营养

### 持续补钙不间断

从本周起，胎宝宝将以前所未有的速度开始迅速长大，孕妈妈自然要为他提供足够的钙质。据研究显示，足月胎儿所需的钙质有 80% 都是在孕期的最后 3 个月获得的。如果钙质摄入不足，将导致胎宝宝骨骼和牙齿发育不良、新生儿出牙晚、水肿、惊厥、佝偻病、智力发展缓慢、体弱多病等严重后果。而孕妈妈也会因此出现腿抽筋、腰腿酸痛、骨关节痛、水肿等问题，严重者还可能转为高血压、难产、骨质疏松、软骨症、骨盆畸形、牙齿松动等病症。因此，孕妈妈至少要从本周开始加强补钙，每天保证摄入 1500 毫克的钙，如果经检查摄入不足，还可以在医生的指导下服用补钙制剂。

### 多补维生素 C，降低羊膜早破风险

如果孕妈妈在孕晚期维生素 C 摄入量不足，则有发生羊膜早破的危险。这是因为维生素 C 能够使羊膜中胶原组织的构成更加牢固。因此，在整个孕晚期，孕妈妈都要持续补充维生素 C，参照上文所提供的富含维生素 C 食物的列表，多吃这些食物，每天应补充 100 毫克左右。

### 重点补充膳食纤维

进入孕 9 月后，便秘的问题会持续地困扰孕妈妈，甚至会使孕妈妈患上痔疮。因此孕妈妈应该在饮食中注意多补充足量的膳食纤维，帮助促进肠道蠕动，缓解便秘的问题。孕妈妈可以适当多吃一些全麦面包、芹菜、胡萝卜、豆芽、菜花、红薯等食物，能够为孕妈妈提供大量的膳食纤维。此外，孕妈妈还要保证适当的户外运动，不要让自己久坐或久站，以免使便秘和痔疮加重。

## 预防感冒的绝佳汤饮

到了孕9月，孕妈妈仍要积极预防感冒，避免接触患感冒的家庭成员使用过的碗筷。只要家中有人感冒，即便是在家里，孕妈妈也要戴上口罩。

以下几种汤饮趁热服用，可以有效预防感冒。对于已经感冒的孕妈妈，喝完之后盖上被子，微微出点儿汗，睡上一觉，有助于降低体温，缓解头痛和身体疼痛。

橘皮姜片茶：橘皮、生姜各10克，加水煎，饮时加红糖调味。

姜蒜茶：大蒜、生姜各15克，切片加水一碗，煎至半碗，饮时加红糖调味。

姜糖饮：生姜片15克，3厘米长的葱白3段，加水50克煮沸后加红糖。

菜根汤：白菜根3个，洗净切片，加大葱根7个，煎汤加糖，趁热服。

杭菊糖茶：杭白菊30克，糖适量，加适量开水浸泡，代茶饮。

## 孕妈妈吃什么可以补铁

妊娠期需要增加铁摄入量的重要性不亚于钙。足月胎儿肝内储存的铁，可供出生后6个月之内用，其中大部分是在母亲妊娠的最后两个月内储存。在这两个月内，胎儿肝脏以每日5毫克的速度储存铁。孕妈妈自己也需要储存一些铁，以便为分娩失血提供所需。我国营养学会建议孕妈妈铁的适宜摄入量为每天28毫克。

民间常说的“贫血”，大部分都是因为缺铁而引起的。如果孕妈妈摄入的铁不足，就会直接影响到胎儿的生长发育。临床上经常出现的胎儿期贫血与出生时体内铁的储存量有密切关系。如果孕妈妈和乳母的膳食中铁供给不足，就可发生营养性贫血。缺铁性贫血现已成为一个最重要的医学和公共卫生学问题，尽管很少会引起死亡，但它对胎儿的大脑发育以及婴儿的智力发育却会造成影响。

动物肝脏和血液含铁量很高且是血红素铁，利用率高，可经常选用。膳食中铁的良好来源包括动物肝脏、牛肉、各种动物瘦肉、蛋黄、肾脏、动物血、大豆、黑木耳、芝麻酱以及一些含强化铁的食品或饮料。一般蔬菜中含铁量不高，油菜、苋菜、菠菜、韭菜等含铁量虽不低但利用率不高。含铁丰富的食物与含维生素C高的食物同食效果更好。

孕前
1周
2周
3周
4周
5周
6周
7周
8周
9周
10周
11周
12周
13周
14周
15周
16周
17周
18周
19周
20周
21周
22周
23周
24周
25周
26周
27周
28周
29周
30周
31周
32周
33周
34周
35周
36周
37周
38周
39周
40周

孕妈妈食谱推荐

## 西蓝花炒腐竹

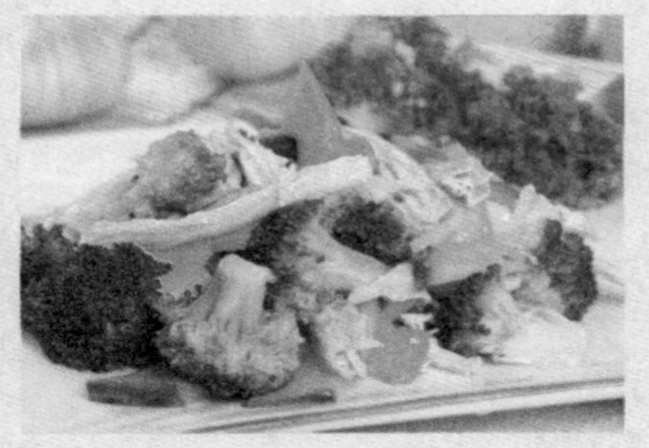

**材料** 西蓝花300克，腐竹、黄瓜、胡萝卜各150克，盐3克，鸡精2克。

**做法** ❶西蓝花洗净，掰成小朵；腐竹泡发，洗净，切段；黄瓜洗净，切片；胡萝卜去皮，洗净，切片。❷锅入水烧开，放入西蓝花焯烫片刻，捞出沥干备用。❸锅下油烧热，入西蓝花、腐竹、黄瓜、胡萝卜翻炒片刻，加盐、鸡精炒匀，待熟装盘即可。

**推荐理由** 西蓝花富含丰富的维生素A、维生素C和钙，还含有大量的膳食纤维，腐竹则含有丰富的蛋白质和矿物质，此菜味道香醇浓郁，营养极丰富，能够极大地满足孕妈妈的每日营养所需，是可实现一举数得的上选佳肴。

## 芹菜米粉汤

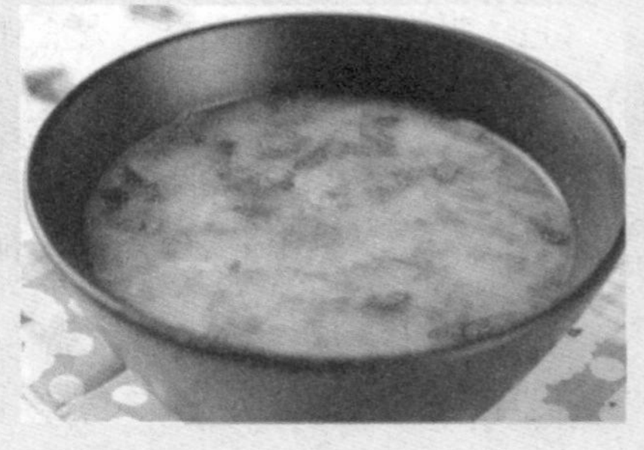

**材料** 芹菜（含芹菜叶）100克，米粉50克。

**做法** ❶芹菜洗净切碎，米粉泡软待用。❷将汤锅内加水烧开，放入芹菜碎和米粉，焖煮3分钟即可食用。

**推荐理由** 米粉含有丰富的碳水化合物、维生素、矿物质及酵素等，能迅速熟透、易于消化；芹菜则可以为孕妈妈提供丰富的维生素、纤维素，能够帮助孕妈妈改善便秘和痔疮的现象。

## 阳光“孕”动

### 增强骨盆肌肉力量的运动

孕晚期因为肚子的增大，部分孕妈妈可能会很粗心双腿出现无力的感觉，这时简单做一下运动，不但可以消除不适，还能增强臀腿力量，有助顺利分娩。

左侧卧在地毯上，左手撑住头部，右手自然地扶在右腿上。左腿伸直，右腿屈膝，右脚跨过左腿，脚掌落在左膝前方，贴地。一边呼气，一边将右膝向外打开，保持3秒。然后，放下左腿，换腿练习，重复做3～5次，注意动作要轻柔缓慢。

### 提前练习拉梅兹呼吸运动法

每个分娩阶段都有一套合适的呼吸速度与节奏，利用专心的呼吸，转移对疼痛的注意力，并且可保持体内氧气与二氧化碳浓度的平衡。当阵痛发生时，孕妈妈可以在运用技巧的同时，找到最舒服的方式，然后规律的进行。

**廓清式呼吸法——呼吸运动前准备工作**

步骤：

鼻子深深吸一口气，由嘴慢慢吐出，全身放松。

廓清式呼吸是呼吸运动前的准备动作，所以每个呼吸步骤运用前后，都要做一次廓清式呼吸法，这些运动每星期准爸爸都要陪孕妈妈练习 3 ~ 4 次。

**胸部呼吸法——分娩初期 0 ~ 3 厘米**

步骤：

（1）先做一次廓清式呼吸法。

（2）身体完全放松，眼睛注视一个定点，可由准爸爸负责拿一项固定物。

（3）从鼻子深吸一口气，由嘴巴慢慢吐出，吸气时胸部有挺起的效果，吐气时胸部慢慢下沉。每分钟做 6 ~ 9 次。

（4）结束时再做一次廓清式呼吸法。

运用时机：当子宫颈开始变薄，子宫收缩初期，也就是无法正常走路或说话时，就可做此胸部呼吸法。此时，子宫间隔 5 ~ 20 分钟收缩一次，每次 30 ~ 60 秒。

**嘻嘻轻浅呼吸法——分娩第二阶段 3 ~ 7 厘米**

步骤：

（1）先做一次廓清式呼吸法。

（2）身体完全放松，眼睛注视一个定点。当廓清式呼吸将空气排出后，吸一小口气，保持轻浅呼吸，让吸入与吐出的气量相等（此呼吸完全以嘴呼吸）。保持呼吸高位在喉咙，感觉就像发出“嘻嘻”的声音。

（3）配合子宫收缩的强弱，来决定呼吸的快慢，当子宫收缩增强则加速呼吸，反之减慢，保持一种轻浅持续的节奏感。保持吸入与吐出的气量相等，以免换气过度。

（4）刚开始可先从呼吸 20 秒左右练习，慢慢延长，直到能达到 60 秒。

（5）结束时再做一次廓清式呼吸法。

运用时机：当子宫颈开始扩张，进入分娩第二阶段，即胸部呼吸法已经无效时可进入嘻嘻呼吸法。此时，子宫 2 ~ 4 分钟收缩一次，每次 45 ~ 60 秒。

**喘息呼吸法——分娩第三阶段 7 ~ 10 厘米**

步骤：

（1）先做一次廓清式呼吸法。

（2）身体完全放松，眼睛注视一个定点，吸一口气，接着快速做 4 ~ 6 个短吐，就像吹袋子一样，之后用嘴呼气，重复到宫缩结束。

（3）这项呼吸法要比嘻嘻式呼吸浅。可先从呼吸 45 秒左右练习，慢慢延长，直到能达到 90 秒。

（4）结束时再做一次廓清式呼吸法。

运用时机：此时是第一产程中最强烈、最难控制的阶段，也是胎儿即将要出来的时刻了。此时，子宫 60 ~ 90 秒收缩一次，每次 30 ~ 90 秒。

**哈气运动**

步骤：

（1）准爸爸下达“不要用力”的指令。

（2）孕妈妈快速连续做喘息方式的急速呼吸，如同哈气方式，直到想用力的感觉不再。每次以 90 秒来练习。

运用时机：在分娩阶段中，当医生要求不要用力时，即可采用这个方法。

**用力推**

步骤：

（1）先做一次廓清式呼吸法。

（2）大口吸气后马上憋气，接着用力，就像如厕解便一样。要完全放松骨盘底的肌肉。尽可能憋 10 秒左右，吐气后马上再吸气憋气，直到收缩结束。

（3）在待产房时，双手握住膝窝处，手肘向外，将两膝抬起分开两腿，完全放松骨盘底、腿部、脚的肌肉；在家练习时可平躺地上，把腿屈膝张开放在椅子上，臀部尽量靠近椅子边缘，手握椅子的脚，模拟在产台上的样子。

运用时机：此时子宫颈已经全开，医生会要求产妇用力，将孩子生出来，产妇是否用力得当，关乎产程的长短。所以当收缩开始时，就要赶紧用力，收缩结束时要完全放松，这样才能将力量有效发挥。

## 胎教方案

### 光照胎教：追视光源的训练

胎宝宝在此前虽然能够感受到光线的明暗，但是却一直在躲避光源。现在，胎宝宝不但能追随光源，还能凝视光源了，光照到哪里，他就把头和视线转移到哪里。根据这个可喜的成长变化，孕妈妈和准爸爸要更加重视对胎宝宝的光照胎教。选择在胎宝宝醒着的时候，将手电筒打开，找准胎宝宝头部所在的位置进行照射，持续 2 分钟后，将手电筒水平缓慢移动，换到一个新的照射位置，再停留 2 分钟。之后可以开关几次手电筒，帮助胎宝宝提高对光源的注意力，然后关闭，再水平移动到第三个位置，打开手电筒持续照射 2 分钟。每天重复这样的照射方法，每次选择 3~5 个照射点即可。此外，孕妈妈和准爸爸还要注意观察胎宝宝的反应，如果经过照射，胎动突然变得频繁和激烈，动作幅度很大，则说明胎宝宝不适应这样的光照强度、照射方法或停留时间，应立即停止光照胎教。隔天换一种强度更小的光源，将照射距离稍微拉大，照射时间相对缩减，再进行尝试，直到寻找到适合的光照胎教方式为止。

### 情绪胎教：准爸爸的“见面礼”

在孕妈妈亲手给胎宝宝做过玩偶之后，准爸爸也应该开始准备一些“见面礼”给出世后的宝宝了。准爸爸可以为宝宝绘制一幅肖像，无论是想象中胎儿时期的模样，还是婴幼儿甚至是青少年、成年后的样子，都可以画出来留给宝宝看。也可以给宝宝亲手打造一个小摇篮、小木马，或是任何准爸爸认为有意思的玩具。如果准爸爸自认为没那么心灵手巧、富有艺术细胞，也可以制作一张简单的卡片或相册，写下对宝宝的期待和浓浓的爱。无论准爸爸送什么给宝宝当见面礼，都一定要先展示给孕妈妈看，要么让孕妈妈旁观整个制作过程，要么就做好后讲给孕妈妈听，这

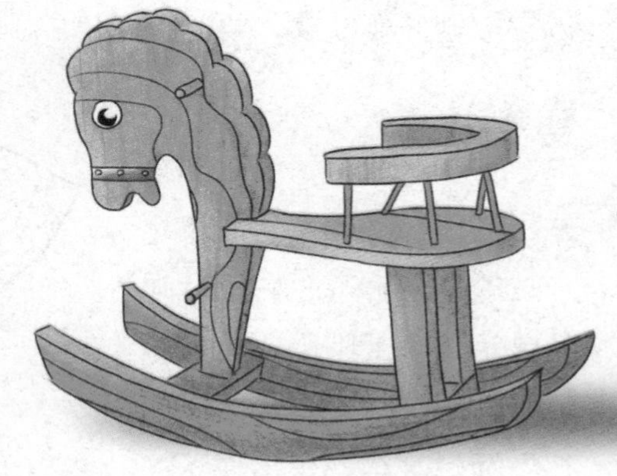

准爸爸亲手给宝宝做个木马摇椅吧。

是一个多么别出心裁的礼物，让母子都能感受到准爸爸的深情厚谊和爱子之心。

**胎教策略：把自己的爱好传给胎宝宝**

一般说来，能通过胎教传给孩子的个人爱好和才能主要是音乐。

有记者问加拿大汉密尔顿交响乐团指挥博利顿·希罗特："你是怎样对音乐发生兴趣的？"希罗特的回答是："在出生之前音乐就已经是我的一部分了。"他解释说："那是我年轻的时候，当我发觉自己有异常的才能时，我感到疑惑不解。初次登台就可以不看乐谱指挥，大提琴的旋律不断地浮现在脑海里。而且不翻乐谱就能准确地知道下面的旋律。有一天，当母亲正在拉大提琴的时候，我向她诉说了此事。母亲问我脑海里浮现出什么曲子时，谜被解开了。原来，我初次指挥的那支曲子，就是我还在母亲腹内时她经常拉奏的那支曲子。"这说明，音乐爱好是会通过胎教传给孩子的。国外出现过不少音乐世家，如巴赫、海顿家族出过好几代音乐家，其原因很可能和有意或无意的音乐胎教有关。

## 孕9月常见不适与应对

**牙龈肿痛、牙龈出血**

牙龈问题在孕期可能持续困扰着孕妈妈，直到孕晚期亦是如此。孕妈妈依旧要保持餐后及时漱口或刷牙的好习惯。这里的"餐后"不仅仅指三餐之后，而是每次吃过东西之后，都要立刻漱口或刷牙。漱口水最好选择淡盐水，以避免食物残渣发酵腐蚀牙齿，并减少口腔细菌的繁殖。牙刷尽量选择刷毛最软的品种，牙膏每次也不要挤太多，以占到刷头面积三分之一或四分之一为宜，刷牙要彻底，要使用正确的刷牙方式，不要使脆弱的牙龈再受到伤害。

**疲惫**

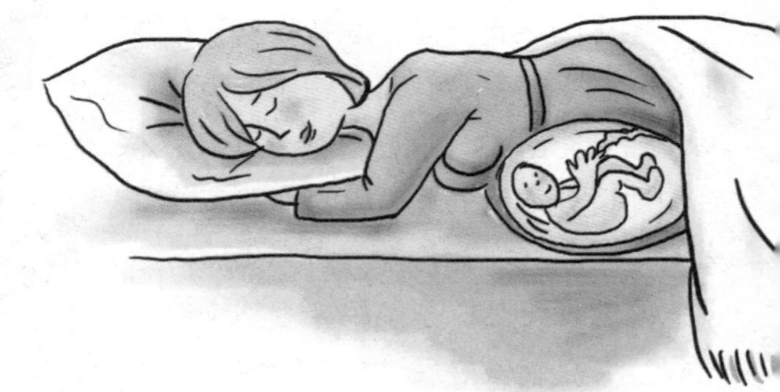

进入孕9月，沉重的身体极易使孕妈妈感到一波又一波的疲倦，有时白天就睡意十足，晚上则需要更长的睡眠时间，有时还会因此而感到烦闷。孕妈妈出现了这

些症状时，要尽可能地多休息，做一些能使身体放松的体操或锻炼，减少日间工作量，晚上提早上床睡觉。

### 假性临产征兆

假性临产会使孕妈妈出现无规律的镇痛，休息一下或运动一下疼痛感会减轻或消失，不会呈加重的状态；而疼痛的部位仅仅是子宫的局部，通常是子宫的下部。还会出现无规律、强度较弱的假性宫缩现象，也是在休息或运动过后会减轻或消失。孕妈妈对出现的这些现象要保持冷静，仔细分辨是否属于假性临产征兆，如果是，多是由子宫压力过大或胎宝宝的胎动所造成的，不必惊慌，及时休息调整即可。

### 发生不规则肚子痛怎么办

在孕晚期，孕妈妈偶尔会感觉到肚子痛，这其实是宫缩的表现。大约在分娩前一个月，宫缩就已经开始了。有些人刚开始时还没感觉，只有用手去摸肚子时，才会感受到宫缩。到了孕晚期，这种无效宫缩会经常出现，且频率越来越高。

临盆开始的重要标志是出现有规律且逐渐增强的子宫收缩。这种宫缩无法缓解，每次持续 30 秒以上，间隔 5 ~ 6 分钟。如果你的宫缩持续时间短且不规律，就表示分娩尚未发动，是宫缩过于频繁的表现。

宫缩太频繁了即使不是即将生产，对宝宝也是不太好的，容易造成胎儿宫内窘迫。频繁宫缩持续时间长的话建议去医院看看医生，看是否需要做个胎监。出现这种情况的时候要注意休息，不要刺激腹部。不需要服用药物，而且服用药物一般也不大能缓解。如果痛到坐立不安，工作、生活受到影响，就需要去医院。同时，要注意休息，不要刺激腹部。

## 孕 9 月产前检查与优生

### 孕妈妈该去查查胎盘功能了

孕后期孕妈妈应定期到医院做有关胎盘功能的检查，关注胎盘的健康状况。医生会根据你的综合情况来判定是否存在胎盘功能不全或做进一步干预措施。

下面是常用的关于胎盘功能的检查：

（1）胎动计数。最简单的方法是计数胎动，孕妇可以进行自我监护。因为胎动和胎盘供血状态有密切联系，如果胎盘功能减退，胎儿可因慢性缺氧而减少活动。

如果胎儿在12小时内的活动次数少于10次，或逐日下降超过50%而不能恢复，或突然下降超过50%者，提示胎儿缺氧。孕妇应高度重视，及时采取左侧卧位，增加胎盘血流，并到医院进一步检查和治疗。

（2）胎心率监测。目前大都使用“非加压试验”（NST），如果胎动时呈现胎心率加速变化即属正常反应，意味着胎盘功能还不错，一周内将不会发生因胎儿、胎盘功能减退所致的胎儿死亡。

（3）化验检查。胎盘分泌绒毛膜促性腺激素、孕激素、胎盘生乳激素等，借助对胎盘分泌的这些激素的检查，可以看出其胎盘功能是否正常。

（4）B超检查。包括胎儿双顶径大小、胎盘功能分级、羊水量等。

**胎动减少和胎动频繁都要引起注意**

胎动是胎儿生命征兆之一，孕妈妈经常掌握胎动情况，可以了解胎儿的安危，及时发现问题。胎动有一定的规律性，如果比较平时有减少或过度频繁的情况发生，则胎儿可能有危险。

当胎儿的生命受到威胁时，胎儿便出现异常的胎动，如胎盘功能发生障碍、脐带绕颈、孕妇用药不当或遇外界不良刺激时，不仅表现在次数上，还体现在性质上，如强烈的、持续不停地推扭样的胎动或踢动，或是微弱的胎动，这些都是不祥之兆。若在1小时以内胎动少于3次，或12小时胎动少于10次，则说明胎儿有宫内缺氧危险，应去医院检查，及时处理。如果在一段时间内胎动超过正常次数，胎动频繁，或无间歇地躁动，也是宫内缺氧的表现。出现异常胎动，应及时就诊。

**了解脐带绕颈**

脐带是联系胎儿及胎盘的纽带，一头附着胎盘，另一头附着胎儿腹部。母体血液经过脐带到达胎盘，与胎儿进行营养和物质代谢交换，使胎儿能获得氧气和营养，并排泄代谢废物。一旦脐带血流中断，胎儿立即有生命危险，故称脐带为胎儿的“生命线”。

脐带长度在30～80厘米，平均长度为54～61厘米。根据计算，正常头位分娩，脐带长度应长于32厘米，所以如果脐带短于30厘米，应视为不

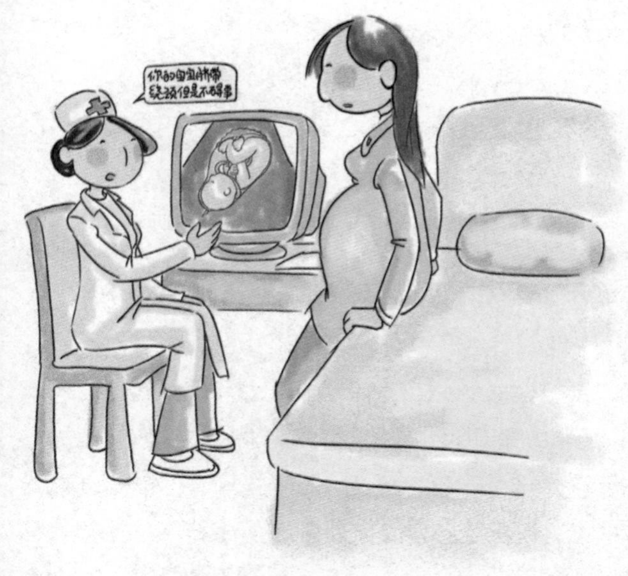


正常，称为脐带过短。如果脐带长度超过80厘米，则称为脐带过长，最长者可达300厘米。脐带长于100厘米的发生率为0.5%，过长的脐带容易发生打结、缠绕及脱垂。

脐带围绕胎儿身体为脐带缠绕，以绕颈最常见，占分娩总数的20%～25%。脐带过长，加上胎动过频，是造成脐带绕颈的主要原因。多数绕一圈，少数绕颈2圈，3圈以上的很少见，但也有绕颈7圈的。

脐带富有弹性，其血管的长度超过脐带的长度，故血管呈螺旋状盘曲，有很大的伸展性。脐带绕颈后，只要不过分拉扯脐带，不至于影响脐带的血流，故大多数胎儿不表现任何异常。

近年来，使用脐血流图、彩色超声多普勒或B超，可在孕期做出脐带绕颈、绕身的诊断。对胎儿来说，脐带绕颈的主要危害表现在分娩过程中。如果脐带绕颈不紧，而且除脐带绕颈之外还有足够长度的脐带游离，则不影响胎儿；若绕颈圈数多且紧，脐带相对过短，则可引起胎头难以下降，第二产程延长，胎儿缺氧，个别严重者还可引起胎盘早期剥离，危及母子安全。妊娠晚期及临产时，可以通过胎儿电子监护来判断对胎儿影响的程度，为产科医生提供处理依据。发现胎儿脐带绕颈要引起重视，密切观察产程，如产程不顺利伴胎心不正常，以进行剖宫产为好；如果产程顺利，胎心也正常，也可以阴道分娩，但应加速娩出，及时松解绕颈的脐带，必要时手术助产。

**预防孕妈妈早产**

早产是指妊娠在满28～37周（196～258天）结束者。据文献报道，早产儿占分娩数的5%～15%。近些年来，早产在经济发达的国家及地区，没有减少的情形，反而有上升的趋势。

每个怀孕的准妈妈都希望自己的小宝宝按时来到这个世界。但是，有的小宝宝尚未足月，就提前来报到了。这种现象，在医学上称为早产。

早产是新生儿出生后最常见的死亡及致病原因之一。易致早产的因素主要有以下几种：

| | |
|---|---|
| **感染** | 绒毛膜感染，是早产的重要原因。感染的来源是宫颈、阴道的微生物，部分来自宫内感染。感染也是导致胎膜早破的重要因素，早产常与胎膜早破同时存在 |
| **子宫过度膨胀** | 助孕技术的发展，使多胞胎出生率增加。而双胞胎或多胎妊娠，羊水过多可使宫腔内压力增大，导致提早临产而发生早产 |
| **子宫颈口关闭不全** | 孕中期时，宫颈口被动扩张，羊膜囊向颈管膨出，因张力改变以致胎膜破裂，发生胎膜早破而致早产 |
| **子宫发育不全** | 子宫畸形均因子宫发育不良而导致晚期流产或早产 |

另外，早产还与妊娠并发症、孕期劳累颠簸、内分泌紊乱、吸烟、饮酒、吸毒等密切相关。

## 做好高危妊娠的检测管理

高危妊娠，是指高度危及母婴健康和安全的妊娠，包括产妇为高龄初产妇、胎位不正、母婴血型不合、胎儿在宫内发育迟缓、患妊娠高血压综合征、胎膜早破、羊水过少和过期妊娠等。

高危妊娠监测管理的重点应放在孕早期和孕晚期，是将高危妊娠孕妈妈列为重点监护对象，加强监测管理，积极治疗并发症，密切观察高危因素动态变化，尽可能使高危妊娠转为无高危或低高危，积极防治、消除相对高危因素，使高危妊娠者的危险度降至最低。

要做好高危妊娠的检测管理，孕妈妈首先要作好自我监护，密切配合医生的观察、处理，才能顺利渡过怀孕期，迎接“小天使”的降临。

## 头位不一定就能顺产

在妇产科门诊经常有这样的孕妇，她们来医院做检查只是做 B 超了解胎位，一旦发现是头位，孕妇就认为万事大吉，以为分娩会比较顺利。有的孕妇甚至因此选择到无照的个体接生处接生以节约费用。

不过专家提醒准妈妈们，头位未必就会顺产。专家指出，在临床上，头位难产占难产总数的绝大多数。要知道，与分娩有关的因素包括产力、产道、胎儿、精神因素四大方面，任何一方面出现异常都可能造成难产。而胎位只是难产因素中的一个方面，而且头位也存在持续性枕后位、持续性枕横位、前后不均倾位、高直前位、高直后位等异常胎位，均可能造成难产。因此专家提醒孕妇千万不要把 B 超检测记录下的胎位当作判断难产、顺产的唯一标准，以免造成终身遗憾。

**孕妈妈矮小不一定就难产**

不少身材矮小的孕妈妈怀孕后总是提心吊胆，生怕自己出现难产。其实这种担心是多余的。一个人身材的高矮与骨盆的大小不一定成正比，况且胎儿能否顺利娩出还与骨盆的形态有关。有些身高超过 1.70 米的女性，有着男子型的骨盆，盆腔是漏斗状，骨质厚，内径小而深，胎儿不易通过。而许多身高不足 1.60 米的女性，臀部宽，呈典型的女性骨盆，盆腔呈桶状，宽而浅，骨质薄，内径大，胎儿却很容易通过。

此外，胎儿的大小与骨盆是否相称也是衡量可否顺产的因素。骨盆的形态是否正常，通过骨盆外测量可以得出初步估计。现代化的超声检查手段又可以准确测量出胎儿的大小，因此临产时，医生完全可以预测出你生产过程是顺产还是难产。即使事情真的降临到你的头上，尚有剖宫产手术保驾。个子矮小的女士们，尽可静下心来，只管一心一意地孕育自己的宝宝好了。

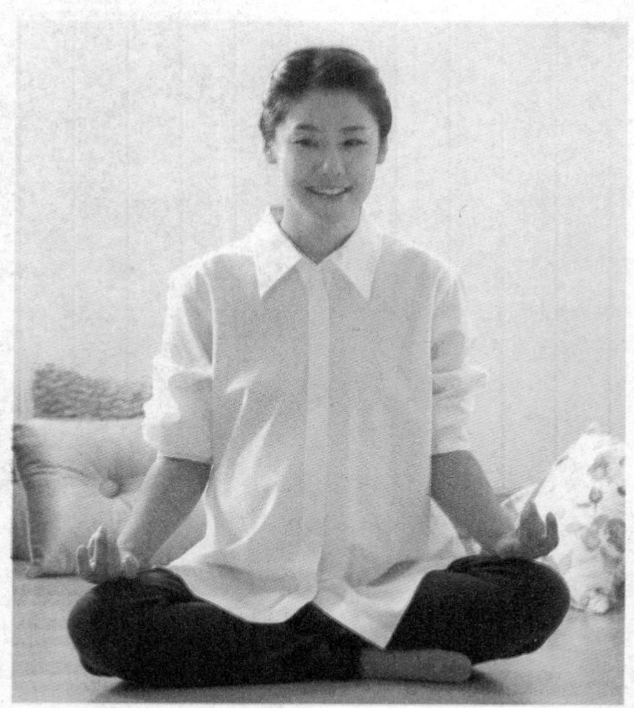

个子矮小并不一定会导致难产，孕妈妈不必过于担心，保持良好的心态才有利生产。

# 第34周 不要太过担心

## 胎宝宝的生长发育

· 顶臀长约 30 厘米，身长 45~48 厘米，重约 2300 克；

· 头部已经降入骨盆，紧压在子宫颈口，也有部分胎宝宝会在分娩前才入盆；

· 身体骨骼变得越发结实；

· 头骨较为柔软，骨头之间留有空间，这是在为分娩时能够顺利通过产道做准备；

· 免疫系统迅速发育。

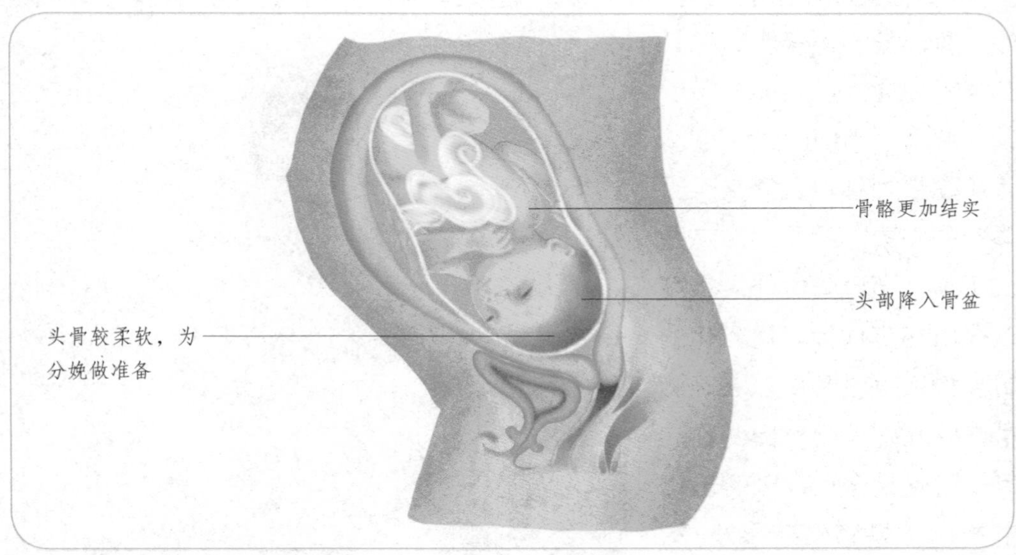


## 孕妈妈的身体变化

子宫高度因胎儿头部的下降而降至横膈膜以下，处在脐上 14 厘米左右的位置。子宫的下降，使孕妈妈感到呼吸和进食顺畅多了。但同时，水肿的现象却更加严重起来，这是正常的，孕妈妈要多加忍耐。不过若是脸和手也跟着肿胀起来，孕妈妈就要注意了，这并非正常现象，要及时就医。孕妈妈的骨盆和趾骨联合处的肌肉和韧带继续变松弛，全身的关节和韧带也开始松弛，外阴变得柔软肿胀，这都标志着身体在为分娩进行着准备。

## 生活细节和孕期护理

### 提前做好工作上的交接准备

虽然孕妈妈在通常情况下，要等到孕 38 周左右才可以休产假，但是对于职场女性来说，提早做好工作的交接准备，以及做好目前的工作总结和未来工作的规划是十分必要的。孕妈妈最好提前几个月就和即将接手自己工作的同事进行沟通，让他更早地熟悉岗位要求和工作性质，给他一个熟悉和接手的过程，以便能够更早、更全面地发现他在工作中可能遇到的各种问题，尽早进行指导和解决，以免孕妈妈一旦休产假，因联系不上或沟通不畅而导致工作延误。此外，孕妈妈还要对自己手头的工作做好充分的总结，以便在重回岗位时能够更好地衔接，保证工作的顺利进行。孕妈妈还要在产前对自己的未来职业发展有一个规划和设想，比如，产假结束后，自己能否回到原来的岗位；回到岗位后，可能出现哪些变化，要如何进行自我工作调整；或者利用怀孕分娩这个契机，是否能够调换到自己更心仪的岗位或其他公司等。

### 孕妇忌长时间紫外线照射

虽然不是夏天，阳光并不强烈，但紫外线的长时间照射，依然会对肌肤造成伤害。防日晒在冬天也是必修课。另外，怀孕期间皮肤黑色素本来就比较集中，应尽量避免长时间暴露在紫外线下。

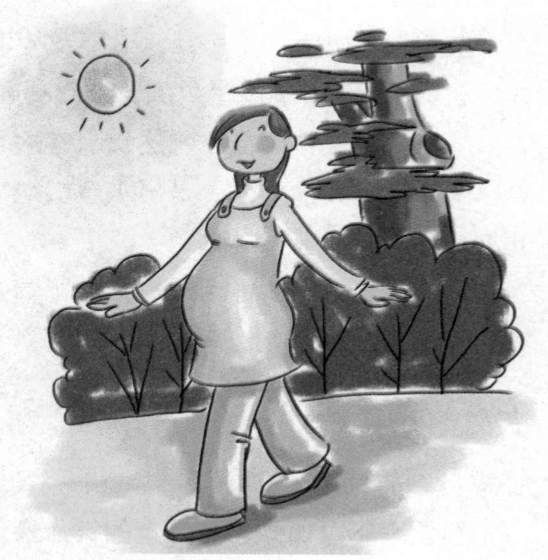

以下几项是冬季避免紫外线照射的小技巧：

避免使用任何含有香精或酒精成分的保养品，因为，这不但容易对你敏感的肌肤造成刺激，也会增加对紫外线的敏感性。

分娩后几个月继续保护面部免受紫外线的照射，因为皮肤在分娩后 3 个月左右仍对阳光过度敏感。

避免在美容院里接受美容专用的人工紫外线照射，以防你的皮肤受到伤害。

### 细心呵护孕妈妈敏感皮肤

清水沐浴是最安全可靠的，它不会引起肌肤的任何不良反应，但过多的沐浴会刺激你的肌肤。因为怀孕，你的肌肤变得更加娇嫩，因此洗澡时应特别注意。你可以选用刺激性小的沐浴液，或者干脆用婴儿沐浴液或沐浴露。

使用保湿乳液敷脸时，建议你以小面积画圆的方式，比平常多按摩面部肌肤几次。另外，尽量避免使用油性的乳液、磨砂膏或者含有香精或酒精成分的清洁液来洁净脸部，因为这些清洁用品，会或多或少地刺激到因为怀孕而格外敏感的肌肤。如果要清洗物品，尽量避免直接让手接触清洁剂，注意保护手部皮肤。

### 孕期要积极学习

一般来说，从省级到区级妇幼保健院都开设有孕妈妈学校。孕妈妈不要只是被动参加，更要主动出击，甚至花钱去上，学习孕期知识。在那里除了可以学到书上、网上能找到的知识，更重要的是有具有经验的医生给你传授自己多年积累的经验。你还可以把平时的疑惑记下来请教医生，比网上漫无目的地提问来得可靠。

### 漏奶时怎么办

宝宝还没出生，乳房就已迫不及待地提前进入工作状态，这是 13% 的孕妈妈遇到的烦恼。有时溢出的乳汁会浸透衣衫，让孕妈们好不尴尬。

乳房漏奶是个好征兆，这说明你的乳房将来完全能够胜任哺乳任务，为自己喝彩吧，你的身体只是出乎意料地合作而已！在胸罩里放入一小片棉质乳垫就可避免尴尬。

另外，孕中期的性活动也会加剧漏奶现象，所以，忘情时刻请注意尽量不要骚扰这个部位。

## 饮食与营养

### 补锌可以有助顺产

孕妈妈体内如果含有足量的锌元素，能够保证孕妈妈在分娩时子宫收缩强劲有力，促进自然生产的顺利进行，还能缩短产程。但若孕妈妈如果缺乏锌元素，则可能导致子宫收缩乏力，必须依靠助产术，或者改为剖宫产进行生产。在孕晚期，孕妈妈每日需要补充30毫克的锌元素，可以通过食补的方式进行补充。含锌量最丰富的常见食物要数牡蛎，每百克中含有高达71.2毫克的锌，其次依次是扇贝、口蘑、干蘑类食物、干奶酪、山核桃、榛子、松子、章鱼、动物肝脏、牛肉、蛋黄、大麦、腰果、黑豆、鳟鱼、虾仁、黄花菜、豆腐皮、黑米、腐竹、荞麦、蚕豆、黄豆、青豆、羊肉等。除食补外，孕妈妈也可遵照医嘱服用一些补锌制剂，但是也要注意，补锌不可过量，否则会影响孕妈妈对铁元素的吸收。

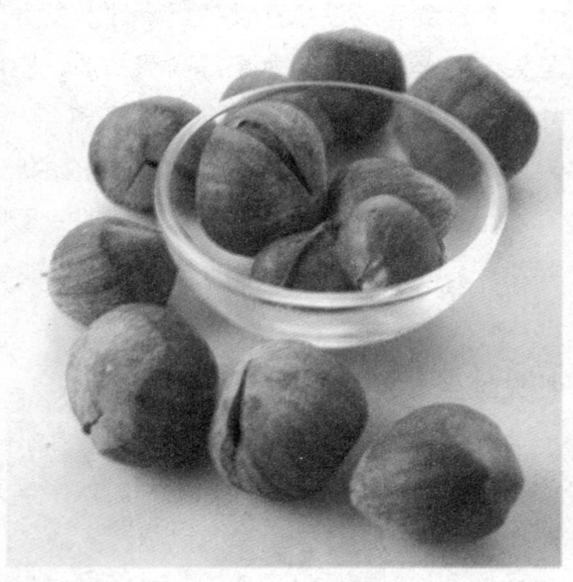

榛子富含锌及多种营养物质，是孕期准妈妈的理想零食。

## 为什么孕妈妈不能偏食

孕妇如果偏食，营养摄入单调，使体内长期缺乏某些营养物质或微量元素就会造成孕妇营养不良，使妊娠并发症增加，如贫血或骨质软化症等。同时母体不能为胎儿生长发育提供所需要的营养物质，以至于造成流产、早产、死胎或胎儿宫内发育不良等。或出生后由于胎儿瘦小，先天不足，以致多病造成喂养困难。另外，胎儿期如果缺乏营养，会造成脑组织发育不良，致使出生后智力低下，成为所说的低能儿。

有一部分人因某种生活习惯而全吃素食，这些食品虽含有丰富的维生素及矿物质，但蛋白质与脂肪的含量远不及动物蛋白质含量高，并且缺少一种被称为牛磺酸的营养成分。缺乏牛磺酸的新生儿可能会患有严重的视网膜退化症，个别的甚至可能失明。可见牛磺酸对儿童视力有着不可忽视的作用。

全素食者应注意素食搭配合理，多食用些奶类、蛋类、豆类、植物壳、坚果、海藻、蔬菜、水果等含蛋白质、脂肪、矿物质和维生素丰富的食物，并在医生指导下做到体内缺乏的营养恰当地从化学合成剂中补充。但如果因妊娠后胃口不好或某种习惯上形成的吃素者，应尽量利用烹调多样化的方式，丰富自己的饮食以保证妊娠期间母体与胎儿充足的营养供应，同时也可使产后乳汁分泌充足、身体健康，更能使您的宝宝发育良好，出生后健康成长。

### 补充维生素 K

维生素 K 是促进血液正常凝固及骨骼生长的重要维生素，具有防止出血的作用，有“止血功臣”的美称。如果孕妈妈缺乏维生素 K，则易导致生产时大出血，而胎宝宝比孕妈妈更容易缺乏这种维生素，易导致出生时或出生后颅内出血、消化道出血、先天性失明、智力发育迟缓等严重后果。那么对于这种孕妈妈普遍较为陌生的维生素，究竟该如何补充呢。深绿色蔬菜及酸奶是日常饮食中含有维生素 K 最多的食物，因此孕妈妈要从孕 9 月开始，每天多吃一些富含维生素 K 的食物，必要时可在医生的指导下每天口服维生素 K 制剂。这样可以预防产后出血及增加母乳中维生素 K 的含量。

### 孕晚期无须大量进补

为了孕妈妈的健康，亲友们总是不忘提醒孕妈妈多多进补。不过，孕妈妈补得过火会造成营养过多，同时因活动较少，反而会使分娩不易，而且孕期女性特别不适合服温补药。

到了妊娠中、晚期，由于胎宝宝的压迫等负担，孕妈妈往往出现高血压、水肿症状，此时如进食大补之品，结果不仅对胎宝宝和孕妈妈无益，反而会火上加油，加重孕妈妈呕吐、水肿、高血压等现象，也可促使其产生阴道出血、流产、死产或宝宝窘迫等现象。

孕期大量进补，还容易导致孕妈妈过度肥胖和巨大儿的发生，对母子双方健康都不利。如前所述，孕妈妈在怀孕期的体重以增加 12 千克为正常，不要超过 15 千克，否则体重超标极易引起妊娠糖尿病。

所以说，女性孕期加强营养是必要的，但营养应适当，并非多多益善。

## 孕妈妈食谱推荐

### 野山菌炒鲜贝

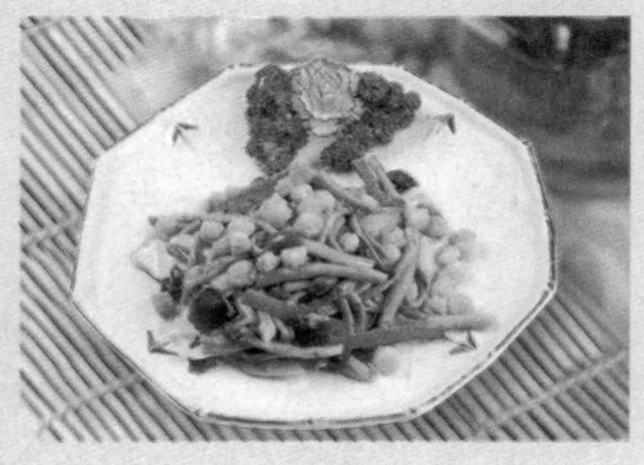

**材料** 野山菌、鲜贝肉各250克，红椒50克，盐4克，料酒8克。

**做法** ❶鲜贝肉洗净；红椒洗净，切条；野山菌洗净，去根部备用。❷油锅烧热，放鲜贝肉，烹料酒，滑熟，捞出；另起油锅，放野山菌翻炒。❸炒至八成熟时，放入鲜贝肉、红椒炒匀，加盐调味，装盘即可。

**推荐理由** 鲜贝富含丰富的锌，菌类食物也含有大量矿物质，此菜能够帮助孕妈妈补充每日足够的锌元素，还能滋补肝肾、预防心血管疾病和抗癌。

### 肉末炒小白菜

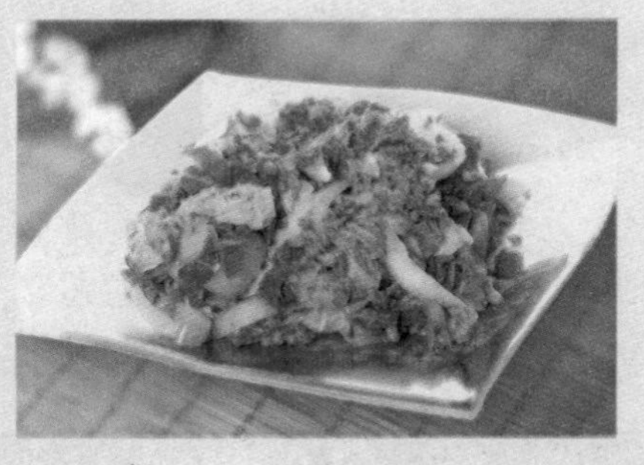

**材料** 猪瘦肉100克，小白菜400克，盐3克，鸡精2克，老抽10克，水淀粉15克。

**做法** ❶猪瘦肉洗净，剁成末，加盐、老抽和水淀粉搅拌均匀；小白菜洗净，切段。❷锅注油烧热，放入猪瘦肉末煸炒至熟，装盘待用；锅再注油烧热，放入小白菜段翻炒，导入炒好的肉末翻炒均匀。❸最后调入盐和鸡精，装盘即可。

**推荐理由** 此菜鲜香清淡，小白菜富含胡萝卜素、维生素K和钙，非常适合孕妈妈用来补充营养。

## 阳光“孕”动

### 到户外进行一下简单运动

进入笨拙的孕晚期后，孕妈妈也不要害怕得闷在屋里，等待分娩的来临。到户外运动，并不一定要大张旗鼓，到就近的公园散散步、伸展伸展身体，也是一种简单的运动方式。孕晚期适度的户外运动，能让孕妈妈补充到新鲜的空气，促进胎儿生长，还能增强孕妈妈的肌肉力量，为分娩做好准备。

下面，让我们一起来活动一下吧。

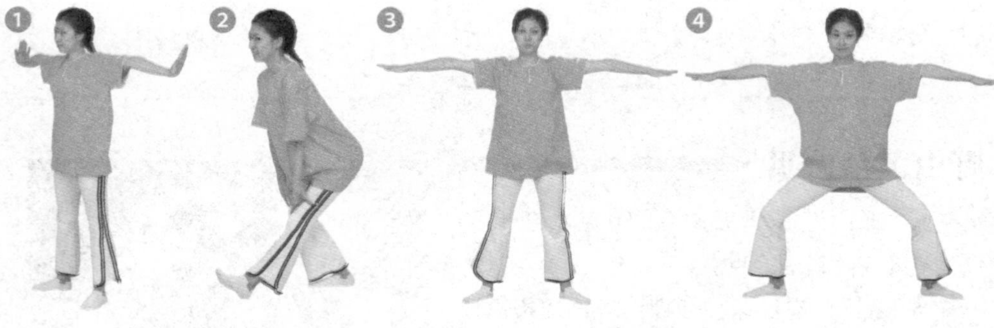

①站姿，双臂侧平举。双腿分开，手腕弯曲，指尖向上伸展，保持3秒钟。

②双手下垂，左腿向前伸直，脚跟贴地，右腿弯曲，腰背挺直，保持5秒钟。

③站姿，双腿分开与肩同宽，双臂向两侧平举，向上伸展腰背。

④双腿分开两个肩宽，保持侧平举，腰背挺直，身体慢慢向下蹲，注意身体平衡，保持3秒钟。

**产前经常盘腿坐有助顺利分娩**

这个时期，孕妈妈不妨做一些有助于分娩的简单运动，比如盘腿坐。盘腿坐可以增加背部肌肉的力量，使大腿及盆骨更为灵活，并且能改善身体下半部的血液循环，使两腿在分娩时能很好地分开，从而有利于顺产。

| 盘腿坐动作解析 |
| --- |
| （1）地上铺好垫子，轻轻坐下，保持背部挺直 |
| （2）两腿弯曲，使脚掌相对，让脚尽量靠近身体 |
| （3）两手抓住脚踝，两肘分别向外压迫大腿的内侧，使其伸展 |
| （4）保持这个姿势20秒 |
| （5）重复第2～4步数次 |

也可两腿交叉而坐，这样也许会感到更舒服，但在做的过程中要注意不时地更换两腿的前后位置，以免阻碍血液循环。

如果感到盘腿有困难，可以在大腿两侧各放一个垫子，或者背靠墙而坐，但要尽量保持背部挺直。

## 胎教方案

### 音乐胎教：听准爸爸即兴哼歌

胎宝宝总是能随时随地听到孕妈妈的声音，却不能时刻追踪准爸爸的音频。准爸爸除了增加和胎宝宝的对话时间，也可以一展歌喉，多给宝宝唱几首好听的歌，让胎宝宝从那熟悉的低沉、浑厚的男中音中获得更多的安全感和满足感。如果准爸爸没有准备，不如即兴哼几首自创的旋律，也可以是自己喜欢的歌曲，最好是诙谐幽默、趣味盎然或者抒情优美的，让胎宝宝沉浸在这样的积极美好的氛围中，感受到更多的音乐熏陶和亲情传递。

### 情绪胎教：孕妈妈多看幸福图画

准备迎接宝宝的降生，孕妈妈此时一定要保证愉悦的好心情，为胎宝宝的最后成长阶段以及顺利出世创造良好的环境和氛围。为此，孕妈妈可以多找一些能让自己感到幸福、温暖、甜蜜的图画，如一些漂亮宝贝的照片、一家三口的温馨合影、自己或其他夫妻的“孕味”照等，只要是自己喜欢的，能够让自己产生幸福、愉悦情绪的图画或照片均可，这样一来，孕妈妈在进行情绪胎教的同时，还能带着胎宝宝欣赏到更多既美丽又动人的艺术元素，美术胎教也在不知不觉中悄然进行。

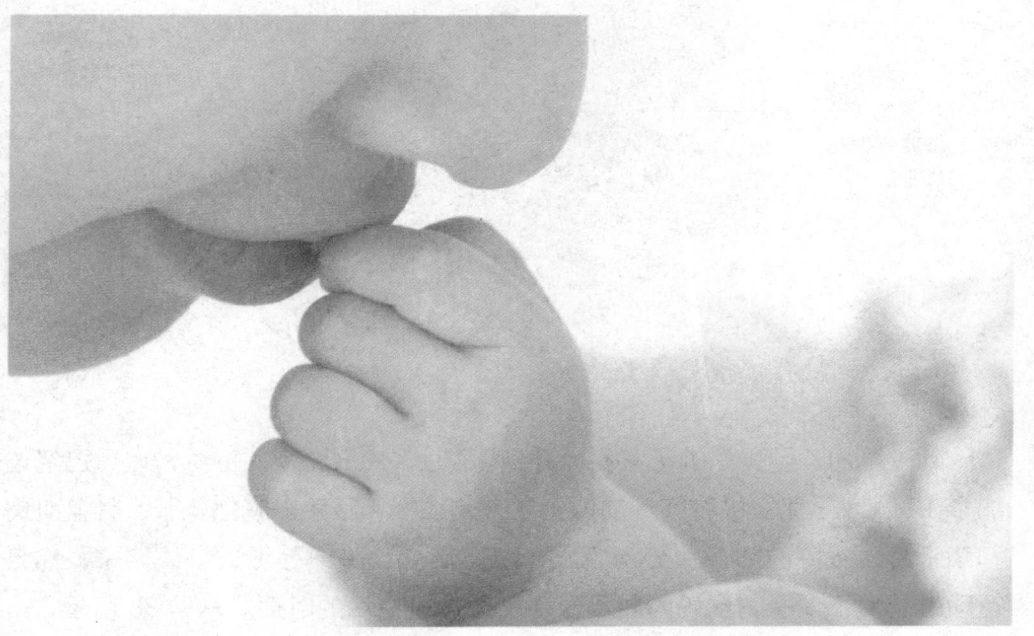

# 第35周 准备分娩用品

## 胎宝宝的生长发育

- 身长 45~50 厘米，重 2300~2700 克；
- 身长变化开始减慢，此后增长幅度不大，体重则会继续大幅增加；
- 肘部和膝关节开始凹陷进去；
- 胎毛继续脱落，胎脂也开始脱落；
- 中枢神经系统接近成熟，反应更加灵敏，在睡眠中也更易被惊醒；
- 肾脏发育完全。

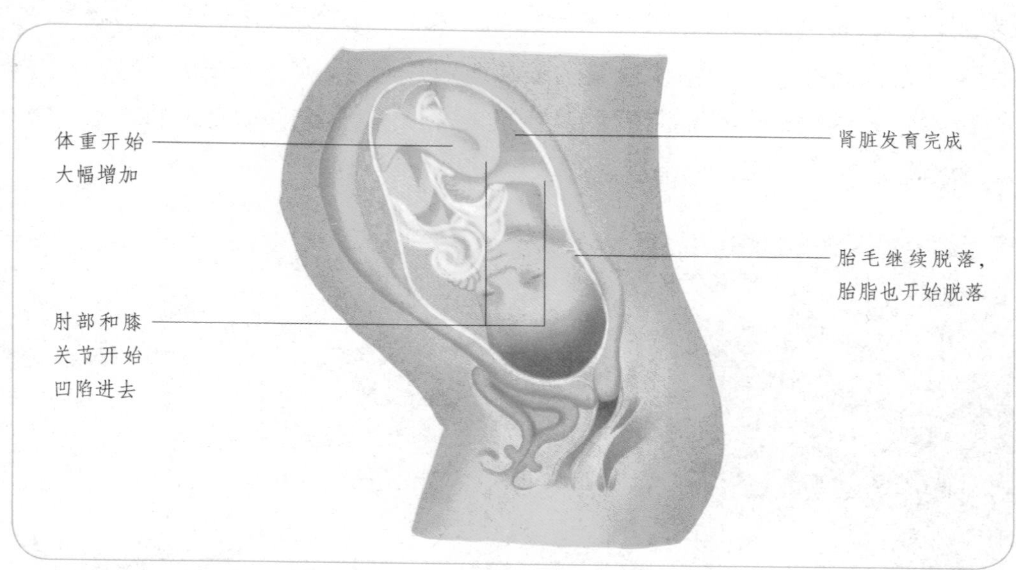


## 孕妈妈的身体变化

到了本周，孕妈妈的子宫底上升到了脐上约 15 厘米的位置，体重已经增加了 11~13 千克。即将临产的感觉越来越强烈，腰酸、腹部坠胀、骨盆肌肉和韧带麻木或牵拉疼痛、分泌初乳，以及反胃、胸闷等不适统统袭来，而且行动也越发不便了，孕妈妈要坚强地度过这段最后的时期。从孕 36 周起，孕妈妈要开始进行每周一次的产前检查了，同时也要注意每天的胎动监测工作。如果孕妈妈感到心中憋闷和彷徨，不妨找亲朋好友或过来人聊一聊，以此解忧。

## 生活细节和孕期护理

### 孕妈妈该何时入院

对于入院待产的时间，医生一般建议不宜太早，在孕妈妈出现了临产征兆，如破水、见红等，以及宫缩变得很规律的时候再入院即可。当然也不能太迟入院，否则极易发生危险。尤其是当预产期已过，而临产征兆却一直没有出现的时候，孕妈妈不能再等待，应在预产期过后的两天左右及时到医院检查，根据医生建议决定是否入院待产。但是，若孕妈妈出现了下列情况，则需要提前入院：

1 患有内科疾病，如心脏病、肺结核、高血压、重度贫血等病症，以及前置胎盘的孕妈妈，应在预产期前1个月左右入院监护和控制病情；

2 患有中度及重度妊娠高血压综合征，以及突发抽搐、恶心呕吐、头晕眼花、严重胸闷、头痛等情况的孕妈妈，应立即入院，控制住病情后，适时进行分娩；

3 骨盆及产道异常，不能经阴道分娩的孕妈妈，要选择一个合适的时间入院进行剖宫产；

4 胎位不正、双胞胎及多胎妊娠的孕妈妈，应在预产期前两周左右入院做好剖宫产的准备；

5 有急产史的孕妈妈应在预产期前两周左右入院待产，以防再次出现急产。

### 到外地分娩需要做好哪些准备

做好分娩的准备，如果打算到外地（娘家或婆家）分娩，要提前做好准备，根据路途远近选择交通工具和时间。

选择交通工具的原则是：能乘坐火车最好不乘坐汽车和飞机；能乘坐飞机，最好不乘坐轮船；能乘坐江轮，最好不乘坐海轮。最好不要选择夜车。

时间：最晚要在距离预产期4周前赶到准备分娩的目的地，这样不但可避免途中可能动产的危险，还能为在异地分娩做好充分的准备。到了目的地，应尽快去准备分娩的医院，把产前检查记录拿给医生看，让医生了解你的整个妊娠过程，检查你目前的情况，制订未来的分娩计划。

即使是比较近的旅途，也要做好充分准备，带全途中所需物品。尤其不要忘记母子健康手册、产前检查记录册以及所有与妊娠有关的医疗文件和记录。

**孕妈妈私密处的清洗**

孕期，孕妈妈的乳房、外阴会发生很大的变化，为了保护身体的健康，首先应做好这些私密部位的清洁。

外阴部位的清洁：孕妈妈除了清洗全身以外，最重要的是外阴部位的清洗。因为怀孕后阴道分泌物增多，有时会感觉痛痒，所以一定要每天清洗。此部位最好用清水洗，尽量少用洗剂，避免坐浴，也不要冲洗阴道，否则会影响阴道正常的酸碱环境而引起感染。洗好澡后，别急着穿上内裤，可穿上宽松的长衫或裙子，等阴部风干后，再穿上，这样可以有效地预防阴部痛痒。

乳房的清洁：洗澡时，注意用温水冲洗乳房，动作要轻柔，不要用力揉搓，避免引起子宫收缩。

小部位的清洁：肚脐、耳朵、耳背、指甲、脚趾等部位的日常清洁往往被忽视。对于肚脐的清洗，可每次洗澡前，用棉花棒蘸点乳液来清洗污垢，等其软化后再洗净。

**孕晚期很难入睡怎么办**

到了孕晚期，因为胎儿长大的关系，孕妈妈呼吸较为费力，翻动身体所造成的腰椎压迫感也会增加，加上平躺时胃酸逆流会让胸口烧灼感更明显，因此会比较难以入眠。

出现这个问题时，孕妈妈可以稍稍垫高枕头，这样呼吸将会较为平顺，胃酸也不易逆流。此外，不论平躺、左右交替侧躺，都是可以采用的睡姿，并不局限于某一种睡姿。因为此刻维持相同的姿势睡觉，反而影响睡眠质量。

至于睡前运动，尽量选择适度轻柔的运动，比方说柔软操或是散步，这样也有助入眠；强度较大的运动要能免则免，因为那样只会适得其反，更不易入眠。

## 饮食与营养

### 适当增加蛋白质的摄入

在孕9月，胎宝宝的体重大幅增长，脑细胞也在迅速增值，需要大量蛋白质的支持，与此同时，胎宝宝也会储存一定的蛋白质在自己体内。因此，孕妈妈应适当增加对蛋白质的摄入，其中动物性蛋白质应占到每日摄入量的三分之二左右。补充足够的蛋白质，不仅能够满足胎宝宝的发育需要，还能使孕妈妈减少难产概率，避免出现孕期贫血、妊娠高血压以及营养缺乏性水肿、产后乳汁分泌不足等病症。孕妈妈每日应比孕中期多摄入20~25克的蛋白质，保证每日摄入80~100克，可以通过多吃鸡蛋、牛奶、黄豆、豆腐、豆腐干、瘦肉等食物进行补充。

### 保证β-胡萝卜素的供应

β-胡萝卜素在体内可转化为维生素A，维生素A是可协助骨骼牙齿形成、维持皮肤及黏膜细胞健全、视觉正常的重要物质，而β-胡萝卜素可帮助细胞、皮肤与黏膜组织正常生长、促进骨骼发育、保护孕妈妈本身和胎儿的细胞组织健全。缺乏维生素A的胎儿可能会影响心智发育，而且患病率与死亡率会提高。

摄取β-胡萝卜素不会发生像维生素A摄取过量的毒性问题，身体只会在需要时才将其转化为维生素A。如果身体吃了过多的β-胡萝卜素，皮肤会呈现橘黄色的反应。每天约摄取6毫克的β-胡萝卜素，就能产生足够身体使用的维生素A。β-胡萝卜素的食物来源主要有：橘色或红、黄色蔬果，绿叶蔬菜，强化营养的食品。其中，橘、黄、红色蔬菜及绿叶蔬菜富含β-胡萝卜素。

### 孕晚期每日该摄入多少热量

进入孕晚期，孕妈妈每日增加约200卡路里的热量即可，相当于1个鸡蛋加1中杯牛奶，或1片面包加1杯酸奶等。孕妈妈还可以根据自己的年龄、身高、体重参考下面这个热量计算公式，计算出在同等条件下一般女性的每日所需热量，在此基础上加上200卡路里，即为孕妈妈在孕晚期每日所需的热量值。一般女性每日所需热量=[65.5+9.6×体重（千克）+1.9×身高（厘米）−4.7×年龄]×活动量（活动量大乘以1.3，活动量小则乘以1.1）。

孕前
1周
2周
3周
4周
5周
6周
7周
8周
9周
10周
11周
12周
13周
14周
15周
16周
17周
18周
19周
20周
21周
22周
23周
24周
25周
26周
27周
28周
29周
30周
31周
32周
33周
34周
35周
36周
37周
38周
39周
40周

### 孕妈妈进补忌乱用食材

进入冬天后，孕妈妈进补要特别小心。通常，适合普通人进补的食材未必都适合孕妈妈食用，孕妈妈在进补前不妨先向医生咨询一下。

首先，人参、桂圆和羊肉千万不能多吃。这是因为女性在怀孕后阴血偏虚，内热较重，不适合过多吃性温、大热的食物，比如羊肉、狗肉、老母鸡、桂圆和人参等，否则容易“火上加火”，严重者甚至还会出现见红、腹痛等先兆流产和早产症状。同时，专家还指出，孕妈妈进补关键要注意平衡营养。平日可多吃点绿叶蔬菜、肉类、鱼类、家禽、豆制品和鸡蛋等富含蛋白质的食物。冬天还可多吃些芝麻、核桃仁、黑糯米、红枣和赤豆等。

#### 孕妈妈食谱推荐

## 清炖牛肉

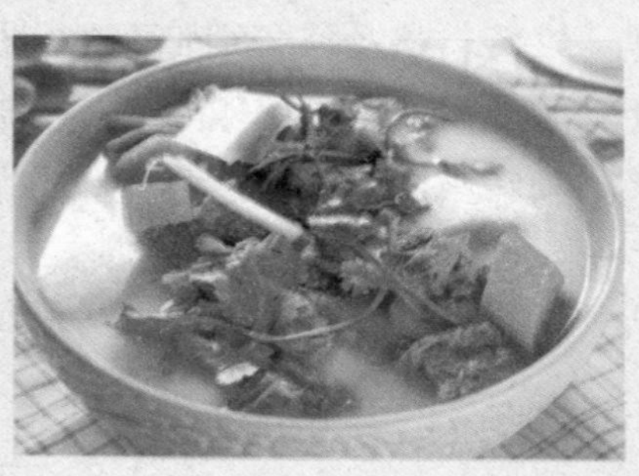

**材料** 牛肉 400 克，白萝卜、胡萝卜各适量，盐、胡椒粉、料酒、葱、姜、香菜少许。

**做法** ❶ 牛肉汆水；白萝卜、胡萝卜洗净切块；葱洗净切段；姜洗净切片备用。❷ 油锅烧热，爆香姜片，注入清汤，下入牛肉块炖煮 30 分钟，调入盐、胡椒粉、料酒，加白萝卜、胡萝卜炖煮 30 分钟，撒上葱段、香菜。

**推荐理由** 此汤能够为孕妈妈补充大量的蛋白质、碳水化合物、胡萝卜素和矿物质，满足孕妈妈在孕晚期的营养需求。

## 冬瓜丸子汤

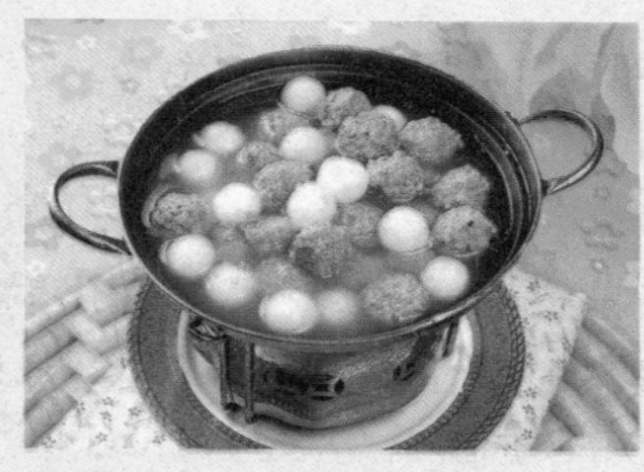

**材料** 冬瓜 150 克，牛肉丸 200 克，盐 3 克，清汤适量，姜 2 片。

**做法** ❶ 冬瓜去皮洗净，去子去瓤后挖成球状；牛肉丸洗净，放入沸水中汆一下。❷ 锅中倒入清汤烧开，放入牛肉丸、冬瓜、姜片煲至熟透，调入盐即可。

**推荐理由** 此汤非常适合胃口不佳、水肿、营养不良的孕妈妈食用，能够为孕妈妈补充大量营养物质。

## 阳光“孕”动

### 孕晚期的运动原则

1 做任何运动都应本着“慢慢来”的原则；

2 运动时间不宜过长，即使是散步，也不宜超过20分钟；

3 适当作一些健身体操，如伸展运动、屈伸双腿运动、扭动骨盆等，能够使身体肌肉得到伸展和放松，还能为宝宝创造更佳的生长环境；

4 适当练习生产训练法，如拉梅兹生产运动法和呼吸法等，帮助孕妈妈锻炼分娩时所需的身体肌肉，帮助缩短产程、促进顺利分娩；

5 运动后要及时补充水分；

6 注意运动中的自我保护，避免造成身体疼痛、虚脱、头晕等状况；

7 运动时最好有亲友陪伴在侧，一旦突发不适及危机情况，要立即就医。

### 孕妈妈瑜伽

在整个妊娠过程中，孕妈妈都可以练习瑜伽姿势，但必须以个人的需要和舒适度为准。孕9月，孕妈妈运动的主要目的是为即将到来的分娩积蓄力量，同时增强对肌肉的控制能力，使身体能够在分娩时听从大脑发出的指令，以帮助宝宝顺利生产。

1. 后腿伸展式

①背部挺直跪在垫子上，双手放在大腿上。

②吸气，左腿向后伸直，保持3～5个呼吸；再次呼气时，恢复到起始姿势，换另一侧的做以上运动。

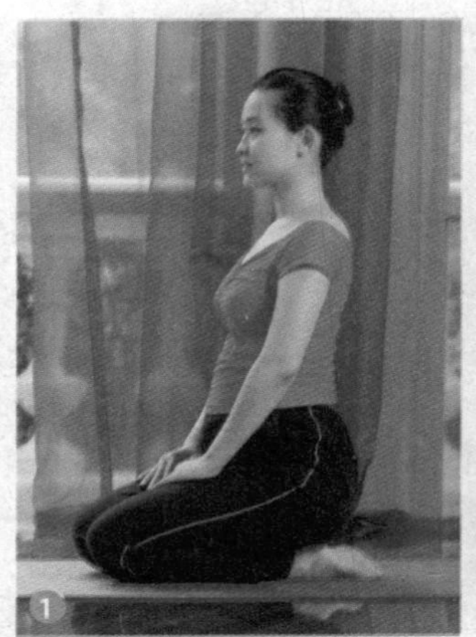

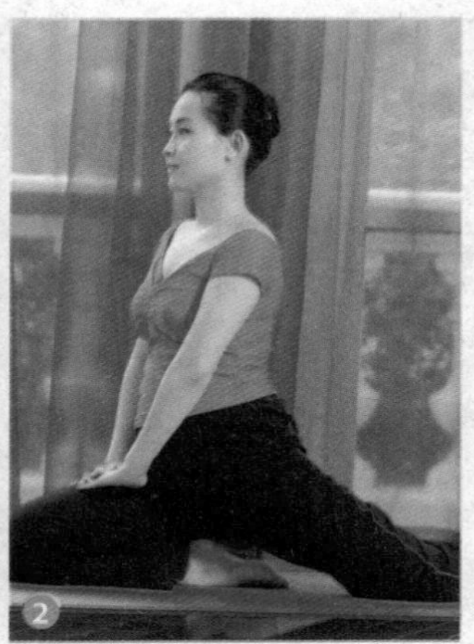

功效：进行此练习可伸展腿部韧带，活动髋部

孕前
1周
2周
3周
4周
5周
6周
7周
8周
9周
10周
11周
12周
13周
14周
15周
16周
17周
18周
19周
20周
21周
22周
23周
24周
25周
26周
27周
28周
29周
30周
31周
32周
33周
34周
35周
36周
37周
38周
39周
40周

肌肉，提高社团你的平衡性和对全身肌肉的控制能力，并可以使女性的体态更为优雅。

安全提示：不要在光滑的地板上进行此练习，丙炔需要通过耐心来加以改善。

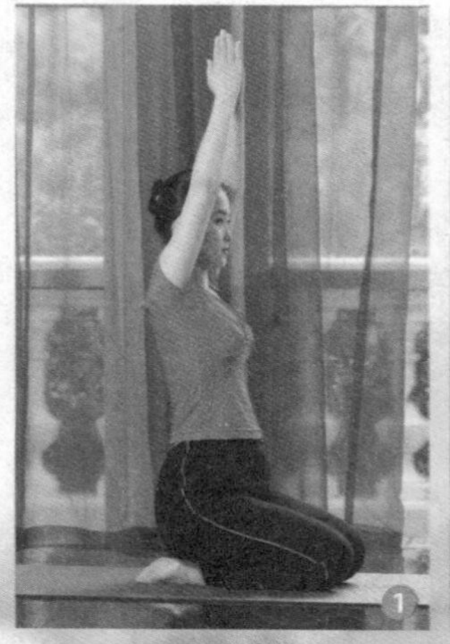

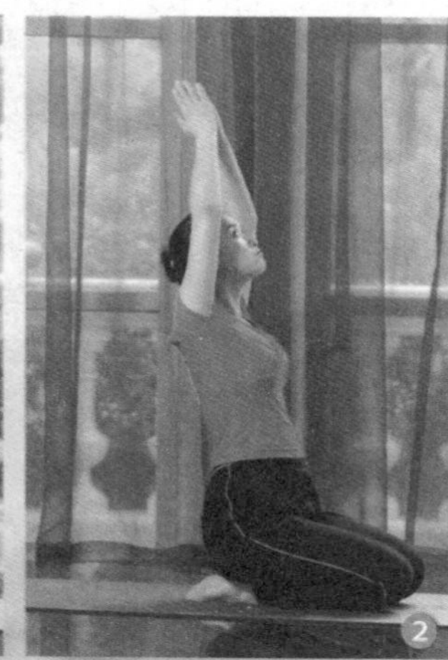

2. 简易新月式

①双腿自然跪坐在垫子上，双手在胸前合掌，眼睛向前平视。吸气，手臂向上伸直，停留一会儿。

②呼气，保持合掌姿势不变，胸及背部向后略弯，停留 3 ~ 5 个呼吸，再呼气时，恢复到起始姿势，稍作休息。

功效：可扩展胸部，增强呼吸系统的功能，增强平衡感和专注力。

安全提示：后仰的幅度不要太大，一定要在能力允许的范围内进行。患有高血压、晕眩症、心脏病、颈椎病的孕妇要在医生允许下方可练习此姿势。

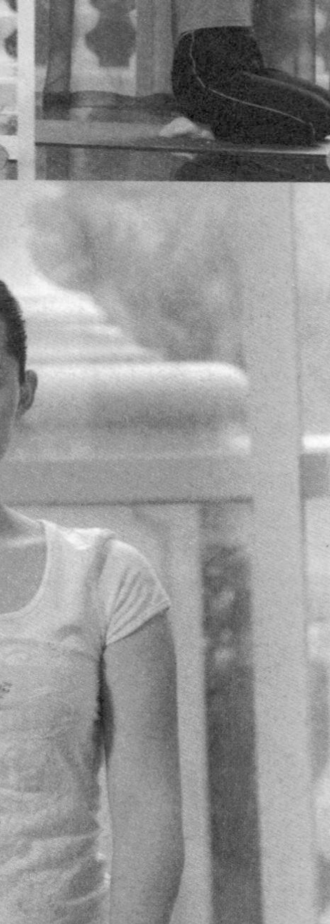

3. 扭身侧弯式

①跪在垫子上方，双腿左右分开，臀部置于双腿之间，双手放于大腿上，腰背挺直。

②上身抬起，向右侧移动，重心放在右腿上，双手

十指相扣。吸气，双手举过头顶，掌心向上。呼气，身体向左侧弯，保持2个呼吸。

③吸气，抬起上半身。呼气，放下手臂，稍作休息。换边练习。

功效：此练习有点像日常的伸懒腰动作，可舒展腰部，消除手臂疲劳，缓解即将分娩带来的压力和紧张感。

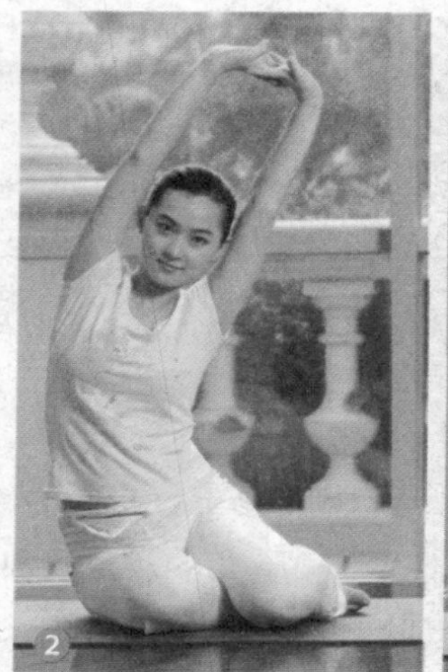


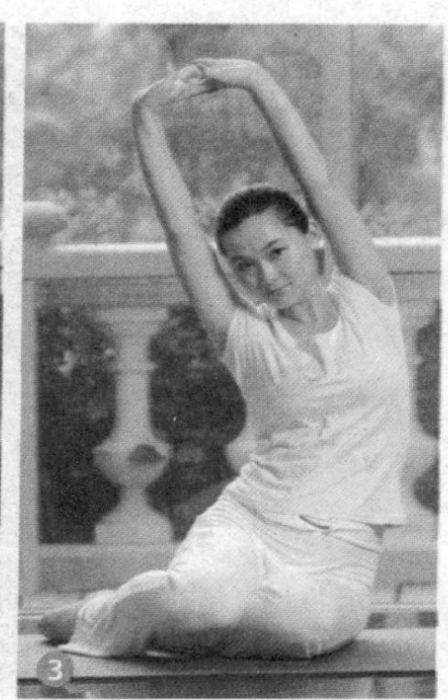


## 胎教方案

### 美术胎教：欣赏民间的剪纸艺术

中国的剪纸艺术历史悠久，可追溯到公元6世纪，剪纸又名“刻纸”，是一门用剪刀或刻刀在纸张、金银箔、树皮、树叶、布、皮、革等片状材料上进行创作的镂空艺术。剪纸艺术讲究玲珑剔透的视觉效果，强调活灵活现的轮廓造型，给人趣味横生、赏心悦目、叹为观止之感。孕妈妈不妨多找一些漂亮的剪纸图案进行欣赏，细细品味每幅图案中的各种人物和动物姿态、想要表达的主题、所蕴含寓意等，最后再给每幅图案起个动听的名字，并将自己的理解和观感讲给胎宝宝听。

### 语言胎教：宝宝，你的新家布置好啦

在期盼宝宝出世的同时，孕妈妈可以跟宝宝汇报一下他的“新家”的布置情况，比如：“妈妈买了一张漂亮的婴儿床，上面挂满了许多有意思的小玩具，还买了一个像妈妈小时候用过的那样的小老虎枕头，还有很多各种颜色和款式的小衣服，妈妈一定要把你打扮得漂漂亮亮的，又时尚又可爱，成为众多宝宝中最出色的一个。妈妈和爸爸还买了小被褥、奶瓶、婴儿奶粉、纸尿裤和各种玩具，就等着你的到来了，宝宝，你喜欢妈妈准备的这些东西吗？妈妈每天都想象着你在使用这些东西时候的样子，那么享受，那么舒适。宝宝你一定要茁壮成长，再有一个多月，咱们就可以见面了！”

孕前 1周 2周 3周 4周 5周 6周 7周 8周 9周 10周 11周 12周 13周 14周 15周 16周 17周 18周 19周 20周 21周 22周 23周 24周 25周 26周 27周 28周 29周 30周 31周 32周 33周 34周 35周 36周 37周 38周 39周 40周

孕前
1周
2周
3周
4周
5周
6周
7周
8周
9周
10周
11周
12周
13周
14周
15周
16周
17周
18周
19周
20周
21周
22周
23周
24周
25周
26周
27周
28周
29周
30周
31周
32周
33周
34周
35周
36周
37周
38周
39周
40周

# 第36周 了解一些生产知识

## 胎宝宝的生长发育

36 周的胎儿大约已有 2800 克重，身长为 46 ~ 50 厘米。

子宫内的空间更加狭小，胎儿的移动更加困难，但推手、踢腿的动作却更加有劲了。这时每当胎儿在你腹中活动时，他的手肘、小脚丫和头部可能会清楚地在你的腹部突现出来，这是因为此时的子宫壁和腹壁已变得很薄了，而且因此会有更多的光亮透射进子宫，这会使胎儿逐步建立起自己每日规律的活动周期。

这周胎儿的指甲已经完全覆盖了指尖。两个肾脏已发育完全，他（她）的肝脏也已能够处理一些代谢废物。宝宝的脸蛋儿圆润饱满，如果他出生时身上带有胎记，那么这种标志现在已完全形成了。

## 孕妈妈的身体变化

现在子宫内的羊水比例减少，胎儿所占的体积增加，现在的胎儿已是当初胎芽体积的 1000 倍。而母体体重的增长也已达到最高峰，已增重 11~13 千克。准妈妈会发现自己的肚脐已变得又大又突出。

多数准妈妈的乳腺此时会有乳汁排出，应轻轻用软布或棉花以清水擦拭保持清洁。有些准妈妈此时会出现反胃、胸口闷的感觉。

这时妈妈肚子已相当沉重，上下楼梯和洗澡时一定要注意安全，防止滑倒。尽量不要再做家务了，即使要做时，也一定要注意动作轻缓，不要过猛，更不能做有危险的动作。

## 生活细节和孕期护理

### 过度大笑可能诱发流产或早产

孕妇孕期情绪不好不利于胎儿的生长发育，容易生出畸形儿。因此，人们总是告诫孕妇保持乐观心态，最好多笑。但并不是说，无限度地开怀大笑就对孕妇大有益处。

产科专家指出，孕妇尽情大笑其实也是不妥的。大笑时容易使腹部猛然抽搐，刺激子宫发生收缩。如果在怀孕早期容易导致流产，如果在怀孕晚期容易导致早产，所以孕妇随意大笑也并不是一个好习惯。

**妈妈上夜班宝宝体重轻**

有医学专家在对1500多名体重过轻新生儿和4000多名正常体重新生儿的妇女进行研究后发现，在怀孕期间妇女如果经常上夜班或是三班倒，在有噪声的环境中工作以及工作时需要举重物或是长时间站立，那么她们生下体重过轻婴儿的可能性将大大提高。

研究人员表示，上述不利的工作状况孕妇每遇到其中一条，其生下体重过轻婴儿的概率就提高8%。不过，研究也发现，如果孕妇能够在怀孕24周之前采取措施避免在上述工作条件下就业，诸如调整到更安全的环境中工作或是辞职完全避开，那么她们生下体重过轻婴儿的概率就将大大降低。

**准爸爸不宜与准妈妈谈论宝宝的性别**

不管是真的特别在意胎宝贝的性别，还是只是出于好奇，准爸爸都不应该经常和妻子谈论这方面的话题。如果准妈妈知道丈夫特别希望自己肚子里的宝贝是王子或者公主时，肯定是一个无形的压力。有时，妻子主动试探丈夫："你希望咱们的宝贝是男孩还是女孩呀？""模范"准爸爸的回答应该是："只要是个健康的宝贝就好。"

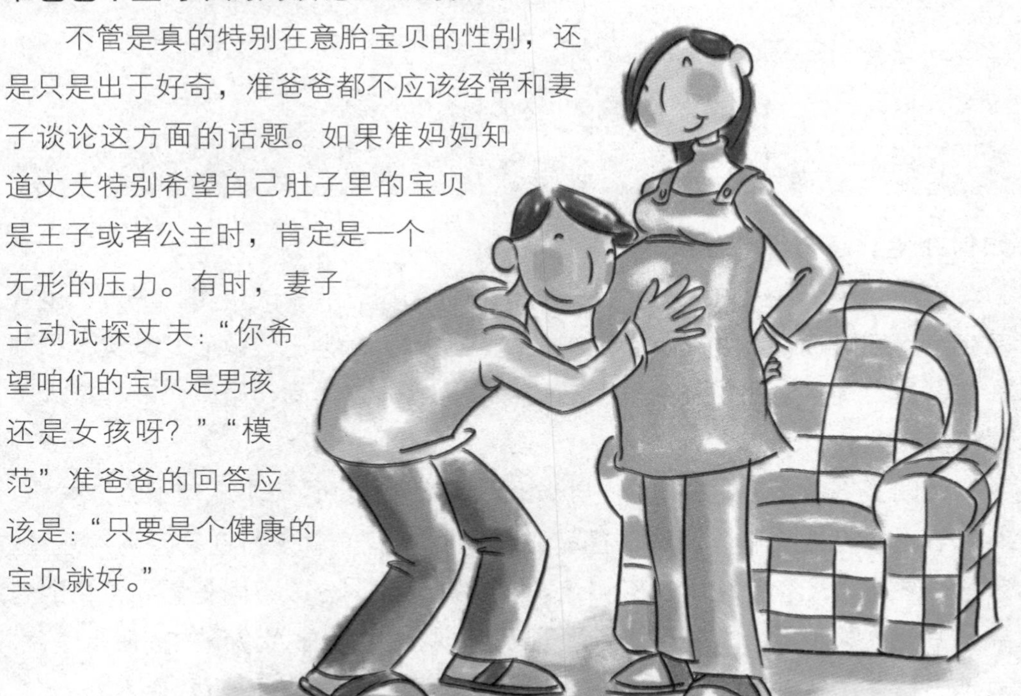

## 饮食与营养

### 了解食品标签的含义

食品标签是指印在包装食品容器上的文字、图形、符号以及一切说明物。学会看食品标签，才能让孕妈妈吃得更健康。

以下是一些标签文字的含义。

| | |
|---|---|
| **无热量** | 每份食品中的热量低于 5 卡 |
| **低热量** | 每份食品中的热量低于 40 卡 |
| **无胆固醇** | 每份食品中的胆固醇少于 2 毫克，饱和脂肪低于 2 克 |
| **低胆固醇** | 指每份食品中的胆固醇少于 20 毫克，饱和脂肪低于 2 克 |
| **低脂肪** | 每份食品中的脂肪低于 3 克 |
| **无脂肪** | 每份食品中的脂肪低于 0.5 克 |
| **低钠** | 每份食品中的钠低于 140 毫克 |
| **无钠或无盐** | 指每份食品中的钠低于 5 毫克 |
| **无糖** | 每份食品中的糖低于 0.5 克 |
| **天然** | 不含化学防腐剂、激素和类似的添加剂 |
| **新鲜** | 未加冷冻、加热处理或其他保存方式保藏的主食 |

### 如何在生鲜超市买“生鲜”

在超市买菜最大的好处，就是每一种食品均有清楚的价格、成分、重量及生产日期等标识，并有保存期限的提醒，购买时会比较放心。其实，如何在生鲜超市选购食品以及生鲜食品的保存也有一定学问，孕妈妈及其家人不妨了解一下。

鸡鸭类选购要诀：正常的家禽肉看起来光滑、明亮，没有干瘪、失水，有弹性。全鸡或全鸭，可查看翅膀的尖端，如有发黄变黑迹象，则应注意。家禽肉在超市上架前均经过初步清洗及切割处理，分成不同重量和价格的包装，方便选购。挑选时应选择肉体干净、包装内没有血水渗漏的。血水过多，表示肉品在包装时接触室温时间过长或冷冻时间不够，肉质较易变坏。

猪牛肉类选购要诀：新鲜的猪肉或牛肉应该呈鲜红色，没有异味。如果肉色暗红或呈褐红色，味道较重，就可能是放置过久，或是密封不严不够新鲜。

超市的猪牛肉很多是处理成了肉块、肉片、肉丝，由于已经分切处理，必须在短时间吃完。如果一时吃不完，买回去应将其再分为小包装，将多余的冷冻起来，吃时再解冻。

海鲜类选购要诀：超市的海鲜均经过初步清洗处理，平时以冷冻或低温方式陈列，有没有超过食用期限，不能只从外表来判断，应该多闻闻。对于肉面凹陷，有腥臭味或流出不明黏液的不要购买。

蔬菜类选购要诀：优质的根茎类蔬菜表面完整，没有发芽或腐烂；花果类表皮坚挺，没有软化和受潮；叶菜类青翠，没有发黄、凋萎。

一些超市提供切割处理过的蔬菜，可以直接炒食，应注意切口处有无变黑、失水，并应尽快吃完。

## 孕妈妈食谱推荐

### 豆腐茄子苦瓜煲鸡

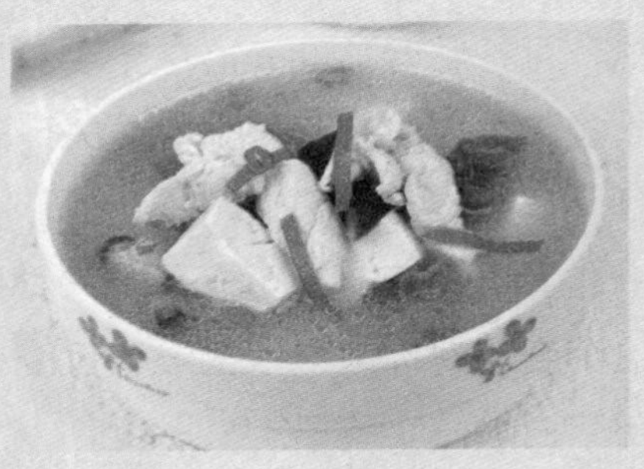

**材料** 卤水豆腐100克，茄子75克，苦瓜45克，鸡胸肉30克，精盐3克，高汤适量。

**做法** ❶ 将豆腐洗净切块，茄子、苦瓜分别洗净切块，鸡胸肉切小块。❷ 炒锅上火，倒入高汤，下入豆腐、茄子、苦瓜、鸡胸肉调入精盐煲至熟即可。

### 冬瓜薏米煲老鸭

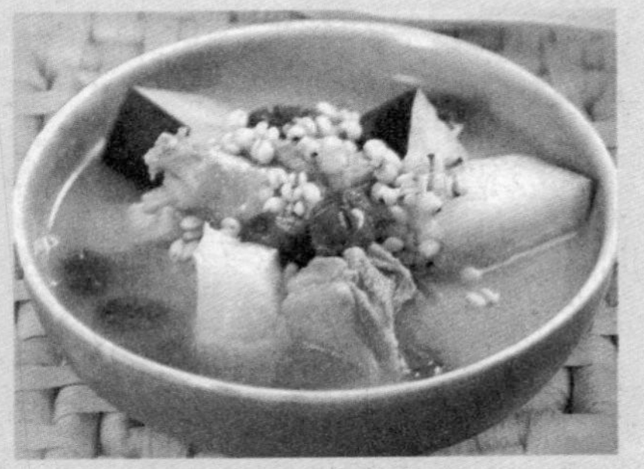

**材料** 冬瓜200克，鸭1只，姜10克，红枣、薏米各少许，盐3克，鸡精2克，胡椒粉2克，香油5毫升。

**做法** ❶ 冬瓜洗净，切块；鸭治净，剁件；姜去皮，切片；红枣洗净。❷ 锅上火，油烧热，爆香姜片，加入清水烧沸，下鸭焯烫后捞起。❸ 将鸭块转入沙钵内，放入红枣、薏米烧开后，放入冬瓜煲至熟，调入盐、鸡精、胡椒粉，淋入香油拌匀即可。

## 阳光“孕”动

### 产前肌肉练习

产前肌肉运动不仅可以帮助孕妈妈松弛肌肉，和关节、增加体能，更重要的是使孕妈妈练习控制与生产有关的肌肉，以减少生产时的痛苦，使生产得以顺利进行。

（1）下蹲。下蹲时要尽量抬高分开的膝盖，背挺直，尤其要避免弯成弓形。为了更好地做出这个动作，请深呼吸，在呼气时重新站直。平时要锻炼自己，每次弯腰俯身时就做这个动作，而不是向前倾斜。开始练习时，把脚在地板上放平将会很困难，你会感到小腿的肌肉和大腿的肌肉很疼痛地紧绷着。不用过于坚持，因为只要几天的时间你就能毫无困难地做这个练习了。

（2）盘腿坐。脚后跟放在臀部下面，膝盖离地，保持背部挺直，可以适当向左右做侧身运动。开始练习时，你很快就会感到累，为了放松，可把腿向前伸开。这个姿势有利于拉牵大腿肌肉和增强骨盆关节的柔韧度。当你习惯了这个姿势时，在读书、看电视等时都可以采用它。如果这个姿势对你来说很困难，可以在臀部下面放一个垫子。

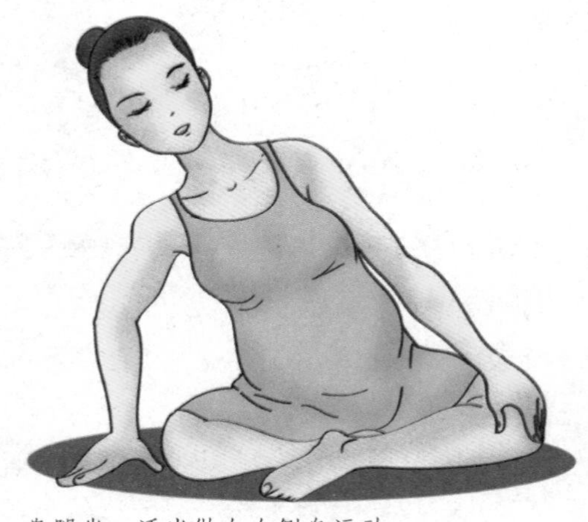

盘腿坐，适当做左右侧身运动。

（3）提肛运动。以中断排尿的方法用力收缩肛门，收缩盆底肌群 10 ~ 15 秒，放松 5 秒钟；重复做 10 ~ 20 次，一天做 3 次。孕妈妈在站立、坐或者躺下时都可以做这项运动。盆底肌肉支撑着直肠、阴道、尿道，而提肛运动可以增强盆底肌肉的强度，增加会阴的弹性，可以避免分娩时阴部肌肉被撕伤，还有助于避免孕中后期出现的尿失禁现象。

（4）骨盆摇摆运动。站立，腰部挺直，腹部朝前，把左手放在腹部，右手放在臀部，吸气。然后，慢慢地逐渐收缩腹肌，夹紧臀部同时向前向下推动。呼气。为了更好地完成这个动作，把右手向下伸，左手向上伸；如此，将力作用于骨盆，使其改变方向。当你能够正确地做这个动作时，你就不用手的帮助了。

## 孕晚期活动注意事项

怀胎十月，宝宝快要出生了，准妈妈们可不能放松警惕，越到最后的重要时刻准妈妈越要小心一些，在日常生活和待产准备上都要多加注意，尤其是在运动方面，以免宝贝提前“报道”。

### 行走与站立

下楼时要握住扶手防止身体前倾或跌倒。

上楼时拉住楼梯的扶手，可以借助手臂的力量来减轻腿部的负担。

平时行走时，应该抬头、挺直后背和脖子、收紧臀部，保持全身平衡，稳步行走。

坐下时，最好选择有直背的座椅（不要坐低矮的沙发），先保持背部的挺直，用腿部肌肉的力量支持身体坐下，使背部和臀部能舒适地靠在椅背上，双脚平放在地上。

站起时，要先将上身向前移到椅子的前沿，然后双手撑在桌面上，并用腿部肌肉支撑、抬起身体，使背部始终保持挺直，以免身体向前倾斜，牵拉背部肌肉。

站立的时候，要保持两脚的脚跟和脚掌都着地，使全身的重量放在两只脚上，双膝要直，向内向上收紧腹壁，同时收缩臀部，双臂自然下垂放在身体的两侧，头部自然抬起，两眼平视前方。

### 起居注意

不要直接弯腰从地上拾起物品，以免用力过度导致背部的肌肉和关节损伤。应当先慢慢蹲下，拾起物品后再慢慢站起来。

当需要拿高处物品时，千万不要踮起脚尖，也不要伸长手臂，以免不慎摔倒，最好请在家中的亲人帮助。

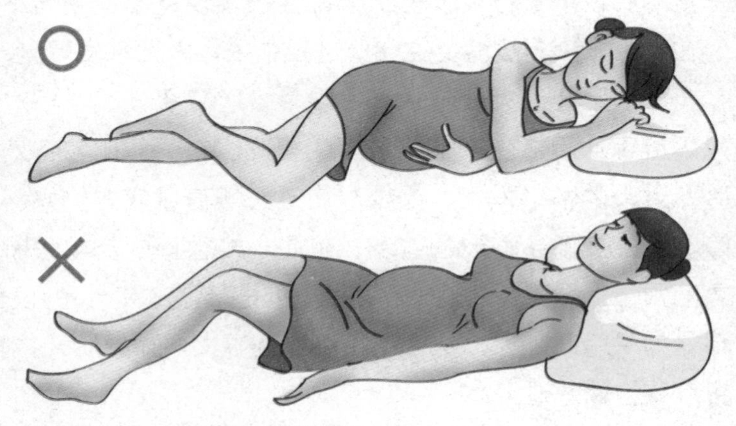

孕后期，孕妈妈不宜长时间仰卧。

孕前 1周 2周 3周 4周 5周 6周 7周 8周 9周 10周 11周 12周 13周 14周 15周 16周 17周 18周 19周 20周 21周 22周 23周 24周 25周 26周 27周 28周 29周 30周 31周 32周 33周 34周 35周 36周 37周 38周 39周 40周

睡觉的姿势往往会影响睡眠的质量，怀孕28周以后，准妈妈要避免长时间的仰卧，以免增大的子宫压迫下腔静脉，影响宝宝的发育，一般以左侧卧为主。起床时，如果你原来的睡姿是仰卧的，应当先将身体转向一侧，弯曲双腿的同时，转动肩部和臀部，再慢慢移向床边，用双手撑在床上、双腿滑下床下，坐在床沿上，少坐片刻以后再慢慢起身。

**休息和运动**

怀孕以后，孕妇常常感到腰酸、背疼，身体没有以前那么灵活了，这是由于腹内长大的胎儿改变了脊柱的重心所造成的。必须要有适当的休息。

每天晚上要有8～9小时的睡眠时间。有条件的话，中午还可以小睡1～2小时，使孕妇有一个饱满的精神状态和充足的体力。但休息并不等于整天躺着静养或者坐着不动，每天除了适当的休息以外，还必须有一定的运动时间。

## 产前检查与优生

### 你是难产危险一族吗

准妈妈越靠近预产期，就越担心可怕的难产会发生在自己身上。究竟什么是难产？所谓难产是指困难的生产或是产程进展缓慢得不正常。因为生产就是胎儿通过产道的过程，若胎儿本身跟产道配合得不协调，就可能会造成难产。胎儿所造成的难产主要有以下几个因素：

（1）不正常之胎位或胎头朝向不正常：因为产前超声波的广泛使用，不正常的胎位（臀位或横位）大都会被发现；胎头朝向不正常（如胎儿之后脑勺在正后方）一般需要在待产过程中依靠内诊来发现。

（2）胎儿过大：胎儿过大跟骨盆腔狭窄其实是相对的，骨盆腔比较宽的妈妈就可从阴道生产下比较大的婴儿。在一些比较特殊的状况之下，容易有胎儿过大的情形发生，如糖尿病或妊娠糖尿病的妈妈、前一胎是巨婴的妈妈等。现在产前超声波的普及，也是一个很好的产前诊断工具，但是在胎儿体重的预估上跟实际还有一些差距。一般而言，10%的误差是可以接受的范围，但是如果胎儿越大，那么误差可能会越大。如果胎儿体重在4000克以上，就可以称为胎儿过大。

（3）胎儿异常：胎儿如果有先天性肿瘤，如背部神经管瘤、畸胎瘤、胎儿水脑、连体婴等，一般都可以用超声波在产前诊断出来。如果小孩子出生之后有比较好的预后，或者有好的治疗方法，剖宫产是一个比较好的选择；如果预后不好，抽取脑脊髓液之后也可以尝试阴道生产。

### 如何预防难产

如何避免难产？难产能预防吗？有些情况造成的难产是可以预防的。

| | |
|---|---|
| **控制好胎儿因素** | 发现并控制妊娠糖尿病，良好的血糖控制可以降低产生巨婴、发生难产的概率 |
| **做好超音波检查** | 可以发现胎儿异常，如胎位异常及胎儿过重的情况，以便采取适当的对策 |
| **控制好产道因素** | 怀孕之前适当运动及控制体重，做好完善的产前检查以发现骨盆腔肿瘤及产道肿瘤 |
| **适当给予子宫收缩剂** | 当子宫收缩强度不够，可在胎儿安全前提之下使用子宫收缩剂，以使子宫收缩达到足够的强度，当然要先装上胎儿监视器来观看胎儿的情况 |

生产本身有许多事是难以事前都知道的，不管医学发展再怎么进步，还是没有一种检查可以确切地指出产妇是否一定可以顺产，但只要做好妥善的产前检查与及时的处理，难产并不可怕。

## 胎教方案

### 光照胎教

科研结果表明：在孕 35 周以前，胎儿对光刺激毫无反应，从孕 36 周开始出现反应，可见到胎儿的眼睑、眼球运动，头部回转而做躲避样运动，孕 37 周以后逐渐明显。研究还表明：光照胎教不仅可以促进胎儿对光线的灵敏反应及视觉功能的健康发育，而且有益于出生后动作行为的发育成长。

光照胎教就是指从孕 36 周开始，当胎儿醒来（胎动时）时，用手电筒的微光一闪一灭地照射孕妇腹部，以训练胎儿昼夜节律，即夜间睡眠、白天觉醒，从而促进胎儿视觉功能的健康发育。

光照运动可以与数胎动和语言胎教的常识课结合进行，即孕妇每天看完电视中的新闻联播及天气预报之后，用手电筒的微光一闪一灭地照射孕妇腹部 3

孕前
1周
2周
3周
4周
5周
6周
7周
8周
9周
10周
11周
12周
13周
14周
15周
16周
17周
18周
19周
20周
21周
22周
23周
24周
25周
26周
27周
28周
29周
30周
31周
32周
33周
34周
35周
36周
37周
38周
39周
40周

次，同时告诉胎儿：“小宝贝，妈妈每天夜间为你数胎动的时间，是你出生后学习知识的晚自习时间。”每天早晨起床前，同样用手电筒的微光一闪一灭地照射3次，同时告诉胎儿：“好孩子，从小就要养成早起床的好习惯。”

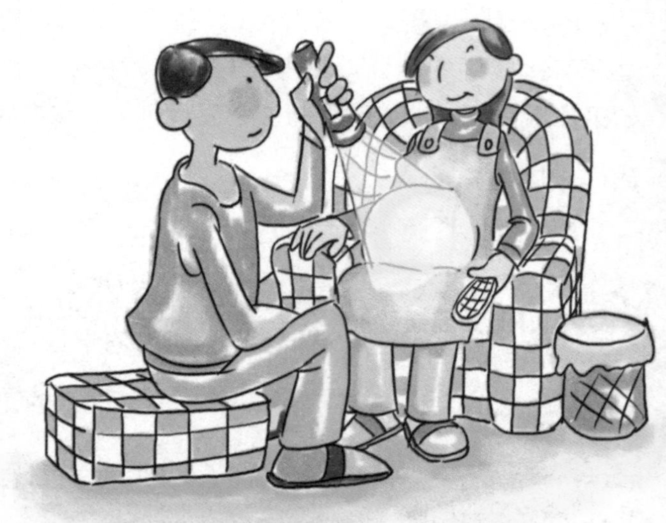

值得注意的是，光照胎教切忌用强光照射，而且时间不宜过长。

**抚摸胎教**

妊娠9个月，由于胎儿的增一步发育，孕妈妈本人或丈夫用手在孕妈妈的腹壁上便能清楚地触到胎儿头部、背部和四肢。可以轻轻地抚摸胎儿的头部，有规律地来回抚摸宝宝的背部，也可以轻轻地抚摸孩子的四肢。当胎儿可以感受到触摸的刺激后，会促使宝宝做出相应的反应。触摸顺序可由头部开始，然后沿背部到臀部至肢体，要轻柔有序，有利于胎儿感觉系统、神经系统及大脑的发育。

抚摸胎教最好定时，可选择在晚间9时左右进行，每次5～10分钟。在触摸时要注意胎儿的反应，如果胎儿是轻轻地蠕动，说明可以继续进行；如胎儿用力蹬腿，说明你抚摸得不舒服，就要停下来。

# 为分娩做好准备

到了第 10 个月，胎儿就可以称为足月儿了，宝宝即将降临，孕妈妈在最后的这个月可能会感觉很紧张，心情烦躁焦急等，因此准爸爸和家人要多多呵护孕妈妈。同时，孕妈妈自己也要好好休息，密切注意自己身体的变化，随时做好临产的准备。

# 第37周 有点儿迫不及待

## 胎宝宝的生长发育

- 身长 51~52 厘米，重 3000~3200 克；
- 胎宝宝终于足月了；
- 胎毛和胎脂即将脱落完毕，身体看上去光滑多了；
- 继续快速增重。

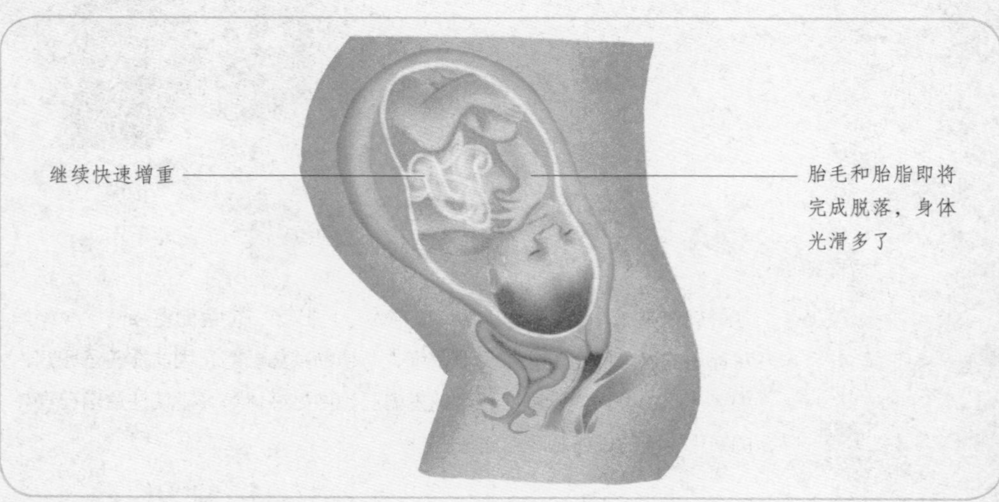


## 孕妈妈的身体变化

子宫底已经上升到了脐上 16~18 厘米的地方。由于胎宝宝在孕妈妈腹中不断下降，从而导致和加剧了小腹的坠胀感，排尿和排便的次数不断增多，阴道分泌物也增多了。对此，孕妈妈要充分休息，调整好自己的情绪和心态，适当活动身体，密切关注身体变化，一旦出现临产征兆，要立即去医院。从孕 37 周开始，产前检查会更多地关注胎位和胎宝宝入盆的情况。如果还未入盆，医生会估算入盆时间；如果胎位不正，而医生也无法进行纠正，则很可能建议孕妈妈采取剖宫产的分娩方式。

## 生活细节和孕期护理

### 临产要做好哪些准备

在孕 37 周以后，已经过了早产期，孕妈妈随时都有可能生产，此时孕妈妈要开始谋划关于产前的一些事务性安排和准备了，比如：

1 收拾好入院用品，分门别类，自己熟知什么东西放在哪里；

2 确认在出现临产征兆或紧急情况时，如何与医院进行联系，如何在医生和护士下班后找到他们；

3 如何用最短的时间达到医院，这其中要考虑到堵车的问题，最好有一条备用路线，并计算好达到医院的时间，可以请准爸爸事先在不同的路况下反复多走几次；

4 准备好交通工具，如果家中有车，准爸爸要将车保养好，加满油，准备随时开车送孕妈妈去医院；如果家中没有车，准爸爸则要联系几位有车的亲朋好友，或者准备好出租车公司的电话，一旦临产，能够立刻找到车以最快的速度将孕妈妈送到医院；

5 要和家人确认，临产时都有谁陪在自己身边，准爸爸是否要进入产房陪产；

6 确认工作安排是否妥当，因为此时孕妈妈已经可以开始休产假了，要和领导、同事沟通好，并告知自己的预产期，是否欢迎同事们来探望等；

7 最后还要确认产后在医院和家中，由何人来照顾孕妈妈和宝宝。对于这些事务性的准备和确认工作，孕妈妈可以多向过来人请教，多和家人沟通和商量，尽量考虑全面，安排妥当。

### 提前了解一下产房

如果孕妈妈和准爸爸对分娩的担心和恐惧较大，可以先行到医院参观一下产房，了解产房内的各种设施及其用途，消除自己对分娩过程中可能出现的一些问题的担忧，通过对这些助产设备的了解，也能够给孕妈妈和准爸爸更多的信心和鼓励。在产房中，有能够帮助孕妈妈分娩的带支架的产床，有可以时刻监测胎宝宝心跳和孕妈妈宫缩情况的胎儿检测仪，有增强宫缩耐受力和胎儿氧气供给的吸氧设备，有减少肺部疾患可能性的羊水和胎粪吸引器，还有防止新生儿体温降低的保温箱，等等。

孕前
1周
2周
3周
4周
5周
6周
7周
8周
9周
10周
11周
12周
13周
14周
15周
16周
17周
18周
19周
20周
21周
22周
23周
24周
25周
26周
27周
28周
29周
30周
31周
32周
33周
34周
35周
36周
37周
38周
39周
40周

## 孕妈妈分娩前的工作交接

现代社会，绝大多数准妈妈都是职业妇女，生孩子无疑是一个很大的挑战。无论你在职场上是一个怎样的女强人，怀孕生子都会对你的职业生涯有一定影响，如何处理好这阶个段的工作，要根据每个人的不同情况而定。

建议准妈妈们对自己的职业规划有一个全面的设想，最好提前几个月就开始逐渐与接手的同事沟通，把工作一点点交代给他。让自己和同事都有一个逐渐适应的过程，而且也为临产前的必要休息打好基础，以免因早产使工作未交接清楚，造成不必要的麻烦，自己在生养时也不能安心。

对于准妈妈们来说，一边是自己的事业理想，一边是完美的家庭憧憬，要想平衡好就一定要懂得不同时期生活的重点不同，想一想什么才是最重要的，在做出决定之前多做考虑，不管是你还是孩子，能够常常保持快乐的心境才是最重要的。

## 孕妈妈临产，合理安排好家人工作

### 安排好住院期间的看护工作

无论是顺产还是剖宫产，产妇的身体一般都比较虚弱。在住院待产期间，产妇需要有人特别照顾，这里的照顾包括陪护、三餐营养等。如果所有事都由丈夫来承担，那也不太现实，最好与父母亲戚分工合作，共同来渡过这一段“非常时期”。

老人们体力不好，可以分担照顾一下孕妇的营养餐制作，丈夫负责每日看护产妇。国家对于爱人生产的情况是给予其丈夫一定假期的。可以合理利用假期，丈夫陪伴爱妻和新生的宝宝。现在各大医院及社会组织也针对产妇推出月子看护等服务，这些护工受过专业培训并有一定的产妇、新生儿护理经验，对于第一次迎接宝宝到来的新妈妈、新爸爸来说，他们的帮助也是十分必要的。这类护工不但可以在住院期间提供服务，还可以根据需要请回家里做全天候服务，如何选择这类服务可以根据自己家庭的实际情况来决定。

### 安排好月子期间谁来照顾孩子

宝宝的降生会给全家带来欢笑，但是烦琐的照顾、夜间的哭闹、完全被打乱的生活也会引发许多家庭矛盾，所以在孩子出生前就开个家庭会议，

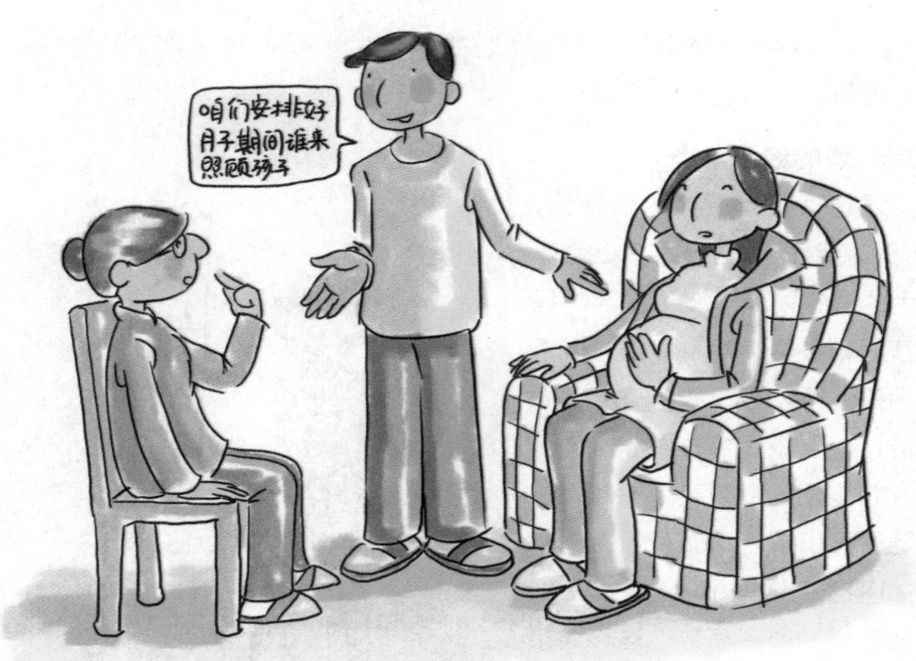


把孩子出生后照顾工作分工一下，让所有家庭成员都明确自己的分工与责任，尽力为新生宝宝创造一个和谐的家庭环境。

**孕妈妈情绪的调节**

对于分娩，不少孕妈妈感到恐惧，犹如大难临头，烦躁不安，甚至惊慌，无所适从，这种情绪既容易消耗体力，造成宫缩无力，产程延长，也对胎儿的情绪带来了较大的刺激。其实，生育过程几乎是每位女性的本能，是一种十分正常的自然生理过程，是每位母亲终生难忘的幸福时刻。

胎儿在母亲肚子里已9个多月了，由一个微小的细胞发育成3000多克的成熟胎儿，他不可能永远生活在母亲的子宫内，他要勇敢地穿过产道投奔到外面精彩的世界里。所谓“瓜熟蒂落”就是这个道理。

在分娩过程中，子宫一阵阵收缩，产道才能一点点地被攻开，孩子才能由此生下来。在这个过程中，母体产道产生的阻力和子宫收缩帮助胎儿前进的动力相互作用，给产妇带来一些不适，这是十分自然的现象，不用害怕、紧张。母亲的承受能力、勇敢心理，也会传递给婴儿，是胎儿性格形成的最早期的教育。

产妇此时应尽量做到心理放松，全身就会放松，配合医生的指导，为孩子的顺利出生创造条件。

**入院分娩的经济准备**

钱是很多矛盾产生的根源，入院分娩除了医药、手术上会有较大的开销以外，孩子与准妈妈的营养，各类突发事件都与钱直接相关，所以在产妇入院准备分娩前，就要做好各方面准备。

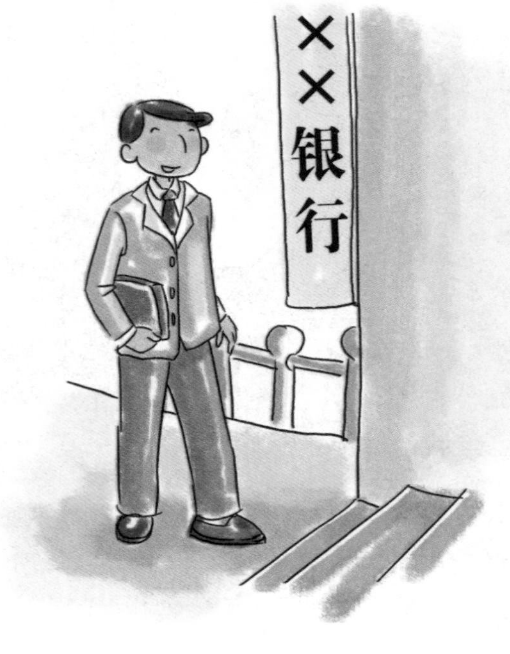


将定期的存款改为活期，放在随时可以取用的银行卡上；把个人医疗卡准备好，查询卡上的金额，做到心中有数，这样遇事就可以有备无患。在产妇住院分娩期间，请准爸爸们小心保管好所有医疗费用的单据，以便过后进行整理和报销。

一般来说顺产的费用比剖宫产所需费用少得多，但他们的适应人群并不相同，要与医院充分沟通，考虑好自己的分娩方案，并大体计算出住院分娩期间所需的费用。除了基本开销外，还得留出一些应对预想外的支出。

## 饮食与营养

**为生产补充适当的能量**

在孕期的最后一个月，孕妈妈一定要从饮食上为分娩储备一定的能量，主要以蛋白质和碳水化合物为主，这样能够避免孕妈妈在自然分娩时出现宫缩无力、产力低下，否则就需要借助助产工具或剖宫产完成分娩。但是，孕妈妈也不能一味地多吃这些高热量的食物，否则容易使胎宝宝生长成巨大儿，造成难产，同样不能保证自然分娩的顺利进行。因此，蛋白质的摄入量每天不要超过 100 克，碳水化合物的摄入量每天不超过 500 克，以此标准合理安排自己的饮食，同时也要注意将体重的增长控制在合理范围内。

## 有助于缓解产前焦虑的营养素

1 维生素C。能够帮助孕妈妈制造肾上腺皮质激素，驱赶压力和疲劳，孕妈妈可以适当多吃鲜枣、芥蓝、青椒、菜花、草莓、大白菜等食物。

2 钙。被称为“神经稳定剂”，能够帮助孕妈妈松弛容易紧张的神经，稳定烦躁和抑郁情绪，比如牛奶、豆腐、黄豆、虾皮等食物。

3 镁。能够帮助孕妈妈放松身体肌肉，从而稳定心律，安抚焦躁不安的情绪，香蕉、豆类食物、燕麦、紫菜、蘑菇、花生等食物都具有这样的作用。

4 B族维生素。能够帮助孕妈妈调理内分泌，稳定情绪，孕妈妈可以多吃谷物类食物、深绿色蔬菜以及豆类食物。

5 色氨酸。能够对孕妈妈的大脑起到镇静作用，帮助孕妈妈宁神静心，如谷物类食物、豆类食物、坚果类食物、鸡肉、猪肉、羊肉、蛋类食物、鱼类食物等。

## 重点补充维生素$B_1$

进入孕10月，孕妈妈距离分娩已进入倒计时阶段，此时要重点补充能够促进分娩、缩减产程的营养素和食物。比如维生素$B_1$，如果孕妈妈缺乏这种营养物质，容易引起呕吐、疲倦、乏力，并会造成分娩时子宫收缩无力，使产程延长，造成分娩困难。因此，在孕期的最后一个月，孕妈妈要重点补充维生素$B_1$，每日的摄入量应保证不低于1.5毫克，多吃谷物类食物、豆类食物、坚果类食物、猪瘦肉和蛋类食物，动物肝脏也可以适当吃一些。

## 产前补铁注意事项

分娩时会流失大量的血液，因此孕妈妈在产前要多摄取铁元素。铁元素有助造血及骨骼发育，对母亲及胎儿有很大好处，绿色蔬菜、动物肝脏、瘦肉、干果中含有丰富的铁质，在做饭时可以选它们为原料。但是茶、咖啡、膳食纤维、蛋白质会抑制铁元素的吸收，所以饭后不要马上喝茶或咖啡。如果孕妈妈患有胃病，要减少食用制酸剂，胃酸分泌减少也会降低身体对铁元素的吸收。补充铁质可以选择食用营养补充剂，不但吸收效果好而且迅速，也可服用维生素C帮助铁质吸收，起到“共赢”的作用，但要记住，千万不

孕前
1周
2周
3周
4周
5周
6周
7周
8周
9周
10周
11周
12周
13周
14周
15周
16周
17周
18周
19周
20周
21周
22周
23周
24周
25周
26周
27周
28周
29周
30周
31周
32周
33周
34周
35周
36周
37周
38周
39周
40周

要与牛奶、钙片共同食用，以免其中的蛋白质影响吸收。

### 孕妈妈食谱推荐

## 香蕉牛奶汁

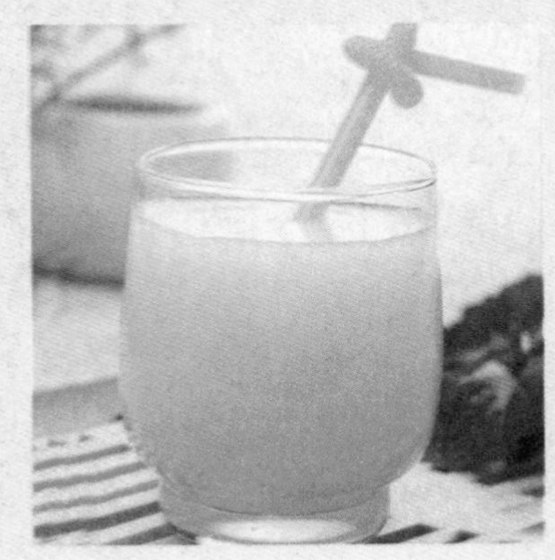

**材料** 香蕉1根，牛奶50克，火龙果少许。

**做法** ❶ 将香蕉去皮，切成段；火龙果去皮，切成小块，与牛奶、香蕉一起放入榨汁机中，搅打成汁。❷ 将香蕉牛奶汁倒入杯中即可。

**推荐理由** 香蕉、牛奶、火龙果能够帮助孕妈妈放松紧张、焦虑的神经，还能够补充蛋白质、钙、镁、铁、维生素E和B族维生素等营养物质，可谓一举两得。如果孕妈妈担心热量问题，可以少加或不加蜂蜜。

## 白菜紫菜猪肉粥

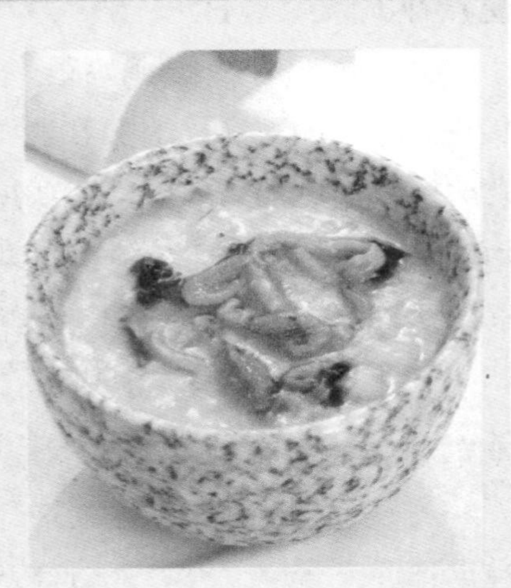

**材料** 白菜心30克，紫菜20克，猪肉80克，虾米30克，大米150克，盐3克，味精1克。

**做法** ❶ 猪肉洗净，切丝；白菜心洗净，切成丝；紫菜泡发，洗净；虾米洗净；大米淘净，泡好。❷ 锅中放水，大米入锅，旺火煮开，改中火，下入猪肉、虾米，煮至虾米变红。❸ 改小火，放入白菜心、紫菜，慢熬成粥，下入盐、味精即可。

**推荐理由** 此粥能够给孕妈妈补充蛋白质、碳水化合物、B族维生素、维生素C、铁、钙等营养物质，帮助孕妈妈储备更多的营养和能量。

## 阳光“孕”动

### 满37周后多做助产运动

虽然过期妊娠的发生的原因还不明确，但绝大部分产科医生认为这跟孕妈妈本身的体质及怀孕后期是否做适度的运动有关。因此，到了怀孕后期

（尤其满37周之后），如果产检一切正常（包括胎儿体重超过2500克、孕妈妈无妊娠并发症等），孕妈妈要做好即将生产的准备，可以多做以下运动：

每天散步30分钟以上，适合所有孕妈妈。

每天缓慢上台阶数次，适用喘得不会太厉害、不会造成异常宫缩的孕妈妈。

**产前呼吸练习**

在分娩中正确的呼吸方法可以帮助孕妈妈放松身体、缓解疼痛。从第4个月开始孕妈妈就可以练习，直到分娩。做这个练习时要躺着、腿弯曲，或者把腿放在椅子上稍稍分开，或者不用椅子盘腿而坐。

**深呼吸**

缓慢的深呼吸有松弛的效果，还可以为血液提供大量的氧气，将会给你带来舒适和放松。

开始时，先用鼻子慢慢地深吸一口气，同时使肚子膨胀，然后让气以一种长而稳的方式从嘴巴呼出，最大限度地缩回肚子。呼气时，脸部肌肉要放松，同时放松四肢。非常慢地做这个动作，然后重复几次。

孕妈妈也可以通过想象来辅助深呼吸：想象空气沿着子宫程一条线向上升。当你吸气到最大限度的时候，开始呼气，同时，想象着你呼出的气体沿着你的脊柱一直朝向会阴和子宫颈口的方向。最终，呼吸形成了一个圈，围绕着子宫和你的宝宝。想象的循环对呼吸的循环很有帮助。

**浅呼吸**

浅呼吸将会在因子宫颈扩大而引起的强烈收缩时派上用场，在你想用力时，用这种方法可以帮助你，但是在子宫颈扩大结束和娩出时不能运用这种呼吸方式。

开始时先吸一口气，然后轻轻地快速地呼气，不要发出声音。只有胸部较高的部分起伏；肚子几乎保持不动。这种呼吸应该是有节奏的，但不是让呼吸越来越重，而是伴随着规律的节奏越来越快，大概2秒钟呼吸一次（吸气和呼气）。做这种呼吸时闭上眼睛效果可能会更好。

**用力时的呼吸**

这时的呼吸涉及分娩的最后阶段：孩子下降直到出生。此时有两种呼吸方式。

（1）屏息。即传统的“吸气、屏气、用力”。可以进行以下练习：深深地吸气，到达吸气顶点时，保持住呼吸，脑子里数到5，然后用嘴呼出那口气。逐渐地你将会数到10、20甚至30，也就是说屏气半分钟。

（2）抑制呼气。先做一个深深的腹部的吸气，同时鼓起肚子，在缩回肚子时，空气通过嘴轻轻地呼出；腹肌尽最大可能地收缩。

这和深呼吸是一个方法，但重点强调腹肌的收缩来帮助胎儿娩出。为了训练，你可以吹气球。但是不要在第9个月做这个练习，以免使子宫颈承受压力。

## 胎教方案

### 音乐胎教：准爸妈唱起那熟悉的旋律

进入孕期的尾声，宝宝马上就要出世了，此时孕妈妈和准爸爸可能十分焦急不安，没准儿这也顺带影响了胎宝宝的情绪，让他无法安安稳稳地在“家”中住到预产期的来临。这时，孕妈妈和准爸爸不妨唱一唱在孕期经常唱给宝宝听的歌曲，唤起胎宝宝对那些音频的记忆，让他在小小的躁动中安静下来，感受到更多的安全感和惬意，也让爸妈在这些熟悉的旋律中，找回往昔在那些美好“孕”日中的安详与平和。

### 语言胎教：悠扬吟诵唐诗三百首

在胎教末期，孕妈妈可以开始给胎宝宝吟诵一些经典的唐诗，要注意吟诵的语气——声情并茂。孕妈妈在吟诵前，要充分理解诗句含义和主题，一边吟诵，一边在脑中勾勒诗中所描绘的场景或景象，将诗句转换为“影画”传递给胎宝宝，让他沉浸在悠扬的中国古典文学氛围中，感受到更多的诗情画意和语言的韵律美。孕妈妈可以选择《唐诗三百首》中的《春》《回乡偶书》《登鹳雀楼》《江雪》等名篇进行诵读，每次胎教选择一首即可。

## 孕10月常见不适与应对

### 头晕

由于妊娠期血压较低，尤其是在临产的孕10月，孕妈妈会突然感觉头昏眼花，站立不稳，这时要立刻坐下或躺下休息。也可以保持坐姿，让自己的头部尽量靠近两膝，直到感觉稍好。如果孕妈妈经常发生头晕现象，则要注意在起床或站起时不要过快，要给身体和大脑一个缓冲时间，如仰卧时，孕妈妈要先将身体转向一侧，再慢慢做起。

**心慌气短**

进入身体最为沉重的孕 10 月，心脏的工作量和负荷量达到了前所未有的高峰，会使孕妈妈感到做一点儿事就容易心慌气短，甚至大口喘着粗气。对此，孕妈妈不必担心，只要立即进行休息，就能得到缓解。

**胃灼痛**

在孕晚期，由于孕妈妈胃部入口处的瓣膜越发松弛，容易使胃酸逆流到食管，从而易引发胃灼痛，使孕妈妈感到胸部中央有强烈的烧灼行疼痛感。对此，孕妈妈要避免食用过多的谷物类食物豆类食物、煎炸食物以及口味重的食物。可以在睡前喝一杯牛奶，或者请医生开一些安全的治疗胃酸过多的药物。

**失眠**

在孕期的最后一个月，诸多因素都有可能导致孕妈妈失眠，如精神紧张、身体疲惫、饮食过饱等。孕妈妈一定要积极克服各类因素，保证自己的睡眠质量，保障胎宝宝的顺利生产。

**阴道炎和外阴炎**

如果在孕 10 月，孕妈妈还发现自己患有阴道炎和外阴炎，则要引起高度的重视。如果不及时加以治疗，很有可能使胎宝宝在分娩中受到感染。孕妈妈要避免穿着紧身裤和非纯棉质地的内裤，尽快就医进行诊治，争取在分娩前将其治愈。

**静脉曲张**

在孕末期，孕妈妈可能会发现自己的静脉曲张越来越严重了。不必着急，这些不适症状都会随着孕期的结束而逐渐消失，孕妈妈此时只要更多地将腿抬高，经常活动双腿，避免久站和久坐，就能顺利度过孕期的最后时光。

**频繁宫缩**

如果孕妈妈的假性宫缩达到了每小时 10 次以上，应及时就医，在医生的指导下服用一些抑制宫缩的药物。如果孕妈妈无法分辨自己是假性宫缩还是真性临产，也要尽快就医进行检查判断。

**羊膜早破**

羊膜早破是指在出现阵痛、子宫口开大或子宫口开全、胎儿进入产道前的羊膜破裂、羊水流出的现象。一旦发生羊膜早破，无论是否伴有宫缩和阵痛，孕妈妈也要第一时间就医。发现羊膜早破后，孕妈妈要立即躺下，用垫子将自己的臀部垫高，防止脐带脱垂，可用干净的卫生巾垫在内裤上。在去医院的途中，孕妈妈也要想方设法使自己的臀部保持抬高的状态。如果不及时处理羊膜早破，很有可能引发胎宝宝宫内感染，引起多种并发症，危及胎宝宝的健康和生命安全。如果孕妈妈认为无法区分羊膜早破与漏尿，可以使用羊膜早破试纸，如果试纸颜色变为深绿色，则说明是羊膜早破，要立即就医。

**解读过期妊娠，应对过期妊娠的对策**

月经周期正常的孕妇，如果预产期超过 2 周以上，孕期大于或等于 249 天而未能临产，称为过期妊娠。过期妊娠主要由两种原因引起：一种属于胎盘功能正常；而另一种是胎盘功能迅速减退，不能再给胎儿提供足够的营养和氧。

如果是胎盘功能正常的情况，继续妊娠下去会使胎儿长得过大，致使胎头太硬，分娩时通过产道有困难，造成难产；如果是胎盘功能减退的情况，胎儿会因缺乏营养而消瘦、皮肤多皱，脑细胞功能也会受到影响，可能造成孩子智力低下或神经系统后遗症。

学会监测胎儿

孕妇应该从妊娠 30 周开始自己数胎动，一旦胎动明显减少，如 12 小时胎动少于 20 次，应立即去医院就诊。

做 B 超检查了解胎盘情况

预产期前后，通过做 B 超检查，了解胎盘的钙化程度及羊水多少，胎盘钙化 3 级以上要引起注意。

必要时进行引产

如果胎儿胎盘情况尚好，胎儿已经成熟，可于 41 周后进行引产，特别是对于高龄孕妇、妊娠高血压综合征、胎儿过大的产妇。

## 急产怎么应对

假如孕妇来不及上医院，就发现孩子已经快生出来了，为了避免孩子生在路上，最好就直接留在家里生产。确定要在家里生产时，记得先打“112”急救电话，请“112”派遣最近的护理人员到家里协助生产。如果家里只有孕妇自己，那么打完电话，先把家里的门打开，以免护理人员到了，妈妈却痛到无法起身开门。在护理人员到达前，产妇可以先平躺，并在底下垫个棉被或其他柔软的物品，避免宝宝太快出生，头会先撞到地。另外，也要事先准备毛巾，在宝宝出生之后可以用毛巾把他包起来防止着凉。

准备就绪后，用肥皂水、清水、消毒液依次洗擦外阴部、大腿内侧，最后清洗肛门周围。然后再用肥皂把手洗干净，涂擦消毒液。轻轻用右手抵住会阴部位，左手协助胎儿头部使之缓慢娩出，清除口、鼻内的黏液，再协助婴儿娩出。在婴儿生下后（注意此时不可拉扯脐带）将其缓缓置于身侧，用干净的布擦拭婴儿脸、口、鼻，并使之横卧以免窒息。以上各项工作做得越快越好。

婴儿出生 3 分钟后，脐带的脉动便会停止。此时可在离婴儿肚脐约 10 厘米处，使用干净强韧的细线绑住，然后在离绑脐带位置 3 ~ 4 厘米处用刀或

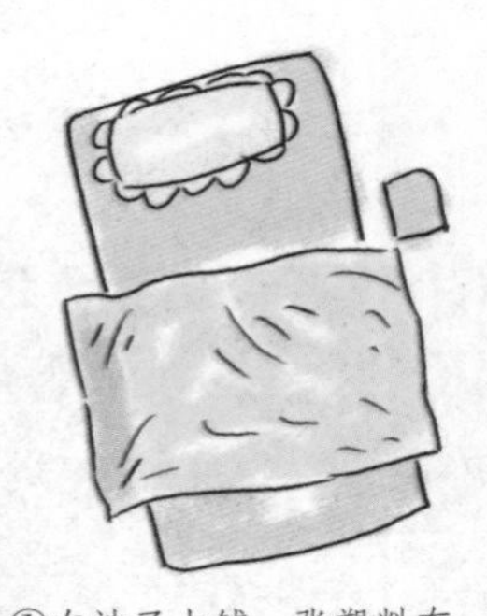

①在被子上铺一张塑料布，防止弄脏被子，准备好干毛巾

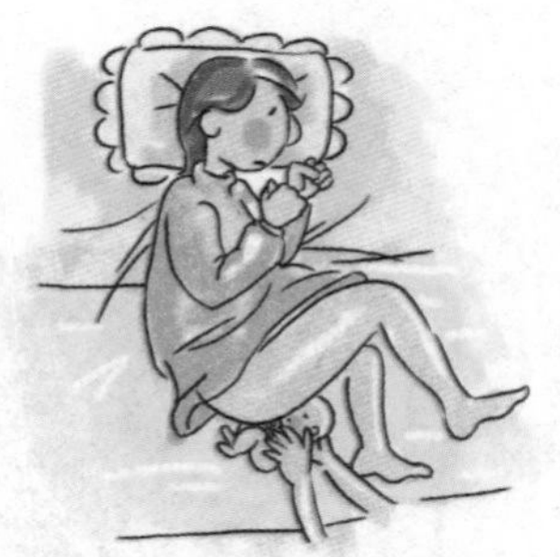

②若宝宝已经生下来，可将宝宝举起，不必剪脐带

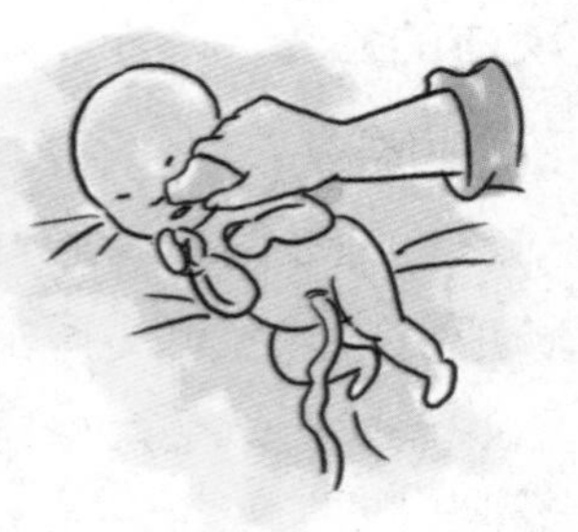

③清理宝宝鼻子、嘴巴中的血，用干毛巾擦宝宝身体

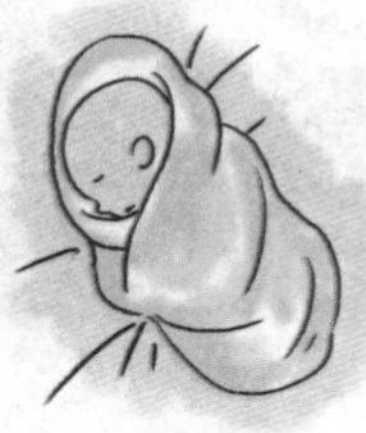

④用毛巾、毛毯裹住宝宝，让宝宝侧躺

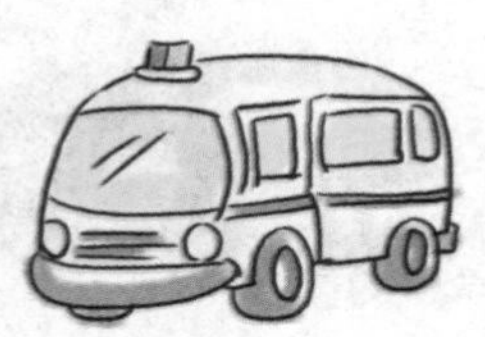

⑤等待救护车到来

剪切断。而刀或剪等用具最好用火烤过，或用消毒水（酒精）消毒过。脐带的截断处应用消毒液涂过，再用干净纱布包裹起来，以免脏污。

脐带截断后婴儿会开始活动，必须特别注意。若婴儿不哭，先清除口内黏液后可拍打足底或在背部或胸部按摩以刺激肺叶张开，出声并啼哭。

胎盘可待子宫收缩自然产出，或以手轻拉脐带使之产出。若轻轻拉不出，则不可勉强，静待医生或助产士到来后，再做处置。

如果出现严重出血、脉搏减弱、出冷汗等症状，可视之为休克前兆。此时应将产妇双脚向上举起，这样可使脚部血液流向心脏，具有输血的效果。护理人员在家帮助产妇处理完毕之后，母子两人还是应该上救护车，去医院报到。宝宝需要做身体检查，新妈妈后续的胎盘排出，也应该到医院让医护人员处理较为安全。胎盘排出时如果没有处理好，容易造成产后大出血，危及新妈妈生命。

分娩时若非在家里，而是前往医院的车上，则应先仔细擦拭婴儿口鼻，勿使羊水塞住呼吸道而窒息，之后将婴儿置于孕妇的腹部上面，尽快送往医院。

## 孕10月产前检查与优生

### 分娩前的检查

#### 彩超检查

主要是最后看看胎儿有没有脐带绕颈，脐脑动脉的血流好不好等情况，最后确定一下胎位。

#### 阴道检查

这是必须要做的检查项目，主要是对宫颈、阴道、外阴进行检查，从外而内，先是看外阴，然后检查阴道和宫颈。阴道内的检查，主要看是否有湿疣、血管扩张、阴道畸

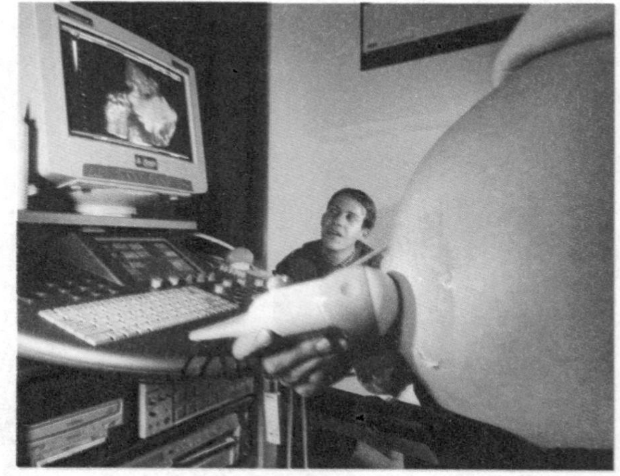

通过分娩前检查，医生可明确产妇是否确已破膜，以及胎儿的情况。

形、阴道横膈、阴道纵隔、双阴道等与分娩相关的情况。目的是确认准妈妈是否临产，产程进展如何，胎位是否正常，有无难产可能，骨盆是否足够宽大等。

**测宫高与腹围**

分娩前通过测量宫高和腹围，可以估计胎儿的体重。同时根据宫高妊娠图曲线以了解胎儿宫内发育情况，比如是否发育迟缓或巨大儿。

**血压、心率、体重测量**

在分娩期间，应定时测量血压、心率，发现两者变化。测量体重，是为了了解水肿情况，预防妊娠高血压综合征等出现。孕晚期体重增加比早期明显。从表面看水肿不明显，但测体重时，如发现重量较上周测量时增加超过 0.5 千克以上，就可能是隐性水肿，应提高警惕，预防产前惊厥等问题的产生。

## 真假分娩的辨别

有的产妇会时而出现即将分娩的假象，或子宫无规律的收缩。一般来讲，真假分娩是难以辨别的。通常假分娩宫缩无规律，且宫缩程度不如真分娩剧烈。辨别的办法是检查阴道，看子宫颈的变化。还有就是进行宫缩计时，计算连续 2 次宫缩间的时间间隔，持续记录 1 小时。下表列出真假分娩之间的差别。

**真假分娩的差别**

| 鉴别类型 | 假分娩 | 真分娩 |
| --- | --- | --- |
| 宫缩时间 | 无规律，时间间隔不会越来越小 | 有固定的时间间隔，随着时间的推移，间隔越来越小，每次宫缩持续 30 ~ 70 秒 |
| 宫缩强度 | 通常比较弱，不会越来越强 | 有时会增强，但然后又会转弱，呈稳定增加 |
| 宫缩疼痛部位 | 通常只在前方疼痛 | 先从后背开始疼痛，而后转移至前方 |
| 运动后的反应 | 产妇行走或休息片刻后，有时甚至换一下体位后都会停止宫缩 | 不管如何运动，宫缩照常进行 |

## 分娩开始的“黄金定律”

有些产妇在分娩的那天会感到烦躁，这是身体发出的一种明确的信号，还有的准妈妈会出现心跳、燥热或者头痛等症状。此外，还会有人感到没有胃口或者特别饿，也可能出现腹泻或者严重的便秘。这时，子宫口也开始慢慢打开，有更多的液体流出来，骨盆和小腹开始感受到拉扯的疼痛。阴道和膀胱有被压迫感也是分娩要开始的信号。

当流出的血或羊水增多的时候，就是该去医院的时候了，这时阵痛也开始变得有规律了。有一个黄金定律可以帮助准妈妈判断分娩是否开始了，即4 ：1 ：1。具体来说，就是每4分钟有一次疼痛，每次疼痛持续1分钟，并且这样的阵痛节奏已经持续1个小时。

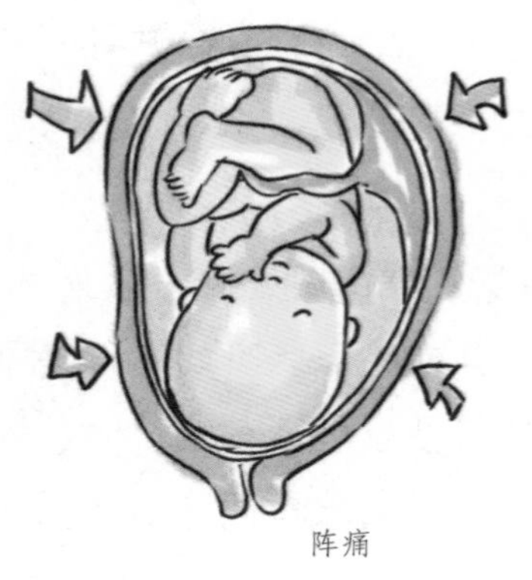
阵痛

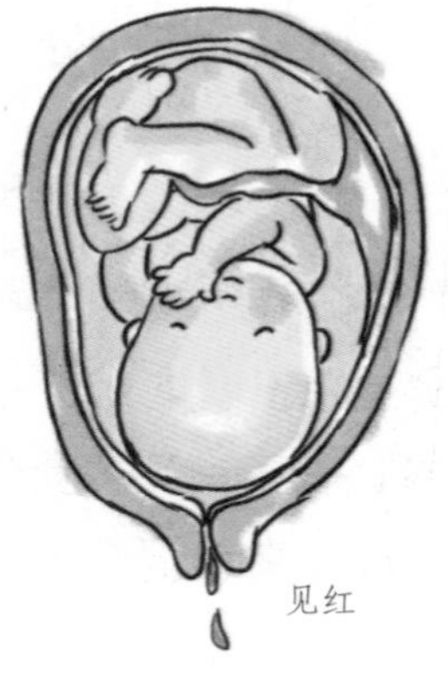
见红

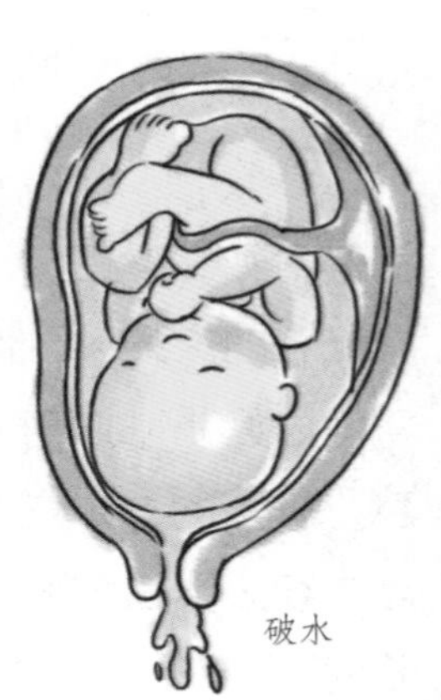
破水

分娩即将开始的征兆

分娩即将开始的征兆，就是准妈妈开始感觉到强烈的疼痛，疼痛的强度让人难以忍受。还有一种最简单的信号是，准妈妈自己觉得马上要见到小宝宝了，这个时候应该相信自己的直觉！分娩也许很快就会开始了。

## 解答准妈妈关于分娩的几个疑问

“不知不觉中到了预产期了！”很多准妈妈对此既翘首期盼又有些不知所措，很多人还会有这样那样的忧虑。为了避免自己到时不知所措，让我们以问答形式来了解和掌握相关的正确知识吧。

Q：到临产月后，担心会破水，是否有必要时刻垫着卫生巾呢？

A：这样做是没有必要的。但是为了防止突然发生破水，身边应常备卫生巾为好。也就是说，外出时最好也要带在身边，才会处变不惊。其实不仅是妊娠期间，作为女性，平时随身携带生理用品是一种很好的习惯。

Q：快到预产期时，是不是应该服用泻药提前把肠道清空比较好呢？

A：随意服用泻药的做法是不对的。因为拉肚子不仅会诱发子宫收缩，还会使你无法判断疼痛的原因。如果你很担心便秘的话，可以在体检时与妇产科的医生商量，开一些可以软化粪便的药剂处方。总之，在这方面是没有必要过于担心的。

Q：破水了，是否应该立即去医院？

A：很多女性在整个怀孕期间都在考虑，在分娩前，羊水大量流失该怎么办。其实，破水的时候，羊水急泻是非常罕见的，因此不必对此过分担心。另外，还可以让你安心的是，妇产科医生会在预产期前为你检查胎儿的头是否已经进入骨盆中了。当宝宝的小脑袋已经向下进入产道，羊膜囊破了，羊水流入产道，这个时候就应该去医院了。如果破水来得太早，比预产期提前很多天，胎儿还没有进入准备降生的位置，就比较危险了。因为这个时候脐带会先于宝宝滑向阴道，在后面的胎儿的脑袋压迫着脐带，阻碍血液的流动。因此，这个时候产妇应该平躺着被送往医院，以保证不压迫脐带，使给胎儿的供给得以继续。

Q：破水后是否可以上厕所？

A：破水后，随时都有可能分娩，因此应该尽快去医院，但也没必要急得什么都不顾。可以换换干净的衣服，如果是稍微一动就会有液体流出的话，可以用卫生巾或干净的毛巾垫上。一般来说，小便是没有问题的。但是，如果有想要大便的感觉很可能是分娩的一种前兆，所以要有所注意，应该马上去医院。

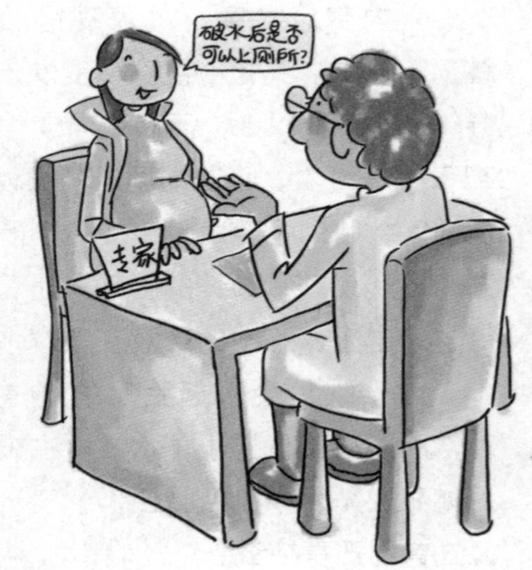


Q：在洗澡时发生了破水，该怎么办？

A：如果你已经在洗头发或身体了，可以先用淋浴简单地冲洗完。但是如果是在泡澡，就不能再继续了。

Q：应该什么时候去医院？是到不能再忍受的时候吗？

A：有些准妈妈因为怕医生说来得太

早了，还得回家观察等待，所以一直坚持到无法忍耐的时候，这样是不对的。其实即便是去早了，还可以让医生再检查一下，这样你不就可以更加放心了吗？更何况还有分娩比预想来得早的可能性。因此，不要犹豫，马上去医院。

Q：担心自己的脸色太难看，去医院之前能不能化点淡妆？

A：分娩是伴有出血的消耗体力的大事情，如果搽粉底或涂口红，本来的脸色便无法判断了，很可能会妨碍医生诊断。因此，去医院时最好不要化妆了。指甲的血色也是医生观察的内容之一，所以原则上，也不要涂指甲。另外，耳环在待产室里是被要求摘掉的，所以也没必要佩带。

Q：阵痛开始了，突然想上卫生间，怎么办？

A：阵痛中想要如厕的时候，必须先跟医生打招呼。因为想要用力分娩的感觉与想要大便的感觉是非常相似的。若不和任何人打招呼，独自去卫生间，结果子宫口大开，胎儿的头部露出，甚至一下将孩子生出来的情况都是有可能的。如果医生检查后发现你的子宫口已经张开，就不会让你去卫生间了。

**了解宫内窒息**

在妊娠晚期、临盆时或分娩过程中，如果发生胎盘早剥、前置胎盘、妊高征、糖尿病、贫血、过期不出生、脐带脱垂、脐带打结、脐带缠绕、脐带过短子宫收缩过频以及产妇过于恐惧和紧张，或胎儿太大、胎位不正等情况，可导致胎儿缺氧，发生宫内窒息。

宫内窒息最突出的表现是胎心跳动不正常。先是心跳突然变快，每分钟跳160次以上，而后逐渐变慢至110～120次，且跳动逐渐变弱。与此同时，胎动也随之发生变化，刚一开始出现躁动和频繁的胎动，随着缺氧越来越重，胎动的次数变得越来越少。由于缺氧会引起胎儿的肠道蠕动，所以有胎便排于羊水中。在破膜后如果在羊水中见到胎便，就表示胎儿在宫内严重缺氧。

宫内窒息的
4个对策
胎位异常时多加休息
孕期预防各种并发症
临产前后注意监测胎儿心跳
分娩过程中确定胎儿宫内是否缺氧

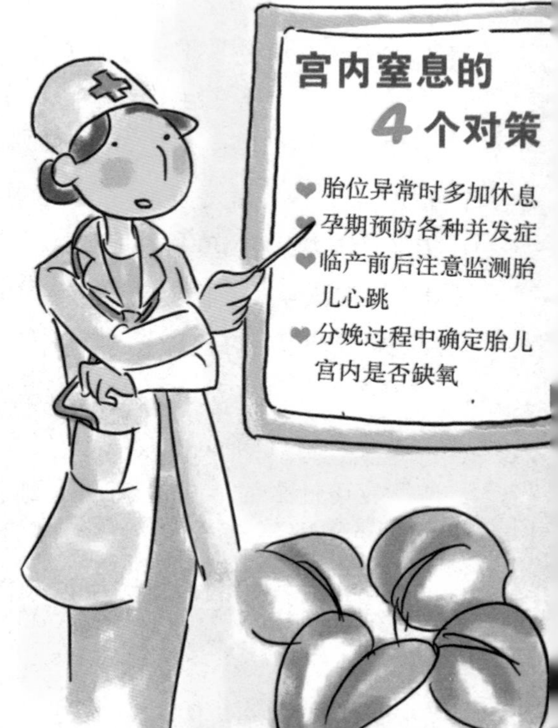

# 第38周 已是“足月儿”

## 胎宝宝的生长发育

现在你的胎儿可能已经有3200克重了，身长也得有52厘米左右了。

胎儿的头在你的骨盆腔内摇摆，周围有骨盆的骨架保护，很安全。这样也腾出了更多的地方长他的小胳膊、小腿、小屁股。

很多胎儿这时头发已长得较长较多，有1～3厘米长。当然也有一些胎儿一点头发都没长。有的胎儿头发又黑又多，有的胎儿头发则有些发黄，除了营养因素外，遗传也是重要原因之一。如果父母中某一方头发是自来卷的话，你的胎儿也很可能是个小卷毛头。

现在胎儿身上原来覆盖着的大部分胎脂逐渐脱落、消失，胎儿的皮肤变得像小泥鳅一样光滑。这些物质及其他分泌物也随着羊水被胎儿一起吞进肚子里，贮存在他的肠道中，变成胎便。

## 孕妈妈的身体变化

子宫底到耻骨联合的距离为36～38厘米，肚脐到子宫底部则为16～18厘米。

大多数准妈妈在怀孕的最后几周没有增加多少重量，但却觉得很不舒服。准妈妈现在可能会既紧张又焦急，既盼望宝宝早日降生，又对分娩的痛苦有些恐惧。现在准妈妈应该适当活动，充分休息，密切关注自己身体的变化，即临产征兆的出现，随时做好入院准备。

## 生活细节和孕期护理

### 产妇大声喊叫不利于分娩

有些产妇在分娩阵痛时就大喊大叫，认为喊出去会舒适一些。其实，分娩时大声喊叫并不利于分娩。因为喊叫既消耗体力，又会使肠管胀气，不利于宫口扩张和胎儿下降。

正确的做法应该是，产妇要对分娩有正确认识，消除精神紧张情绪，抓紧宫缩间歇休息，按顿进食、喝水，使身体有足够的能力和体力。这不但能促进分娩，也大大增强了对疼痛的耐受力。

**制订生产计划书**

在生产前，孕妈妈最好制订一个生产计划。借由填写生产计划书，你可以更清楚地知道整个生产的过程，越周详的生产计划书越能减轻你对生产的紧张及恐惧情绪。你可以就计划书上的问题在生产前和你的医生做讨论，找出最适合自己的方式。

同时这份计划书也是医生为你接生时各种判断的依据。一份详细的生产计划书应包括：产前准备、待产过程、分娩时分及产后护理四大方面。

**产前准备可能用到的 4 类产妇物品**

| | |
|---|---|
| **衣物** | 肥大、容易穿脱的睡衣或内衣至少 3 件。<br>棉质内裤 4~6 件。<br>棉质、宽带、前面或侧面可拉开的胸罩 2~3 个。<br>棉线袜 2 双，拖鞋 1 双 |
| **日常用品** | 洗脸毛巾、洗脚毛巾、洗下身毛巾 2 条。<br>小洗脸盆 1 个（产妇洗下身专用）。<br>牙刷、牙膏、梳子、护肤品等洗漱用具 1 套。<br>产妇用卫生巾及卫生纸 |
| **母乳喂养用品** | 手动吸奶器。<br>乳头保护天然油脂，预防乳头疼痛。<br>消毒湿巾。<br>乳头保护罩 |
| **其他** | 餐具 1 套，塑料或金属饼干桶 1 个（放置饼干等小食品）。<br>纸和笔（产妇或家属住院期间记事用）。<br>零钱若干，手机或电话磁卡等（便于产后在医院与亲友的联系） |

## 准备可能用到的6类婴儿用品

| | |
|---|---|
| **婴儿洗澡用品** | 婴儿专用的洗浴用品。<br>两条软毛巾洗身体用。<br>一条洗脸用的小毛巾。<br>用来擦干身体的大毛巾。<br>椭圆形的浴盆。<br>消毒棉球或纱布 |
| **婴儿床上用品** | 活动床或摇篮，可供婴儿白天使用。<br>一条小毛毯或被子。<br>栏杆包裹好的婴儿床。<br>棉质床单数条，以备尿湿更换用。<br>软枕头1~2个。<br>婴儿床上吊的小玩具 |
| **婴儿食品** | 配方奶粉。<br>补钙用品 |
| **婴儿日常用品** | 棉质尿布或纸尿裤。<br>纯棉质婴儿服装。<br>童车 |
| **人工喂养用品** | 125毫升奶瓶。<br>250毫升奶瓶。<br>普通奶嘴、防塌陷奶嘴。<br>奶嘴消毒器。<br>漏斗，用于将热好的奶倒入奶瓶。<br>奶瓶刷 |
| **特殊用品** | 体温计。<br>酒精 |

## 分娩前不要忽视这10项准备工作

预产期越来越近了，准爸爸们做好升级准备了吗？

孕前
1周
2周
3周
4周
5周
6周
7周
8周
9周
10周
11周
12周
13周
14周
15周
16周
17周
18周
19周
20周
21周
22周
23周
24周
25周
26周
27周
28周
29周
30周
31周
32周
33周
34周
35周
36周
37周
38周
39周
40周

到了孕38周，准爸爸应随时做好迎接分娩的准备，但不要过于焦虑，听其自然。准爸爸要为妻子身边留人，作为妻子突然临产时的照应，同时备好出租车或救护车的电话以备不时之需。关心孕妇的思想情绪，鼓励孕妇树立分娩信心，还要对自己的工作好好安排，尽力做到亲自陪妻子去医院，并陪伴分娩。

准备得越充分、越周密，越有利于孕妇分娩和母婴生活。但除了那些已经成为经验之谈的所谓“硬件”准备工作外，细心的准爸爸还应做好如下“软件”准备工作：

（1）应该什么时候给医生打电话。

（2）医生和护士下班后如何能找到他们。

（3）是先给医生打电话还是直接去医院。

（4）家离医院有多远。

（5）乘什么交通工具去医院。

（6）是否有人时刻守护在孕妇身边。

（7）在上下班时间交通拥挤时，从家到医院大约需多长时间；最好预先演练一下去医院的路程和时间。

（8）寻找一条备用的路，以便当第一条路堵塞时能有另外一条路供选择，尽快到达医院。

（9）将家里的事情安排好，请人帮助照顾孩子和料理家务。

（10）工作的事情是否安排好了，应该让上司和同事知道你妻子的预产期。

## 饮食与营养

### 素食孕妈妈晚期不一定要吃肉

有些女性怀孕前就吃素，而有些女性怀孕后一见到肉就恶心，对于这些孕妈妈而言，只要仔细选择搭配合理、营养丰富的食品，吃素食完全可行。

但是，孕晚期因为生产的需要，孕妈妈对热量的需求旺盛，这时蔬菜素食型和水果素食型食物在孕晚期是不能满足孕妈妈和宝宝的营养需要的，这一点一定要引起注意。因为素食所能提供的热量明显要比肉类少。如果热量摄入不足，身体就会分解自身的蛋白质，从而影响孕妈妈自身及宝宝的生长发育。因此，孕晚期素食孕妈妈不一定要吃肉，但一定更要多补充富含较多能量的食物，如牛奶、鸡蛋等。同时，孕妈妈还应注意食物的营养价值，多吃富含维生素、微量元素的新鲜蔬菜、豆类、干果、麦芽等。

**孕晚期孕妈妈宜少食多餐**

孕晚期胎儿的生长发育速度最快，细胞体积迅速增大，大脑增长到达高峰，同时，也是胎儿体内需要储存最多营养的时期。这时，孕妈妈的营养摄取非常重要，不然对胎儿的脑发育影响最大。然而此时增大的子宫向上顶着胃和膈肌，使孕妈妈胃肠部受到压迫，胃的容量也因此受到限制，按照孕前平时的食量也会使得胃部过于饱胀，尤其是在进食后。这就需要孕妈妈在饮食上做出相应的调整。孕晚期，孕妈妈应坚持少吃多餐的饮食原则，用“少食多餐”取代“一日三餐”。一次吃不了太多的东西，就可以分开几次吃，每次少吃些，而且应吃一些容易消化的食物。

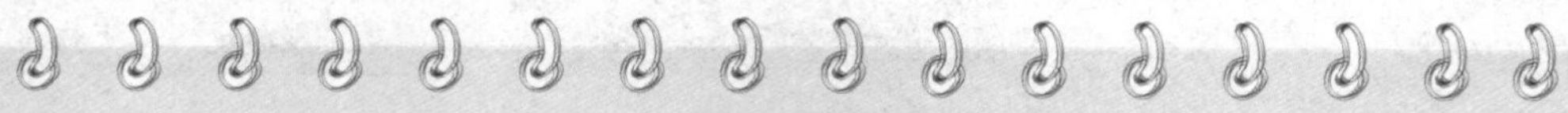

**孕妈妈食谱推荐**

## 金牌一碗香

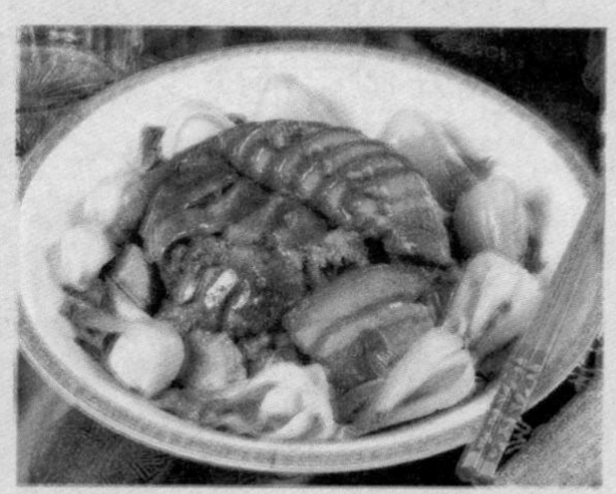

材料 五花肉400克，腊肉100克，上海青200克，料酒、白糖、老抽、排骨酱各适量。

做法 ❶将五花肉洗净，入油锅稍炸，捞出待凉后切片；腊肉洗净，切片；上海青洗净，摆盘。❷五花肉加料酒、白糖、老抽、排骨酱拌匀后和腊肉片一起装入摆有上海青的盘中。❸用大火蒸熟，取出，撒上葱花即可。

## 百合龙骨煲冬瓜

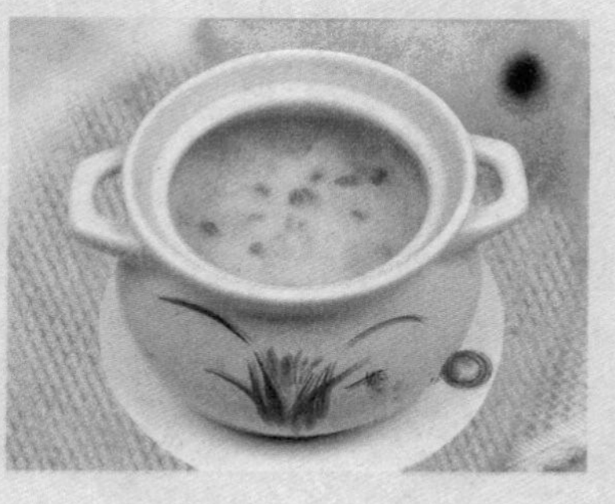

材料 百合100克，龙骨300克，冬瓜300克，枸杞10克，香葱2克，盐3克。

做法 ❶百合、枸杞分别洗净；冬瓜去皮洗净，切块备用；龙骨洗净，剁成块；葱洗净切碎。❷锅中注水，下入龙骨，加盐，大火煮开。❸再倒入百合、冬瓜、葱末和枸杞，转小火熬煮约2小时，至汤色变白即可。

## 阳光“孕”动

### 孕妈妈瑜伽

#### 1. 肩部运动

①双腿自然散盘，挺直腰部，双手指尖放到肩膀上，手肘与肩膀平行。

②双肘在胸前相触，吸气，慢慢向后打开；呼气，双肘从后向前收回。重复此式3～5次，再呼气时，恢复到起始姿势，稍作休息。

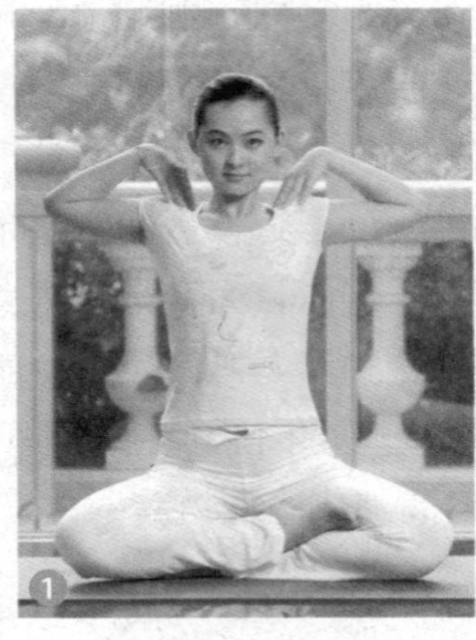


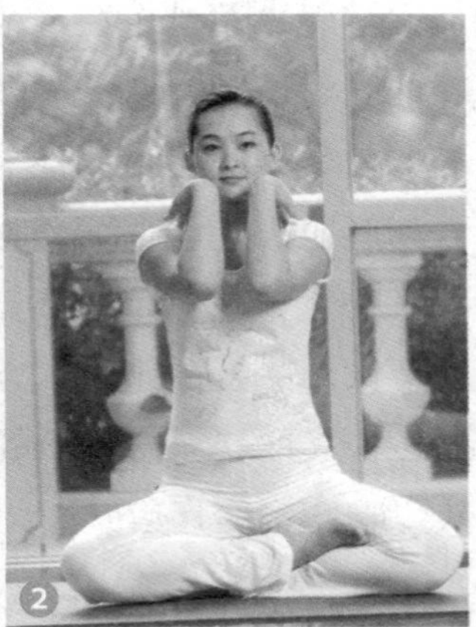


功效：孕晚期很多孕妈妈会出现紧张的情形，进行此练习可以放松肩部，滋养上半背部，使孕妈妈保持良好的身体和心理状态。

#### 2. 跨步扭脊式

①将左腿向前跨步站立，双手自然下垂，掌心向内，放在身体两侧。吸气，挺直腰背。

②呼气，弯曲左腿下蹲。

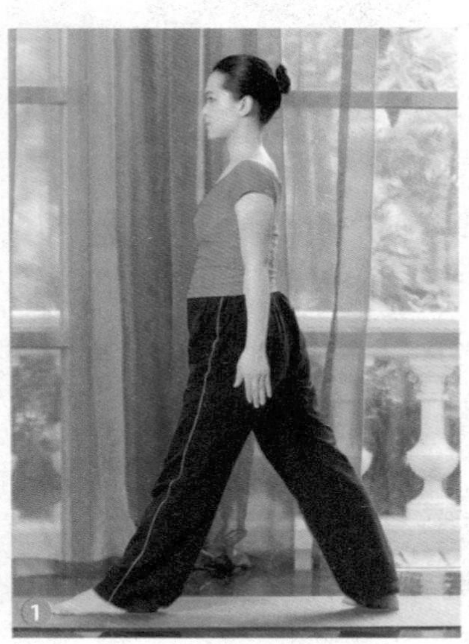


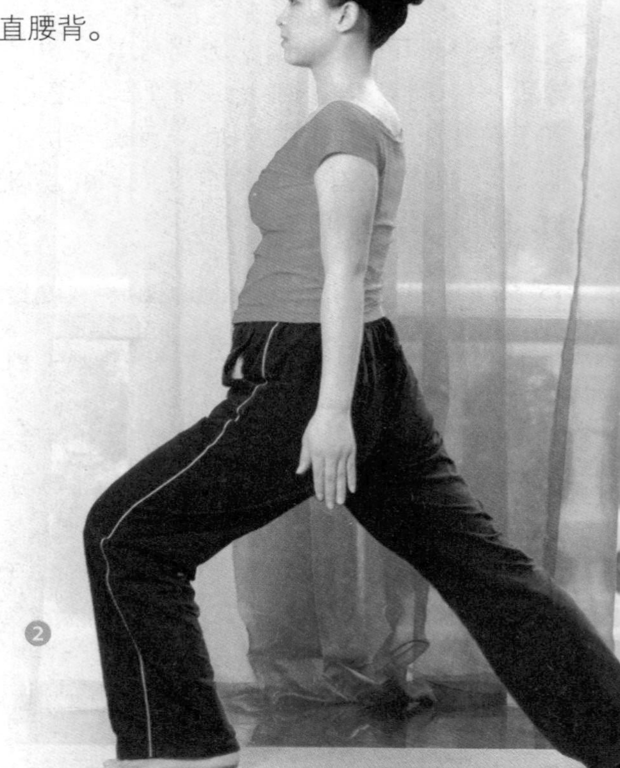

③吸气，左手支撑住腰部。

④呼气，右手抓住右大腿外侧，向左侧轻轻扭转上半身，保持3～5次呼吸。再吸气时，伸直右腿，恢复到起始姿势，稍作休息，换另一侧做以上动作。

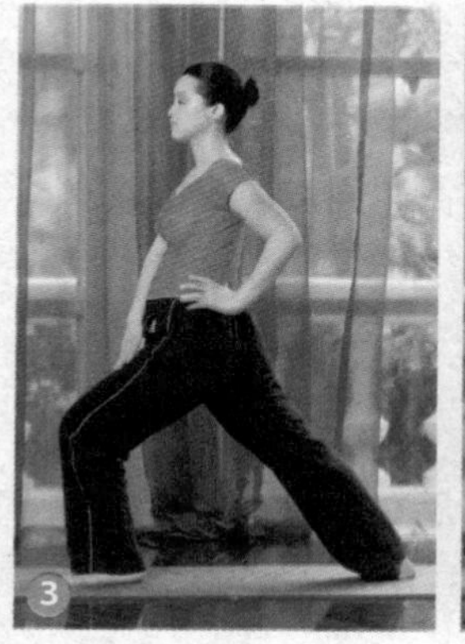

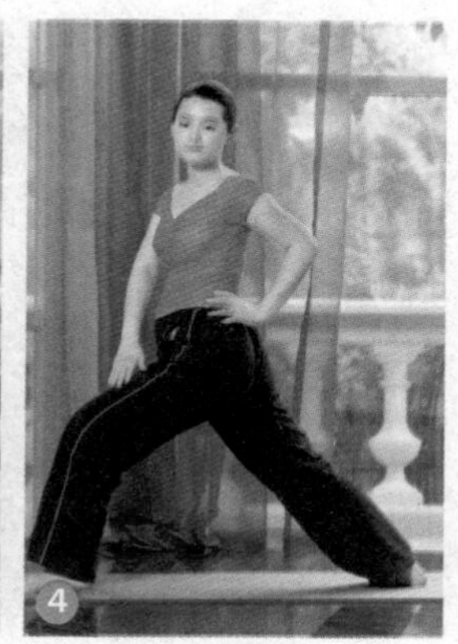

功效：此式可锻炼股四头肌；放松腰部，灵活脊柱和背部，缓解背部的疼痛现象；刺激胃肠，帮助消化，改善消化系统功能，缓解便秘症状。

**分娩的正确用力方法**

掌握一些分娩时的用力方法，可以在生产时给孕妈妈一定的帮助：

（1）仰卧时用力的方法。仰卧时，两脚充分张开，膝盖弯曲，后脚跟尽量靠近臀部。两手向后举，抓住床头的栏杆或两侧的把手。先充分吸气，从鼻子吐气的同时停止呼吸，几秒后再慢慢像是要排便或打开肛门似的逐渐用力。此时要紧闭嘴唇，直到最后都不要让空气漏出来。从吸气、用力到吐气完毕，大约持续25秒。

（2）仰卧时抱腿的用力方法。举起双脚，双手从外侧抱住膝盖的内侧，双腿尽量靠近下腹部的两侧，并充分张开。此时，大腿如果充分张开，与其说是双手抱住双腿，不如说是用双手将双腿抱起来。双手不可握在一起，而要各自握拳，双腿才能充分张开。用力的同时，使下颌贴近胸口，双腿尽量张开。

如果双腿没有充分张开，反而并拢在一起，或是吸足气后马上用力，只有腹部鼓起时，用力效果自然不佳。原本应贴近胸口的下颌向上突出，或用力时支撑腿部的力量比抱住腿部的力量强，使得臀部下滑，如此都无法达到良好的效果。

（3）侧卧时的用力方法。侧卧时，身体下方的手肘轻轻弯曲，手掌放在脸旁。双脚并拢，膝盖尽量弯曲，手抱住身体上方的大腿靠近臀部的地方。注意头部不可弯得太低，背脊也不可拱起至眼睛看得到肚脐的程度。胸部先充分吸气，然后和仰卧的情形相同，暂停数秒后再用力。此时，背脊要挺直、不可拱起，臀部向后突出般地出力。头部弯得太低或不抱住臀部而抱住膝盖，都是错误的用力法。

这种姿势就好像排便时的姿势一样。任何人都能轻易做到。因此，当产妇采用仰卧的姿势无法有效地用力时，不妨先以侧卧的姿势做做看，等感觉较顺时，再换回仰卧的姿势做做看。

## 胎教方案

### 胎教策略：抓紧最后的宫内外对话时机

还有不到 1 个月的时间，胎宝宝就要“破壳而出”了。在此之前，准爸妈要抓紧最后的胎教时机，把更多想说的话、想讲的故事、想教授的知识，尽可能地传达给胎宝宝，让他的大脑发育得更完善，身体发育得更加协调和健康。准爸妈不要偷懒，以为马上就可以见到宝宝了，到时再交流也不迟。这样的想法是错误的，胎教的实施应当是持之以恒并且有规律的，不宜中途停止，否则极易影响此前的胎教效果。此外，孕妈妈也可以多做胎教成果的巩固工作，将曾经实施的各种胎教内容反复“重演”，进行循环“播放”，将胎教效果维持在最佳状态。在不错过胎教时机的同时，孕妈妈也要注意休息，不可过度胎教，这样不仅会影响母子的休息和睡眠，产生诸多不利影响，也会使胎教效果适得其反。

### 阅读胎教：贵在坚持

阅读优秀的文学作品可以陶冶人的情操，净化人的心灵，抚慰人的情感，提升人的素质。古往今来，优秀的文学作品浩如烟海，它们如同夜空中闪耀的繁星，跨越时空，恒久照耀人间。当然，孕妈妈不一定要选择长篇巨著，可以选择文字优美、寓意深刻、轻松幽默的散文、诗词等，内容要积极向上，不宜阅读过分伤感的作品，杀戮打斗的内容更是禁忌。

孕妈妈也可以选择优秀的儿童文学作品来阅读，如各类小说、童话、寓言、诗歌等。这些作品，充满童趣，欣赏过程中会使人产生温馨的联想，有助于培植孕妈妈的爱子之心，领悟儿童的心理特征。

# 第39周 离宝宝越来越近

## 胎宝宝的生长发育

- 身长 51 ~ 53 厘米，重 3200 ~ 4000 克；
- 胎宝宝已经做好了出生准备，集中精力向下运动，使头部压迫子宫颈；
- 脂肪大量增加；
- 羊水由透明透明色变为乳白色，胎盘的功能开始退化。

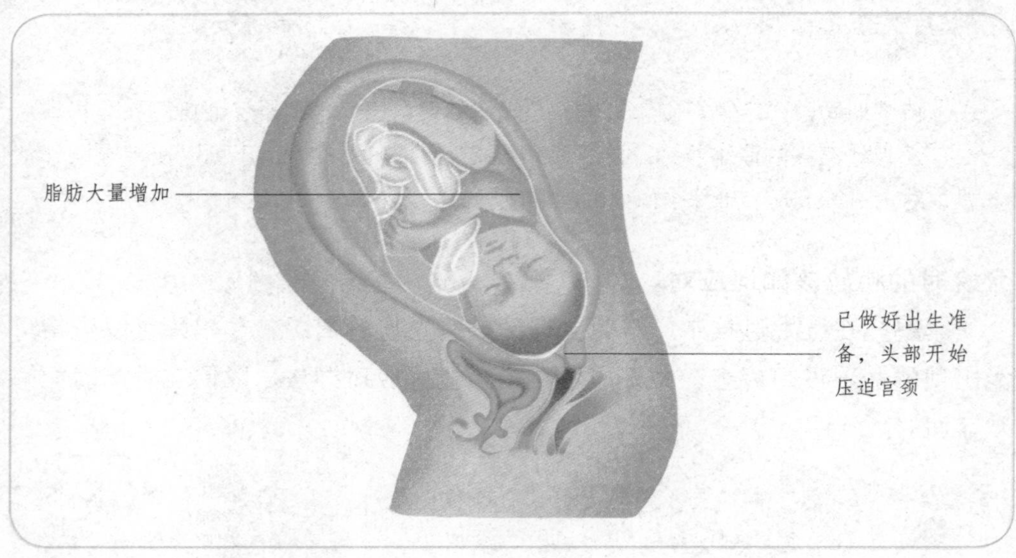


## 孕妈妈的身体变化

进入孕期的最后两周，胎宝宝的体重还在增加，孕妈妈要注意饮食的摄入量，避免使胎宝宝长成体重在 4000 克以上的巨大儿。孕妈妈此时也许总是处在慌张和担忧的情绪中，但还是要尽量放松自己，多和准爸爸交流，抓紧时间享受最后的二人世界。此外，孕妈妈还要特别注意预防各种突发状况，如胎膜早破等，保护好自己和胎宝宝的安全。最后的胜利就在眼前了，一切的付出都显得那么值得，孕妈妈只要再稍稍忍耐，就能重回“自由身”了。

## 生活细节和孕期护理

### 做好产前最后的心理准备和身体准备

1 克服分娩恐惧，不要自己吓唬自己，多做积极的自我心理暗示和催眠。比如，我和宝宝一定能平安度过分娩；只要忍耐十几个小时我就能完成这项艰巨的任务；别人都能顺利生产因此我也一定可以；妇产科医生丰富的经验足以帮助我；有准爸爸在身边，没什么好怕的；产前检查一切正常，我也一直遵照医嘱行事，一定不会有问题，等等。

2 珍惜最后的孕时光，在最后阶段不可懈怠，要将良好的饮食和生活习惯坚持到足月生产，否则一旦造成胎宝宝出现异常，导致功亏一篑，会留下终生的遗憾。

3 临产前一定要绝对禁止性生活，以免发生胎膜早破和分娩感染，危及胎宝宝的健康和生命安全。

4 待产期间，一定做好应急措施，孕妈妈如果自己睡，则要保证自己和准爸爸及其他家人的联络畅通，除了手机要 24 小时不关机外，还可以使用电话分机、对讲机等装备，确保孕妈妈的呼叫能够让家人及时听到。

### 分娩时的尴尬该如何应对

孕妈妈在分娩过程中，难免会遇到一些尴尬的情况，孕妈妈可以先将可能出现的情况设想周全，做好思想准备，找好应对办法，以便在生产时能够从容面对。

1 男医生负责接生。很多容易害羞、心理负担重的孕妈妈在面对男医生进行分娩时，多多少少会感到有些难为情。其实这大可不必，孕妈妈要将主要精力放在如何配合医生进行分娩上，不要过多关注和思考其他事情。而且男医生也有天然的优势，他们普遍力气更大，心理素质也更好，能够给孕妈妈更多一重的可信赖感和安全感。对于医生性别的问题，孕妈妈要先做好充分的思想准备和自我心理建设，准备好有可能要与男医生配合进行生产。如果孕妈妈实在觉得难为情，可以申请更换医生。

2 分娩过程中的各种奇怪声响。如因身体颤抖而发出的牙齿磕碰声；因肠道先受到挤压，后又放松，无法控制地出现肛门排气和排便现象，等等。对此孕妈妈不必感到难为情，这都是非常正常的生理现象，医生对此也是司空见惯，不以为意。

### 按摩乳房促进分娩

有研究显示，孕妇自第39周开始，每天刺激乳头3小时或更多，临产及分娩时间大多不会太长。预产期建议的刺激方式：以手指指腹刺激乳头、乳晕及乳房，一边15分钟，两边轮换，达1小时，一天做3次。上述操作也可由丈夫代劳。

这种自己动手诱引的子宫收缩有时非常强烈，就像由催产素引起的子宫收缩一样。因此，在自己动手诱引子宫收缩以前，应首先向医生询问，如出现强烈的子宫收缩，应立即停止诱引子宫收缩。

## 饮食与营养

### 哪些食物可助产

| | |
|---|---|
| **鸡蛋** | 鸡蛋富含蛋白质和B族维生素，能够为孕妈妈储存更多的能量，促进孕妈妈的身体代谢。在孕期的最后一个月，适当多吃一些鸡蛋，能够使孕妈妈体力更充沛。但若孕妈妈感到煮鸡蛋难以消化，吃多了容易引起腹胀等不适症状，可以将鸡蛋制成鸡蛋羹或蛋花汤食用 |
| **巧克力** | 巧克力同样能够为孕妈妈储存大量的能量和体力，并能舒缓孕妈妈在待产时期的紧张情绪，带来更多的感官愉悦。巧克力可以在孕妈妈马上要分娩、进入分娩室之前再吃，建议孕妈妈吃黑巧克力或牛奶巧克力，太过甜腻的巧克力适口性较差 |
| **海带** | 海带能够促进体内放射性物质的排出，减少孕妈妈在分娩过程中身体功能出现异常的可能性。因而在最后一个孕月，孕妈妈可以多喝一些海带汤 |
| **禽畜血** | 如猪血、鸡血、鸭血等食物能够起到解毒和滑肠的作用，促进孕妈妈排便，消除代谢负担。在出现临产征兆之后，孕妈妈适当食用一些禽畜血，能够加快分娩的进行 |
| **木瓜** | 木瓜含有木瓜酵素，能够帮助孕妈妈消化体内的食物，降低肠胃负担，加快孕妈妈的新陈代谢，从而能够对分娩起到助推作用。此外，木瓜还有催乳的作用，能够预防孕妈妈产后缺乳。因此孕妈妈可在临产时吃一些木瓜 |

| | |
|---|---|
| **豆腐皮粳米粥** | 孕妈妈在即将分娩时，喝一些用豆腐皮、粳米和冰糖煮成的粥，能够促进排便，滑胎催生，缩短产程，使胎宝宝更容易娩出，从而保证自然分娩的顺利进行 |
| **运动型饮料** | 这类饮料中含有大量的矿物质和维生素，能够帮助处在分娩过程中的孕妈妈补充流失掉的大量水分和电解质。因此孕妈妈可以在出现临产征兆后，少量多次饮用一些运动型饮料 |
| **红糖水** | 红糖的主要成分是蔗糖，能够为孕妈妈快速个大量的能量和体液，因此孕妈妈在开始分娩后，可以适当喝一些红糖水，对于缓解饥饿和疲劳，以及补充体力十分有帮助 |

## 孕妈妈食谱推荐

### 黄绿汤

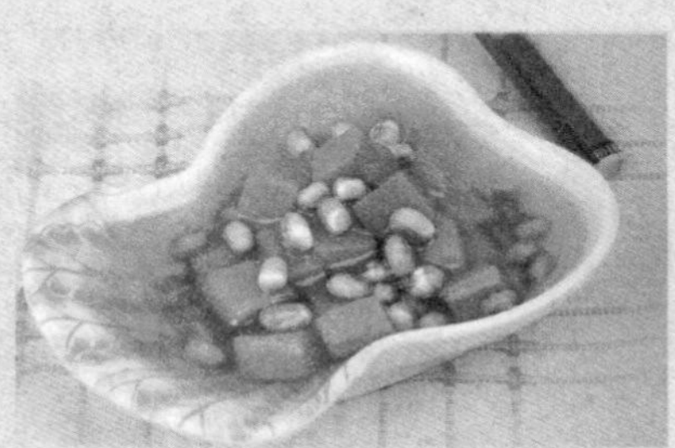

**材料** 南瓜 350 克，绿豆 100 克，冰糖少许。

**做法** ❶ 将南瓜去皮、子，洗净切丁，绿豆淘洗净备用。❷ 净锅上火倒入水，下入南瓜、绿豆煮至瓜、豆软烂，调入冰糖煲至熟即可。

**推荐理由** 此汤能够为孕妈妈补充大量的铁、蛋白质、维生素和能量，十分适合待产期食用。在分娩过程中孕妈妈也可以通过此汤迅速补充体能。

### 胡萝卜鱼丸汤

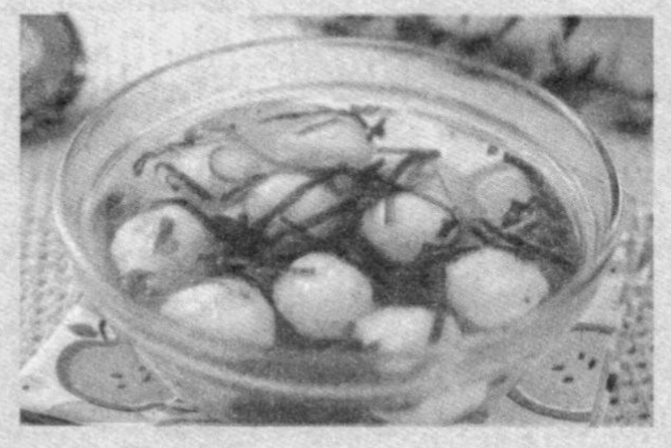

**材料** 鱼肉 100 克，土豆、胡萝卜各 1/5 个，海带清汤 1/4 杯，淀粉、盐少许。

**做法** ❶ 将鱼肉剖开剔除鱼刺、剁碎，与淀粉、盐和在一起搅拌。❷ 将和好的鱼肉淀粉制成鱼丸。将土豆、胡萝卜切小碎块，加海带清汤一起煮。❸ 蔬菜煮烂后，再放入鱼丸同煮即可。

**推荐理由** 此汤含有丰富的蛋白质、钙、磷、铁、钾和维生素 A、维生素 C 及胡萝卜素，不仅营养丰富，还易于消化和吸收，帮助孕妈妈补充体力，非常适合待产和处在产程中的孕妈妈食用。

## 阳光“孕”动

### 8种姿势帮助产妇缓解产痛

子宫开始宫缩后，一阵阵腹痛侵袭着产妇，会使她们难以忍受，心里也很恐惧，身心备受煎熬。如果采取一些恰当的姿势，可以帮助产妇缓解产痛，有助于顺利度过分娩关：

（1）在子宫收缩间歇时产妇分开脚站立，双臂环抱住陪护者或丈夫的颈部，头部靠在其肩头，身体斜靠在其身上；陪护者或丈夫支撑产妇的身体，双手环抱住产妇的腰部，给产妇的背部下方进行轻柔地按摩。

（2）在子宫收缩时产妇分开脚站立，产妇将自己的身体背靠在丈夫或陪护者的怀里，头部靠在其肩上，双手托住下腹部；陪护者或丈夫的双手环抱住产妇的腹部，在鼓励产妇的同时，不断地与其身体一起晃动或一起走动。

（3）在床上或地板上放几个松软的垫子，产妇跪趴在垫子上。陪护者或丈夫在床的一边，用双手不断地抚摩产妇的后背，可以减轻生产引起的腰背疼痛，使产妇感到舒适一些，特别是胎儿的面部朝向产妇腹部时。

（4）找一把舒适柔软的座椅，产妇面向椅背而坐，胸腹部靠在有柔软靠垫的椅背上，头部放松地搭在其上；陪护者或丈夫在妻子身后，一条腿跪蹲下去，并不断地用手按压产妇的腰部，这样可以使产妇缓解腰部的疼痛。

（5）产妇趴伏在床上，双手着于床上的一个垫子上，使自己的臀部低于肩膀，并且将双腿分开一些，左右晃动臀部，有助于减轻产妇的腰背部疼痛。

（6）丈夫或陪护者坐在床上或椅子上，产妇趴伏在其大腿上，双手环绕抱着丈夫或陪护者的腰臀部，使其托着自己的身体，给予一些支持；丈夫或陪护者轻柔地上下抚摩产妇的腰背部。

（7）在从第一产程向第二产程进入时，产妇可以在床上采取蹲坐的姿势，丈夫及其他陪护者分别站在床的两旁，产妇把自己的双臂搭靠在丈夫及其他陪护者的颈肩上，这种由别人支撑的姿势，可以使产妇感到舒服一些，而且胎儿的重力还可以促进骨盆扩张。

（8）如果需要的话，在子宫收缩间歇产妇可以采取直坐的姿势坐在床上，后背贴在有靠垫或枕头的床背上，双腿屈起，双手放松地放在膝头上。这样，可以使产妇的腹部及腰部得到一些放松，还可以将胎儿的头向子宫颈推进，让宫缩更为有效。

孕前
1周
2周
3周
4周
5周
6周
7周
8周
9周
10周
11周
12周
13周
14周
15周
16周
17周
18周
19周
20周
21周
22周
23周
24周
25周
26周
27周
28周
29周
30周
31周
32周
33周
34周
35周
36周
37周
38周
39周
40周

## 孕妈妈了解产程，配合生产

分娩能否顺利，关键取决于三个方面的因素，即产力、产道和胎儿。如果三方面都配合默契，则平安生产、大吉大利。如果某一个环节上出现了问题，或多或少都会影响分娩进程。

在决定分娩是否顺利的三种因素中，有的无法选择，如胎儿因素和产道因素，基本在分娩时已经定型，外界力量再也无能为力了；而产力则不然，它主要来源于子宫收缩以及腹肌、骨盆底肌肉的收缩。你的骨盆情况良好，胎位正常，胎儿也不太大，只要你在不同的产程，进行相应的配合动作，增加分娩时的产力，分娩是没有什么困难的。

第一产程——子宫颈扩张期

从子宫出现规律性的收缩开始，直到子宫颈口完全开全（扩展到10厘米宽），这段时间称为第一产程。

第一产程开始时，子宫每隔十几分钟收缩一次，收缩的时间也比较短。当子宫收缩时，你会有子宫发紧、发硬的感觉，小肚子（即下腹部）或腰部疼痛，并有下坠感。后来，子宫收缩得越来越频繁，间歇越来越短，如此则宫颈口就开得越快，产妇也就越加难受。这时，你会感到这是时间最漫长、疼痛最剧烈、心理最痛苦的阶段。

产科医生会以手指触诊看开了多少厘米，随着阵痛渐渐增强，阵痛时间的增长、间歇变短，子宫口最后达10～12厘米，即所谓子宫口全开。当子宫颈口全开时，宫内的胎膜破裂，里面的羊水随之也从阴道内流出，这时称为“破水”。一般子宫全开与破水大约同时，因而临床上便将破水视为第一期的结束。

第一产程适应诀窍：

初产妇的第一产程需要8～12小时。曾经生育过的经产妇需要6～8小时。如果没有特别的不适，你可以利用这段时间，在室内做些轻微活动（如慢步行走），并且要少量多餐，吃一些高热量、易消化的食品，如稀粥、蛋羹、牛奶、馄饨，也可以喝一些白糖水。尽可能多喝一些水，会大有好处。

第一产程阶段，要尽量保存自己的体力。由于子宫口还没有开全，用力也是徒劳无益。助产士会及时为你测血压、听胎心，观察宫缩情况，了解宫口是否开全，还要进行胎心监护等，相信她们会针对你的具体情况，作出正确的判断和及时处理。

临产后要排空大便，同时，助产人员会给你灌肠。你还要每隔两三个小时主动排一次小便，以免膀胱过度充盈，影响宫缩和胎头下降。

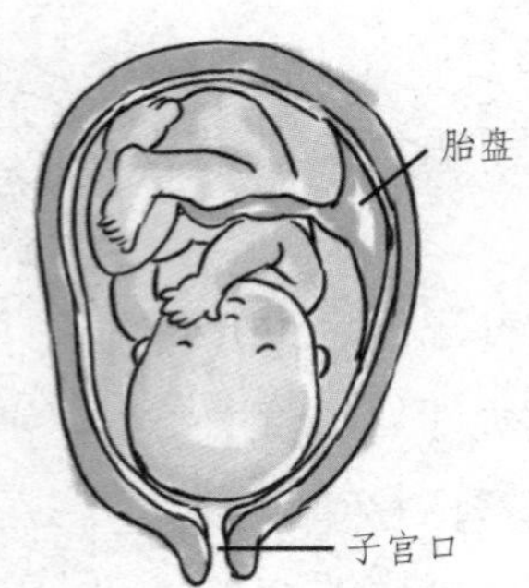

胎儿将下颌贴近胸口，缩小头部范围，做好进入产道的准备

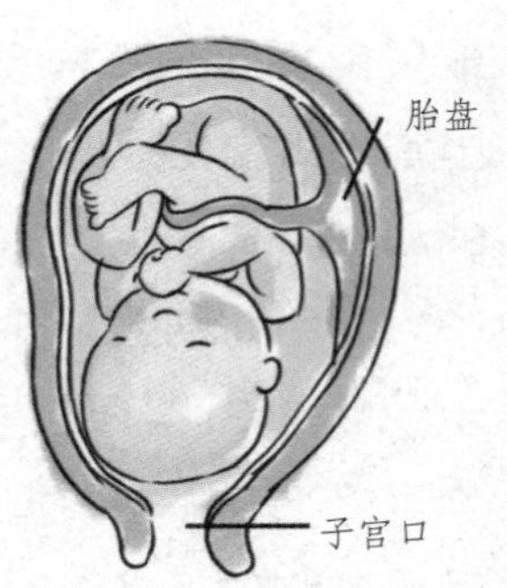

子宫口渐渐打开，胎儿随着子宫收缩下降，进入盆腔

当医生告诉你宫颈口已经开全（产妇宫口大于 4 厘米时），就要进入第二产程了，这时就应当躺在产床上待产了，最好取左侧卧位躺着。

**第二产程——胎儿娩出期**

胎儿娩出为第二产程，是从子宫颈口开全至胎儿娩出为止的这一段时间。这时，你要躺在产床上等候，助产人员会帮助你分娩。你的用力大小与正确与否，都直接关系到胎儿娩出的快慢、胎儿是否缺氧，以及你的会阴部损伤轻重程度。所以，这时你要按照助产士的指导，该用力时用力，不该用力时就抓紧时间休息。

第二产程时，子宫的收缩力量更强，胎儿顺着产道逐渐下降。当胎儿的头部下降到骨盆底部时，就会压迫直肠，产妇便不由自主地向下屏气用力，像要解大便一样。这时，子宫收缩越来越紧，每次间隔只有一两分钟，持续 1 分钟，于是胎儿下降很快，迅速从宫颈口进入产道，然后又顺着产道达到阴道口露头。不久，胎儿头部完全露出，依肩、体、足顺序露出外阴，婴儿就此诞生。这个阶段，初产妇一般需要一两个小时完成，而经产妇只要半个小时或几分钟即完成。

第二产程适应诀窍：

第二产程时，宫缩痛明显减轻。当出现宫缩时，你的双脚要蹬在产床上，两手紧握产床边上的扶手，深吸一口气，然后屏住，像解大便一样向下用力，并向肛门屏气，持续的时间越长越好。如果宫缩还没有消失，你换口气继续同样用力使劲。

在宫缩停止的间歇期里，你要全身肌肉放松，安静休息，切忌大喊大叫

孕前 1周 2周 3周 4周 5周 6周 7周 8周 9周 10周 11周 12周 13周 14周 15周 16周 17周 18周 19周 20周 21周 22周 23周 24周 25周 26周 27周 28周 29周 30周 31周 32周 33周 34周 35周 36周 37周 38周 39周 40周

或哭闹折腾，那样会浪费你的体力。当宫缩再次出现时，你再重复前面说的动作。

当胎儿的头部即将娩出时，助产士会提醒你："不要再用力了"。此时，你可以松开手中紧握的产床扶手，双手放在胸前，宫缩时张口呼气，宫缩间歇时，稍向肛门方向屏气。这时，助产士会保护胎头缓慢娩出，同时认真保护你的会阴部位，防止严重撕裂。当胎儿娩出的刹那间，要保持镇定，不用喊叫，臀部也不要扭动。

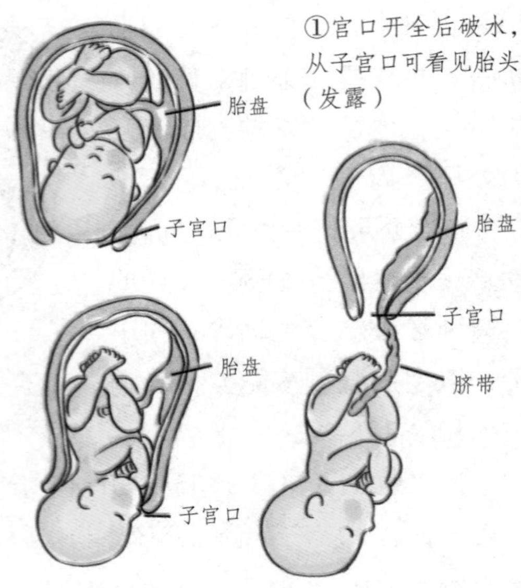


①宫口开全后破水，从子宫口可看见胎头（发露）

②阵痛进一步加剧，胎儿头部从子宫娩出（着冠）

③胎儿头部娩出体外后，肩膀、身体、脚顺利出来，阵痛结束

**第三产程——胎盘娩出期**

第三产程是指从胎儿娩出至胎盘娩出为止的一段时间。这时孩子已经出生了，但是胎盘还在子宫内，没有娩出。

宝宝娩出的一刹那间，你会有一种突然轻松下来的感觉。但是过不了几分钟，子宫又开始收缩，将胎盘从子宫壁上剥离下来，并且排出体外。这时，整个分娩过程也就结束了。

胎盘剥离后，形成子宫壁出血，子宫壁若收缩不良，出血会比较多，因为子宫收缩会挤迫血管，使之出血减少。不过，出血量在 500 毫升以内都属正常。

第三产程所需时间，快者数分钟之内，慢者 30 分钟以内即可结束。若使用子宫收缩剂可缩短时间，而且出血量也可减少。

第三产程适应诀窍：

产妇心情应放轻松，双腿打开，不久后就可感到子宫轻微收缩，并在医师吩咐用力时用力，如此便可毫无疼痛地脱出胎盘。若产道有裂伤，医师会在胎盘脱出后立即将伤口缝合，然后你需

宝宝出生后又出现轻微阵痛，胎盘娩出

要戴上T字带，或者腹带，留在分娩室两个小时，以便观察。

## 胎教方案

**冥想胎教：舒缓紧张情绪**

马上就要生产了，孕妈妈的胎教机会本就不多，一定要多加珍惜，更不能忽视自己与胎宝宝之间的连接纽带，不要将自己的不良情绪传达给胎宝宝。因为根据研究显示，只要胎宝宝在妈妈腹中，就能够敏锐地感知妈妈的思维、心理活动和对自己的态度。如果孕妈妈情绪不佳，表现出十分厌倦和焦虑的心理状态，很可能影响胎宝宝在妈妈腹中的心智发育。因此，孕妈妈不妨多像孕早期那样，使用冥想胎教的方式，一方面使自己的情绪得到更好的控制，一方面又让胎宝宝获益良多。

**音乐胎教：平和宁静的中外古典音乐**

在进行冥想的同时，孕妈妈也可以带着胎宝宝听一听中外古典音乐，在那悠扬、平和、宁静的乐曲声中，孕妈妈同样能感到心绪的放松和舒缓。如《平沙落雁》《梅花三弄》《渔樵问答》《广陵散》《流水》《春江花月夜》《渔舟唱晚》《蓝色多瑙河》《杜鹃圆舞曲》《欢乐颂》《波兰舞曲》《吉他协奏曲》《溜冰圆舞曲》《爱之梦》《西班牙小夜曲》《卡门组曲》等。

**胎教策略：出生后的胎教巩固**

完整的胎教，应该是从孕妈妈受孕之日起，直到胎宝宝出生后继续进行早教的全过程。也就是说，胎教万万不能少了出生后巩固这一环。如果不进行胎教巩固，就会前功尽弃，使之前的胎教失去意义，而宝宝也不能更好地被激发出大脑和身体潜能，无法比其他孩子更早、更快地学习和掌握语言、行走、认知、艺术等方面的技能。因此，孕妈妈一定要记得在宝宝出生后，给他“重放”曾进行过的胎教内容，比如讲过的故事、唱过的歌、听过的音乐、看过的画、说过的绵绵细语、进行过的卡片教学等。让宝宝终于能直观地看、听、学，这样才能将胎教的效果最大化地延伸，使之对胎宝宝起到有效的潜能开发作用。胎教巩固工作既是早教的一部分，也是胎教过程中最为重要的一环，亦是决定胎教成效的最重要因素，一定要引起孕妈妈和准爸爸足够的重视。

# 第40周 结束所有的辛苦等待

## 胎宝宝的生长发育

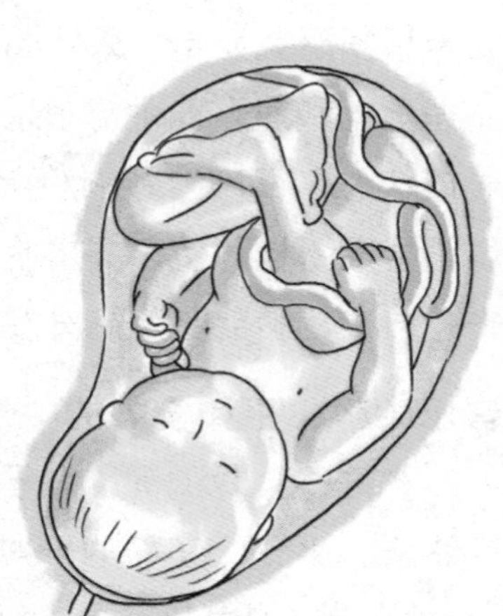

现在，宝宝的顶臀长约为 38 厘米，全身长约 48 厘米，体重约为 3400 克。从临床医学角度来看，胎儿已经完全成熟，随时可能出生。

胎儿腹部的周长要比头部稍大，脂肪的比例占体重的 15%，身体内所有的系统都已经发育成熟。宝宝的肠道里堆积了一种墨绿色黏性物质，是胎儿所吞食的胎毛等物质的代谢废物，也就是胎便。

现在，宝宝的骨骼数量比成人的 206 块要多。出生后，部分骨骼会随着成长逐渐融合到一起。这时宝宝已经具备了 70 多种不同的反射能力，准备迎接子宫外的新生活。

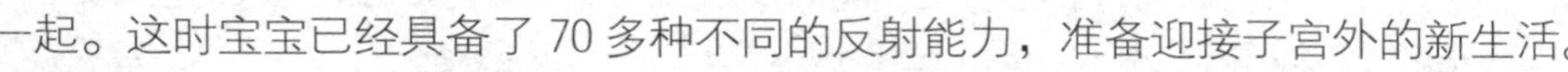

这时胎儿所处的羊水环境也有所变化，原来的羊水是清澈透明的，现在由于胎儿身体表面绒毛和胎脂的脱落及其他分泌物的产生，羊水变得有些浑浊呈乳白色。

胎盘正在逐渐退化，传输营养物质的效率在逐渐降低，直到胎儿娩出即完成使命。

大多数的胎儿都将在这一周诞生，但真正能准确地在预产期出生的婴儿只有 5%，提前两周或推迟两周都是正常的。但如果推迟两周后还没有临产迹象，那就需要采取催产等措施尽快生下胎儿，否则胎儿过晚产出也会有危险。

## 孕妈妈的身体变化

与上周相比，子宫的位置和高度基本没有什么变化，但羊水减少了许多。

妈妈会觉得等待的日子变得格外漫长；爸爸也会整天心神不宁，不知道妻子何时临产，一切处于“备战”状态，气氛显得有些紧张。不妨两个人再一起享受一下这已为时不多的二人世界，在家里听听音乐，放松心情……

## 生活细节和孕期护理

### 分娩前生活细节

由于即将面临分娩，所以，准妈妈要有充足的营养、睡眠和休养，为了调剂心情，也因为产后很长一段时间不方便护理，可以将头发再稍微修剪，并保持身体清洁，继续用温水淋浴。

现在需要注意的是避免胎膜早破，即通常所说的早破水。正常情况下只有当宫缩真正开始，宫颈不断扩张，包裹在胎儿和羊水外面的卵膜才会在不断增加的压力下破裂，流出大量羊水，胎儿也将随之降生。提前破水是指还未真正开始分娩，胎膜就破了，阴道中的细菌会侵入子宫，给胎儿带来危险。因此要特别注意，孕期的最后阶段一定要避免夫妻生活，避免对子宫的任何压力。

### 了解3个细节帮你克服分娩恐惧

对于分娩有恐惧感完全是正常的。准妈妈可以通过分娩准备阶段中的放松练习来让自己平静。这里了解一些和分娩有关的细节，对克服恐惧很有帮助：

（1）分娩前的阵痛是慢慢增强的，而不是突然降临，因此准妈妈可以逐渐适应。

（2）每次阵痛之间都有间歇，那时准妈妈感觉不到任何疼痛（除了分娩的最后阶段），可以利用间歇好好休息一下。

（3）此外，阵痛是有时间限制的，每一次阵痛都意味着宝宝离出生近了一步，当宝宝躺在你的怀里的时候，阵痛就真正结束了。

很多研究显示，女性在怀孕20周到生产这段时间里，对疼痛的敏感程度会不断下降。其中的原因是身体中分泌了一种有麻醉作用的激素。成功分娩并不意味着你一定要忍受剧烈的疼痛，有很多的方法可以缓解疼痛，例如呼吸、缓解疼痛的药物等。

### 孕妈妈了解现有的5种分娩方式

#### 1. 自然分娩好处多

对于绝大多数健康孕妇来说，自然分娩是既容易又安全的一种方式。因此，当你具备自然分娩的条件时，应听从医生的指导，选择阴道分娩这种自然、安全的分娩方式，这对母婴健康都有好处，即使发生难产，只要处理及时，都能使宝宝健康顺利地娩出。这是大多临床医师对孕产妇们的建议。

**2. 准妈妈慎选剖宫产**

剖宫产英文译作 c-section，是在麻醉情况下切开产妇的腹壁及子宫壁，从子宫中取出胎儿及胎盘，然后将子宫壁及腹壁各层组织缝合的一种手术。在分娩过程中，如果产妇或胎儿有异常情况，胎儿不能顺利地自然出生，医生就会通过手术切开子宫取出胎儿，这就是我们平常所说的剖宫产。它是解除产妇及胎儿危急状态的有效方法。

**3. 水中分娩痛苦少**

随着医疗水平的提高，分娩的方式也变得多样化。眼下，水中分娩是个热门话题，这使得千百年来一直经历躺在床上生孩子的中国女性，也可以选择在水中生下小宝宝。

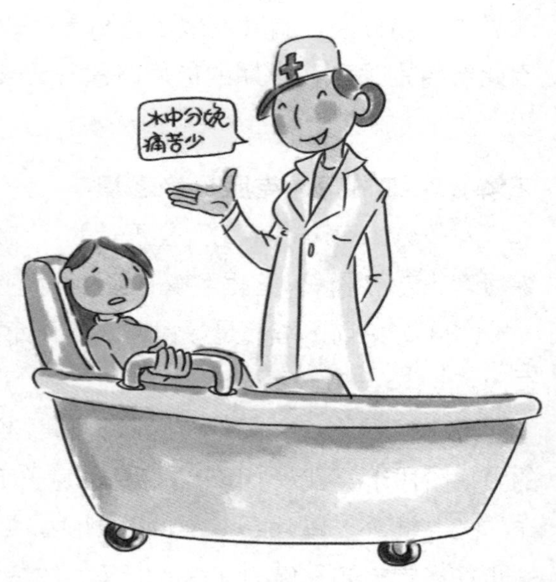


早在 1803 年，法国就出生了第一个水中婴儿。当时是因为产妇感到精疲力竭，迫于无奈，想在热水浴盆里放松一下，没想到宝贝很快就降生在水里。1965 年，苏联有一位孕妇竟然在大海中顺利地产下一个健康的男婴。20 世纪 80 年代后期，美国创办了第一家水中分娩中心。自此之后，美国有 6000 多名婴儿在水中出生，有条件实行水中分娩的医院也从 1995 年的 10 家发展到目前的 150 家。2003 年 3 月 1 日，上海一名教师顺利在水中产下一名健康的婴儿，成为中国首例水中分娩的妇女。据不完全统计，中国大陆水中分娩的婴儿数迄今已过百人。

**4. 无痛分娩正盛行**

无痛分娩在国外已经是常规分娩的形式，它让准妈妈们不再经历疼痛的折磨，能减少分娩时的恐惧和产后的疲倦，让产妇在时间最长的第一产程得到休息，当宫颈口开全该用力时，因积攒了体力而有足够力量完成分娩。

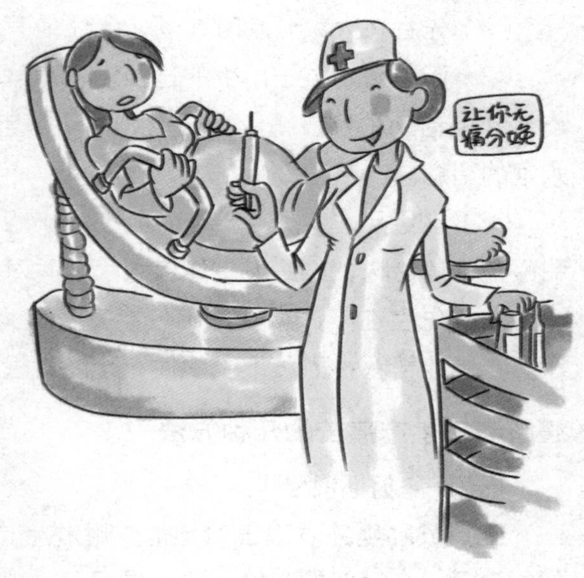


无痛分娩的经过是医生和产妇一起参与并共同制订计划的，有利于医生和产妇的沟通。还能够使医生及护理人员更多关注产妇的变化，如果母体或胎儿一旦发生异常，就可以及早被发现而得到及时治疗。熟练的麻醉科医生只要 5 ~ 10 分钟即可完成麻醉操作过程。整个过程产妇一直处于清醒的状态，有条件的甚至能够下床走动。产妇可以比较舒适、清晰地感受新生命到来的喜悦。

了解了无痛分娩后，相信准妈妈们一定跃跃欲试了。但是无痛分娩虽好，却并不是人人都适合的。无痛分娩的适应人群虽然很广，不过还是需在妇产科和麻醉科医生认真检查后，才能知道您是否可以采取这种分娩方式。如有阴道分娩禁忌证、麻醉禁忌证、凝血功能异常，那么就绝对不可以使用这种方法了；如有妊娠并发心脏病、药物过敏、腰部有外伤史的产妇应向医生咨询，由医生来决定是否可以进行无痛分娩。

**5. 新兴起的“导乐”陪产**

分娩是人类繁衍的自然过程，但据有关资料显示：有 95％的女性在分娩过程中会产生强烈的恐惧感、孤独感，几乎 100％的产妇都希望在分娩时身边有人陪伴。于是 1996 年在美国出现了一种新的分娩方式——“导乐”陪产。所谓“导乐”陪产，就是在分娩过程中雇请一名有过生产经历、有丰富产科知识的专业人员陪伴分娩全程，并及时提供心理、生理上的专业知识，这些专业人员被称为导乐。

**老公陪产的几大好处**

（1）在待产的过程中，夫妇同甘共苦，无形中也增进了夫妻间的恩爱之情。

（2）先生在太太分娩时在场，会让他有十足的参与感、真实感及成就感。

（3）因为看到孩子出生的过程，将来可增进亲子间的情谊与互动关系。

（4）借助拍照、摄影之记录，能留下宝宝珍贵的出生照片，并作为日后永恒的留念。

（5）在经历了太太生产和实际的陪产后，先生目睹了整个过程且尝到了甜酸苦辣的滋味，日后会更体谅太太，并对家庭更具责任感。

（6）先生在陪产期间，不仅能安抚太太的情绪，同时还可减轻她的生产压力，更能帮医护人员不少的忙，还能对医疗有更深一层的认识。

**缓解妻子生产痛苦的几种方法**

招数一：好话说尽

坚持鼓励她并表现出对她能够顺利生产的信心，要让她知道她将带给他们的生活一个崭新的开始，要一再表白对她的感情和感激之情。

招数二：按摩高手

在整个生产过程中，要通过对产妇不同身体部位的按摩，达到缓解疼痛的效果，比如背部按摩、腰部按摩，还有腹两侧按摩。

招数三：制造轻松气氛

为鼓励她挺住，在阵痛间隙，可以和她一起畅想即将诞生的宝宝的模样，将来怎样培养他，调侃宝宝会像彼此的缺点，会如何调皮，如何可爱，生活会如何精彩等，也可以回忆以前可笑的生活事件，总之要竭尽全力营造轻松气氛。

招数四：喂饱“战士”

产妇在生产过程中，体力消耗巨大，汗水淋漓，虽然没有胃口吃什么东西，但是需要喝水，对于产程长的产妇，准爸爸有时候需要强迫她进食，一点点地将提前准备好的小零食、水等喂给这位疲惫的“战士”，保证她在关键时刻力大无比。

招数五：“忍”就一个字

女人在生产过程中可能会有过激或反常表现，比如大哭大叫，产房里的准爸爸常常会成为攻击对象。在这种情况下，男人千万不可流露出任何责备，对一些生理的异常反应，要表现出极大的理解和容忍。在妻子承受阵痛过程中，不要进行无关的，或内容复杂的谈话，而是要尽量和她一起用以上提到的各种方法挺过一阵阵的痛楚。

### 装好准爸爸自己的5样必需品

妻子临盆时，准爸爸会拿起早已准备好的准妈妈包送妻子去医院。慌乱之中，准爸爸很少想到为自己拿些必需的物品。

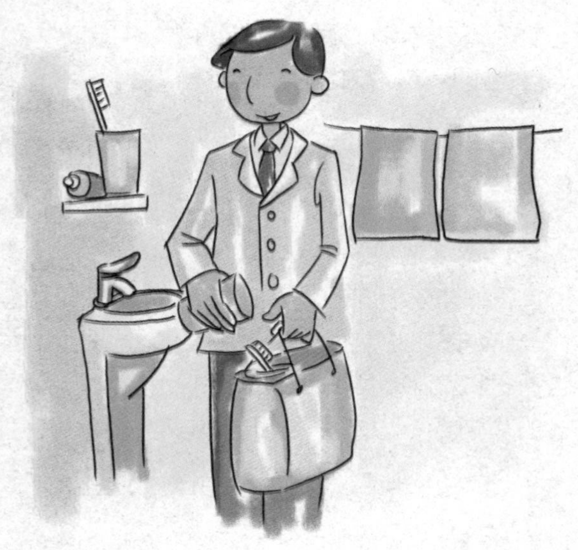

除非医院距你家近在咫尺，否则你一定要为自己带些东西。

（1）简单的洗漱用具：一般初产妇产程都比较长，熬一个漫长的黑夜是很正常的，你愿意蓬头垢面、胡子拉碴地与宝宝见面吗？注意给他（她）的第一印象哟！

（2）消磨时间的东西：好不容易把妻子送入产房，你感觉一点儿都不轻松。一小时如同一年般难以打发，如果你带一本轻松的书，电子游戏机等，就可以不必过去七步、回来七步地瞎转了。有的准爸爸更绝，拿一盘棋，搭个伴儿就杀起来，时间飞速过去。

（3）照相机或摄像机：为了记录下妻子被推出产房以及宝宝被送到眼前的一刹那，当然要带上你的照相机或摄像机，注意电池是否有充足的电。

（4）电话号码本：妻子和宝宝都安顿好后，你可以松一口气。接下来就该给关心你们的亲朋好友报喜了。

（5）零钱：打电话、买快餐、水都需要零钱。

## 饮食与营养

### 临产饮食该怎么安排

从规律宫缩开始出现，一直到胎宝宝顺利娩出的这一过程，通常要持续12个小时以上，在这段难熬的时期，孕妈妈的能量消耗是巨大的，需要少量多次地补充一定的能量。

1 尽量选择形式为易消化、少渣、适口的流食或半流食，成分为高糖或淀粉的食物，如芝麻糊、面条汤、鸡汤、排骨汤、瘦肉粥、混沌、牛奶、酸奶、糖水、藕粉糊以及一些炖菜等，不要吃大块状的固体食物或豆类食品，这些食物极易造成腹胀和消化不良，非常不利于生产。此外，孕妈妈还要吃一些易消化的补铁食物，以应对在生产过程中的失血状况，如黑木耳、枸杞、紫菜、海带等。

2 选对饮食补充体能的时机，一般是在见红以后，就需要开始集中进行专门的饮食能量储备了。

3 再按照产程，第一产程时以半流食或软烂的食物为主；第二产程以流食和能够迅速补充大量能量的食物为主，避免食用油腻食物。

4 避免吃桂圆。桂圆虽然能够提供较多的能量，但是它进入孕妈妈的胃中后，需要一个相当长的消化吸收过程，不能迅速供给能量，而且还有可能减慢分娩过程，造成产后出血。因此孕妈妈在孕 10 月以及分娩过程不能吃桂圆。

5 如果孕妈妈的分娩计划是实施剖宫产手术，则要在手术前一天的午夜十二点之后不要进食，手术前的 6~8 小时不要喝水，以保证手术的顺利进行。此外，在进行剖宫产之前，孕妈妈的饮食中不要出现人参，否则会严重影响手术的进行，也不利于术后伤口的愈合。

## 临产时应吃高能量、易消化食物

妇女妊娠分娩是一种再自然不过的生理现象了，然而大多数情况下，当我们一看见孕妈妈有腹痛等分娩的先兆，就着急得不得了，往往在没有为孕妈妈准备好吃的，也没有为孕妈妈准备好用的之前，就匆忙地把孕妈妈送进了医院。

临产相当于一次重体力劳动，产妇必须有足够的能量供给，才能有良好的子宫收缩力，宫颈口开全才有体力把孩子排出。不好好进食、饮水就会造成脱水引起全身循环血容量不足，当然供给胎盘的血量也会减少，引起胎儿在宫内缺氧。

因此临产时产妇应进食高能量易消化的食物，如牛奶、巧克力糖及自己喜欢的饭菜。如果实在因宫缩太紧，很不舒服不能进食时，也可通过输入葡萄糖、维生素来补充能量。

初产妇从有规律性宫缩开始到宫口开全，大约需要12小时。如果你是初产妇，无高危妊娠因素，准备自然分娩，可准备易消化吸收、少渣、可口、味鲜的食物，如面条鸡蛋汤、面条排骨汤、牛奶、酸奶、巧克力等食物，让产妇吃饱吃好，为分娩准备足够的能量。否则吃不好、睡不好，紧张焦虑，容易导致产妇疲劳，将可能引起宫缩乏力、难产、产后出血等危险情况。

**增加产力的宜忌食方**

分娩是一项重体力活，产妇的身体、精神都经历着巨大的能量消耗，因此，分娩前期的饮食很重要，饮食安排得当，除了补充身体的需要外，还能增加产力，促进产程的发展，帮助产妇顺利分娩。在中国，一直以来就有在分娩前进补以帮助分娩的做法。

第一产程（宫颈扩张期）占分娩过程的大部分，时间较长。由于阵痛，产妇的睡眠、休息和饮食均受影响，精力、体力消耗较大。因此，为了保证第二产程（胎儿娩出期）能有足够的力量，应鼓励产妇进食。食物以半流质或软烂的食物为主，如鸡蛋挂面、蛋糕、面包、粥等。

快进入第二产程时，由于子宫收缩频繁，疼痛加剧，消耗增加，此时产妇应尽量在宫缩间歇摄入一些果汁、藕粉、红糖水等流质食物，以补充体力，帮助胎儿顺利娩出。

分娩时的食物，应该选择能够快速消化、吸收的高糖或淀粉类食物，以快速补充体力。不宜吃油腻、蛋白质过多、需花太久时间消化的食物。

增加产力的有宜食方：优质羊肉350克、红枣100克、红糖100克、15～20克黄芪、15～20克当归加1000毫升水一起煮，在煮成500毫升后，倒出汤汁，分成2碗，加入红糖。在临产前3天开始早晚服用。这个方法能够增加孕妇的体力，有利于顺利分娩，还有安神、快速恢复体力的作用。

分娩时不宜吃的食物：民间有产时吃桂圆鸡蛋或桂圆汤增力气、补气血的风俗，这其实是缺乏科学依据的。桂圆进入胃内，被消化、吸收有一个过程，不能在半小时内马上见效起到补充体力的作用。从中医角度来看，桂圆安胎，抑制子宫收缩，会减慢分娩过程，还有可能促使产后出血，所以分娩时不宜多吃桂圆。

孕前
1周
2周
3周
4周
5周
6周
7周
8周
9周
10周
11周
12周
13周
14周
15周
16周
17周
18周
19周
20周
21周
22周
23周
24周
25周
26周
27周
28周
29周
30周
31周
32周
33周
34周
35周
36周
37周
38周
39周
40周

## 孕妈妈食谱推荐

### 西芹炒胡萝卜粒

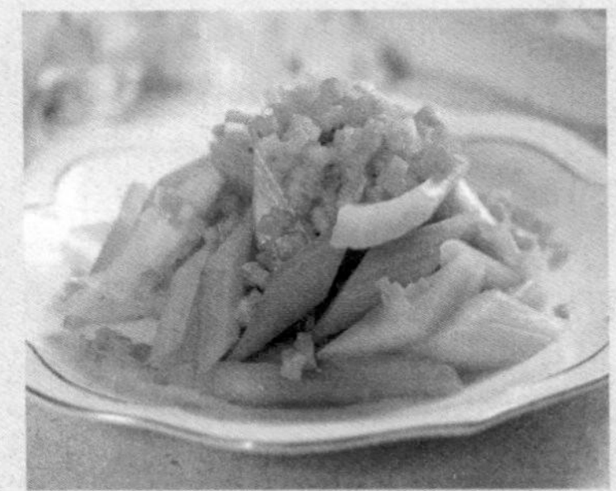

**材料** 西芹250克，胡萝卜150克，香油10克，盐3克，鸡精1克。

**做法** ❶将西芹洗净，切菱形块，入沸水锅中焯水；胡萝卜洗净，切成粒。❷锅注油烧热，放入芹菜爆炒，再加入胡萝卜粒一起炒匀，至熟。❸调入香油、盐和鸡精调味即可出锅。

### 松子焖酥肉

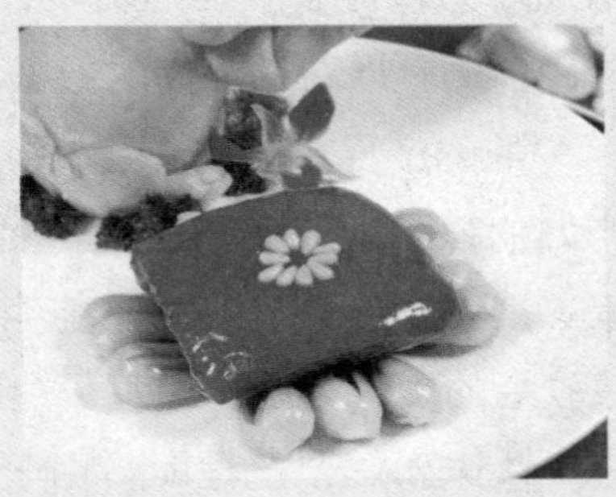

**材料** 五花肉250克，上海青150克，松仁10克，盐3克，白糖10克，酱油、醋、绍酒各适量。

**做法** ❶五花肉治净；上海青洗净备用。❷锅入水烧开，放入上海青焯熟，捞出沥干摆盘。❸起油锅，入白糖烧化，再加盐、酱油、醋、绍酒做成味汁，放入五花肉裹匀，加适量清水，焖煮至熟，盛在上海青上，用松仁点缀即可。

## 阳光“孕”动

### 分娩过程的呼吸技巧

第一产程早期，这时宫缩很轻微，你可以在整个宫缩期间做深的均匀的呼吸。对宫缩不要紧张而应做出欢迎的反应，对每次宫缩都要做均匀而缓慢的呼气。

第一产程后期，开始呼气，然后在宫缩中进行一点儿不需下半身出力的轻轻的短促呼吸。当宫缩过后深吸一口气松弛一下，以对自己及周围的人做出宫缩已过去的信号。

过渡阶段，试着采用最浅表的呼吸——喘气——仅用口呼吸，然而不要换气过度，以免身体缺乏二氧化碳。

你如果觉得头晕眼花，你的接生助手会在你呼吸时用手做杯状蒙着你的口、鼻部。

第二产程，做深吸气并忍住，使气往下压，使得骨盆底往外膨出，使推力（产力）长而平稳。如宫缩仍强烈，再重复 1 次，宫缩过后要慢慢地、轻轻地躺下。

**分娩的动作技巧**

很多孕妈妈在顺产时不知道要怎么用力，所以疼着疼着就选择剖宫产了，如果掌握了下面这几种用力方法，就可能让孕妈妈在分娩时更舒适、疼痛更少，用更多的精力去体味迎接新生命的愉悦。

膝胸位：双膝跪下，双臂伏在枕头或软垫上，若背部疼痛，试着左右晃动自己的臀部。如果胎儿较大，这种体位可帮助减轻背痛，并可使枕后位的胎儿转为枕前位；若胎儿下降过快，这种体位可减慢其下降速度。

蹲位。蹲位是最常采用的体位，这种体位可促使胎儿快速下降并使骨盆加宽 2 厘米，产妇不必费很大力气去屏气。但这是一个很易疲劳的体位，不易坚持很长时间。可请陪护人从背部扶持，或用分娩工具协助。

仰卧位。仰卧位是产科医生喜欢用的传统分娩体位，这种体位便于手术操作。对于全身麻醉的产妇，这也是最安全的体位。然而，它不能利用重力，胎儿对产妇背部的压力可增加背疼及会阴损伤的危险。

坐位。这是一种缓解疲劳最好的体位，若胎儿需要，此体位适用于做连续的电子监护。如图所示，尽可能将背部挺直，背后用枕头支撑，双腿保持分开状态。产床常常有保持这种体位的装置。这种体位也适用于硬膜外麻醉。

侧卧位。侧卧在地板上，身下垫些软垫或枕头。如果上面一条腿疲劳，可请陪人将其抬起。这种体位适用于硬膜外麻醉后或疲劳时，因为它能使宫缩更有效。若胎儿下降过快，该体位还可减慢其下降速度。

支撑式跪位。双膝跪在床上，陪护人和医生分别站在产妇的两侧。当产妇屏气向下用力时，将双臂环绕他们的肩部以获支撑。这种体位可帮助枕后位的胎儿转为枕前位。

## 有助分娩的按摩法

### 1. 指压后背脊骨有助于分娩

在后背出现子宫收缩感的情况下，如果用力按摩脊椎下部，就能缓解疼痛。在实施这种方法时，必须用力按摩。如果使用指尖，效果会更好。

**后背出现子宫收缩感时**

如果用力按压后背下方的天骨部位，能有效地消除痛症。此时，孕妇不能平躺，必须倾斜地侧卧。只有这样，才能顺利地把胎儿向子宫颈管方向推动。

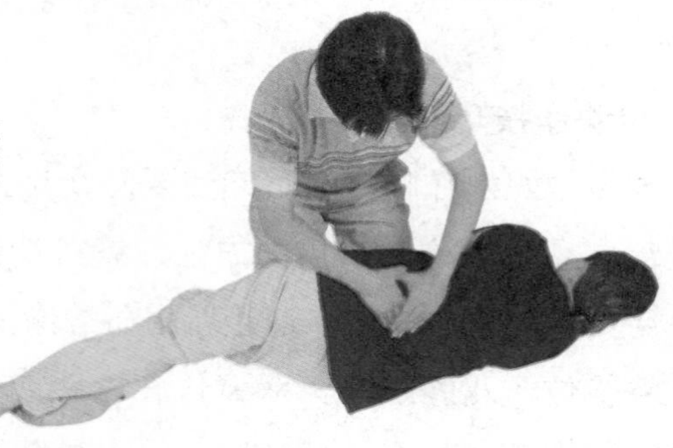

### 2. 如果阵痛强烈就轻轻地抚摸腹部

在子宫收缩非常严重的情况下，这种方法非常有效。用一只手把下腹部分一半，然后沿着半圆抚摸。或利用双手从下腹部开始按摩到臀部，然后在腹部外侧周围画两个圆圈。

**阵痛强烈时**

沿着圆圈抚摸腹部，这样就能缓解痛症。一般情况下，孕妇也能独自完成此动作。

### 3. 腿部按摩也有效

子宫收缩出现在大腿附近时，该方法比较有效。这个动作孕妇也能独自按摩，但最好是由丈夫帮忙。

**大腿附近出现子宫收缩感时**

把一只手放在膝盖内侧，然后向大腿内侧用力按压到臀部，把手移到膝盖上面，然后反复地按摩。

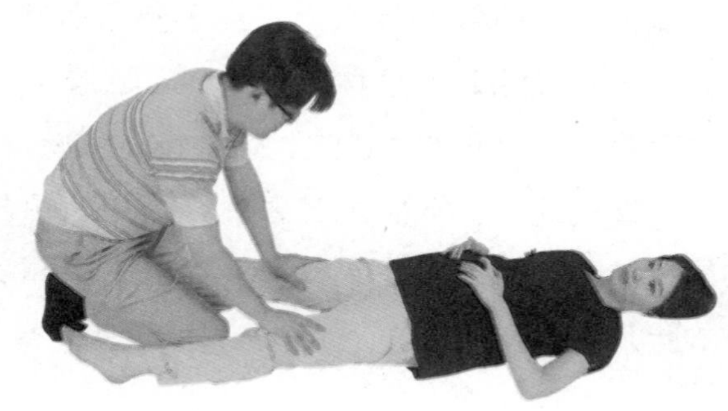

## 缓解阵痛的站姿和坐姿

### 1. 缓解疼痛的正确站姿

①放松的姿势

放松腿部、肩部和颈部。此时，必须挺直脊椎。

②紧张的姿势

如果根据紧张与放松的差异反复训练正确的呼吸方法，就能缓解分娩时的痛症。在站立状态下用力伸直双腿，然后肩部和颈部用力。

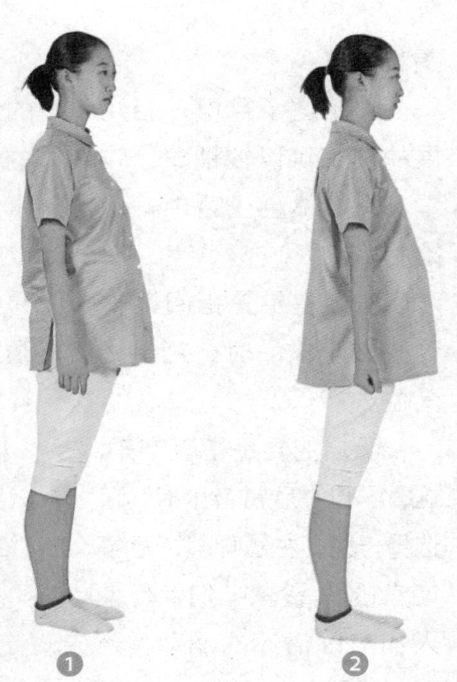

### 2. 缓解疼痛的真确坐姿

①正确的姿势

即使短时间休息，也应该挺直后背，放松肩部。在上班的情况下，特别要注意坐姿，这样才能减轻身体压力。

②错误的姿势

如果倾斜后背，就容易导致腰痛症状。孕妇以倾斜的姿势坐在椅子上面，只会加重身体负担。

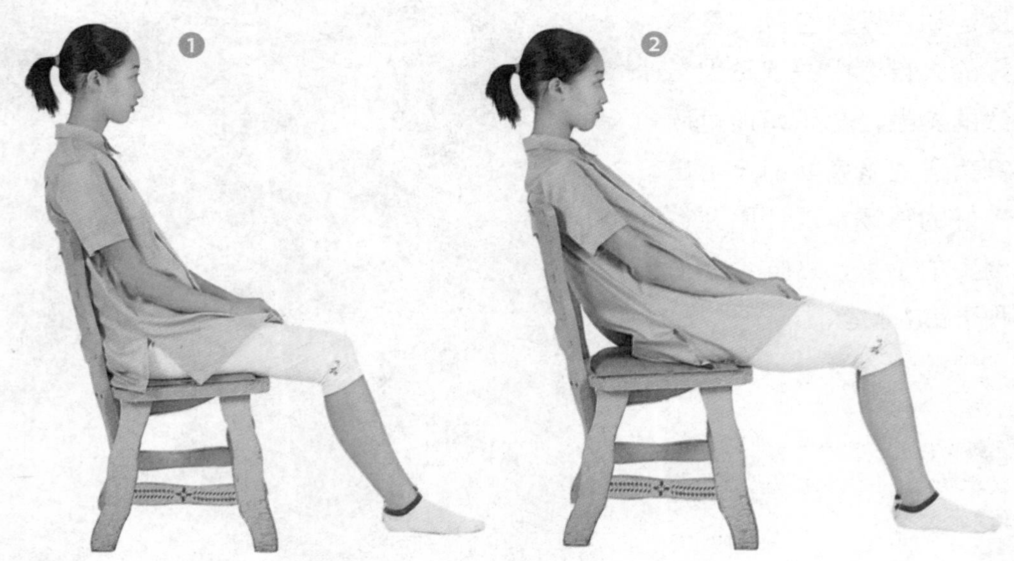

## 胎教方案

### 美育胎教

到了这个月份，胎儿初步的意识萌动已经建立，所以，对胎儿心智发展的训练可以较抽象、较立体的美育胎教法为主。美育胎教要求孕母通过看、听、体会生活中一切美的事物，将自己的美的感受通过神经传导输送给胎儿。

看，主要是指阅读一些优秀的作品和欣赏优美的图画。孕妈妈在阅读这些文学作品时一定要边看、边思，强化自己对美的感受，这样胎儿才能受益。

听，主要是指听音乐，这时孕母在欣赏音乐时，可选择一些、主题鲜明、意境饱满的作品，它们能促使人们美好情怀的涌动，也有利于胎儿的心智成长。

体会，指贯穿看、听活动中的一切感受和领悟。孕妈妈在这个阶段也要适度走动，可到空气质量较好的大自然中去欣赏大自然的美景，孕妈妈通过欣赏美丽的景色从而产生出美好的情怀也能让胎儿得到美的感受，这样也是一种不错的胎教。

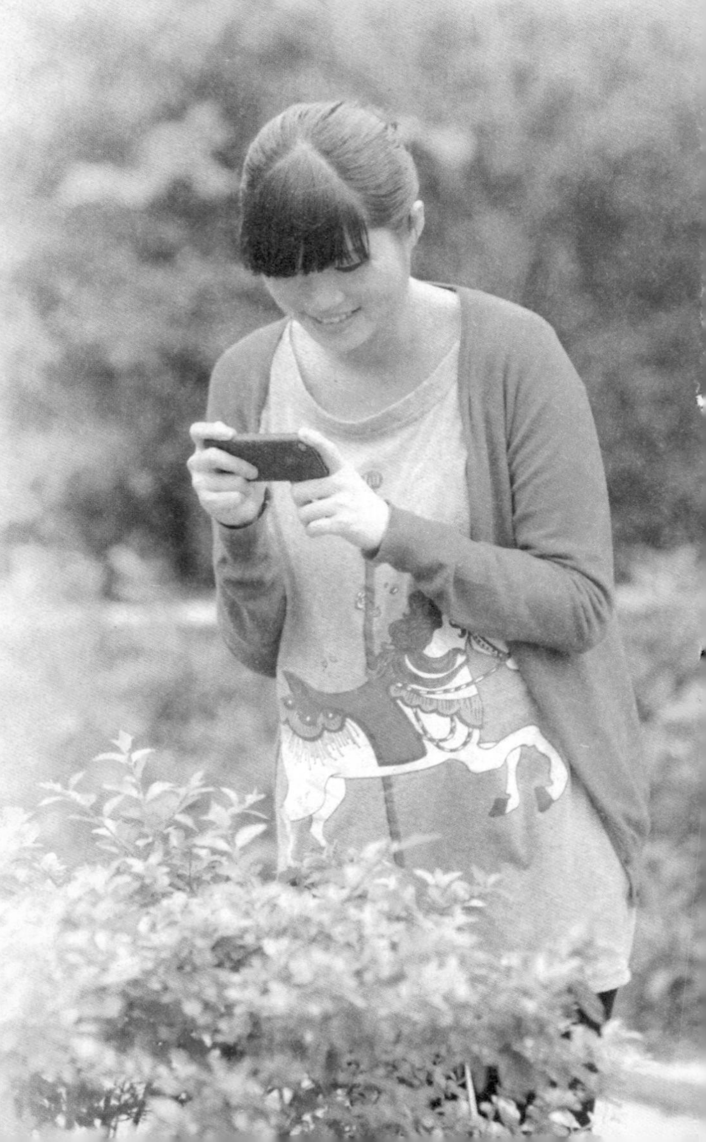

孕妈妈应经常到户外去呼吸新鲜空气，感受自然界的美丽景象。

**呼唤训练**

根据胎儿具有辨别各种声音并能做出相应反应的能力，父母就应该抓住这一时机经常对胎儿进行呼唤训练，也可以说是“对话”。孩子一出生就会马上识别出父母的声音，这不但对年轻父母是一个激动人心的时刻，对您的孩子来说，刚来到这个完全陌生的世界时，就能听到一个他所熟悉的声音，对他来说是莫大的安慰和快乐，同时消除了由于环境的突然改变而带给他（她）心理上的紧张与不安。

曾有一位父亲从胎儿7个月开始经常向胎儿说：“小宝贝，我是你的爸爸！”一边抚摸着胎儿，以后每当这句话一出现胎儿就会兴奋地蠕动起来。当这个孩子出生后因环境的突变产生不快时，父亲说：“小宝贝，我是你的爸爸！”话刚出口，婴儿就像着了魔法一样突然停止了哭声，并掉转头来寻找发出声音的方向，后来竟高兴地笑了。以后每当孩子哭闹时这句话就会使孩子从哭闹中安定下来。

可见父母通过声音和动作与腹中的胎儿进行呼唤训练，是一种积极有益的胎教手段。在对话过程中，胎儿能够通过听觉和触觉感受到来自父母亲切的呼唤，增进彼此感情上的联系，这对胎儿的身心发展是很有益的。